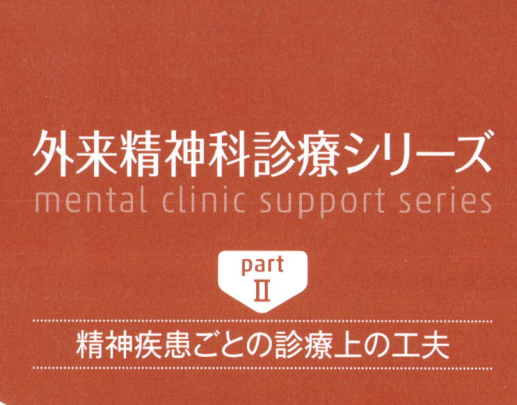

外来精神科診療シリーズ
mental clinic support series

part II

精神疾患ごとの診療上の工夫

メンタルクリニックでの
主要な精神疾患への対応［1］

発達障害，児童・思春期，てんかん，睡眠障害，認知症

編集主幹
原田誠一

担当編集
森山成彬

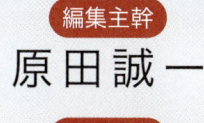

［編集主幹］

原田誠一（原田メンタルクリニック：東京）

［編集委員］（五十音順）

石井一平（石井メンタルクリニック：東京）

高木俊介（たかぎクリニック：京都）

松﨑博光（ストレスクリニック：福島）

森山成彬（通谷メンタルクリニック：福岡）*

(*本巻企画・編集担当)

【読者の方々へ】

本書に記載されている診断法・治療法については，出版時の最新の情報に基づいて正確を期するよう最善の努力が払われていますが，医学・医療の進歩からみて，その内容がすべて正確かつ完全であることを保証するものではありません．したがって読者ご自身の診療にそれらを応用される場合には，医薬品添付文書や機器の説明書など，常に最新の情報に当たり，十分な注意を払われることを要望いたします．

中山書店

刊行にあたって
― 五人の侍からのご挨拶 ―

　精神科クリニックが年々増え続けている現状には，社会のニーズと時代の流れに裏づけられた必然性がある．精神医療におけるクリニックの役割と責務は，今後ますます大きくなっていくに違いない．こうした趨勢のなか，本叢書を世に問う意義はどこにあるだろうか．

　まずは，「クリニックの立ち上げ方」や「診療・経営を継続する工夫」を具体的にわかりやすく示すこと．これは，これから開業を目指す方々にとって心強いガイド，格好の導きの糸となるだろう．加えて，すでに精神科クリニックを開設し営んでおられる皆さまにとっても，日々の仕事内容を振り返り，今後に活かすための参考資料になるのではないか．

　さらには，開業という場に伴いがちなさまざまな問題点について改めて考え，対策を試みるための教材という役割．ともすればクリニックに孤立しがちななか，診療の質をどう維持してさらなる向上を目指すか，自らを含めたスタッフの心身の健康をどのように守るか，変動する社会のニーズにどう応えていくか，周囲との連携をいかに実践するか．クリニック関係者が，こうした問題としっかり向き合って試行錯誤を重ねる営為が，そのままわが国の精神医療の改善につながることが期待される．

　加えて，今回編者らが心中ひそかに期したのは，精神科クリニックでの実践を通じて集積されてきた膨大な「臨床の知」を集大成して，一まとめの形で世に問うことだ．

　自らの活動の場を市井の診療所に定めて精進を続けているクリニック関係者には，"開設の志"と"自分の城で培ってきた実学の蓄積"がある．真摯な日々の経験の積み重ねを通して得られた「臨床の知」には，他所では得難い味わいや歯応え，独創性と実用性，手触りや香りがあるだろう．わが国の現場に根差した「臨床の知」をひっくるめて示して，現在の正統的な精神医学～精神医療に対する自分たちなりの意見表明や提言をする．このような企みが，わが国の精神医学～精神医療のレベルの向上に裨益できるところがあるはずだし，はたまたその必要性があると考えた．この信念に基づいて結実したのが，本シリーズである．クリニック関係の皆さまはもとより，クリニックと直接関係のない精神科医，たとえば大学病院～単科精神病院～総合病院精神科の先生方にも，ご参考にしていただけるところがあるだろうと期待している．

　本叢書の企画・編集に携わった5名の精神科医は，いずれも（自称）侍だ．腕に（少しは）覚えがあり，開業医の苦楽を（それなりに）味わい，一家言を（幾許かは）もっている五人の侍．この野武士集団が，現在の精神医学～精神医療～日本社会に投げかけ問いかける中身が，はたしてどのようなものになるか．

　あるいは，へっぽこ侍がなまくら刀を振り回す滑稽な図柄か．しかしながら，そこには独自の新味や切実な問題提起，斬新な面白さやピリ辛の刺激が含まれているだろうし，現場で真に役立つ「臨床の知」が発見できるはず．

　諸兄姉におかれましては，ぜひ頁をめくって五人の侍，一癖も二癖もある野武士集団からのメッセージをご賞味くださりますことを．

2014年10月　編者を代表して

編集主幹　原田誠一

序　精神科臨床医の血と汗の記録

　本巻で取り上げているのは，精神科臨床における五つの主要な分野である．発達障害，児童・思春期，睡眠障害，認知症の四つは，四半世紀前までは，現在ほどには重要視されていなかった．現時点での重要性を示す端的な指標は，2013年刊のDSM-5に占める頁数の多寡だろう．嗜癖関連疾患（110頁），不安障害とストレス関連障害（合わせて72頁），気分障害（66頁）の次に，睡眠障害（62頁），発達障害（56頁），認知症（54頁）と続く．

　発達障害は，いわゆる知的障害から自閉症が分離されて半世紀が経過してようやく，内実がつまびらかになり，治療と援助の輪郭が見え始めている．その意味でこの分野にたずさわる臨床医の方々は，情熱に満ちた果敢なパイオニアばかりである．

　児童・思春期の領域もまた同様に，3, 40年前は手探りの状態にとどまっていた．欧米の大学では，成人の精神医学の講座数に比肩する数の小児精神医学の講座があるのに，わが国ではいまだにその数は乏しい．この領域に身を投じた臨床医の先生方も，勇気ある開拓者といえる．

　てんかんは，30年前までほとんどの大学精神科，精神科病院で診療されていた．神経精神医学が精神医学になって以後，てんかんは小児科と神経内科に任された．しかし小児科が成人の患者を診続けるわけにはいかず，一方でてんかんを診る神経内科医も減り，患者と家族は苦境に立たされている．本巻でてんかんを取り上げた意義は誠に大きい．

　わが国で初めて睡眠障害専門外来ができたのは，1981年久留米大学精神科である．以来わずか30数年しかたっていないのに，現在の睡眠学の充実には目を見張るものがある．本巻にはその知見の成果がたっぷり盛り込まれている．

　認知症は，世界に先駆けて超高齢社会に突入したわが国において，将来ますます重要度を増していく．今後，新しい研究と臨床が創出されるのも，わが国においてに違いない．

　私は長年，既存の精神科成書には不満を抱いていた．大御所からの論考に，著者の生の声が聞かれず，体温も感じられないからだった．本巻に集めた論文はいずれも，病を得た患者さんの生きづらさを支援する治療者の血と汗の記録である．各論文の著者の息づかいを感じた読者は，必ずや自身の臨床に大きな示唆を得，多大な勇気をもらうはずである．

2015年7月

森山成彬

目 次

I　発達障害

1　精神科クリニックにおける発達障害診療の現状と課題　田中康雄　2
1. はじめに… 2／2. 発達障害診療の現状… 2／3. 生活障害としての発達障害診療… 3／4. 発達障害診療とは生活障害への応援である… 5／5. おわりに… 9

2　自閉症スペクトラム障害の分類，診断，疫学　石崎朝世　10
1. はじめに… 10／2. 分類… 10／3. 診断… 12／4. 疫学… 14／5. おわりに… 15

3　自閉症スペクトラム障害/アスペルガー障害の治療と支援　清水康夫　17
1. はじめに… 17／2. 知的・言語的遅れのない ASD… 18／3. 診察の手順… 18／4. 保護者の面接… 21／5. おわりに… 24

4　ADHD と LD の治療と支援　川﨑葉子　25
1. はじめに… 25／2. ADHD… 25／3. LD… 28／4. おわりに… 33

5　自閉症スペクトラム障害（自閉症）の生涯発達　村田豊久　34
1. 自閉症スペクトラム障害ということについて… 34／2.「自閉」ということについて考える… 35／3. 私の自閉症への治療的取り組み… 36／4. 成人期になった自閉症者の社会適応… 36／5. 中年期自閉症者の生活や対人関係… 37／6. 中年期の自閉症者が老年期になったときは… 38

6　発達障害と家族　岩佐光章　41
1. はじめに… 41／2. 家族から医療情報を得る… 41／3. 家族との面接の基本的な考え方… 43／4. 発達障害の診断を家族に伝える… 44／5. 家族との面接における「局面」… 45／6. 家族との面接における特殊な局面：家族自身のこととして発達障害に関する相談があがった場合… 47

7　発達障害の薬物療法　米田衆介　48
1. はじめに… 48／2. 何を薬物療法の目標にするのか… 48／3. 薬物療法と生活療法の結合… 49／4. 不安・抑うつ気分… 50／5. 躁状態・幻覚妄想状態… 51／6. 感覚過敏・焦燥感… 51／7. こだわり・"フラッシュバック"… 52／8. 多動・不注意・実行機能障害… 53／9. てんかん・知覚変容… 54／10. 不眠・過眠・概日リズム障害… 54

心に残る症例　小児自閉症（自閉症スペクトラム障害）　栗田　広　56
1. はじめに… 56／2. 乳幼児期… 56／3. 小学校時代… 58／4. 中学校時代… 59／5. 高校時代… 59／6. 就労… 60／7. おわりに… 60

エッセイ　発達障害の原因と発症メカニズムにかかわる環境化学物質について　黒田洋一郎，木村-黒田純子　62
1. はじめに… 62／2. ヒト脳の発達基盤… 63／3. 遺伝要因の過大評価… 63／4. 500以上の自閉症関連遺伝子が作る遺伝子背景… 63／5. 発達障害児の脳… 64／6. なりやすさを決める"遺伝子背景"と引き金を引く"環境因子"… 64／7. 脳の発達を攪乱，阻害する環境化学物質にはどんなものがあるか… 65／8. 遺伝毒性をもつ環境化学物質や放射線による de novo の突然変異による自閉症リスクの上昇… 65／9. 自閉症など発達障害と DOHaD 概念… 65／10. おわりに… 66

II　児童・思春期

1　子どもの精神療法（心理療法）　　川畑友二　68
　1. 精神療法と子どもの特性…68／2. 見立ての重要性…69／3. 面接の実際…71／4. 共感…71／5. 家族に対して…73／6. おわりに…74

2　児童・青年期の外来診療の現状と課題―身体技法を基盤にした治療の展開　　竹田康彦　75
　1. はじめに…75／2. 診療の現状―症例提示…76／3. 診療の現状―症例の考察から…79／4. まとめ―診療の課題…82

3　思春期のうつ病と双極性障害，思春期妄想症　　山登敬之　84
　1. うつ病…84／2. 双極性障害…86／3. 思春期妄想症…88

4　不登校，ひきこもり　　西川瑞穂　90
　1. はじめに…90／2. 定義と統計…90／3. 当院における不登校，ひきこもりの実態…92／4. 症例提示…92／5. まとめ…95

5　依存症（携帯電話，メール，ネット依存を含む），アディクション，自傷行為（リストカットなど）　　大石雅之　96
　1. はじめに…96／2. 依存症の理解…96／3. 依存症の治療…98／4. おわりに…101

6　虐待・いじめの実情と対応　　横田圭司　102
　1. はじめに…102／2. 虐待へのメンタルクリニックの役割…102／3. いじめへのメンタルクリニックの役割…106／4. おわりに…108

7　現代社会における児童・思春期のこころの発達とその病理　　大髙一則　109
　1. はじめに…109／2. 子どもを取り巻く社会…110／3. 「格差」社会から「貧困」社会へ…111／4. おわりに―望まれる「社会」の懐の深さ…114

心に残る症例　思春期精神科外来で出逢う親子二世代病理　　清水將之　115

エッセイ　ひきこもりの病理と対応　　中野育子　120
　1. はじめに…120／2. いつ頃，どこから…120／3. ひきこもりの病理―特に長期化リスクについて…121／4. ひきこもる側の理解―長期化リスクについて…122／5. 対応について…123／6. おわりに…124

III　てんかん

1　精神科クリニックにおけるてんかん診療の現状と課題　　伊藤ますみ　126
　1. 進む精神科のてんかん離れ…126／2. 症例提示…127／3. 精神科によるてんかん診療が必要な理由…128／4. 精神科クリニックの取り組みとこれから…130

2　てんかんの診断・治療　　緒方明　132
　1. はじめに…132／2. てんかんの診断…132／3. てんかんの薬物療法…136

3 小児・成人・高齢者のてんかん治療　　　田中正樹　138
1. はじめに… 138 ／ 2. 高齢者のてんかん… 139 ／ 3. 成人のてんかん… 141 ／ 4. 小児のてんかん… 144 ／ 5. おわりに… 146

4 妊娠・出産・母乳哺育を望む女性患者への対応　　　山本　忍　148
1. はじめに… 148 ／ 2. 妊娠前… 148 ／ 3. 妊娠中… 151 ／ 4. 出産時および産褥期… 152 ／ 5. 出産後… 152 ／ 6. 結語と今後の課題… 154

5 主な抗てんかん薬の特徴，使い方，副作用—新規抗てんかん薬を含めて　　　福智寿彦　156
1. てんかんの薬物療法を行うにあたって… 156 ／ 2. それぞれの抗てんかん薬の特徴，使い方，副作用… 158

6 てんかんに伴う精神症状，心因性非てんかん性発作（PNES）の診断と治療　　　村田佳子，渡辺雅子　164
1. てんかんに伴う精神症状… 164 ／ 2. 心因性非てんかん性発作（PNES）… 169

7 薬物療法以外のてんかん治療—てんかん外科，生活指導，精神症状における留意点と向精神薬の使用　　　中村文裕　173
1. てんかん外科治療について… 173 ／ 2. 生活指導について… 175 ／ 3. 精神症状における留意点と向精神薬の使用について… 178

心に残る症例　　　細川　清　181
1. はじめに… 181 ／ 2. 症例提示… 181 ／ 3. まとめ… 186

エッセイ　てんかんと自動車運転免許　　　相川　博　187

Ⅳ　睡眠障害

1 精神科クリニックにおける睡眠障害診療の現状と課題　　　伊東若子，井上雄一　194
1. はじめに… 194 ／ 2. 精神科による睡眠障害センター… 195 ／ 3. 睡眠-覚醒障害の診断の現状と課題… 195 ／ 4. 睡眠障害概説… 197 ／ 5. おわりに… 200

2 不眠症の診断と治療　　　有吉　祐　202
1. 不眠症の定義… 202 ／ 2. 不眠症の診断… 203 ／ 3. 不眠の評価… 203 ／ 4. 不眠症の治療… 205 ／ 5. おわりに… 209

3 過眠症，睡眠時無呼吸症候群，概日リズム性睡眠障害の診断と治療　　　田中春仁　211
1. はじめに… 211 ／ 2. 中枢性過眠症群（central disorders of hypersomnolence）… 211 ／ 3. 睡眠関連呼吸障害群（sleep related breathing disorders）… 215 ／ 4. 概日リズム睡眠-覚醒障害群（circadian rhythm sleep-wake disorders）… 216

4 高齢者の睡眠障害—レストレスレッグス症候群，周期性四肢運動障害，レム睡眠時行動障害　　　中島　亨　220
1. はじめに… 220 ／ 2. レストレスレッグス症候群… 220 ／ 3. 周期性四肢運動障害… 222 ／ 4. レム睡眠時行動障害… 223 ／ 5. 認知症における睡眠時随伴症… 225 ／ 6. 薬剤性の睡眠時随伴症… 226 ／ 7. おわりに… 226

5 アルコール，カフェイン，医薬品摂取に伴う睡眠障害　　　　　　　　　内山　真　**227**
　　1. はじめに… 227 ／ 2. 嗜好品による睡眠障害… 227 ／ 3. 身体疾患治療薬に関連した睡眠
　　障害… 230 ／ 4. 向精神薬に関連した睡眠障害… 231 ／ 5. 物質・医薬品による不眠の治療方
　　針… 233

6 睡眠薬・精神刺激薬の処方のコツ―「適正な利用法」と「スムーズな漸減〜中止法」
　　　　　　　　　　　　　　　　　　　　　　　　　　　　　　　　　　梶村尚史　**234**
　　1. はじめに… 234 ／ 2. 睡眠薬の使い方… 234 ／ 3. 精神刺激薬の使い方… 238 ／ 4. おわ
　　りに… 240

7 薬物療法以外の睡眠障害の治療―生活指導，精神療法，高照度光療法　　堀川喜朗　**241**
　　1. はじめに… 241 ／ 2. 基本的な考え方―ストレスケアの視点から不眠治療をとらえる… 241
　　／ 3. 生活指導（睡眠衛生教育および指導）… 243 ／ 4. 精神療法… 244 ／ 5. 高照度光療法
　　… 245 ／ 6. その他の非薬物療法… 246 ／ 7. おわりに… 246

心に残る症例 周期性傾眠症の例　　　　　　　　　　　　　　　　　　飯島壽佐美　**247**
　　1. はじめに… 247 ／ 2. 症例提示… 248 ／ 3. 病態解明に向けての考察… 249 ／ 4. おわり
　　に… 252

エッセイ メラトニンと睡眠―特に「メラトニン受容体同定」と「ラメルテオン
　　　　　（ロゼレム®）」について　　　　　　　　　　　　　　　　　海老澤　尚　**254**
　　1. はじめに… 254 ／ 2. メラトニンおよびその受容体研究の歴史… 254 ／ 3. メラトニンの睡
　　眠に対する効果… 255 ／ 4. メラトニン受容体作動薬ラメルテオン… 257

エッセイ 睡眠-覚醒とオレキシン―ナルコレプシーからスボレキサントへ　本多　真　**260**
　　1. はじめに… 260 ／ 2. ナルコレプシーとは… 260 ／ 3. ナルコレプシーの状態不安定モデ
　　ル… 261 ／ 4. オレキシン1受容体とオレキシン2受容体… 263 ／ 5. スボレキサントの臨床
　　研究… 264 ／ 6. オレキシン受容体阻害薬の今後の課題… 265

V　認知症

1 精神科クリニックにおける認知症診療の現状と課題　　　　　　　　　　植木昭紀　**268**
　　1. はじめに… 268 ／ 2. 診療の流れ… 269 ／ 3. 診療統計… 269 ／ 4. 今後の課題… 273

2 認知症の分類と診断　　　　　　　　　　　　　　　　　　　　　　　　尾籠晃司　**276**
　　1. 認知症の概念… 276 ／ 2. 認知症の分類… 276 ／ 3. 認知症の診断… 277 ／ 4. 認知症の
　　原因疾患… 279 ／ 5. おわりに… 284

3 認知症のメンタルヘルス―認知症の心理社会的経過と対応　　　　　　高橋幸男　**286**
　　1. はじめに… 286 ／ 2. "悩める"認知症の人の不安やつらさの内実… 287 ／ 3. 認知症を病
　　むことの心理社会的経過（"からくり"）… 288 ／ 4. 認知症の人と家族のメンタルヘルスと対
　　応… 290 ／ 5. まとめに代えて… 292

4 認知症のデイケア，認知症介護者の支援，成年後見制度，終末期医療　　宋　仁浩　**294**
　　1. 認知症のデイケア… 294 ／ 2. 介護者の支援… 299 ／ 3. 成年後見制度… 299 ／ 4. 終末
　　期医療… 300

5　アルツハイマー型認知症，レビー小体型認知症の薬物療法――認知症治療薬の特徴と利用法
北村ゆり　**301**

1. アルツハイマー型認知症におけるChE阻害薬の役割… 301 ／ 2. レビー小体型認知症の薬物療法… 307

6　軽度認知障害（MCI）の診断と治療
宇野正威　**309**

1. はじめに… 309 ／ 2. ADの進行経過とMCI… 309 ／ 3. MCIの症例と概念… 311 ／ 4. MCIの診断と問題点… 312 ／ 5. MCIの有病率と進行… 313 ／ 6. MCIに対する対応：生活習慣… 314 ／ 7. MCIへの薬物療法と認知リハビリテーション… 316 ／ 8. おわりに… 316

7　脳血管性認知症，認知症を伴うパーキンソン病
井上尚英　**319**

1. 脳血管性認知症… 319 ／ 2. パーキンソン病… 322 ／ 3. 進行性核上性麻痺… 324

心に残る症例　心に残る認知症症例
小阪憲司　**327**

1. はじめに… 327 ／ 2. レビー小体型認知症（DLB）… 327 ／ 3. 石灰沈着を伴うびまん性神経原線維変化病（DNTC）… 329 ／ 4. 辺縁系神経原線維変化型認知症（LNTD）… 330 ／ 5. おわりに… 332

エッセイ　老いのソウロロギー（魂学）と認知症の臨床
山中康裕　**334**

1. はじめに… 334 ／ 2. おわりに… 337

索引　**339**

執筆者一覧 (執筆順)

田中康雄	こころとそだちのクリニック むすびめ：北海道	
石崎朝世	発達協会王子クリニック：東京	
清水康夫	横浜市総合リハビリテーションセンター：神奈川	
川﨑葉子	むさしの小児発達クリニック：東京	
村田豊久	元村田子どもメンタルクリニック／村田子ども教育心理相談室：福岡	
岩佐光章	横浜市総合リハビリテーションセンター発達精神科：神奈川	
米田衆介	明神下診療所：東京	
栗田 広	全国療育相談センター：東京	
黒田洋一郎	環境脳神経科学情報センター：東京	
木村-黒田純子	東京都医学総合研究所こどもの脳プロジェクト：東京	
川畑友二	クリニック川畑：東京	
竹田康彦	福岡心身クリニック：福岡	
山登敬之	東京えびすさまクリニック：東京	
西川瑞穂	かく・にしかわ診療所：大阪	
大石雅之	大石クリニック：神奈川	
横田圭司	ながやまメンタルクリニック：東京	
大髙一則	大髙クリニック：愛知	
清水將之	三重県特別顧問：三重県	
中野育子	札幌こころの診療所：北海道	
伊藤ますみ	上善神経医院：北海道	
緒方 明	荒尾こころの郷病院：熊本	
田中正樹	田中神経クリニック：神奈川	
山本 忍	やまもとクリニック：大阪	
福智寿彦	すずかけクリニック：愛知	
村田佳子	国立精神・神経医療研究センター病院：東京	
渡辺雅子	新宿神経クリニック：東京	
中村文裕	さざ波てんかん神経クリニック：静岡	
細川 清	原尾島クリニック：岡山	
相川 博	大宮西口メンタルクリニック：埼玉	
伊東若子	睡眠総合ケアクリニック代々木：東京	
井上雄一	睡眠総合ケアクリニック代々木：東京	
有吉 祐	有吉祐睡眠クリニック：福岡	
田中春仁	岐阜メイツ睡眠クリニック：岐阜	
中島 亨	杏林大学医学部精神神経科：東京	
内山 真	日本大学医学部精神医学系：東京	
梶村尚史	むさしクリニック：東京	
堀川喜朗	久留米セントラルクリニック：福岡	
飯島壽佐美	秋田回生会病院：秋田	
海老澤 尚	横浜クリニック：神奈川	
本多 真	東京都医学総合研究所睡眠障害プロジェクト：東京	
植木昭紀	うえき老年メンタル・認知症クリニック：兵庫	
尾籠晃司	福岡大学医学部精神医学：福岡	
高橋幸男	エスポアール出雲クリニック：島根	
宋 仁浩	北山通ソウクリニック：京都	
北村ゆり	菜の花診療所：高知	
宇野正威	オリーブクリニックお茶の水：東京	
井上尚英	相生リハビリテーションクリニック／新王子病院：福岡	
小阪憲司	ヒルデモアクリニック医菴 センター南：神奈川	
山中康裕	京都ヘルメス研究所／京都大学名誉教授：京都	

I

発達障害

I 発達障害

1 精神科クリニックにおける発達障害診療の現状と課題

田中康雄
こころとそだちのクリニック むすびめ

1 はじめに

　僕のクリニックは受診対象者の年齢制限をしていない．実際受診される方で20歳未満は全体の60％を占める一方で，50歳以上も15％は受診される．

　発達障害を専門としているわけではないが，発達障害の診断名がつく方は全患者の60％を占めている．発達障害と診断される方々の年齢比は，20歳を境にすると4：1で20歳未満が多く，特に自閉スペクトラム症では6：1となる．性比は3：1で，男性優位を示す．ほぼ全年齢で男性優位であるが，注意欠如・多動症（attention-deficit/hyperactivity disorder：ADHD）だけは20歳以降は2：1で女性優位である．

　クリニックは常勤医師の僕と看護師，言語聴覚士と心理士，医療事務受付係の総勢5人で運営され，特別な対応，専門性の高い治療法を駆使しているわけではない．

　本項は，こうした臨床背景をもつ僕のパーソナルな意見である．

2 発達障害診療の現状

　クリニックでは，「うちの子は発達障害ではないでしょうか」と不安そうに語られる親と出会うことは少なくない．その受診の契機としては，健診で指摘されました，幼稚園の先生に一度専門家に診てもらったらいかがでしょうかと言われました，小学

田中康雄（たなか・やすお） 略歴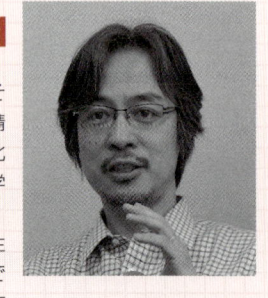

1958年栃木県生まれ．1983年獨協医科大学医学部卒後，旭川医科大学精神科神経科医員．その後，道内の精神科で勤務し，2002年国立精神・神経センター精神保健研究所児童・思春期精神保健部児童期精神保健研究室長．2004年北海道大学大学院教育学研究科教育臨床講座，北海道大学大学院教育学研究院教授．附属子ども発達臨床研究センター教授．2012年北海道大学名誉教授．2012年5月より医療法人社団倭会こころとそだちのクリニックむすびめ院長．
最近の著書・編著に，『軽度発達障害―繋がりあって生きる』（金剛出版，2008），『支援から共生への道』（慶應義塾出版会，2009），『つなげよう―発達障害のある子どもたちとともに私たちができること』（金剛出版，2010），『発達支援のむこうとこちら』（日本評論社，2011），『児童生活臨床と社会的養護』（編著．金剛出版，2012）がある．

校の先生から発達障害かもしれませんと言われたのですが，などさまざまである．

　子どもの発達障害診療では，できるだけ早い段階で適切な支援を保障するために「診察（医学的判断）」が求められる．

　一方，クリニックには「ずっと生活してきて，どうしてこんなにうまくいかないのかと思って，読んだ本に発達障害のことが書いてあり，まるで僕のことかと思って」と，わずかな光を見つけたという安堵と，それは真実だろうかという不安を混ぜ合わせた表情で相談にみえる成人の方も，最近増えてきている．あるいは，「これまでずっと統合失調症と診断されて，治療を受けてきたのですが，どうもどこか違うと思って，ひょっとして発達障害だったのではと思い，連れてきました」と初老の母親と一緒に受診される成人の方々．こうした状況もクリニックでよく見かけるようになった．

　成人の発達障害診療は，発達障害がこれまでの人生で一度も疑われることなく，日々の生きづらさを抱えていた方や別な精神障害で治療がなされていた方などを対象に，「診察（医学的判断）」が求められる．

　最近の発達障害診療にはなんでもかんでも発達障害と診断しているのではないかという批判もある．発達障害はブーム化しているとか，発達障害バブルという言葉まで耳にするようになった．実際に診断される方々は増加傾向にある．

　確かに安易な診断や過剰な診断はあってはならない．しかし，これまで気づきにくかったがための過小診断や，病態を別に解釈し異なる診断がされてきた場合もある．

3　生活障害としての発達障害診療

　発達障害と診断することがゴールではない．それは医学的に「機能」や「能力」に対して下された評価が，あるカテゴリーを満たしたときに下した判断にすぎない．僕は，ある特性のある個人が，ある生活環境のなかで強く感じる己の「生きづらさ」という心の危機に向き合うのである．発達障害と診断された，その方の「機能」や「能力」が，現時点（時間の流れ）での対人，対環境において，どのような生活の躓き（生活障害）を作り出しているのかに注目し，生活の改善を一緒に考えることが，発達障害診療であると思っている．

　クリニックで出会う親の心配は，名前を呼んでも振り向かないとか，一つの遊びに終始没頭していることではなく，友達と一緒に楽しく遊ばないわが子が寂しい思いをしていないか，なぜ先生の指示に従わないで教室を飛び出してしまうのかということへの返答であり，その対応策である．あるいはきょうだい仲が悪いときか，どうしても厳しく叱責してしまうことへの改善策の相談である．子ども本人の悩みは，どうしてお友達が意地悪するのか，漢字が覚えられないのはなぜか，むしょうにイライラしてしまうのを治めたいができない，といった日々のつらさの相談である．成人の場合は，どうしたら職場でのミスを少なくできるかとか，配偶者との仲を改善する方法といった相談である．

　このように，実際は生活すべてのなかでの生きづらさが問題となっている．そして

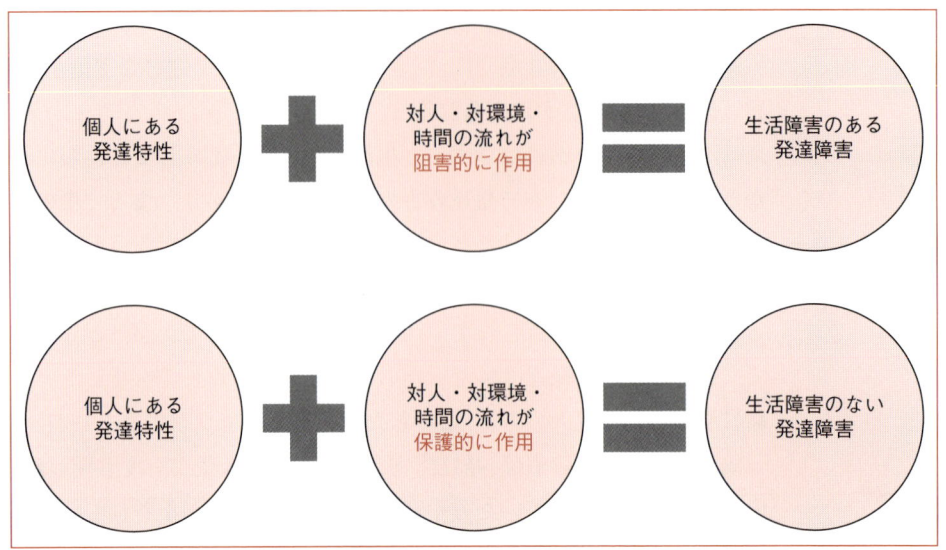

図 1　生活障害としての発達障害

生活は，きょうだいの問題，家族の問題，職場の問題，地域の問題へと時間と空間の拡がりをみせる．

　同じような特性をもっていても，生きづらさが問題にならないときもある．クリニックに来た方が，これまでの人生を振り返り，「小学4年生のときの担任は，僕のことをよくわかってくれていて，あのときは，とても安定していました」と述べた．小学1年生になったわが子の様子を授業参観で見た母親は，「クラスの子どもたちが，とても穏やかで，やさしいの」と安堵した．成人の場合でも，職場の理解や配置変更により，心身が安定したということもある．その人たちの機能や能力は変わってはいない．ただ周囲のさまざまな関係性が保護的に作用しているといえよう．

　その意味から僕は発達障害を臨床で扱う場合，生活障害と名称を変更すべきであると考える．発達障害の診断基準を満たしただけでは，臨床的に障害と呼べず，関係性としての対人・対環境・時間の流れが阻害的に作用した場合，生活障害のある発達障害となり，関係性が保護的に作用した場合は，生活障害のない発達障害にとどまる（図1）．発達障害診療は，発達障害に対してだけでなく，生活の躓きにも対応していく．

　さらに，僕たちは，日々の生活を形成する環境や対人関係，さらにさまざまな規範や価値観にさらされ，外から評価され自己評価が作られる．ここにはいわゆる時代的背景も関与する．一般に生活に躓きをもつ発達障害と呼ばれる方々は，こうした外からの評価で自己評価が低下してしまう場合もある（図2）．その場合，心に傷を負ってしまうことも少なくない．

　僕の発達障害診療とは，発達の特性を見極め，日々の生活の困難さを聴き取り，同時にこれまでの外の評価から作り出された自己評価に向き合い，今よりは少しでもよいから，生活の質が向上しうるような応援を提案することである．

図 2 自己評価に影響を与える外からの評価

4 発達障害診療とは生活障害への応援である

当事者を応援する

　子ども自身が自らの意志でクリニックを受診することは，非常にまれであろう．僕には，不登校のために親に迷惑をかけているということで受診した中学2年生の男児Aくんが，そのまれな人であった．相談を重ねていくなかで，Aくんが「漢字をすぐに忘れてしまい，テストで自分でもびっくりするような点数を取ったことで，学校に行きにくくなった」と話し，諸検査を行い学習障害（限局性学習症）と診断できた．Aくんに「少なくとも君の努力不足とかではなく，とても苦手な分野をもっているということなんだ」と説明したとき，Aくんはこれまで見せたことのなかったほっとした表情を見せた．

　漢字が書きにくいという生来的課題は，その後も大きく変化することはなかった．でもおそらく，Aくんは，漢字ができないことを恥じ，不登校になったことで両親に申し訳なく思い，きょうだいともほんの少し疎遠になりつつあったことが自分の怠けとかではなかったということで安心できたと，僕は理解している．

　ほとんどの子どもは，親に連れられて受診する．最初の挨拶の後で，「ここは困っていることや心配なことを相談するところです．今日はどんなことで困って，ここに来ましたか」ということを，相手の年齢などに添って文言を換えながら尋ねるようにしている．多くの返答は「ない」であるが．

　Aくんのように，子どもは，現状を自分が引き起こしたものと理解しているか，その現状が当たり前として，違和感を感じずに生活している．音などに過敏さがあっても自分だけが過敏なのだという自己理解は幼小児期には難しい．激しい不快感あるいは恐怖感にさらされ，どうしようもない気分であっても「これは相談してよい内容である」とは思わない．

　幼小児期の診療は，もっぱら行動観察が中心となる．初めての診察室で素の自分をさらけ出せる子どもばかりではない．必要以上に緊張し，警戒した姿しか見せないこともまれではない．回数を重ねて互いに慣れていくしかない．子どもにとって，僕が

信頼に値するかどうか，どのような人かを知ってもらうしかない．

行動観察しながら両親からこれまでの育ちを聴き取り，両親の困りごとを聴き取る．子どもにとって自分のことが語られているという状況を示すことで，ここが「僕のための場所」であることを間接的に知ってもらう．親からの話が子どもの耳には今は入れないほうがよいと判断した場合や，親からの要望があれば，子どもに席を外してもらい待合室で看護師と一緒に遊んで待ってもらう．

診察が済み，親が帰るときには，来るときよりも心が幾分落ちついていることが，子どもにとっても重要になる．僕が親を悲しませたか，励ました相手なのかという印象は，子どもとの次の出会いに影響を及ぼす．待合室で看護師と一緒に遊んで待っていたときの気分も次の受診に影響を及ぼす．実際次の診察で僕との会話を早々におしまいにし，「じゃ，看護師さんと遊んで待っているから」とさっさと診察室を後にした子も少なくない．

思春期以降の子どもの場合は，かなり具体的な悩みを持参して来る．ノートに質問事項を書き込んで来る子や，ケータイにメモして来る子もいる．この年代は，家族同席を好まないこともあり，家族面接と子どもとの面接を別々に行うこともある．どちらを先にするかは，その子に決めてもらう．

成人の場合は解決したい事項が明確にある．環境への働きかけ，別の支援者との連携や，家族や関係者への理解を深めてもらうような働きかけが求められる．実際に職場に足を運び，上司と会うこともある．仕事ぶりが見れるので，一石二鳥となるが，その時間確保がクリニックに求められる．僕の場合は休診日を活用する．

生活の応援だけでなく，これまでの生活のなかで傷ついてきた過去の整理も求められる．過去を変えることはできないが，過去の出来事は，発達障害の特性を理解できていなかったことに起因していることが多い．躓きの原因を明らかにしてから，そのようなことの二の舞にならないよう実際の対策を一緒に考える．

環境調整だけでなく薬物療法や精神療法的アプローチも検討する．

薬物療法に関しては，ADHDには，現在2つの薬物（メチルフェニデート塩酸塩徐放錠，アトモキセチン塩酸塩）が6歳以上の子どもから成人までその使用が承認されているが，発達障害において実際に処方される薬物の多くは，適応外である．その点に注意し，家族と本人にできる限りの説明をして了解を得たうえで処方する．慎重に少量から行い，常にいずれ使用しなくても済むことを絶えず目標とする．

精神療法的アプローチでは支持的精神療法を基本に，時に認知行動療法的な対応も行う．昼夜逆転傾向のある方には生活リズムの乱れを意識づけしてもらうため，睡眠表を活用する．診察の空隙を埋め連続的な生活の流れを共有するため，日記を書いてきてもらい面接に利用することもある．

親を応援する

幼小児期の場合は親のほうが生活相談の当事者である．親の心の安定は子どもを安定させる．そのため親の心の状態に添った対応が求められる．

発達障害のある子どもを育てている親は常にストレスにさらされ続ける．僕にできることは，日々の育児を慰労することである．じっとしてない，親を叩く，寝つきが悪い，偏食が目立つ，お友達を叩いたり噛んでしまうなど，日々の困りごとは絶えない．その一つ一つについて，一緒に考える．発達障害だからで説明してはいけない．叩くこと一つでも，その子にとってはコミュニケーションであり，メッセージである．そこにどのような意味があるのか，どのような気持ちから叩くという行為を選択したのかを一緒に考える．あれこれ考えていくなかで，親から「ひょっとして…」といった言葉が聞けることもあれば，僕から「こんな思いでは…」とその子の心に近づく努力を重ねていく．もちろん正解はない．僕はまずはあれこれ考えてみることは大切だと思っている．その時間，この子のことだけを考えることが大切なような気がする．

　あるとき，学校の先生を叩いたということで，母親がわが子をつれて相談に来た．日頃から先生にはなにかと注意され続けていた．とうとう叩いたと思った僕は「よっぽどのことだったのですね」と母親に伝えた．とたんその子が「そうだ．我慢の限界だったんだ」と堰を切ったように母親に話し始めた．僕が聴いても納得できる部分もあった．話し終わって，「なによりも母親にだけは知ってもらいたかったんですね」と母親へ伝えると，母親は「この子の気持ちが，よくわかりました」と涙した．その後，僕はその子に「なるほど，わかった．でもさ，暴力はいけないね」と，母親の代わりのつもりで言うと，その子はまじめな表情をして「わかっている」と答え，母親は「えらい」とだけ言った．

　思春期以降になると親子の衝突は激しくなるか，冷戦状態となる．心を半分閉ざしながら，半分はちゃんとわかってほしいという子ども側の思いを，親に心穏やかに受け止めてもらうことは難しい．どこかで親を頼りにしているということは伝え続ける．

　成人期で親が登場することはまれである．時に，それまでの心の傷を知ってもらうことや，同居されている場合は，障害理解を改めて行う場合もある．過去を過度に悔やませずに，半歩先の未来に歩もうとするわが子を，そっと応援してほしいとだけ伝える．

　幼小児期に有効といわれるペアレント・トレーニング的なかかわりにも注意が必要である．親自身が子ども時代から心に傷をもち親になった場合は，子どもにかかわるなかで，浮かばれなかった子ども時代がフラッシュバックすることもある．また，親にも似た発達特性があり，わが子ほどではないが，生活の躓きを自覚されている親もいる．そのような場合，わが子に上手に向き合うといったペアレント・トレーニング的なかかわりが重圧として親を追い詰めてしまうこともある．親の悩みを当事者としての悩みとして取り上げるため，患者として受診してもらうこともある．

● 関係者を応援する

　特別支援教育が進み，教育現場には発達障害の情報は十分すぎるほど流出している．ただ，その影響からか，子どもの言動にやや過敏すぎるような対応もみられる．教育現場と医療の連携は，発達障害という共通言語を手に入れても，まだ容易ではない．

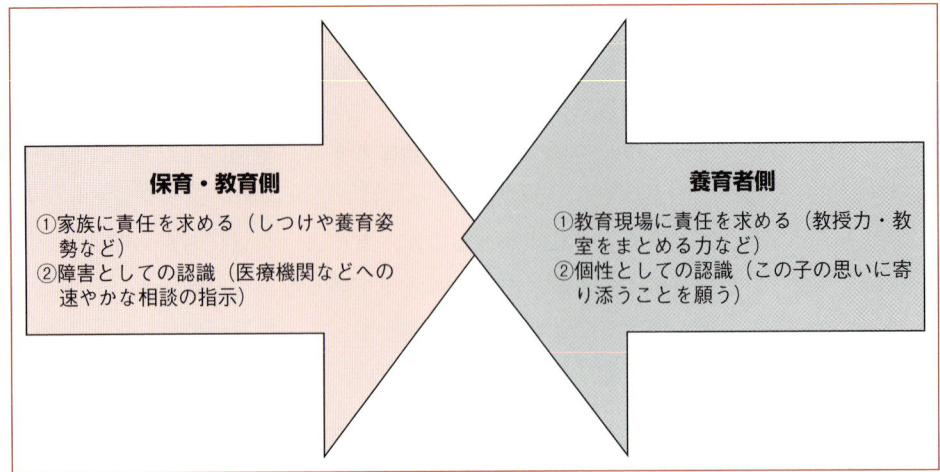

図 3 相互の思いの衝突

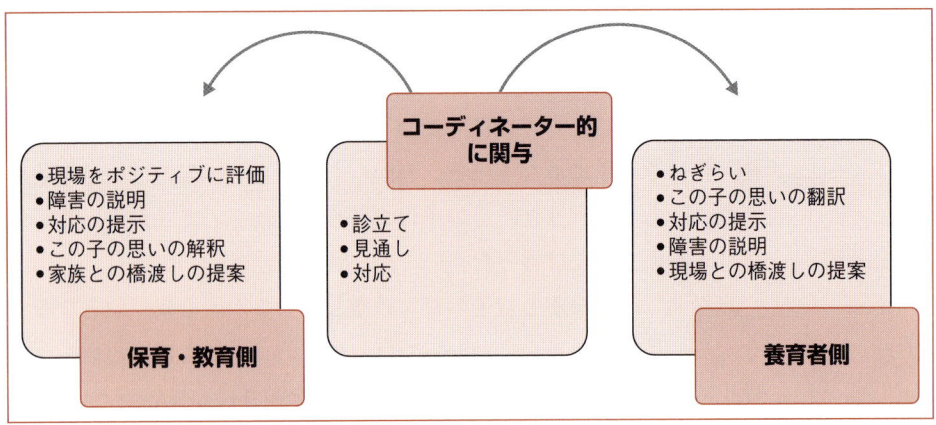

図 4 コーディネーター的に関与

　僕は，教育現場も医療も，子どもへのまなざしが，「発達障害の有無」に偏り，その子の「こころ」から遠ざかっているような気がする．発達障害の医学的理解が進んだ反面，人間的接近や対応する力が伸び悩んでいるように思われる．

　教育現場と家族，特に親との連携も容易ではない．家族の要望と現場の判断が重なっているとは限らない（図3）．僕は，その間にコーディネーター的に関与することを重視している（図4）．

　成人の支援でも重要なことは，職場や家庭の理解である．教育現場と違って，頑張って対応するということが前提にあるわけではない．退職勧告や離婚といった方向が提示される場合もある．当事者を応援しながら関係者とも円満な対応をすべきである．当事者に代わり，言動の裏にある思いを伝え，時に代わって謝罪し，お願いし続けることもある．

5 おわりに

　僕の日々の発達障害診療を述べ，現状報告とした．課題についてもその折々にふれた．この方面を目指す医師が少ないという愚痴は，もうあまり言いたくはない．
　日々大切にすべきことは，発達障害という診断だけが浮上してしまうのではなく，その方の様子を全人的に理解して生活改善へつなげるという当たり前の診療である．

参考文献

- 青木省三．精神科治療の進め方．日本評論社；2014．
- 青木省三．ぼくらの中の発達障害．筑摩書房；2012．
- 田中康雄．発達支援のむこうとこちら．日本評論社；2011．
- 田中康雄．つなげよう―発達障害のある子どもたちとともに私たちができること．金剛出版；2010．

I 発達障害

2 自閉症スペクトラム障害の分類，診断，疫学

石崎朝世
発達協会王子クリニック

1 はじめに

　自閉症スペクトラムという言葉は使われて久しいが，DSM-IV 以前の DSM や ICD では使われておらず，自閉症の連続体と訳され，わが国では，重い自閉症から軽い自閉症，ともすると，さらに自閉症的な人くらいまでを対象に使われていたように思う．このたび，DSM が改訂され，初めて，そのなかで，autism spectrum disorder（日本語訳は「自閉スペクトラム症/自閉症スペクトラム障害」）が診断基準とともに示されたことから，自閉症スペクトラム障害として，その概念がよりはっきりしたと考える．今回は，それを念頭に，臨床に役立つ分類，診断を提示し，また疫学的なことについても最近の状況を述べていきたい．

2 分類

　わが国では，自閉症スペクトラムは，アメリカ精神医学会による DSM に従って分類されていることが多い．DSM-IV の日本語訳[1] が出版された 1995 年からは，DSM-IV（2003 年からは DSM-IV-TR）に従って分類されてきた．それによると，自閉症スペクトラムは，広汎性発達障害とされ，下位分類として，「自閉性障害」，正

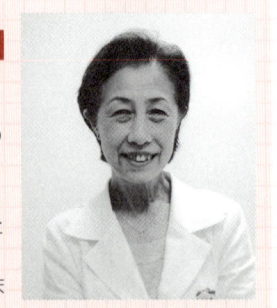

石崎朝世（いしざき・あさよ）　略歴

1975 年東京医科歯科大学医学部卒．東京医科歯科大学医学部小児科，日赤医療センター小児科，東京女子医科大学小児科，重症心身障害児者施設の都立府中療育センターを経て，1992 年より公益社団法人発達協会王子クリニック院長．小児科専門医，小児神経専門医，医学博士．
現職と並行して，東京都府中市にある身体障害と知的障害，中途障害を有する方たちが働く作業所，障害者生活支援センターなどを運営する社会福祉法人あけぼの福祉会理事長．また，発達協会と関連が深い社会福祉法人さざんかの理事も兼任．地域の障害児者医療にも携わっている．
発達障害とその心配がある子どもたち青年たちが，生き生きと育ち生活できるように応援する臨床医でありたいと願っている．
主な著書に『落ち着きのない子どもたち』（1995），『友達ができにくい子どもたち』（編著，1996）〈以上，鈴木出版〉，『発達障害はじめの一歩』（共著．少年写真新聞社，2008），『よくわかる発達障害』（分担執筆，ミネルヴァ書房，2010）など．

常な発達の期間の後（生後5か月以降），自閉的な知的退行を示し，手の常同運動が起こり，種々の程度に歩行障害が進行する「レット障害」，少なくとも生後2年は正常発達を示した後，自閉的な知的退行を示し，常同行動など特異な行動を呈してくる「小児期崩壊性障害」，言葉の発達の遅れが明らかでないが，その他は自閉性障害に一致する「アスペルガー障害」，前述の特定の広汎性発達障害の基準は満たさない広汎性発達障害である「特定不能の広汎性発達障害」に分類された．

　2013年DSM-IVがDSM-5と改訂され，日本精神神経学会が主導して，日本語訳[2]が出版された．それによると，自閉症スペクトラムの下位分類はなくなり，自閉症スペクトラムは「自閉スペクトラム症/自閉症スペクトラム障害」と併記された．比較的症状が軽いアスペルガー障害，特定不能の広汎性発達障害の診断がなくなったが，3段階の重症度の記載がある．また，原因遺伝子が明らかになったレット症候群は除外された．また，コミュニケーション障害群の項に「社会的（語用論的）コミュニケーション症/社会的（語用論的）コミュニケーション障害」が設けられたが，これは，限局された興味やこだわりがないほかは，比較的軽度の自閉症スペクトラム障害の特徴がみられるものであり，従来，特定不能の広汎性発達障害とされたもののなかに，これに分類されるものが出てくると考えられる．

　もう一つ国際的に採用されている分類に，世界保健機構によるICDがあるが，現在はICD-10[3]であり，これはほぼDSM-IVに連動している．ただ，ICD-10では，DSM-IVにおける特定不能の広汎性発達障害が，「非定型自閉症」とされており，また十分な情報がないものや，矛盾する所見があるものを「広汎性発達障害，特定不能のもの」としているところに違いがある．これも近いうちに，DSM-5と連動し，ICD-11に改訂されるといわれている．

　さらに，臨床像から，自閉症を，孤立型（他人に対する関心が乏しいタイプ），受動型（言われたことに従いやすいタイプ），積極奇異型（積極的に人とかかわろうとするがかかわり方が一方的なタイプ）と分類することをWing[4]が提唱したが，さまざまに違う，自閉症の臨床像をとらえるのに役立つ分類である．しかし，臨床像は加齢や環境により変わりうる．

　また，DSM-5になり，自閉症スペクトラム障害と併記できるようになった注意欠如・多動性障害（attention-deficit/hyperactivity disorder：ADHD）との併存の有無，知的障害との併存の有無も，指導や治療を考えるうえで重要な分類と考える．

　さらにDSM-5では，その名がなくなったアスペルガー障害であるが，石川らは，DSM-IVにおけるアスペルガー障害ではなく，Aspergerが提唱した自閉症的精神病質，すなわち暗示に反応する健康な認知と高度な知性をもった精神療法が可能な自閉症スペクトラムこそがアスペルガー症候群であり，今後，模索すべき状態とした[5]．臨床の現場で自閉症スペクトラム障害とかかわる筆者としては，言葉の発達が遅れ，言葉の表出がままならない自閉症と，言葉の発達には問題がなく，一方的ではあるが流暢に話すことができるアスペルガー症候群では，一線を画して対応する必要があり，連続体との考えを念頭に置きつつもそれらは分類されるべきではないかと考えている．

3 診断

　診断は当面，DSM-5 に沿ってなされることになるであろう．表1,2に従来使用されてきた DSM-IV と DSM-5 の診断基準を示す．主要な相違点は2つある．1つ目は，DSM-IV で3つあった主要な診断項目が2つとなった．すなわち，1は共感性であり，2は限られた興味とこだわりである．そのなかに感覚過敏の項目が含まれている．もう1つの相違点は，分類の項でも示したが，DSM-IV で，明らかな自閉性障害，アスペルガー障害，レット障害，小児期崩壊性障害とされない広汎性発達障害を「特定不能の広汎性発達障害」とし，そのなかには，こだわりや限局した興味をもつという特徴が明らかでないものも含まれる可能性があったが，DSM-5 では，そのような

表1　DSM-IVによる自閉性障害

A. (1)，(2)，(3) から合計6つ（またはそれ以上），うち少なくとも (1) から2つ，(2) と (3) から1つずつの項目を含む．
(1) 対人的相互反応における質的な障害で以下の少なくとも2つによって明らかになる：
　(a) 目と目で見つめ合う，顔の表情，体の姿勢，身振りなど，対人的相互反応を調節する多彩な非言語性行動の使用の著明な障害．
　(b) 発達の水準に相応した仲間関係をつくることの失敗．
　(c) 楽しみ，興味，成し遂げたものを他人と共有すること（例：興味のあるものを見せる，もって来る，指さす）を自発的に求めることの欠如．
　(d) 対人的または情緒的相互性の欠如．
(2) 以下のうち少なくとも1つによって示される意志伝達の質的な障害：
　(a) 話し言葉の遅れまたは完全な欠如（身振りや物まねのような代わりの意志伝達の仕方により補おうという努力を伴わない）．
　(b) 十分会話のある者では，他人と会話を開始し継続する能力の著明な障害．
　(c) 常同的で反復的な言葉の使用または独特な言語．
　(d) 発達水準に相応した，変化に富んだ自発的なごっこ遊びや社会性を持った物まね遊びの欠如．
(3) 行動，興味および活動の限定され，反復的で常同的な様式で，以下の少なくとも1つによって明らかになる：
　(a) 強度または対象において異常なほど，常同的で限定された型の，1つまたはいくつかの興味だけに熱中すること．
　(b) 特定の，機能的でない習慣や儀式にかたくなにこだわるのが明らかである．
　(c) 常同的で反復的な衒奇的運動（例えば，手や指をぱたぱたさせたりねじ曲げる，または複雑な全身の動き）．
　(d) 物体の一部に持続的に熱中する．
B. 3歳以前に始まる，以下の領域の少なくとも1つにおける機能の遅れまたは異常：(1)対人的相互作用，(2)対人的意志伝達に用いられる言語，または (3)象徴的または想像的遊び．
C. この障害はレット障害または小児期崩壊性障害ではうまく説明されない．

（髙橋三郎ほか〈訳〉．DSM-IV 精神疾患の分類と診断の手引．1995[1] より）

表2　DSM-5 による自閉スペクトラム症 / 自閉症スペクトラム障害

以下のA，B，C，Dを満たしていること．
A：社会的コミュニケーションおよび対人相互関係における持続的障害（以下の3点で示される）
　1. 社会的・情緒的な相互関係の障害．
　2. 他者との交流に用いられる非言語的コミュニケーション（ノンバーバル・コミュニケーション）の障害．
　3. 年齢相応の対人関係性の発達や維持の障害．
B：限定された反復する様式の行動，興味，活動（以下の2点以上の特徴で示される）
　1. 常同的で反復的な運動動作や物体の使用，あるいは話し方．
　2. 同一性へのこだわり，日常動作への融通の効かない執着，言語・非言語上の儀式的な行動パターン．
　3. 集中度・焦点づけが異常に強くて限定的であり，固定された興味がある．
　4. 感覚入力に対する敏感性あるいは鈍感性，あるいは感覚に関する環境に対する普通以上の関心．
C：症状は発達早期の段階で必ず出現するが，後になって明らかになるものもある．
D：症状は社会や職業その他の重要な機能に重大な障害を引き起こしている．

（髙橋三郎ほか〈訳〉．DSM-5 精神疾患の診断・統計マニュアル．2014[2] より）

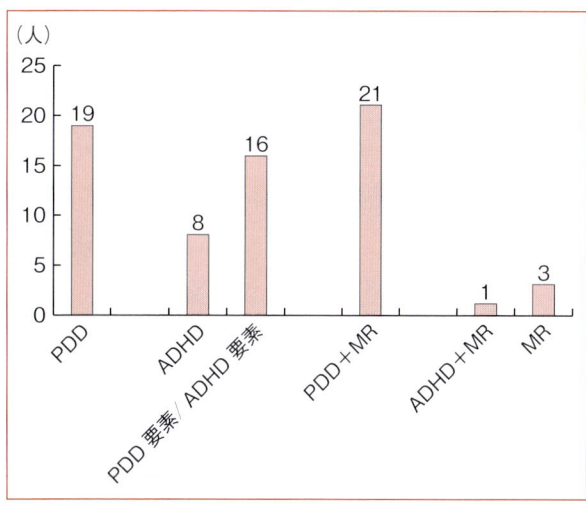

図 1 DSM-IVで行った筆者発達障害新患分類
PDD：広汎性発達障害，ADHD：注意欠如・多動性障害，MR：精神遅滞．

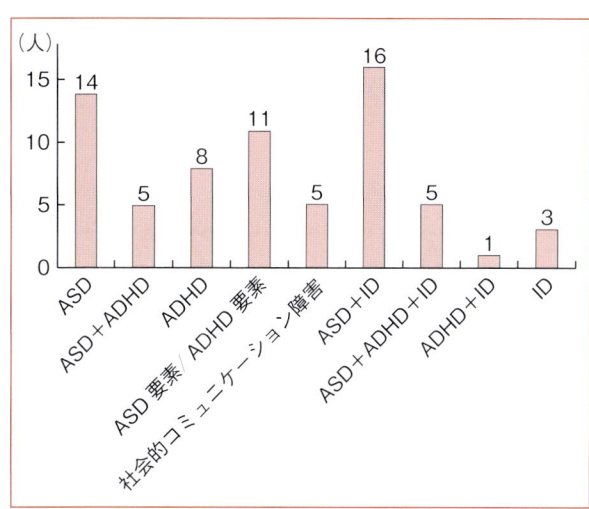

図 2 DSM-5で行った筆者発達障害新患分類
ASD：自閉スペクトラム症/自閉症スペクトラム障害，ADHD：注意欠如・多動性障害，ID：知的障害．

事例は，「自閉スペクトラム症/自閉症スペクトラム障害」ではなく，コミュニケーション障害のうち，「社会的（語用論的）コミュニケーション障害」と診断されることになった．高見は，サンプル数が数千単位の3つの大規模研究で，DSM-IVで広汎性発達障害とされたものの81～91％が，DSM-5で自閉症スペクトラム障害とされたとしている[6]．ただ，筆者が特定不能の広汎性発達障害としたものは，多かれ少なかれ，こだわりや限局的な興味をもっており，それには分類されなかった．一方，広汎性発達障害の要素をもっているが，広汎性発達障害の診断には至らないとした事例のなかに，「社会的（語用論的）コミュニケーション障害」と診断されるものがあった．2013年度に筆者が経験した新患68例の診断分類をDSM-IVとDSM-5で行ってみたものを図1, 2に示した．DSM-5に無理に当てはめてはみたものの，一般的に，ある程度のこだわりをもっている人は多いと思われ，どの程度のこだわりを病的ととるかは難しいところである．

前述の分類の項でも述べたが，診断にあたっては，その後の対応や治療を考えるう

えでも，ADHD，知的障害，認知のアンバランスの有無やその程度も含めて検討することが必要である．そのほか，自閉症スペクトラム障害に合併しやすい，てんかん，睡眠障害，チック，強迫性障害，双極性障害，集団や社会に適応できにくいことからくる二次的に起こってくる精神的な問題の診断も重要である．

診断と評価の一助として，PARS（Pervasive Developmental Disorders Autism Society Japan Rating Scale），CARS（Childhood Autism Rating Scale），M-CHAT（Modified Checklist for Autism in Toddlers）などが用いられ，知的能力や認知のアンバランスの評価には，田中ビネー検査，WISC-IV（Wechsler Intelligence Scale for Children-IV），K-ABCなどが用いられる．

また，症状や経過，合併する精神的な問題には，環境の影響も少なくないことから，本人をとりまくこれまでの環境，現在の環境も含めての診断を，本人の理解，今後の生活指導や治療に役立たせるべきである．自閉症スペクトラム障害には限らないものの，特に幼小児期からの虐待，ひどいいじめは，本人からの訴えとして出にくいが，より強い社会性の問題を引き起こし，また，フラッシュバックなどで，さらなる情緒不安定性をもたらすことが多く，十分考慮すべき環境要因といえる．

4 疫学

以前は自閉症というと，対人関係がほとんど取れないほど著しく障害され，こだわりが著しい，言葉の遅れも目立つカナータイプを思い浮かべることが多かったと思う．1980年代までの疫学統計はおおよそその概念に沿ったものであったとも考えられるが，本田[7]は，この頃の有病率は0.04～0.05％が定説であったと述べている．1938年Aspergerが，社会性を欠き，逸脱行動をとるも教育により就労が可能になる自閉症的精神病質を報告した[8]が，それがカナータイプ（早期幼児自閉症）と比較される形で世界的に取り上げられたのは，1960年代である．その後1979年Wingが自閉症の3つ組（対人関係の障害，コミュニケーションの障害，想像力の障害）という考え方を提唱し[4]，それをもつものを自閉症スペクトラムとした．その後，自閉症がより広くとらえられるようになり，また，知的障害のない自閉症が実は多いということが知られるところとなった．Wingの考え方に影響を受けた分類がDSM-IV，ICD-10であるが，ここでは，自閉症スペクトラムを広汎性発達障害，下位概念の主なものとして，自閉性障害，アスペルガー障害，両者に含まれないものを特定不能の広汎性発達障害とし，さらに自閉症スペクトラムとして概念が広まり定着した．以上の経過があるが，本田[7]によると，2000年代に入り，自閉症では0.2～0.3％，自閉症スペクトラムでは約1％という有病率の報告が出されるようになり，2011年には，自閉症スペクトラムで2％を超える有病率の報告もあった[9]．わが国では，2005年，本田らが，高い正確度を保った調査で，自閉症の5歳までの累積発生率が0.27％であったと報告した[10]．

一方，学校や社会では，社会性，コミュニケーションの問題で，集団適応，社会適

応ができにくい，子ども，青年，成人が増加しているという現実があり，それらへの支援が必要な状況が起こってきた．日本では，2005年4月に発達障害者支援法が施行され，主な対象といえる自閉症が社会に身近になった．同時期に，教育の場では，通常とは異なる支援が必要な子どもたちのための教育的支援を特別支援教育と呼び，幼児期からの特別支援教育の必要性，また，通常学級に在籍している児童の特別支援教育の必要性も強調されるようになった．それらの過程で，療育機関や医療機関には療育や生活指導，診断を求めて，多くの自閉症スペクトラム障害が受診するようになった．少子化のさなか，特別支援教育を積極的に行う特別支援学級や特別支援学校に在籍する子どもが増えているという現象も起きている．

教育の現場で，発達障害の認識が高まった状況で，文科省が2012年12月に調査した統計では，通常学級に発達障害が疑われる者が6.5％在籍し，そのうち1.1％が対人関係やこだわりなどの問題を著しく示す児であり自閉症スペクトラム障害とも推測された．また，2008年，2010年に，筆者も参加し，社団法人日本発達障害福祉連盟が発達障害の増加に関する調査[11,12]を行ったところ，支援を必要としている子どもは増えているが，実際に自閉症スペクトラム障害が増えているといった結論には至らなかった．

5 おわりに

DSM-5への改訂により，今後基本的にはこの分類が使われるようになると思われることから，自閉症スペクトラムに関連する部分の解説を行った．また，DSM-5を念頭に置きつつ，臨床の場や本人支援に役立つ分類，診断の要点を述べた．疫学的には，自閉症の概念の変化によるところが大きいが，有病率が増えていることが注目されている．実際，自閉症スペクトラム障害を有するとして，特別な支援を必要としている児童は，医療，教育，福祉の現場でも増加しており，医師をはじめ各分野の関係者は，自閉症スペクトラムにつき，十分な理解と対応を迫られている．

文献

1) 髙橋三郎，大野 裕，染矢俊幸（訳）. DSM-IV 精神疾患の分類と診断の手引. 医学書院；1995. pp49-53.
2) 日本精神神経学会（監）. 髙橋三郎ほか（訳）. DSM-5 精神疾患の診断・統計マニュアル. 医学書院；2014. pp49-57.
3) 融 道男，中根允文，小見山実. ICD-10 精神および行動の障害 臨床記述と診断ガイドライン. 医学書院；1993. pp258-264.
4) Wing L, Gould J. Sever impairments of social interaction and associated abnormalities in children : Epidemiology and classification. J Autism Dev Disord 1970；9：11-29.
5) 石川 元，桐田弘江. アスペルガー症候群—その歴史を紐解く. 最新医学 2013；68（9）：29-47.
6) 高見 就. ASDの新たな概念. 森 則夫，杉山登志郎（編）. DSM5対応 神経発達障害のすべて. 日本評論社；2014. pp50-55.
7) 本田秀夫. 自閉症スペクトラム障害は増えているか？ 最新医学 2013；68（9）：159-167.
8) Asperger H. Das psychisch abnorme Kind. Wr klin Wochenzschr 1938；51：S. 1314-1317.

9) Kim YS, Leventhal BL, Koh YJ, et al. Prevalence of autism spectrum disorders in a total population sample. Am J Psychiatry 2011；168：904-912.
10) Honda H, Shimizu Y, Imai M, et al. Cumulative incidence of childhood autism：A total population study of better accuracy and precision. Dev Med Child Neurol 2005；47：10-18.
11) 社団法人日本発達障害福祉連盟．いま，発達障害が増えているのか—その実態と理由，新たなニーズを探る．平成20年度厚生労働省障害者保健福祉推進事業障害者自立支援調査研究プロジェクト報告書．2009.
12) 社団法人日本発達障害福祉連盟．発達障害は，これからも増え続けていくのか？ 医師に聞いた増加の現状と要因，対応策ならびに社会的影響について．平成22年度独立行政法人福祉医療機構社会福祉振興助成事業報告書．2011.

参考文献

- 高木陸郎，M・ラター，E・ショプラー（編）．自閉症と発達障害研究の進歩．Vol 2．日本文化科学社；1998．pp35-72.
- 高木陸郎，P・ハウリン，E・フォンボン（編）．自閉症と発達障害研究の進歩．Vol 10．日本文化科学社；2006．pp3-21.

I 発達障害

3 自閉症スペクトラム障害/アスペルガー障害の治療と支援

清水康夫
横浜市総合リハビリテーションセンター

1 はじめに

　自閉症スペクトラム障害（Autism Spectrum Disorder：ASD）はアメリカ精神医学会がDSM-5で新たに採用した診断名である．DSM-IVでは広汎性発達障害の下位カテゴリーにあった自閉性障害，アスペルガー障害，および特定不能の広汎性発達障害は，すべてASDの診断カテゴリーに入る．さらに下位カテゴリー間の中間形もASDに包含されると考えられる．このようにDSM-5において自閉症とその周辺群のすべての障害は，ASDという単一の診断カテゴリーにまとめられた．

　ASDの基本障害として，1つには共感性（empathy）がきわめて希薄であるか欠如していること[1]，もう1つには他者の観念，意図，信念を認識する能力，すなわち「心の理論」の発生や発達に著しい遅れがあること[2]が指摘される．前者は障害の情緒面，後者は障害の認知面に言及した特徴である．この2つのポイントはASDの心理学的説明として広く受け入れられている．ASDではこれらに加えて，特定の感覚の過敏あるいは鈍感，そして微細・協調運動の拙劣さが多くみられる．

清水康夫（しみず・やすお）　　　　　　　　　　　　　　　　　　　略歴

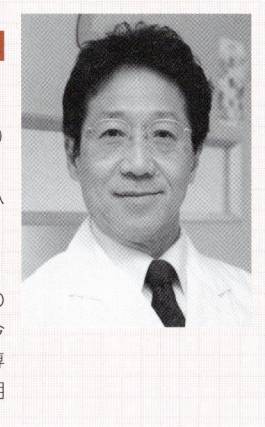

1949年群馬県生まれ．
1975年東京大学医学部医学科卒．同年，東京大学医学部付属病院精神神経科（研修医，医員，助手）児童精神医学専攻．1989年横浜市総合リハビリテーションセンター（医療部長，副センター長），この間，横浜市北部地域療育センター長兼任（1994～95, 2012～14）．2014年より横浜市リハビリテーション事業団参与．

共著書に，『発達障害の臨床的理解と支援2 幼児期の理解と支援―早期発見と早期からの支援のために』（編著．金子書房，2012），『現代児童青年精神医学 改訂第2版』（永井書店，2012），『今日のリハビリテーション指針』（医学書院，2013）などが，共訳書に，『自閉症スペクトル―親と専門家のためのガイドブック』（ローナ・ウィング著．東京書籍，1998），『新訂 自閉症の謎を解き明かす』（ウタ・フリス著．東京書籍，2009）がある．

2 知的・言語的に遅れのない ASD

　ここでは知的・言語的に遅れのない ASD（以下，HASD：High functioning ASD）を取り上げる．HASD は，自閉症の特徴が強い場合もあれば弱い場合もある．DSM-IV でいえば，前者は自閉性障害（高機能例）もしくはアスペルガー障害，後者は特定不能の広汎性発達障害と診断されよう．HASD は従来，知的障害のある ASD に比べれば，就学前に発見，診断されることが少なく，診断される時期は学童期や思春期，あるいは成人期になることが多かった．しかし現在では，HASD についても 1 歳 6 か月児，3 歳児などに対する乳幼児健康診査で発見されたり，保育所・幼稚園における対人関係や集団行動の点から発達障害を疑われてクリニックに紹介されたりすることが増えてきている．

　学童期の HASD 診療には予防的視点が常に求められる．対人・コミュニケーション機能の低さゆえに，HASD の子どもが社会生活で失敗経験を積み重ね，学校生活が破綻したり自己否定的になったりする前に，適切な支援と指導を開始して一定の成果をあげることが望ましい．また，HASD の診療は子どもだけではなく，保護者に対するいろいろな形の支援も等しく重要である．

　外来診療の対象となる HASD は幼児から成人まで幅広い年齢帯があるが，本項では小学生，しかも HASD が初めて診断を受けることが多い低学年に焦点をあてる．

　HASD の学童は，特別支援級よりも一般級に在籍していることが多い．ASD の診療では，各種の心理検査や行動評価尺度が参考となる資料を提供してくれる．しかし本項ではそのようなツールではなく，いわば素手の診療部分を語ることにして，筆者が工夫している外来診療の一端を紹介する．ちなみに筆者が 1 例にかける診療時間は，およそ初診で 1 時間，再診で 30～45 分である．

3 診察の手順

子どもの医者になること

　普通，クリニックには保護者同伴で訪れる．そして受診する動機は子どもよりも保護者にあり，子どもは医師に対して積極的な訴えをもたないことが普通である．発熱，腹痛，皮膚掻痒感などの身体症状で受診した子どもの場合とそこが大きく異なる．子どもには保護者に連れてこられたという受動性があるのは致し方がない．しかし，だからといって保護者からの相談に応じるばかりの診察を重ねるのでは，子どもとの治療関係をつくるうえでも，また子どもの主体性や自立心を育てる保護者としての立場を意識させるうえでも，好ましくない．

　筆者の診察では，保護者と分離して子どもから診察を始めることが原則である．保護者も子どもと分離して面接する．診察の終わりには子どもを診察室に再び呼んで，終了の挨拶を保護者とともに行う．

薬物療法を導入するときは，その目的や用法を保護者のみに説明するのではなく，子どもにも，本人が理解できる範囲で，薬を服用することの意義を医師から直接伝えることを忘れてはならない．

● 診察前，子どもと保護者に「相談票」を

診察に先立って，来院したときに本人と保護者それぞれに，家庭生活や学校生活での楽しみや困難さについて書面で簡単な質問に答えてもらう．HASDの子どもは，面と向かった口頭でのやりとりよりも書面のほうが応じやすい．保護者用には「相談票」，子ども用には「じこしょうかい」（低学年），「自己紹介（じこしょうかい）」（高学年）などと表題をつけておく．質問内容はできるだけ具体的にして，回答には自由記述と選択式を取り混ぜて，全体で1〜2頁の量にとどめると答えやすい．筆者が療育センター診療所で使っている子ども用（低学年）を図1に示した．

診察に入る前に，記入が終わった相談票をよく読んでおく．読む，といっても書かれた内容の裏にある問題点をも合わせて読み取ることである．そのひと手間があるのとないのとでは，診察の流れも違ってくる．

● いつもの手順で診察へ導入

子どもの診察は，いつも決まった内容の質問を順に並べることから導入を図る．その理由は，診察をする側にとって手順の具体化ができるだけでなく，再診では子どもの側にとっても緊張する対人場面で相手の問いかける内容をやや予想できるため，子

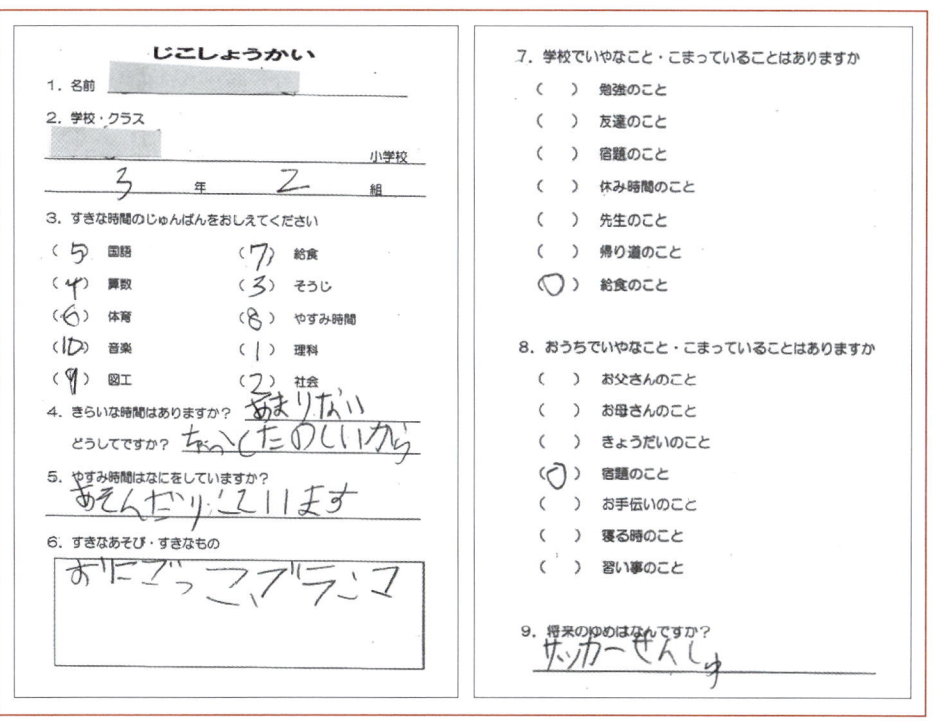

図1　『じこしょうかい』の例．小学3年生男児．一般級在籍

どもが緊張を和らげるとともに，その後のやりとりの展開が円滑になるからである．筆者の場合，まずは挨拶をした後，名前，学年，学校名，クラスでの係を順に問うことから始めている．

挨拶では「はい．じゃあ，もう一度挨拶しましょう．大きな声で」と問い直す．挨拶の答えが変化するかどうかで，子どもの緊張や不安の程度を推し量れる．子どもは日常，保護者や担任などの権威ある大人への対応の仕方で返してくるので，そうした普段の関係をうかがえる場合もある．

クラスでの係を尋ねる．係には何人いて，どんな役割なのか．休み時間についても，何をしているか，誰と過ごすかなどを聞いておく．休み時間に，担任の目を盗んだいじめを受けることもある．それらのやりとりを通じてクラスへの適応の一端を知ることができる．

担任については「どんな先生？」と尋ねる．このあいまいさを含んだ質問に対して，「やさしいけど，怒ると怖い」という心理・行動面への言及になることもあれば，「女の先生」「めがねかけてる」などの非心理面で語ることもある．ASDの特徴が濃い子どもでは，後者の反応が多くなる．

「じこしょうかい」を活用した診察

導入が済んだら相談票をみながら診察をさらに続ける．相談票への記載内容から子どもの生活上の困難さを推定することが最初のポイントである．以下，先にあげた「じこしょうかい」の用紙に記入された内容を通して具体的に述べてみよう．この例は小学3年生の男子で一般級に在籍している．こだわりやかんしゃくが強く，母親がスクールカウンセラーに相談したところ，療育センターを勧められての受診であった．

「じこしょうかい」の問3は，学校で好きな時間の順番を尋ねている．たくさんの項目を順位づけるようにとの指示に対して，ASDの学童は案外，苦もなく答えてくれることが多い．この例では音楽と図工が最後の順番である．それに次いで休み時間と給食が好きではない．きらいな時間（問4）は「あまりない」，やすみ時間（問5）には「あそんだりしています」，好きなあそび（問6）は「おにごっこ」などと答えているにもかかわらず，休み時間の評価が意外に低いのは気になるところである．書字には平仮名のみを使い，かつ文字が不揃いである．

診察では，休み時間のおにごっこやドッヂボールが大の苦手で，そのためクラスで孤立しがちであることがわかった．それでも2年生までは折り紙（それも苦手）などでかかわってくる女児もいたが，3年生になると世話をやく女児はなく一人で過ごすことが多い．花壇の植物に水をやって時間をつぶすこともある．

質問には素直に答えるが，その淡々とした返答にはやや機械的，表面的な感情接触の印象がある．

持参したノートはどの頁も字で埋まっており，真面目で几帳面というか，やや強迫的な授業態度がうかがわれる．通知票の成績では，平均よりもやや低いものの，中間層に位置していた．

「じこしょうかい」に隠されている情報

　対人関係を限定しつつ律儀に学校生活を送る態度，それに診察での感情交流の乏しさは，本児が受動タイプ[3]のHASDであることを疑わせた．そして「じこしょうかい」の回答内容からは何種類かの感覚異常がある所見を読み取ることができる．本児がはっきりと嫌う時間に音楽，図工，給食があり，それぞれ聴覚，触覚，味覚の異常が示唆される．感覚異常は対人関係の困難さとはまた別個の問題である．

　診察により，やはり感覚の過敏さが明らかになった．音楽では鍵盤ハーモニカの音に強く不快になる，図工では絵の具が手に付くと気持ちが悪くてしかたがない，給食ではご飯に混ぜられた麦が「ツブツブして」いて口に違和感を生じる，というのである．物静かで質問には素直な受け答えをする本児であるが，自分から大人に言葉で訴えることがほとんどない，つまりコミュニケーションの相互性が欠けているため，これほどまでに感覚過敏を苦にしているのに，保護者も，おそらくは担任も気づかなかったのである．

　この例のように，書かれた事前情報を糸口として，前景には立っていないが実は重要な問題が見つかることもある．本児のこだわりやかんしゃくが，このような感覚異常との関連で生起している可能性が考えられ，学校教育上の特別な配慮が必要であることを指摘した．

診察は子どもに肯定的な評価を伝えて終える

　先に述べたように，子どもには診察に対して，特に初診では必ずしも積極的な目的意識がない．しかし自分はクリニックにやってきて，医師に診察されていることは普通わかる．診察の最後には一言だけでも，子どもが苦痛なのに頑張っていること（宿題をやる，係の仕事をやるなど）を認めていることを言葉で伝え，将来に夢（先の例では，サッカー選手）があるなら，本人の努力をそれに結びつけながら肯定的な評価を与える．

　受診動機が希薄ななかでの診察では，本人にいくら強く指示や教唆をしたところであまり効果はないものである．たとえば，教室で仲間とのけんかが多く，それが受診理由の一つであった場合でも，「お友達と仲良くね」というメッセージで診察をくくるのは形としてよいとしても，その効果はほとんど期待できない．

4　保護者の面接

 ### 保護者の複雑な心理

　学童例では概して保護者に連れられた受動的な受診が多いが，しかし保護者とても受診をめぐる心境は決して単純ではない．相談票への記載を通じて受診に対する保護者の心理を読み取っておくことは，保護者面接の方向性を定めるうえで大きなポイン

トとなる．

　発達の問題を主訴にした学童の受診には，学校が関与していることが少なくない．学校で子どもに何らかの行動上の問題があり，それが医学的な原因から発していると学校側が判断すると，保護者は受診を勧められることがある．担任，養護教諭，校長などの関与は以前からあったが，最近ではスクールカウンセラーや特別支援教育コーディネーターの関与も増えてきている．

　相談票で相談内容の箇所を空白のままにしてあるか，ほんの一言「発達のこと」などとある場合は，不本意な受診である可能性を考えておく．学校側の強い姿勢に押された受診だったかもしれない．逆に，相談内容が該当欄に収まりきらず欄外にまではみ出して書かれている場合は，それだけ訴えが強いことではあるが，同時に保護者の一方的態度，不安・強迫傾向を意味することもある．時には受診に対する両価感情の表現であったりもする．

● 保護者面接での基本姿勢

　学校から勧められての受診は，家庭よりも学校で子どもの対人関係や集団行動の問題がより鮮明であるためかもしれない．しかし保護者が家庭で見るかぎりは，あまり子どもに問題があるようには思えない．学校の勧めによる受診は，どうしても半信半疑か不承不承になる．このような場合，受診にどれほど得心があるかで保護者と学校との信頼関係がうかがえよう．そうはいえ，HASDの軽症例では家族との間ではなく，他人との間，子ども同士の間でのみ逸脱，衝突，不適応が起こっても不思議ではない．子どもに対する保護者の観測結果と学校の主張とが必ずしも矛盾するものではないことを，医師から説明するとよいであろう．

　保護者が学校と対立関係にあることもある．子どもの教育的処遇をめぐって保護者の要望と学校の判断とが食い違い，その調整に失敗したままの受診であったりする．しかし双方の対立を聞いた医師の立場としては，軽々しくどちらか一方につくことは慎むべきであろう．

　相談票で主訴が空白である場合，保護者が自ら相談事を再発見し，自分の口で医師にそれを述べるところまでが初診面接の目標でよいのかもしれない．たとえ診療がそこまでしか進まなかったとしても，治療関係を形成する大きな一歩が踏み出せたと考えられるからである．

　また保護者には子どもへのかかわり方に自分が原因ではなかったか，原因とまでいかなくてもかかわり方の失敗がなかったか，という自責が多かれ少なかれあるものだと，保護者面接の際には心得ておくべきである．育児への責任感の裏返しとして，保護者には子どもの行動上の問題に対する自責感が生じるのである．

● 保護者への診断の伝え方

　発達障害の診断を伝えるときに，それを聞く保護者がどのような前提で受け取るかに思いを馳せる必要がある．ただ丁寧に説明しさえすれば医師の仕事を果たしたこと

になる，というわけではない．

　医師が「発達障害」を口にするときにも注意深さが必要である．「障害」という言葉を突きつけられた保護者に対して，この言葉のもつ重さが問題となる．「障害」は，半永久的なハンディキャップ（社会的不利）を抱えた人生を子どもに宣告されたような気持ちに保護者をさせかねないからである．発達障害を「発達症」と言い換えても大同小異であろう．

　これには注釈が必要になる．筆者は次のような注釈を加えることにしている．

　発達障害は発達の仕方に異常がある．その異常とは著しい凹凸さである．凹凸は誰にもある個人差であるが，発達障害の凹凸さは個人差をはるかに超える問題である．とりわけ凹の側面が人格形成に大きなマイナスの影響を与えるか否かが勝負となる．よい結果を出すには適切な教育こそ一番大切である．学校はもちろんのこと，家庭も重要な教育の場である．「障害」と診断名に使ったとしても，子どもの場合はあくまでも仮診断である．これが本診断になるのは，理論的に，発達が最終地点に到達したとき，つまり成人したときである．成人になってその人となりが完成した姿において，どれだけハンディキャップが残るか残らないかが最大の問題である．だからこそ発達途上の段階での診断と今後の対策は意義が深いのであり，本日の来院はよい方向を目指す１つの契機になるかもしれない．

　このようなコメントを，保護者に診断を告げる際に付け加えることにしている．症例の重症度によっても，また年齢によってもコメントの要点が少し変わることもある．

●こどもを叱ってよいでしょうか，というFAQ（よくある質問）

　保護者からしばしばなされる質問に，「子どもを叱ってもよいでしょうか」がある．忘れ物が多い，下のきょうだいを泣かす，宿題をやろうとしない，などはよくある相談事項である．この質問には，「叱ってもよいでしょう．でも，怒ってはダメです」と返すことにしている．

　なぜなら，怒るというのは，どちらかといえば自分自身の感情の吐露にすぎない行動であるのに対して，叱るというのは叱る相手への感情を適度に抑制しつつ教育的配慮を多分に含む行動だからである．怒れば子どもを突き放すことになる．一方，教育的配慮とは，たとえば「出口」の提示であり，解決への寄り添いでもある．多くの場合，子どもは故意にそのような非難される行動をとっているのでなく，そうするしか選択の余地がない心理的状況下での結果であると理解すべきである．

　保護者からの怒りを，時に暴力を加えた怒りを繰り返し受けたHASDの子どもは，他児との衝突場面で暴力をふるうことにためらいを感じなくなる．そのような二次的被害が他児に及ぶことも決して軽視できない．

　叱るときには，ほめることを忘れないことが肝心である．子どもも，自分を評価する大人の言葉には耳を傾けるものである．非難される行動ばかりが目につくと，どうしても保護者は子どものよい面，優れた面に目を向けなくなる傾向がある．子どもへのまなざしをマイナス面ばかりに送るのでなく，プラス面にも十分注ぎながら全体を

保護者は自らもクライエントである

　保護者の主訴は子どもの行動上の問題や精神症状を語るものである．しかし同時に保護者は，それがゆえに苦悩するのである．子どもを治療する視点からみれば，保護者は共同治療者，時には治療者そのものにみえてくる．

　一方，保護者は子どもの障害をめぐり苦悩する．医師にとっては，保護者自身が自らの主訴をもつクライエントなのである．この保護者の二重性[4]から目を背けてHASDの診療は語れない．保護者には共同治療者としての顔とクライエントの顔とが常にある．その瞬間ごと，医師はどちらの顔を相手にすべきかの判断を迫られる．時には保護者自身が子どもの障害への対応のなかで二次的に精神障害になることもあれば，子どもの障害からの影響とは独立した固有の精神障害が保護者にあることもある．それぞれによって保護者支援のあり方が大きく異なってくるのはいうまでもない．

5　おわりに

　限られた紙数でHASDの外来診療を語り尽くすことは至難の技である．ここでは診療上のいくつかのポイントについて，筆者の診療経験を通じて述べた．

文献

1) Gillberg CL. The Emanuel Miller Memorial Lecture 1991. Autism and autistic-like conditions：Subclasses among disorders of empathy. J Child Psychol Psychiatry 1992；33：813-842.
2) Frith U. Autism：Explaining the Enigma, 2nd edition. Blackwell；2003／冨田真紀, 清水康夫, 鈴木玲子（訳）. 新訂 自閉症の謎を解き明かす. 東京書籍；2009.
3) Wing L. The Autistic Spectrum：A Guide for Parents and Professionals. Constable；1996／久保紘章, 佐々木正美, 清水康夫（監訳）. 自閉症スペクトル―親と専門家のためのガイドブック. 東京書籍；1998.
4) 蔦森武夫, 清水康夫. 親がこどもの障害に気づくとき―障害の告知と療育への動機づけ. 総合リハビリテーション 2001；29：143-148.

I 発達障害

4 ADHDとLDの治療と支援

川﨑葉子
むさしの小児発達クリニック

1 はじめに

本項はADHD（attention-deficit/hyperactivity disorder；注意欠如・多動症）とLD（specific learning disorder：限局性学習症）がテーマである．現在，国際的に用いられる診断枠組みの改訂が行われている．2013年にアメリカ精神医学会のDSMがIV版から5版に改訂され[1]，近々WHOのICDが10版から11版に改訂される．本項ではまだICDが改訂されていないので，DSMの診断名を使って述べていく．診断基準は紙数に制約があるので成書[1]を参照されたい．

2 ADHD

ADHDは，注意および行動コントロールに問題を有するdisorderである．「落ち着かない，飽きっぽい，忘れっぽい，思いたったら待てない」子どもたちがこれに該当する．DSM-5による有病率は子どもで5％，成人で2.5％である．

以下に症例を提示する．患者さん側の了解を得てある．

症例 Aさん：合併症がなく，二次障害に至っていないシンプルなADHDの例

現在高校2年生．小学2年生で初診．診断：ADHD.

小学校に入学し落ち着きのなさ，忘れ物の多さ，学習不振が目立ち受診．飽きてしまうと椅子の下にもぐったり床に寝そべったりと．特に午前中の遅い時間には離席が

川﨑葉子（かわさき・ようこ） 略歴

弘前大学医学部卒．東京大学医学部付属病院で研修後，40年近く多摩地区で発達障害に特化した児童精神科の診療に従事．

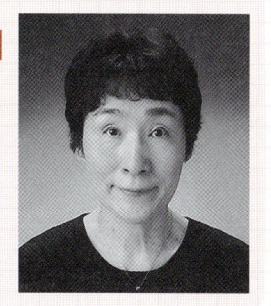

多くなる．通級指導学級*¹を週1回併用中．友達には優しく，対人関係の結びにくさはない．家庭環境も特別な問題はない．診察時にはさほどの多動は感じない．しかし，学校で記入してもらったADHDの有無を調べる行動チェックリスト*²では「落ち着きなし」「やり始めたことが最後までできない」「注意散漫，気が散りやすい」が〈非常にある〉であった．

　WISC*³を施行する．検査に集中できるのは25分くらい．これでは45分の授業は苦戦するだろう．

　脳波検査でてんかん波が出現していないことを確認し，メチルフェニデート服用開始．1週間後に行動チェックリストを再判定し，効果ありであったので，服薬利用の方針をたてた．学校側はADHDとして，通常学級，通級指導学級で対応の工夫をした．服薬開始後，落ち着いてきて成績も上がった．本人は自信が出てきた．6年生になって休薬する日を作った．集中しなければ受けられない授業の日は服薬，そうでない日は休薬，と漸減し中学2年生で服薬終了．現在は高校通学中．運動クラブに入り，普通の高校生として生活している．

---

*1：特別支援教育のなかで，通常学級に在籍するのが適切であるが，行動やコミュニケーションなどの課題などがある場合に1週間に8時間以内で利用するように作られている学級．現在あり方が論議されている．

*2：行動チェックリストの利用：多動に関しては場面依存性があり，ある場所では多動が目につくが，別の場所では目立たないということも時にある．限られた診察室内の時間では頑張って落ち着いて，症状は目立たないということもある．初診時には着席もでき，受け答えもさほどの問題を感じないのに，再来時に「これが初診時と同じ子？」というようにはじけた行動がみえてくる子もいる．医療へ送り出す教師に，「学校ではっきりADHDの行動特性があるから送り出しているのに，受診したら多動でないと言われ返された」と不満を漏らされることもある．1回のみの診察では診断できない場合もあることを念頭に情報収集すること．学校での情報が必要．チェックリストを活用し，担任教師に評価してもらう．ADHDの診断基準をチェックリストにして使用したりする．

*3：LDを確認するには心理検査は必須である．むろん，教室での「読み書き計算」の問題をクローズアップするのであるから，学年別の読み書き計算の評価の情報が大事である．しかし，単なる学習不振で，押しなべて丁寧な学習が道である，というのではなく，specificな問題であることを詳らかにするためには，本人の全体的なレベルも明らかにしなければならない．

すると，心理検査の結果に炙り出されるプロフィールの凸凹がLDを分析するのに大いに役立つ．代表的な検査はWISCとK-ABCである．

なお心理検査の結果にはさまざまな要因が投影されるので，LD，ADHD，ASDそれぞれの特性があっても必ずしも一律な結果になるわけではない．

- WISC-IV（Wechsler Intelligence Scale for Children, Fourth edition；通称ウィスク）[2]

　世界標準の知能検査に属する心理検査で，知能指数（FSIQ）として測定．平均をIQ 100とし，80～120を平均内レベル，70～79を境界級レベル，69以下を遅れのレベルと判断．また各項目を言語理解（VCI），知覚推理（PRI），ワーキングメモリ（WMI），処理速度（PSI）の指標と分類し，個人内の能力のばらつきをみる．最近III版からIV版に更新された．ここに登場する子どもたちはIII版もIV版も受けているが，今後につなげるということでIV版の資料を図1に提示する．

- K-ABC心理・教育アセスメントバッテリー[3]

　子どもの知的能力を，認知処理過程と，知識，技能の習得度の両面から評価し，同年齢の平均を100としてどれくらい離れているかを調べる．認知処理とは新しい刺激に対して適切に対応する能力を測るもので，子どもがもともともっている力を反映するとされる．これには継次処理，同時処理の2側面が想定される．継次処理は入ってきた情報を1つ1つ順番に処理していく能力，同時処理はたくさんの情報を一度に大まかにとらえる能力である．他方，習得度は学習によって身につけた力を測定するもので，算数，言語の概念，読みが盛り込まれる（「書く」課題が抜けているので，「書く」課題があるWISCの結果と併せて解析される）．学習困難の背景を探るのに利用される．

対応

◆生活の場の環境調整

- 学校教育

担任に，教室での不適応をしつけや性格で片づけず，配慮してもらうこと．課題は短め，目標をわかりやすく，本人の出せる力の範囲でゴールにたどり着ける内容のものを入れてもらい達成感をもたせる．余分な刺激を排除，席順を前にして担任の話と黒板に集中できるよう，担任が本人の理解の状態を察知して必要に応じて声かけなど個別対応をできるような配置にする．視覚的な情報を活用．耳からの情報は，言葉が消えてしまい，不注意で聞きとれないとそこでアウトになる．書かれていれば何度でも見直せて，今やることがわかりやすくなる．これらのことを通常学級できめ細かに行うのは児童30余人もの教室の状況ではないものねだりにもなる．担任一人に任せず，校内体制のなかで工夫をお願いする．

通級指導学級での指導を併用することも多い．

- 家庭

食べながらテレビ，などの「ながら族」は当然集中ができないのでやめる．なるべく余計な刺激を減らす．玩具や漫画が散らばっているという刺激の多い部屋での勉強は集中できなくて当然である．こういう基本の環境設定を本人，保護者と確認する．本人は，失敗体験が多く，自己肯定感が脅かされていることが非常に多い．子どもには成功体験が大事である．だだし「ほめてあげましょう」という一般論ではことの解決にならない．工夫できることを具体的に示すこと．たとえば宿題をまったくやらなかったのが，1割だけでも手をつけたという事実を，1割できたと評価するか，9割が残っていると評価するか，子どもはどう評価されたいかは自明のことである．そして，保護者にも成功体験が必要である．「しつけが必要，それはポジティヴに」，を徹底する．それが子どもの意欲を引き出す道筋をつけることになる．そして保護者の成功体験になる．

◆脳内の環境調整（薬物療法）

- 中枢神経刺激薬：メチルフェニデート（コンサータ®）

適正流通管理が義務づけられており，登録した医師，薬剤師しか処方，調剤ができない．原則6歳以降の服用となる．朝服用で夕方までの半日間効果が期待できる．効果は服用した初日で判明する場合もあるが，さまざまな状況での反応をみるため1週間くらい服用後の判定がよい．登校の1時間くらい前に服用すると，薬が効いた状態で登校できるのでトラブルを起こさず，気分よく1日過ごせる．チックのある例は一応服用を避けるのが原則である．脳波にてんかん性異常があると発作を誘発する場合があるとされているので，服薬に先立ち脳波検査を施行しておく．

- 非中枢神経刺激薬：アトモキセチン（ストラテラ®）

効果はメチルフェニデートほどには得られない印象だが，メチルフェニデート服用で感覚過敏の増悪，こだわりの増強，チック，食欲不振などが生じる場合は，これら

の副作用がない，あるいは目立たないために利用される．24時間効果が持続するという長所もある．メチルフェニデートが，夕方に薬効がきれてリバウンドがみられ，「ボクは薬を飲んでいるときは落ち着けるんだ」と，薬依存の芽生えか，というような発言が聞かれることがたまにあるのに比べ，それを気にしなくてよいのがメリットである．

- 抗精神病薬

メチルフェニデートやアトモキセチンで十分な効果を得られず，抗精神病薬の追加が必要な場合もある．衝動性の強い例が該当する．自閉スペクトラム症（autism spectrum disorder：ASD）を伴ったADHDでは，メチルフェニデートによりこだわりや感覚過敏が増強したり，いらいら感が強まったり，睡眠障害が出現することがあるのでリスペリドン，ハロペリドールなどを付加する場合がある．

本例のようなシンプルADHDは環境調整と薬物療法，と教科書通りの対応策で改善率は高い．しかし，児童精神科に登場する例ではこんな教科書的なシンプルADHDは少ない．ひとくせ，ふたくせある例が多い．

家庭環境などでこじれがあるADHDは治療に反応しにくい．両親の不和，不適切養育，同胞葛藤等々，医療機関と学校のみでは対応できないものがさまざまにある．被虐待児は落ち着かない．多動児ゆえに虐待されてしまうのか，被虐待児ゆえに落ち着きなく，衝動性が高まるのか，「卵と鶏」論議である．情緒的にも問題があり，親に守られている，受け止められているという感情をもてない子は不安定である．始終叱られている状況で，叱られまいとつじつま合わせに嘘をつく．気分の変動も大きく，単純にADHDの原則対応では埒があかない．非行に至る例もまれではない．ADHD特性は非行，被虐待のリスク因子である．教育相談，発達支援センター，子ども家庭支援センター，児童相談所などとの連携が必要な場合が，特に最近増えた．

低年齢で受診しアプローチが始まった例のほうが，どうも経過がよい．こじれる前に保護者が特性を理解し，親子関係のトラブルを最小限にできる，また小学低学年の，まだ学級運営に教師の影響力が大で，友達関係を調整できる，というのが有利なのであろう．こじれてくると，単純に多動，衝動，不注意にターゲットをあてるということでは済まなくなる．

ASDにADHDが併存することも多い．この場合も，単純に薬物療法と一般的環境調整で一件落着とはいかない．ASDの特性に焦点をあてた対応も必要となる．

3 LD

LDの定義

文科省のLDの定義は非常に広い．「学習障害とは，基本的には全般的な知的発達の遅れはないが，聞く，話す，読む，書く，計算するまたは推論する能力のうち特定

のものの習得と使用に著しい困難を示す様々な状態をさす．視力障害，聴力障害，運動麻痺等，末端の機能障害が原因でなく，また教育環境によるものでもない」

　この広い定義に基づいてLDをみてみる．「知的に遅れがない」というのは，標準的な知能検査であるウェクスラー式やビネー式で大略IQ 70以上が基準である．現状の学校現場では，通常学級でIQ 70や80という境界級知能の子どもが授業を受けるとなれば，specificな学習の問題がなくとも，聞く，話す，読む，書く，計算するまたは推論する，のどれも苦手で学習不振となるのは当然である．すると，遅れがないが学習のいろいろなところに困難さがあるというのにこういう境界級知能の子どもが多く含まれてきはしないか．もちろん，こういう子どもたちにも配慮は大いに必要であり，現在の学力レベルから丁寧に積み上げる指導が求められる．しかしLDに込められているのは〈学習不振という学習障害〉から区別した〈specificな学習障害〉なのではないか？

　ここではspecificな学習の困難があり，配慮が必要という範疇でLDをみていく．

　「読み障害，書き障害」（読み障害にはたいてい書き障害が伴う．書き障害にも読み障害が伴うことが多い）という子は，視覚的には（「ぬ」と「め」）似た文字を混同したり，目と自のような線の数が混乱する．聴覚的には「えんそく」が「えんとつ」になるなどの音韻認識の問題がみられる．算数障害では，視覚的には，位取りの障害，筆算で桁が揃えられない，聴覚的には九九の暗唱ができないなどがみられる．これらには注意障害の関与もあるだろう．たとえば雑音があるとそのなかから対象を抽出するのが困難なこともある．図と地の弁別がうまくいかないこともある．ADHDとLDの併存は多い．また目と手の協応がうまくいかない，無器用（発達性協調運動症）の併存も多い．

　DSM-5によると有病率は5〜15％となっているが，よほど軽症の例も含まれてのことだろう．あるいは英語圏では日本の50音のように1文字1音の対応ではなく，1つの文字に複数の発音があるために，加えてスペリングの問題などがあるために，それらに困難をもつ場合が含まれて多くなっているのであろう．典型のspecificなLDはそんなに多いものではない．

　ところで，「学習にspecificな配慮が必要」という意味でLDを広げると，典型のASDもまたspecificな配慮が必要である．

症例提示

　学習にspecificな配慮を要する2症例を提示する．1例目は典型のLD，2例目はASDの例である．

◆症例Bさん

　現在中学1年生，小学3年生で初診．診断：LD（読み，書き，計算いずれも困難だが，読み障害が顕著），ADHD．

　幼児期は特段問題なかったが，小学校に入学後読めないことがクローズアップ．本

人は「他の子たちはすらすら読めるが，自分にはできない．読むふりをしていた」と．日常的な言語能力，表現力には問題なし．読めないことを，聞いて覚えることで過剰に代償しているがごとくに，表現は豊かである．算数は数量概念が入っておらず，繰り上がり，繰り下がりができない．衝動性，注意の転導もあり．深く考える前にぱっと思いついたことを口にする．

WISC-IV[*3]（図1）ではFSIQ（全検査IQ）81，VCI（言語理解）95，PRI（知覚推理）71，WMI（ワーキングメモリ）82，PSI（処理速度）91，とプロフィールにばらつきあり．言語理解＞知覚推理の乖離あり．言語でも「理解」にみられるように，日常常識の理解，社会ルール理解は相対的によい．積木模様のような空間認知能力が弱い．ワーキングメモリは弱い．

K-ABC[*3]（図2）で継次処理82，同時処理78，認知処理過程78，習得度67，とプロフィールにばらつきあり．本人のもともともっている力とされる認知処理よりも，学習成果を反映するとされる習得度が低い．習得度のなかでみると，下位項目の，学習に関連する「算数」「ことばの読み」「文の理解（読みあげて内容通りの行動をする）」が低い．日常の言語理解を反映する「なぞなぞ」は相対的によい．学習障害の典型的プロフィールである．

そこで，学習に関しては，個別指導計画に基づいた指導をしてくれる塾を利用．医療側では，薬物療法について検討した．脳波に特別所見がなかったので，ADHDに対しメチルフェニデートを服用した．効果はあったが，「元気がなくなり，本来の自分ではないみたい，服薬した日としない日の差が大きく疲れる」，とのことで中止した．代わりにアトモキセチンを服用，規定量まで服用すると食欲が低下するので，少量を続けている．

今は発達障害の子どもたちを受け入れる中学に進み，LDの特性がなくなったわけではないが，自己肯定感が脅かされることなく元気に通っている．

◆症例Cさん

現在小学6年生，2歳で初診．診断：ASD，ADHD，書きが困難．

2歳過ぎても言葉がほとんどみられないことで受診．ドア閉めのこだわり，掃除機の音で泣き出すという聴覚過敏があった．幼稚園では友達といるより一人で過ごすことが多かった．言葉での一斉指示が入らなかった．記憶力はよく，読むことは得意で，教えなくとも平仮名も漢字も読めるようになっていった．小学校は通常学級へ進み，合わせて通級指導学級を利用．授業では，書くことが苦手で板書ができない，集中が続かない，忘れ物が多いことが問題となった．

WISC-IV（図1）ではFSIQ 98，VCI 107，PRI 115，WMI 85，PSI 78，とプロフィールにばらつきあり．言語理解＜知覚推理であり，さらに言語の下位項目をみると，良好な記憶力に頼った「類似」や「単語」はよいが日常常識の理解，社会ルールの理解を問う「理解」は弱く，「場面が読めない」「社会性がない」ということに合致する

[*3]：p.26の脚注参照．

4 ● ADHDとLDの治療と支援

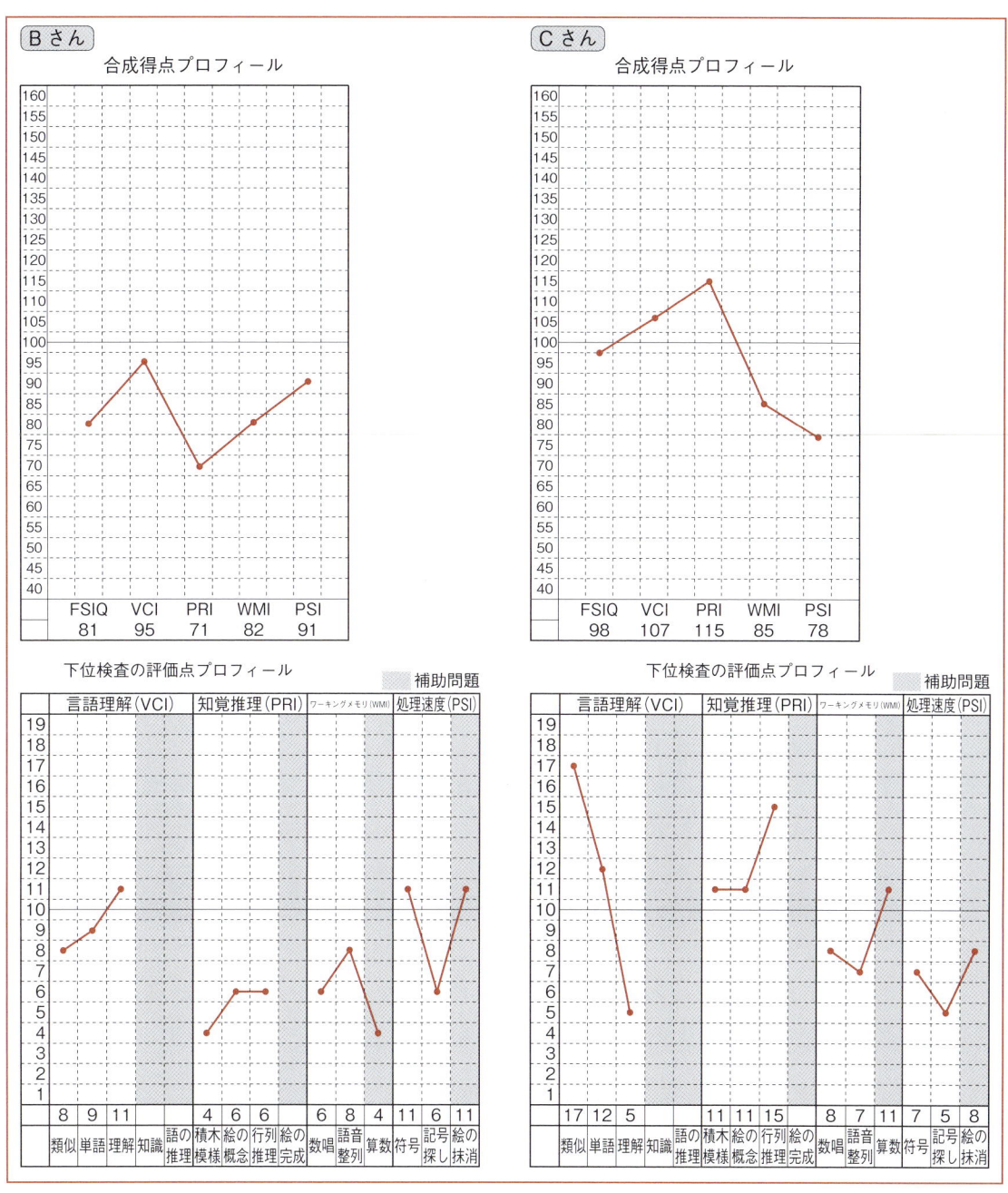

Bさん 合成得点プロフィール

	FSIQ	VCI	PRI	WMI	PSI
	81	95	71	82	91

下位検査の評価点プロフィール

類似	単語	理解	語の推理	積木模様	絵の概念	行列推理	絵の完成	数唱	語音整列	算数	符号	記号探し	絵の抹消
8	9	11		4	6	6		6	8	4	11	6	11

Cさん 合成得点プロフィール

	FSIQ	VCI	PRI	WMI	PSI
	98	107	115	85	78

下位検査の評価点プロフィール

類似	単語	理解	語の推理	積木模様	絵の概念	行列推理	絵の完成	数唱	語音整列	算数	符号	記号探し	絵の抹消
17	12	5		11	11	15		8	7	11	7	5	8

図1 WISC-Ⅳの検査結果

所見である．ワーキングメモリは弱く，注意集中の弱さがみられる．処理速度が弱く，不注意と視覚-運動協応の不良さがある．この処理速度の弱さが書きの困難につながっている．

K-ABC（図2）でも継次処理94，同時処理97，認知処理過程95，習得度111，とプロフィールにばらつきあり．認知処理に比べ，習得度のほうが高い．習得度のなかでみると，「算数」や「ことばの読み」「文の理解」はよくできるが，「なぞなぞ」の

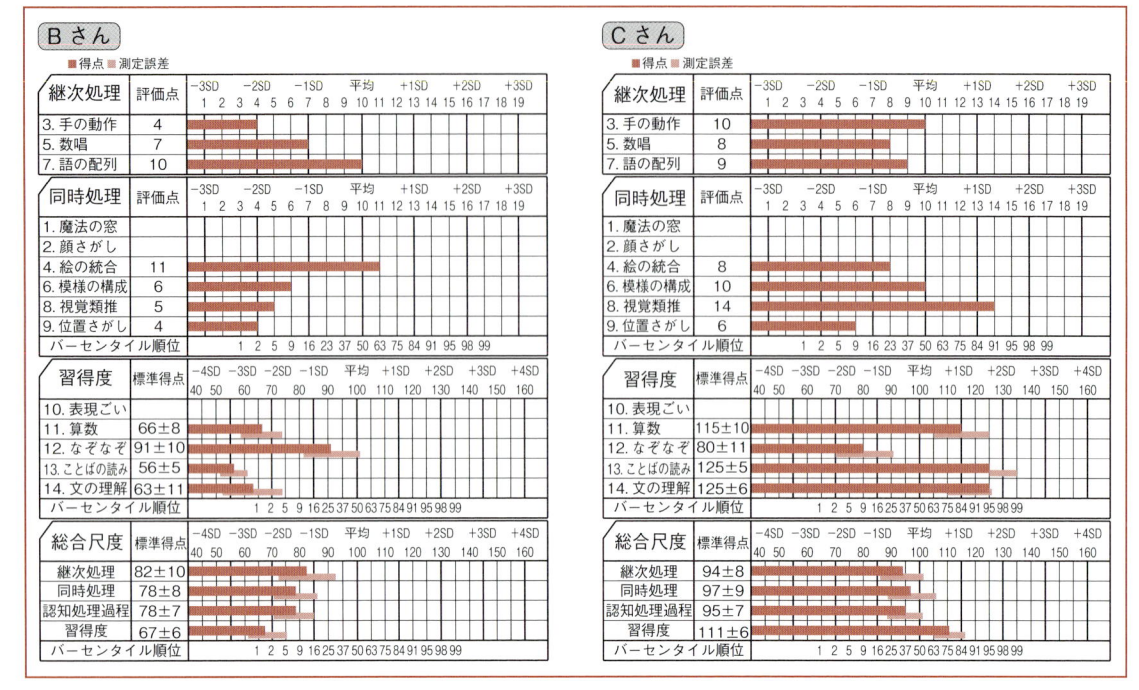

図2　K-ABCの検査結果

ような言葉の概念は非常に弱い．ASDに典型的な所見である．

　Cさんは，小学校でスケジュールの確認にスケジュールカードなど視覚支援を取り入れてもらう．書字困難の背景にある目と手の協応の不良さに対しては，通級指導学級でヴィジョントレーニングを受けた．医療側では，不注意が主であるADHDに対してアトモキセチンを処方した．忘れ物が減り，授業への集中時間が増えた．書字にも改善がみられた．一方，学校生活では，友達関係は希薄である．学習よりも社会性，コミュニケーションの問題のほうがクローズアップされてきている．通級指導学級でコミュニケーションなどの学習をしている．

対応

◆教育指導

　基本的には，バイパスの利用である．引っかかっている弱い回路を行かずに，別の強い回路を利用する．苦手だからと，同じ回路で漫然と反復学習させるのはかえって意欲が失せる．子どもの書いた10回の文字で一番きれいなのは意識して精根こめて書いた1番目の文字だったりする．

　工夫の一端を紹介する．

　書字が苦手な子はマスを利用し，「左上から右下に線を引く」など言葉を利用して覚えやすくする．「絵描き歌」と同じように「字書き歌」を使った書字の工夫もある．メロディーやリズムがあったほうが表出しやすいものである．漢字が覚えられない子は，意味と結びつけることにより学びやすくする．「さんずい」は水に，「きへん」は

木に関係，と部首でグループ分けする．象形文字を利用し漢字の成り立ちから理解していく．読字の苦手な子は，スリットの入った紙で，他の部分は覆って，読む部分のみに集中させる．計算では，繰り上がり，繰り下がり対応は小さいマス目のあるノートで1つのマスに1つの数字を書くと桁の間違いが防げる．

電卓，ワープロも手強い味方である．ヴィジョントレーニング（視覚認知と視運動についてのトレーニング）[4]が有効な子もいる．

ワーキングメモリが弱い子は，長い内容は覚えきれない．短く細切れにして確認していくこと，メモをとる癖をつけることで対応する．

聴覚的入力が苦手なASDは多く，バイパス利用として視覚支援（視覚的手がかりを提供すること）は欠かせない配慮である．段取りが悪い子も，やることを文章なり絵なりでかいたカードなどの視覚支援を活用する．

ASDには前述の，視覚入力＞聴覚入力という乖離も含めてさまざまなタイプのspecificなLDが併存していることが珍しくない．specificな学習の問題の有無を問うと「あり」となるが，学校生活では，社会性やコミュニケーション領域にそれよりも大きな問題があるために，LDが中心に据えられる問題とはならないことがままある．しかしspecificな配慮も念頭に置く必要がある．

◆薬物療法

ADHD併存例が多々あり，前述した薬物療法で状況改善がみられることもある．

4 おわりに

こういう学校生活の場でクローズアップされる問題に関しては，医師の役割は限られている．そもそも，医師は教育の専門家ではないのだから．ADHD，LD，特別な学習課題への対応の担い手の中心は，薬物療法という領域以外では，医師ではなく，教育スタッフである．先に述べた心理検査に縁がない状況でLDに対応するのは難しい．それを念頭に，子どもが受診した場合は，できることと限界を認識し，信頼のおける教育や心理の専門家と連携することが医療に求められることである．

文献

1) American Psychiatric Association. Diagnostic and Statistical Manual of Mental Disorders, 5th ed(DSM-5). American Psychiatric Publishing；2013／日本精神神経学会（監），髙橋三郎，大野　裕（監訳）．DSM-5　精神疾患の診断・統計マニュアル．医学書院；2014．
2) 日本WISC-Ⅳ刊行委員会．WISC-Ⅳ知能検査．日本文化科学社；2010．
3) Kaufman AS, Kaufman NL. Kaufman Assesment Battery for Children／松原達哉，藤田和弘，前川久男ほか（訳）．K-ABC心理・教育アセスメントバッテリー．丸善メイツK. K.；1993．
4) 奥村智人．教室・家庭でできる「見る力」サポート＆トレーニング．発達障害の子どもたちのために．中央法規出版；2011．

I 発達障害

5 自閉症スペクトラム障害（自閉症）の生涯発達

村田豊久
元村田子どもメンタルクリニック
村田子ども教育心理相談室

1 自閉症スペクトラム障害ということについて

　　1940年代の初め，アメリカのLeo KannerとオーストリアのHans Aspergerがそれまでほとんど注目されず，系統的な記載がなかった一群の特異な発達の様相を呈する子どもたちについて，それぞれ別個に報告を行った．他人への関心が乏しく，共感性が生じにくい，言葉での交流ができにくい，自分勝手な奇妙な言葉づかいをする，興味は偏っていて，あることに異常に熱中する，などの特徴をもつ子どもたちであった．Kannerはその子どもたちを早期幼児自閉症と呼び，Aspergerは自閉的精神病質と名づけた．両者の提唱した疾患はほぼ似通ったものであったが，その病態の違いやどちらの記載が優れているかなどをめぐって，長い間論争が続けられてきた．しかし，そのような障害をもつ子どもたちの治療や教育に携わってきた臨床家はあえて二つを峻別せずに，同じものとして医療，教育，福祉を行うべきだと認識するようになり，先年のDSM-5では両者を包括し，また辺縁群とみなされていた障害群も含めて自閉症スペクトラム障害という診断カテゴリーにくくられることになった．それより早く日本ではKannerのもとで学んだ牧田らやAspergerの知己であった遠城寺や平井などによってそれらの病態や療育の動向はしばしば論議，検討されていた．それらの経過を踏まえて日本の臨床家は，自閉症という広い名称でこれらの子どもたちの臨床，研究を行っていた．先年のDSM-5の改訂はむしろ日本で50年以上続いてきた

村田豊久（むらた・とよひさ） 略歴

1935年鹿児島県生まれ．1961年九州大学医学部医学科卒．同年九州大学精神科入局．1970～71年フランス政府給費留学生としてパリ大学医学部医学心理学教室に留学．1973年福岡大学医学部助教授，1979年同大学病院客員教授，1993年九州大学教育学部教授，1998年同大学大学院人間環境学研究科教授，1999年九州大学を定年退職，パリ日本人学校スクール・カウンセラー兼校医．2001年西南学院大学文学部社会福祉学科教授，2005年北九州市小倉南区に村田子どもメンタルクリニックを開設．同クリニック閉鎖後は村田子ども教育心理相談室に改名し，現在に至る．
著書として，『子どものこころの病理とその治療』（九州大学出版会，1999），『子どもの臨床へのまなざし』（日本評論社，2009），『子どものこころの不思議』（慶應義塾大学出版会，2009）など多数がある．

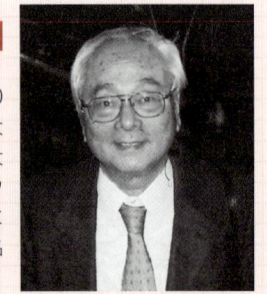

成果を取り入れたものともいえるだろう．そういうことから本項では自閉症という言葉で記述をすすめることにしたい．

2 「自閉」ということについて考える

KannerもAspergerも，そしてDSM-5でも「自閉」という冠をつけてこの子どもたちを定義した．対人交流のあり方でも，言語発達の様相でも，日常の行動パターンでも，他の子どもには見られない異常が指摘されたが，その核心にある障害の本質は何かとなると，やはり「自閉」という概念で理解するのが適切であることになったのである．「自閉」とは周知のように，1911年にBleulerが「精神分裂病の基本的精神病理は『自閉』ということに収斂できる」と説いたものである．

このことは自閉症の提唱が当初から統合失調症との関連性を想定していたことを意味すると考える．自閉症が統合失調症の最早期の発病型ではないかと考えられていた時期も長く続いたし，そうとは確定できないとしても自閉症の「自閉」のあり様を吟味することは，統合失調症者の心性を理解しようとし，その治療に役立つのではないかという期待をもたれていた．

しかし，その「自閉」とはどういうことかについて臨床家が取り上げることは少なかったのではないだろうか．私は自閉症の臨床をすすめるうえで，まず「自閉」について少し考えてみることが大切だと思っている．Bleulerの説いた「自閉」とは，内的な生活が絶対的に優位となった現実離脱の生き方を指す．自閉的になった人間にとっては外界の現実は意味を失い，自分だけの空想的生活に生きているという．それを子どもに当てはめてみると，自分のなかに生じた生理的な感覚・知覚を大切にして，そのナマの感覚的印象に基づき世界をとらえようとしていることではないか，と考える．するとまわりとの関係を気遣い，周りの人々がとらえているように自分もとらえ直して，皆と同じ共通の概念，抽象にそって考え，行動するのが苦手な人々といえるであろう．そのようにとらえると自閉症の子どもの生活がよく理解できる．

一つ例を挙げてみる．1歳半健診で自閉症が疑われて療育を始めた子どもである．初めは視線も合わさず，ただ動き回るばかりでまったくかかわりがもてなかった．2歳半頃からかなり落ち着き，にっこりとほほ笑むこともあったが，話しかけにも反応せず，言葉はまったくなかった．その子が3歳になってかなり変わってきた．落ち着いてきて言葉での対応が少しずつできるようになった．3歳半のとき，田中ビネー知能テストを行ってみた．耳は何するところと聞くと，耳は水が入ったらトントンしなくてはいけないと答えた．目は何するところには，目は逆さまつ毛になったらいたいよと言った．テストの答えとしてはもちろん間違いであるが，耳や目という自分の身体部分のとらえ方としてはまさに的確である．耳は音を聞くところ，目はものを見るところと認識する前に，まず皆ナマの身体感覚として耳や目の身体部位をとらえているはずである．他の子どもはその段階はさっと通過し，この世間での共通の概念を取り入れ，聞くところ，見るところという言葉で代弁するようになったが，自閉症の子

どもは原初的な身体内部感覚的なとらえ方を長く続け，そこでの生活体験を大切にしているのである．自閉症の子どもと，他の子どもとはそこのちょっとした違いにすぎないということを理解しておかなくてはならない．

私はそのような視点から，長く自閉症の人々と，治療者というか，同伴者，支援者としてかかわってきた．

3 私の自閉症への治療的取り組み

私の自閉症の子どもたちへの治療や援助的働きかけは，私のクリニックを拠点にして続けてきた．神経学的検査，神経心理学的テスト，生物学検査もかなり行ったが，これが症状や病態をすべて理解できるという所見が得られることはなかった．行動面の不安定さが著しいときはいろいろな薬物投与も行ったが，残念ながらそれで満足のいく改善をみたということはなかった．やはり子どもの発達をじっくりと見守り支援するという心理的働きかけが主となった．それも心理運動的な集団療法の必要性も感じたので，多くのボランティアの方々と土曜学級という療育活動も始めた．それは46年前のことであったが，後を引き継いでくれた方々の努力で今も続いている．

自閉症の子どもたちの発達を援助するということは，ただ診察室内での治療ですむことではなかった．親御さんと一緒に，教育委員会や市役所や県庁の福祉課に理解と支援を求めて陳情に行くということも多かった．50年前は今と比べると自閉症の援助体制はほとんど整っていなかったので，もうあれやこれや思いつく行動をいろいろと行った．

そういう治療というか，療育的な働きかけも，クリニックを臨床の場としていたので継続的に行えたと思っている．子どもが就学するまでとか，義務教育を終えるまでとかで縁が切れるのでなく，20年，30年と治療的な関係を持ち続けることができた．

4 成人期になった自閉症者の社会適応

私が40〜50年前に診ていた自閉症の方々はもう中年期の人々となった．40年前は今かかわっているこの子どもたちが将来どうなるかを真剣に考えたことはなかった．当時読んだ外国の文献には自閉症の予後は悲観的なもので，自立した社会生活が送れるのは1〜2％にすぎず，多くは病院や施設で生涯にわたって生活するのを余儀なくさせられると記されていた．私は，それは過去のことで，今かかわっている子どもたちはきっとよくなる，多くは社会的自立が可能になると楽観的に思っていた．そうして，10年たち，20年がたった．外国で50年前に書かれた予後研究の報告にみるような惨めな経過をたどるのではないことは明らかになったが，一方，私が楽観視していたほどよい社会適応を示すものでもないことも痛感せざるをえなかった．

1998年に，私がそれまで支援してきた自閉症者で成人期になった53人の方々と訪問したり，来てもらったりして会うことができた．彼らが10歳代だった頃に比べて

皆著しく安定していて言葉での交流もかなりできるようになっていた．こだわり行為もほとんどなくなり，日常生活での自立はできていた．

しかし，就労という基準でとらえる社会適応の状態は良好とはいえなかった．DSM-IVの第五軸診断の機能の全体的評定（GAF）尺度で71点以上をgood，51〜70点をfair，50点以下をpoorとすると，goodが17人（32%），fairは23人（43%），poorが13人（25%）であった．対人行動は改善され，生活技能も伸びているのに，goodと評価される人が32%にすぎなかったのは，一般的な社会適応基準が，就労している，決まった仕事をもっているかどうかを重要視しているからである．仕事に就いている人，非正規雇用ながら給料をもらっている人は16人であった．他の人々は授産所，通所作業所，あるいは施設内の作業所で働いていた．

それからまた17年の月日が過ぎた．この17年の年月で皆一段としっかりとし，安定した日常生活を送れるようになった．しかし，よい社会適応の指標とされる就労となると，なかなかうまくいかない．一人だけなんでも仕事がこなせるようになって，自分に合った会社に転職し給料も増え，またよき伴侶を得て円満な家庭生活を送れているが，ほかの人々はそうはいかない．リーマン・ショック後にリストラにあって失職した人もいる．次の仕事を見つけるのに大変な苦労をしいられ，不定期のパートやよくない非正規雇用にすがっている．

障害者雇用率が引き上げられ，若い障害者はかなり恩恵を受けるようになったと聞くが，中年期の自閉症者にはチャンスがまわってこない．しかし彼らは自分を不幸とすねることはない．この世の不条理と恨みもしない．仕事があった日は真面目に出かける．休むことは絶対にない．だが就労機会はだんだんと少なくなってきている．

就労できないのは自閉症者の個人的能力が劣っているためであろうか．私は自閉症者を受け入れない社会の仕組みにも問題があるのではないかという思いがますます強くなってきている．

5 中年期自閉症者の生活や対人関係

就労しているかどうかの基準ではよいとはいえないのだが，彼らの日常生活での行動や対人関係，社会性というものは，40歳を過ぎてさらに伸びてきた．会ったときの反応，振る舞い，動作が自然になった．懐かしさをこめた表情で応対する．奇矯な印象をもったことはない．私との話し合いでも，いまだ言葉が十分でなく会話ができにくい人や，話の内容がいつものパターンの質問のやり取りになってしまう人もいるが，多くの人はほぼ普通の会話が成り立ち，話し合いも落ち着いてすすめられる．私の問いかけも注意して聞こうとする．自分から最近のことを話してくれる．私にわかってもらおうとする努力が感じられる．そのため言葉を選びながら話してくる．相手の気持ちを推し量りながら話を続けるというコミュニケーションの能力が身についたなと，思うことがしばしばであった．それらは10年前には想像できないことだった．

中年期の自閉症の方々の生活ぶりに接して，今さらながらこういう特性をもってい

たのかと感心することが多い．まずは，彼らは決められた生活行動の枠を踏み越えることはない．幼児期の彼らの振る舞いからはまったく想像できないことだし，10年前の30歳代に時折見せた気まぐれ的行動も影を潜めてしまった．家族と暮らしている人も，施設で共同生活している人も，そこの生活慣例や取り決めが自然に身についている．なかには自分から進んで掃除や片づけを行い，自分の住む生活共同の場を整えようとする．それはやかましく教育されたとか指示されたというのでなく，自然に身についてきたように感じられる．40歳を過ぎる頃から，他人との生活の場で守るべき価値行動規範を自分で少しずつ取り入れたと思わざるをえない．

家族もこの数年はそれまでなかった進歩があったと述べることが多い．ある母親は，他人への気遣いや状況に合わせての行動がとれるようになったことを評価した．ある父親は，40歳を過ぎて頭がよくなったと，言語や知能面の伸びを報告してくれた．5年ぶり，10年ぶりにあった私も，年を取るとこんなに変わるかと感心することが少なくなかった．晩熟現象とでもいうべき変化が40歳を過ぎて起こっていることに驚くことがしばしばであった．

中年期になっても彼らは強い物欲をあらわすことはない．ケチというのではないが，かなり倹約家である．無駄なものは買わない．高価なものは見向きもしない．彼らがもらう給料や年金を使い切ることはないので，かなりの貯金は残っている．それも自分で管理するのでなく，家族，ふつう母親があずかっている．母親が将来のために積み立てていることが多いが，家庭の事情で他の家族に流用されても不満を示すことはない．そんなものだと思っているようだ．

彼らは自分から同僚の家に遊びに行くとか，同じ施設にいる昔からの友人と外出することはない．一人でいるほうが好きである．しかし，周りの人々に無視されるとか，仲間に入れてもらえないという状況はやはり淋しいのだということもわかった．就労している人の場合，その労働条件や職場の雰囲気はいろいろである．彼らにとってよい職場，居心地のよい職場とは，給料がよくて労務規定をしっかり定められているところではない．非正規の安い時間給の事業所でも，同じ職場で同じ仕事をしているのだからと，いつも誘ってもらえ，一緒に飲み食いして歌って楽しめるところが彼らは好きである．職場には皆より早く着き，周りを掃除して待つ．若い職員におじさんありがとうと言われる．そんなところには長く勤めたいと思っている．

6　中年期の自閉症者が老年期になったときは

72年前，KannerやAspergerが論文を書いたときの事例は今もう80歳になっている．Kannerの最初の症例であったDonald Triplett氏が80歳の誕生日を迎えたとき，アメリカのABC放送で近況が報道されたという．大富豪の息子であった氏は悠々自適で余生を楽しんでいるという．私がかかわってきた自閉症の方々は恵まれた社会経済的状況の人はいない．むしろぎりぎりのところで生活している．しかし彼らもよい老年期を迎え，過ごすように思われてならない．この中年期の自閉症者のこれから

の二十数年の発達に思いをはせながら，自閉症者の老い，高齢期ということを考えてみたい．

　生涯発達という視点からは，自閉症は最も早期の発達段階から障害を背負い，そこに起因する発達のずれ，揺らぎを抱えながら，各発達段階を乗り越えようと苦労してきた人々である．そしてどうにか中年期まできたのがこれまで述べてきた自閉症の方々である．彼らのこれまでのことを振り返ると自閉症の生き方や特性が違った視点で理解できるのではないかと思う．しかし自閉症の人たちの生涯はここで終わりではない．今は平均寿命が男性80歳，女性87歳となった．中年期までの自閉症を語っただけではまだ道半ばである．すると，どうしても中年期の自閉症者がこれからどう変わっていくか，どう発達していくかについて考えなければならない．

　私がかかわった中年期の自閉症の人々は誰もたばこを吸わない，酒も飲まない．健康によくないものはさけている．車の運転もしない．病気になったら医師のいいつけはきちんと守る．食事に気をつけている．過食はしない．夜は早く床に就き，早起きする．朝の体操や散歩もする．健康的生活の模範者である．テレビでスポーツ番組を見て楽しんでも勝った，負けたと興奮することはない．ドラマも静かに見ている．政治ニュースや国際政治や外交のことにもやきもきしない．そんなことでストレスを積もらすことはない．ただ，災害の報道やひどい犯罪事件のニュースには動揺する人が多いが，それも以前と比べると冷静に受け止められるようになった．こんなわけで彼らの中年期以降の生活習慣病への罹病確率は一般の人よりずっと低いと思う．きわめて元気な状態で老年期を迎えられるであろうし，平均寿命よりかなり長く生きるだろう．

　彼らは普通の人より長い中年期から晩期高齢期をどう生きていくだろうか．自閉症者は早期幼児期からこの世界との交流がスムーズにいかない，まわりにうまく溶け込んで楽しみを共有できないという障害を背負い込んで，辛苦の体験の連続の半生を送ってきた人々である．やっと中年期になって普通の人々にほんのちょっぴり近づけたと思えるところまできた．中年期の自閉症の人々はもうこれ以上は悪くならないという思いでいるだろう．与えられた生活環境，生活条件のなかでこつこつとささやかに生きていく能力がしっかりと身についてしまった．ところが一般の人々は過去の恵まれた状況からの転換に戸惑う人も少なくない．仕事のこと，年金のこと，負債のこと，毎日の生活の不自由さについての不満はつきない．イライラして，嘆いたり，怒ったりの毎日を送っていく人が多い．中年期以降の自閉症の人々の生き方とはかけ離れていく．生活習慣病や体のあちこちの痛みを訴えての病院通いに忙しい．そのうえ，認知症の兆しが出て精神生活面での困難を抱える人も出てくる．どうも安寧な老後とはいえない．

　ここでやっと，自閉症の人々と一般の人々とは同じ地平線に立っての生活体験をもつようになる．自閉症者の中年期までの半生は一般人と比べ，著しく負の部分の多いものだった．中年期以降もそれが続き，ますます格差が広がっていくとしたら，あまりに不公平な運命を自閉症者は与えられたことになる．そうではないはずだ．これま

で述べてきたように，中年期以降の生涯は自閉症者が一般の人々と変わらないものになりつつある．生涯前半の不利が生涯後半で取り戻せると思いたい．自閉症者の発達についての検討，自閉症とは何かという論議は，あと20年，30年たって正しい答えが出るのではと考える．

参考文献

- Kobayasi R, Murata T, Yosinaga K. A follow-up study of 201 children with autism in Kyushu and Yamaguchi area, Japan. J Autism Dev Disord 1992；22：395-411.
- 黒丸正四郎，岡田幸夫. 児童の精神分裂病. 猪瀬　正，臺　弘，島崎敏樹（編）. 精神分裂病. 医学書院；1966. pp241-292.
- 村田豊久. 自閉症. 医歯薬出版；1980.
- 村田豊久. 自閉症児の生涯発達. 九州大学教育学部紀要 1998；43：11-24.
- 村田豊久. 子どものこころの不思議. 慶應義塾大学出版会；2009.
- 村田豊久. 中年期自閉症にとっての生涯発達. 育ちの科学 2013；No 21：99-106.

I 発達障害

6 発達障害と家族

岩佐光章
横浜市総合リハビリテーションセンター発達精神科

1 はじめに

　精神疾患の外来診療において，一般的に家族をどのように治療に組み入れていくかは疾患を問わず必要不可欠な要素であるが，自閉スペクトラム症（autism spectrum disorder：ASD）や注意欠如・多動性障害（attention-deficit/hyperactivity disorder：ADHD）などの発達障害は，以下の2点において特記すべき重要な意味をもつ．1つ目は，家族が発達障害の特性を正しく知っておくと，本人の適切な支援につながり，薬物療法をはじめとする他のどのような治療よりも絶大な効力を発揮しうるということである．2つ目は，発達障害は，家族の誰かが本人と同様の特性をもつことがしばしばあり，家族を治療に組み入れていくなかで時にそのことが外来診療のテーマになることがあることである．本項では発達障害の外来診療において家族とかかわる際のポイントを述べていく．

2 家族から医療情報を得る

　外来に訪れた人に対して発達障害の診断や生活機能の評価を行ううえで，家族から得られる情報は有用である．本人からある程度情報が得られる場合でも，家族の話は医療情報の補完に役立つほか，本人がどのように現状を認識しているか/あるいは認識できていないかを探るうえでおおいに役立つ．そのため，本人と家族とを別々に面接し，あえて重複した内容を聴取したほうがよい場合もしばしばある．

岩佐光章（いわさ・みつあき） 　略歴

1975年千葉県生まれ．
2001年筑波大学医学専門学群卒．
小児科医として自治医科大学附属病院で研修をスタート，その後精神科医に転向し，2005年より横浜市総合リハビリテーションセンターで発達精神科医として自閉スペクトラム症など発達障害の診療，地域リハビリテーションに携わる．

医療情報の聴取

必要な医療情報の概要について述べる．アイデンティティとして，氏名，年齢，性別以外に，国籍，言語，居住地などを聴取する．生活に関する情報（家庭，幼稚園・保育所，学校，職場，誰と生活しているか，家族以外に親の実家との交流など）については，聴取の仕方によって情報の質に差が出やすくある程度の熟練を要する．また，当然ながらその地域に根ざした情報（学校を例にあげると，その学校の規模はどのくらいか，特別支援教育の形態や人数，特別支援教育コーディネーターやスクールカウンセラーなど頼りになりそうな教育スタッフはいるかなど）を前もって知っていたほうが，支援につながる情報を探りやすくなる．

現病歴は，今回の相談に至った経過，症状（発達，行動，対人関係，生活の状態など）の推移，これまでの相談歴や治療経過などを聴取する．発達障害の診療では，現病歴だけを抜き出して聴き取るよりも発達経過，生育環境や親子関係などを一緒に聴取するほうが医療情報として役立つ．生活歴には，上記のこと以外に睡眠，ADL（activities of daily living；日常生活動作）やAPDL（activities parallel to daily living；日常生活関連動作），学校や職場など集団活動や友人関係などが含まれる．これらの情報は，主訴としてあがりやすく，診断に役立つだけでなく本人や家族の支援に直結しやすい．既往歴は，主に精神医学的既往歴と身体疾患既往歴に分類される．家族歴は，精神・神経学的既往歴，遺伝性疾患の有無のほかに，家族や関連する人の情報（年齢，出身地，実家との関係，学歴や職歴，経済状態，家族内力動など）も含むと解釈できる．特記事項として，児童においては，児童虐待の有無についてのチェックを忘れないようにする．これについては，家庭によらず本人が所属する環境を幅広く検索しておく必要がある．

これらの医療情報は，本人の年齢が大きくなればなるほど家族から聞き取るべき内容も必然的に長くなり煩雑になる．また，本人の現在の状態が重症であればあるほど，前にさかのぼって発達歴を聴き取ることが疎かになりがちになる．しかし，成人期に発達障害の診断をするうえでも小児期の様子は必要不可欠といってよい情報であるので，必ず幼児期にまでさかのぼって聴取をするべきである．少し面倒くさいようだが，そのほうがスムーズに正確な評価にたどりつくことができることが多い．昔の様子について家族の記憶だけに頼ることは情報の正確性を失う可能性があり，母子手帳や通信簿，あるいは生活の様子を写真やビデオで持ってきてもらうことも有用である．抑うつ状態の親から得られたASDの子どもの情報は，否定的な認知に偏りやすく問題行動がより重篤に報告されることがいわれており，注意を要する．

質問紙の活用

家族からの聴取の一環として，質問紙を用いる方法も有効である．発達の全般的な状態をみるものとして，遠城寺式発達検査や津守稲毛式乳幼児精神発達質問紙などの質問紙法がある．また，家族からの聞き取りの形式をとるさまざまな診断やスクリー

ニングツールが開発されている．ASDに関しては，ADI-R（Autistic Diagnostic Interview-Revised)[1] が有名であるが，日常診療で比較的用いやすいものとして，支援ニーズを把握するPARS（Pervasive Developmental Disorders Autism Society Japan Rating Scale)[2]，幼児期早期のASDのスクリーニング用に開発されたM-CHAT（Modified Checklist for Autism in Toddlers)[3] がある．ADHDについて，ADHD-RS（rating scale）では家族が記入するもの以外に学校担任が記入するものもある．発達障害の診断・評価以外にも，精神状態を幅広く評価するものとしてSDQ（Strengths and Difficulties Questionnaire）がありホームページ（http：//www.sdqinfo.com/）から各言語の翻訳版が入手できる．質問紙を用いる際には，問題となっている事柄だけを記入するのではなく，家族からみて本人の得意なことやうまく生活できている点などプラスの面も併せて記入してもらうと，診察で対応を考えていくうえで参考になる．

3 家族との面接の基本的な考え方

　発達障害の診療において，本人だけでなく家族に対する面接は欠くことのできない重要な要素である．特に子どもにとって家族は最も大きな影響を与える存在であるがゆえに，家族自身が子どもの発達特性を理解し，共同療育者（co-therapist）として育児をすることが求められる．そのためには漫然と家族の相談にのるのではなく，具体的な生活上の内容を題材にして家族が必要な知識や技能を習得していけるよう支援していくことが重要である．家族が子どもの発達特性を無理なく理解するプロセスとして，子どもが何かができないことに直面するときよりもむしろ，子育てでうまくいったときの体験を通してのほうがかえって理解が進むことがある．たとえば，ASDの幼児が初めての運動会で競技の順番やその競技の入場・退場口などを細かに記したカードを用いるなどしてうまく参加ができたときなどである．

　家族に対する面接には少なからず精神療法の要素が求められる．支援者は，家族に対する共感的態度を基礎に置きながら同時に具体的な子育て（本人に対する対応）の助言をしていくことを心がけねばならない．家族が子育てに対する自信を失っている場合，子育てのなかで成功体験を積むことは支援の重要な柱となる．診療では常に，家族自身の生活環境やメンタルヘルスに目を配る必要がある．その状況によっては子どもへの直接的な介入よりも家族への心理・社会的支援が優先される場合もあり，特に育児機能が脆弱な場合は医療で支える範囲には限界があるので関係機関と緊密に連携をとる．診察室では，家族をコミュニティとのつながりをもつ社会的存在として常にとらえる必要がある．特に，家族が育児で悩んでいたり抑うつ状態で心理的視野狭窄に陥っているとき，家族のなかで孤立していたり社会との接点が絶たれているような場合が多々あり，このような場合チーム内で情報を共有しつつ必要に応じて関係機関と連携をとっていくことが肝要である．

4 発達障害の診断を家族に伝える

　発達障害の外来診療では，本人よりも先に家族に対して診断を伝えることがしばしばある．本人の年齢や能力や認識，家族の状態によっていくつかのパターンがある．

● 本人が子どもであり家族（しばしば親）が相談事をもって外来に訪れた場合

　診察で子どもの発達障害に関連する様子を見極めたうえで親と面接を行う．その際，特に本人の興味がある遊びや会話を診察で引き出すことを心がけておくと，「このお医者さんは私（親）の話だけでなくちゃんと子どもを診てくれている」という親の安心感につながり診断を説明するうえで有意義な材料ともなりうる．子どもの発達障害の特徴について親に説明をする際には，それに先立ち親がどの程度発達障害について知識をもっているかを確かめておく必要がある．一般の人が容易に発達障害の情報にアクセスすることができるようになり，受診前に保護者がいろいろな知識を得てから来所するケースも以前より目立つようになったが，偏った知識を身につけている場合もある．説明をする際には，診断名だけが先行するのではなく，子どもの行動特徴について丹念にやりとりしていくことを心がける．診断を通して家族自身が子どもの発達特性を理解し，共同療育者（co-therapist）として育児をすることを支援していく．

● 本人の年齢が高くなり会話ができる場合

　基本的には本人と家族との面接を分けたうえで，家族に診断を説明する必要が出てくる．診断を通して家族が本人の特性を理解することが目標となるが，その際本人と家族との間での主訴の不一致（家族は困っているが本人は困っていない，あるいはその逆といった事態も含まれる）こそが介入のポイントとなることもある．また，本人や家族の主訴のなかに関係機関の主訴が含まれる（たとえば，学校の先生や職場の上司などが医療機関に行ってほしいと願っているなど）場合がある．このような場合，相談に来た当の本人や家族は現状を実は認識できていないこともあり注意を要する．

● 不登校，ひきこもり，抑うつ状態など二次的な症状をもって来院した場合

　本人も家族も発達障害そのものの特徴が当面の主訴ではないことがしばしばある．一般の精神科外来で多いパターンといえるが，POMR（problem oriented medical records；問題志向型診療記録）の考え方に基づいて診療を進めていく．すなわち，基礎データ（情報の収集），問題リスト（情報の整理），初期計画（計画立案），経過記録（計画の実施）の循環作業である．そのなかで，治療関係が形成されてきたら家族との面接において比較的早い段階で本人の発達障害の可能性についてふれていくと，治療の展開が進んでいきやすい．その主な理由としては，発達障害の特徴を根底に有している場合，薬物療法や通常の精神療法だけでは状態の寛解が難しいことが多く，あらかじめその見通しが伝えられていないと治療関係が構築されにくくなること，そして治療の初期段階から発達障害の特徴をふまえた支援の構図に家族を関与させて

いったほうが，治療が進みやすく時に劇的な改善をみせることもあるためである．

　発達障害の場合，家族も一般的な対応ではうまくいかないことをこれまでの本人とのかかわりで経験してきていることが多いため，親や周囲のかかわり方以前の問題として本人の特徴についてふれ，家族の認識を確かめながら話を深めていく．その際に幼児期にまでさかのぼって経過をたどることを心がける．次に，客観的な立場で本人の偏りが育て方によるものではなく，発達上の特性による可能性が高いことにふれる．各発達障害の診断基準について説明をし，本人の特徴に合致するところを説明するが，そのとき同時にその特徴を治すあるいはなくすというものではなく，その特徴をふまえて事態の解決へと導いていくという視点を呈示していく．なお，本人に発達障害の特徴が感じられない場合には，過剰診断を避け，家族への説明に安易に発達障害の観点を持ち込まないことはいうまでもないが，薄く発達障害の特徴があるかもしれないような場合はその判断が分かれる[*1]．

● 本人が外来診療に訪れず，それでも家族との面接が求められる場合

　本質的に治療関係が構築できず診断の確定も不可能であるため，診療を長く続けるよりはとりあえず1，2回の限られたなかで次の段階に進んでいく手助けをするつもりで診療にあたる．そのため，できれば地域で関係機関とのネットワークをもっておくと，診療で閉じずに次の段階につなげやすい．学齢期であれば学校との関係は最重要であるが，なかでも特別支援教育コーディネーターは，発達障害の視点をふまえて学校内職員，各関係機関とのつなぎをする役割がある．保護者の同意が得られれば，直接コーディネーターと連絡を取り合うのも有効な手段である．大学でも，保健センターや学生相談室などで発達障害をふまえた学生支援を行う裾野が広がってきている．その他，地域によって事情が大きく異なるが，福祉保健センター（こども家庭支援や子育て支援室などの名称になっている），児童相談所，精神保健福祉センター，発達障害者支援センターなどがある．これらのなかから本人と家族のニーズに合わせて方針をたてていく．家族の話で発達障害の特徴がある程度推測できたとしても，本人に対する診察なしに発達障害の診断を行ってはならない．ただし，一般論として発達障害について説明をすることは家族との関係のなかで許容されうる．

5 家族との面接における「局面」

　発達障害の外来診療に従事していると，発達上の変化やライフステージに沿っていくつかの局面が訪れる．本人の特徴や環境などにより個別性は高いが，それらの局面を予想しておくと，家族との面接でもあらかじめテーマにあげることができ，家族が予測をもった対応をしていくことで結果的に本人が二次的な障害に至ることを最小限におさえる診療を行うことができる．本人・家族が何の予測もないまま局面にぶつか

[*1]：このような場合筆者は，1回の診察のみで診断することを避け，経過をあけて症状の推移をみるようにしている．また，その間に発達障害による不適応があったかどうかをより丹念に聴き取るようにしている．

り，問題が顕在化してから診療で火消しに努めるよりも効果的な対応ができるため，「予防的な観点」から家族との面接を行うことは重要である．

　家族との面接で特に予測しておくべき局面を，紙幅の関係上幼児期から学齢期にかけていくつか述べる．認知発達に遅れのないASDでは，幼児期早期には言葉が遅いもののその後言葉の数が増えてくることがある．その場合，親としては言葉が少ないと心配していたがこれで一安心と相談のニーズが下がりがちとなる．そのタイミングで発達障害の可能性について指摘をすると診断を受け入れられない感情を喚起してしまうことがあるので，これらを予測して説明にあたるべきである．小学生になると，子どもの知的水準などにもよるが言葉のやりとりがスムーズになってくるため，ASD特有の視覚支援[*2]が疎かになりがちとなり，本人の特性に合わない対応を受けることで本人と家族（あるいは学校など環境）との軋轢を生むことがある．そのため，言葉が伸びてきたとしてもなお視覚支援が必要であることを伝えておくべきである．ASDの特徴である行動・興味・活動の限局し反復的なパターン（いわゆるこだわり行動）は，発達が未熟な段階ほど目立たないことが多い．また，発達に併せてこだわり行動の内容が変化していくことが多い．ADHDでは，幼児期にみられた多動の症状は年々軽快していき小学校にあがると刺激の少なく短時間の場面（診察室もしばしばこれに含まれる）では幾分落ち着いてくることが多い．その一方で，友達関係やコミュニケーション上の問題が目立つようになり，実はADHDの背景にASDが存在していたのだとわかることも比較的多い．不注意の特徴は改善する場合もあるが勉強の課題が難しくなるとともに深刻味を増してくることも多い．

　ライフステージに沿っても，面接の局面がみられる．幼稚園・保育所への入園，学校への入学など小児期の集団活動への参加に際し，できれば入園・入学前にこれまでの発達の状態から予想される入園・入学後のことについて説明をしていく．ただし，医師と家族の間で「できる（だろう）/できない（だろう）」といった対立関係に陥ることは建設的な面接にならないことが多い．このような場合，多くの親は振り子のように揺れる心理状態にあり，そのような心理状態に対して共感を示しつつ，客観的な立場から現状の整理を行い対応方法について相談にのっていく．地域療育センターなど療育専門機関における保護者支援はこの要素が非常に重要であり，診察だけでなく療育チーム全体でこのことにあたることができる．小学生高学年になると，本人にどのように診断や特徴を伝えたらよいかといった相談が出てくることがある．家族が本人に説明をする際には，本人の理解力にあった説明を具体的にしていくこと，親や周りの都合で説明をするのではなく，本人の悩みや相談事に即して説明をしていくこと，本人の苦手なマイナス面だけでなくむしろプラスの面を強調して説明すること，などを原則として伝える．本人への説明は，手帳の交付や，手帳をふまえた進学・就労の際に慌てて家族から相談が出てくることがあるので，前もって診察で家族とやりとりをしておき必要な情報を与え，家族がどのような考えでいるかを確認しておくとよい．

[*2]：この場合の視覚支援とは，たとえば絵カードやメモ書きといったような，子どもが目で見てわかるものを指している．

6 家族との面接における特殊な局面：家族自身のこととして発達障害に関する相談があがった場合

　発達障害の外来診療では，「自分は発達障害ではないか？」「家族（特に夫）が発達障害ではないか」という相談があがることが時にある．いかにもと即答したくなるほど明らかな場合もあれば，そういう風には見えない家族から意外にも相談があがることもあり，どんなケースからも相談があがりうる．といっても，単なる夫婦げんかの延長や，「誰だって発達障害のスパイスの一つや二つもっているものだ」など，障害に関する一種のノーマライゼーションという観点から簡潔に扱えばよいだけのこともあるが，なかには深刻な相談として出てくることもあり，その場合これまでの診療構造が大きく変化する可能性が高いので重要な局面と認識すべきである．まずはどうしてそう思うのか意見を聴き，相談内容に即して対応について軽めにアドバイスをする．そのうえでもう少し深入りする場合には，過去にさかのぼってエピソードを聴き取る．これくらいのやりとりになってくると，あくまでも本人の診療の一環でやりとりをしていくのか，それとも診療の軸足をその家族に移していくのか確認しておく必要が出てくる．その家族を診療の対象とする場合には，カルテを作成して主訴に沿って診療を行っていくが，本人の診療の一環で行っていく場合には，それくらいが丁度よい場合もあるがどうしても漫然とした相談になりやすく，年単位で回数を重ねてかかわっていく必要が生じることもある．診療のゴールはさまざまであるが，その家族に対して発達障害の診断をつけてそれを伝えることにこだわるよりは，精神科的治療に値する喫緊の問題がないかを見極めたうえで，その人らしさを尊重し，自尊心をもてるような生き方をしていけるようかかわっていく．

文献

1) Tsuchiya KJ, Matsumoto K, Yagi A, et al. Reliability and validity of autism diagnostic interview-revised, Japanese version. J Autism Dev Disord 2012 ; 43 : 643-662.
2) 安達　潤，行廣隆次，井上雅彦ほか．広汎性発達障害日本自閉症協会評定尺度（PARS）短縮版の信頼性・妥当性についての検討．精神医学 2008 ; 50（5）: 431-438.
3) 神尾陽子，稲田尚子．1歳6か月健診における広汎性発達障害の早期発見についての予備的研究．精神医学 2006 ; 48（9）: 981-990.

I 発達障害

7 発達障害の薬物療法

米田衆介
明神下診療所

1 はじめに

　発達障害という概念は，もともとは脳性麻痺，てんかん，精神発達遅滞などを指していたが，自閉症や注意欠如・多動症（ADHD）の概念が一般の臨床場面に普及するにつれて，今日ではむしろ精神発達遅滞を必ずしも伴わない自閉スペクトラム症ないしADHDを指して用いられることが多くなってきている．本項では，本書の趣旨に鑑みて，主として成人の一般精神科外来での発達障害診療を想定しつつ薬物療法の実際について述べる．

　成人発達障害の治療において，第一に必要なことは環境調整であり，第二に広い意味での心理教育あるいは，いわゆる認知行動的な介入である．これらの調整や介入を行ううえで，合併する精神医学的状態が妨げになる場合に，補助的治療としての薬物療法の適応がある．すなわち，別の言い方をすれば，発達障害の分野では，第1選択として薬物療法のみで治療するというような状況はありえない．また，疾患特異的な薬物療法というよりは，むしろ対症療法的な薬物治療となる場合が多い．

2 何を薬物療法の目標にするのか

　発達障害の薬物療法は，環境調整や心理教育などと一体で行う必要がある[1]．したがって，個々の薬剤について，標的症状を定めて，何を改善すべき目標とするのか患

米田衆介（よねだ・しゅうすけ）　　　略歴

1963年東京都生まれ．
東北大学農学部を中退後，1987年山梨医科大学医学部入学，1993年同大学医学科卒．東京大学医学部附属病院精神神経科，東京都立松沢病院，東京都精神医学総合研究所などを経て，現在，明神下診療所所長．

著書として，『アスペルガーの人はなぜ生きづらいのか？―大人の発達障害を考える』（講談社，2014）がある．論文多数．報告書に，「高機能広汎性発達障害者への就労前支援に向けて」（http://myoujinshita.jp/p06.html）などがある．

者と認識を共有しておく必要がある．その際に，まず患者自身が自分の言葉で訴えている症状を標的症状として選択することが重要である．

特に，自閉スペクトラム症の場合には，症状に対する言語表現がラベリング的であり，こちらが言い換えをしただけで話が通じなくなることがある．たとえば，単に症状だけ訊けば普通にいうところの"肩こり"であるのに，本人は"肩甲骨の上が痛い"と表現して肩こりという表現を拒否するような場合がよくある．こういうときには，本人の表現をそのまま採用するのがよい．

また，標的症状を選択する際には，患者自身の直接的な訴えだけではなく，患者の生活の全体を判断して，治療の優先順位を考える必要がある．すなわち，自閉スペクトラム症であれADHDであれ，診察室での短い会話では，本当に重要なこと以外を話して終わってしまい，患者自身の直接的な訴えだけに注目すると，生活の上でより重大な問題になっている症状を見落としてしまうことがよくある．極端な場合，骨折していてその部位が痛いはずなのに，関係ない部位の微細な身体的違和感を延々と話し続けるというようなことさえありうる．だから，外来診療医は，患者の直接的な訴えだけにとらわれず，患者の生活の全体像を自分自身の脳裏に描き出すように努めなければならない．

3 薬物療法と生活療法の結合

薬物療法には，その薬剤の額面通りの薬理作用による効果と，いわゆる偽薬効果を含む精神療法的な効果がある．後者のような薬物療法の用い方については，臨床家によって好む好まないはあるだろうが，実際に生ずる効果である以上無視することはできない．こうした薬理作用外の効果には，偽薬効果や暗示のほかに，焦点づけの作用がある．ある症状に対して薬物療法を行うと説明することは，患者の注意を強くその症状に焦点化する．このことは，治療上よい作用となる場合もあれば，症状を悪化ないし固定化させる原因にもなりうる．

このことを生活療法という側面からみれば，薬物療法のこうした性質をどう役立てるかということが問題になる．たとえば，実行機能障害のために段取りができず生活が破綻した結果として，昼夜逆転の生活となって身体の不調を訴えているような場合に，本人がこれを，"うつなんです"と表現したからといって，単純に抑うつ状態に対する薬物療法を開始したらよいかというと，それではおそらくうまくいくはずがない．こんなときに，ゲームなら何時間でも集中でき，秋葉原で友人と大盛りカレーをぺろりと食べ，眠れないといいながら結局日中には10時間も寝ているというようなことはよくある．これは普通の精神医学でいう「うつ病」ではない．

診断のことはさておき，この場合に，①いやな気分，②自称"不眠"，③身体不調，④昼夜逆転，⑤生活の段取り，⑥実行機能障害，というように，注目できる点は多数ある．治療上はすべてが問題になりうるが，個人面接のなかでは焦点を1つか2つに絞る必要がある．いろいろな意見はありうると思うが，筆者としては"気分"や"不

眠"に焦点を当てるよりは，本人が自分で直接アプローチできる生活症状に焦点を当てるのがよいと考える．この例であれば，"生活の段取り"に焦点を当てることにして，実際の薬理作用としては実行機能一般の改善が標的であるとしても，患者には「生活の段取りを改善することを補助してくれる薬です」と単純かつ具体的に説明する．そのうえで，生活の段取りの失敗が身体不調につながり，結果として不適応状態を呈していると状況を解説する．具体的な対処としては，たとえば睡眠表などを自分でつけてもらったり，午前中から図書館に出かけるなどの生活指導を通じて生活全体を改善することを試みていく．

このようにして，薬物療法を，「自分で回復していく物語」のなかに位置づけることで，薬物療法に対するモチベーションが上がるだけでなく，薬物療法に受動的に依存する態度をある程度は予防できると思われる．

以下，外来実地臨床でよく出会うさまざまな状態像や症状をテーマとして，それに関連する薬物療法の各論について私見を交えて記述してみたい．治療上の明確なエビデンスの蓄積がいまだ乏しいこともあり，以下については明確なエビデンスの有無にはとらわれず，実地臨床の立場から主に筆者の経験に基づいて記述しているということに留意されたい．

4 不安・抑うつ気分

発達障害の成人が初診で来院する際に，不安や抑うつ気分を訴えることは多い．ただし，前節で述べたように，普通の意味でのうつ病を合併しているというよりは，「抑うつを伴う適応障害」とでも見立てるべき状態であることのほうが多い．

このような場合には，適応障害の側面に焦点を当てて，生活環境へのアプローチのなかで問題を解決していくプロセスを組み立てていく必要がある．したがって，たとえば「指にトゲが刺さったときに炎症が起こるのは病理的だけれども，見方を変えれば正常な防御反応ともいえる．トゲを抜かないで炎症だけ止めようとするのは本末転倒だ」というような趣旨の説明をするようにしている．

そのうえで，不安に対しては，程度が弱ければタンドスピロンなどを用い，不安が比較的強いか，頭痛・肩こりなどの緊張関連の訴えが伴えばブロマゼパムなどの半減期が長めのベンゾジアゼピン系を用いている．食思不振などの訴えが伴えば，スルピリドを短期間に限定して用いることで奏効することが多いが，周知の通り女性だけでなく男性でも乳汁漏などの副作用が出ることがあるのであらかじめ説明しておいたほうがよいだろう．

抑うつ気分に対して，対症療法的に選択的セロトニン再取り込み阻害薬（SSRI）などを用いる場合には，賦活に伴う不穏・行動化・焦燥感に注意する．たとえばパロキセチンでいうと，5 mg 程度から様子をみるほうが安全だと思われる．過敏性が背景にある場合には，ごく少量の抗精神病薬を併用する．多くてもリスペリドン換算で 0.5 mg 以下，たとえばフルフェナジンの場合だと 0.25〜0.5 mg 程度でも有効である

場合がまれでない．

当然ながら，発達障害を背景に真の「うつ病」が発症したとしかいえないような例もある．こういう場合には，型通りにうつ病の薬物療法を行うのがよいと考えられる．

5 躁状態・幻覚妄想状態

　自閉スペクトラム症と診断されたケースで，焦燥感を伴う抑うつ気分に対して，SSRI を用いたときに，比較的少量であっても，精神病性の症状を伴う躁状態を示して入院を必要とすることがまれにある．数日程度で急速に起こって，急性の錯乱状態といってもよいような，意識野の狭窄を疑わせるようなまとまりのなさを伴っていることがある．SSRI の中止と抗精神病薬の開始によって比較的急速に鎮静化することが特徴的である．私見では，少量の抗精神病薬を併用した場合には，このようなことが起こりにくいように経験上思われるが，この点については実証的に検討される必要があるだろう．

　発達障害に双極性障害が合併することはまれではないとされているが，古典的な意味での「躁うつ病」が合併することは，それほど多くないように思われる．しばしば，双極性 II 型とされているケースは，よく観察すると反応性の抑うつ状態を反復しているにすぎないことがある．慎重に鑑別することが望まれる．

　真の「躁うつ病」が合併した場合には，ラモトリギン，リチウムなどが著効する場合が多い．この場合には，通常の双極性感情障害の治療と変わらない．理由はわからないが興味深いことに，真の「躁うつ病」ではなく，「反応性」と判断できるような場合でも，時にはラモトリギンなどの抗てんかん作用のある気分安定薬が気分の変動に有効な場合がある．このような場合の一部は，脳波異常に関連した何らかの精神症状が関連している可能性も否定できないと考えるが詳細は不明である．

　高機能の自閉スペクトラム症で，多くの場合は長期かつ強度のストレス状況の後に，幻覚妄想状態を呈することがある．統合失調症との鑑別は困難な場合があるが，発病以前に明らかな発達障害の特性を示していること，ほとんどの場合は明確な環境因（心因のように思われるような何か）が伴っており，入院と比較的少量の抗精神病薬で急速に回復することがほとんどであり，原則としては解体症状を残さないというような特徴がある．幻聴は，名前を呼ぶ，ベルの音がするなど，単純なもの・要素的なものが多く，また妄想もファンタジーと区別がつきにくいようなものが目立つ．ただし，治療は統合失調症の急性期と基本的には変わらないと考えてよいであろう．

6 感覚過敏・焦燥感

　主に，自閉スペクトラム症に伴って，さまざまなタイプの感覚過敏がみられることがある．たとえば，触覚の過敏は比較的低年齢で自閉症度が高い場合に典型的だが，そうでなくとも，裸足でぬれた場所を歩くことを嫌うとか，襟のあるものを着られな

い，他人に体を触られることがどうしても耐えられないなどの症状が，知的発達の遅れがない成人でもまれでない．聴覚の過敏は，小児でも成人でもよくみられる．聴覚過敏は，状況や音の種類によって大きく変化するので，ある状況で大丈夫だからといって，他でも大丈夫とは限らないのだから注意を要する．偏食の一部は，嗅覚や味覚の過敏，あるいは口腔内の触覚の過敏と関係していることがある．

感覚過敏に対しては，有害な感覚刺激の除去が優先されるべきである．不快な刺激を放置したままで，薬物療法のみを行うのは本末転倒である．しばしば，刺激に曝露することで馴化が起こって感覚刺激に耐えられるようになると誤解されているが，閾値を超えた刺激への曝露は逆耐性現象によって感覚過敏を悪化させるので，念のため指摘しておく．

感覚過敏には，少量の抗精神病薬が有効な場合がある．しかし，必ずしも量を増やしたからといって効果が増強するわけではないようだ．より強い効果が必要な場合には，単に抗精神病薬を追加するのではなく，少量のベンゾジアゼピン系か，少量のSSRIを併用するとよい結果が得られる場合もあるように思われる．経験的に，一部の感覚過敏に対して，カルバマゼピン，クロナゼパムなどの抗てんかん薬が有効な場合があるが，理由はよくわからない．

ストレスが持続している状況下で焦燥感がみられることがよくあるが，そうでなくとも焦燥感が常にあるという場合もある．また薬物の副作用で生じているアカシジアと見た目がよく似ているような場合もある．ストレスの原因が明らかであれば，これを除去することが優先されるが，やむをえない場合には薬物療法を併用する．自閉スペクトラム症の焦燥感に対しては，抗精神病薬が有効であることが知られている[2]．統合失調症の場合の1/5から，1/10の少量でも有効な場合がある．逆に，中等量以上では，各種の副作用が出やすい．特に，錐体外路症状が出やすいので注意が必要である．私見であって，まだ数量的に示せるような根拠はないが，筋トーヌスが低い感じの若い女性では特に，せいぜいリスペリドン換算で1～2 mg程度の，統合失調症であれば維持量として用いる程度の低用量であっても，オーラルジスキネジアが生じることがまれにあるように思われる．このような場合は比較的少量であっても一応の注意が必要であろう．

7 こだわり・"フラッシュバック"

自閉スペクトラム症による，いわゆる"こだわり"症状に対して，ごく少量のSSRIが有効な場合がある．不安・抑うつ状態の項で述べた薬物療法と概して同様の処方でよいと考える．たとえば，パロキセチン換算で5～10 mg程度で，数か月から数年程度かけて徐々にこだわり症状が減弱することが，エピソード的ではあるが観察されている．賦活作用による焦燥などが心配される状況では，ごく少量の抗精神病薬の併用が望ましいかもしれない．

いわゆるフラッシュバックは，精神病理学的には，強い情動を伴う自生記憶表象と

記載したほうが正確ではないかと思われる．一般には，フラッシュバックというと心的外傷後ストレス障害（PTSD）の文脈で用いられる用語であるが，発達障害でみられる似た症状が症候学的に同じものであるかどうか十分検討されていないように思われるからである[3]．

　強い情動を伴う自生記憶表象にも，上記と同様の処方が有効である場合があるが，通常は抗精神病薬による治療を先行して，その後にSSRIなどを追加するほうが望ましい．いくつか理由はあるが，賦活作用による焦燥・躁状態・精神病性の症状の惹起などを可能な限り避けるということが主である．

　こだわりや予期しない出来事などに際して，一過性の情緒的混乱を伴って困惑状態が出現することがある．いわゆる「自閉症のパニック」と呼ばれている状態であり，時には短絡反応を呈することもある．このような状態に対して，支援者や本人から「頓服」で対応できないかというリクエストがあることが珍しくない．しかし，このような状態の持続時間は多くの場合に30分以内であり，そのような状態が起きてから薬を服用しても気休めにしかならない．むしろ，引き金となる刺激を見つけ出して環境から除去することを優先するべきである．気休めとして何か頓用の薬物を処方するならば，必要な鎮静の程度と副作用を考慮して，高力価または低力価の抗精神病薬を選択する．

　時に，自閉スペクトラム症の同一性保持は，一見したところ強迫観念・強迫行為と見分けがつかないことがある．"ばかばかしいと自分でもわかっているが，考えてしまう"というような，いわゆる自我異質性が明らかな場合などは，強迫性障害の合併と考えてもさしつかえないだろう．こうした場合には，強迫性障害の治療に準ずる．

8 多動・不注意・実行機能障害

　ADHDは，単独で存在する場合にも，自閉スペクトラム症と併存する場合も，精神刺激薬または選択的ノルアドレナリン再取り込み阻害薬の投与が有効である可能性がある[4]．これらの薬物療法は，障害の本質に対して作用している可能性があるが，それとても投与している間だけ有効であり，投与をやめればもとの特性が再び現れるという意味では，やはり対症療法の範囲を出ない．

　経験的には，幼少時からの全経過を通じてどの時期にも多動を伴わないような注意欠如に対しては，これらの薬物療法の有効性は限定的であるように思われる．逆にいえば，現在も落ち着きのない多動が明らかなケースでは，何らかの効果があるほうが普通である．

　だからといって，多動がある成人のADHDであれば誰にでも薬物療法を行ったほうがよいということではない．選択的ノルアドレナリン再取り込み阻害薬であるアトモキセチンは比較的深刻な副作用が少ないため，患者が試したいと希望する場合には使ってみてもよいと思われるが，成人の場合にはメチルフェニデートなどの精神刺激薬の処方には慎重であるべきだと筆者は考えている．

特に，不安・緊張または困惑感が目立つケース，精神病性の徴候や負因のあるケース，被暗示性などヒステリー的な特徴があるケース，薬物乱用の既往があるケースなどでは原則として精神刺激薬の投与は禁忌としたほうがよいと考える．このような特徴のどれか1つでも有する例で，精神病性のエピソードが精神刺激薬の投与中に急性ないし亜急性に発現したケースが，自験例だけでも数例ある．成人に対して精神刺激薬を使用する場合には，徐放剤であるか否かにかかわらず，このようなリスクを考慮したうえで，利益がそれを上まわることが明らかであると判断される場合，かつ患者に危険性を告知し，その場合の対応まで説明したうえで投与する必要がある．しかし，このように十分な注意をして使用する場合には，典型的な多動を伴うADHDに対して精神刺激薬は劇的な効果を示すことがあり，生活の質を大きく改善する場合がまれではない．

9 てんかん・知覚変容

　発達障害の一部では，顕著な脳波異常や，てんかん発作が合併することがある．このような場合に脳波異常と関連すると推定される，気分変動・易怒性・不機嫌・知覚変容などがみられることがある．これらは，それ自体発作であるのか，あるいは発作間欠期の精神症状であるのか鑑別が難しいことがあるが，いずれの場合でも抗てんかん薬が有効な場合がある．

　発達障害に伴って，さまざまな知覚変容の訴えがみられることがある．「音が低く（あるいは高く）聞こえる」「文字に色がついて（あるいはアンダーラインがついて）見える」「風景が歪んで見える」「人々が生きていないように見える」などである．また離人感などが伴っている場合もある．こうした症状に対して，抗てんかん薬が有効な場合がある．筆者は，クロナゼパム，カルバマゼピン，バルプロ酸などを用いることが多いが，より新しい抗てんかん薬も同様に使用可能であると思われる．有効性は，症例によってまちまちである．これらの一部は，てんかん発作である可能性があるが，脳波上対応するような明確な発作波がなく，非特異的な基礎律動の異常などの軽微な所見しか見出せない場合も少なくない．

10 不眠・過眠・概日リズム障害

　発達障害成人では睡眠の問題があることが多い．しかし，たとえば「眠れない」という訴えを単純に額面通り受け取ると誤ることがある．

　自閉スペクトラム症では，自分の生活状況を自分で把握することが困難であることが珍しくない．これは，広い意味で自己モニター障害の一部といってよいであろう．このために，自分では「眠れない」と言っているが，よく訊いてみると，それは単に自分が寝たい時間に眠れないだけで，昼間に12時間以上寝ているというような話で驚くことがある．できれば，少なくとも睡眠表を1～2週間はつけて，生活状況を詳

しく把握したほうがよい．

　それとても，確かに概日リズムの障害ではあるので，いずれにせよ治療の対象ではある．ただ，睡眠サイクルの問題が薬物療法だけで改善することはむしろ少ない．

　特に，ベンゾジアゼピン系だけで力押しに「不眠」を解決しようとすると，睡眠薬依存を作ってしまう可能性がある．抗精神病薬を併用するのはよい考えだが，これも力押しに増量しても必ずしもうまくいかない．日中の興奮が後を引いて，眠りにつきにくいような場合には，高力価の抗精神病薬をごく少量か，これに加えて低力価の抗精神病薬少量を使うとうまくいくことがある．高力価の場合，リスペリドン換算で0.5 mg以下，低力価の場合は，前記に加えてレボメプロマジン5〜15 mg程度を追加することが多い．トラゾドン，プロメタジン，マレイン酸クロルフェニラミンなど，副作用として眠気のある睡眠導入薬以外の薬が案外有効な場合があるので，処方の選択に行き詰まったら試してみても悪くないように思う．

　軽い自閉スペクトラム症のケースでわりあい多くあるのが，「きちんと寝たい」という"こだわり"による訴えである．途中覚醒があってはいけないとか，何時間寝なくてはいけないとか勝手なルールを自分で作って，それがうまくいかないといらだつという場合がよくある．睡眠が本来もっている性質について詳しく説明すると，ある程度納得してくれる場合もある．ともかく，薬だけで解決しようとしないで，かならず生活指導と併せて薬物療法を行うことが肝心である．

文献

1) 十一元三．自閉症スペクトラム障害への薬物療法に先立つ見立てと留意事項．臨床精神薬理 2013；16（3）：311-318．
2) Benvenuto A, Battan B, Porfirio MC, et al. Pharmacotherapy of autism spectrum disorders. Brain Dev 2013；35（2）：119-127．
3) 米田衆介．フラッシュバックの対応と工夫．Asp☆Heart（アスペハート）2008；20：14-18．
4) 山田佐登留．成人期発達障害に対する薬物療法．精神科臨床サービス 2014；14（3）：329-335．

心に残る症例

小児自閉症（自閉症スペクトラム障害）

栗田　広
全国療育相談センター

1. はじめに

筆者にとって心に残る症例とは，症例報告に値する症例というよりは日常的に出会う多くの症例である．それは幼児期，児童期，青年期から成人期の各時期において心に残る症例が多数存在するということである．そこで本項では特定の症例の記述ではなく，各時期の印象に残る症例に基づき平均的な自閉症児の発達経過と課題の素描を試みた．

2. 乳幼児期

症例（男子）は問題のない胎生期と周産期を経て出生し，早期の運動発達に遅れはなかった．母親は乳児期から反応の乏しさを兄の乳児期の様子と比べて気にしていた．1歳で歩行を開始し，まもなく母親を気にしないで動き回るので目が離せなくなった．また視線も合いにくかった．1歳3か月で食べ物を見てマンマと言い，アンパンマンをパンマンと言うようになったが，これらの言葉はあまりよく表出されなかった．1歳6か月児健診では，言葉の少なさと指差しのないことを指摘され，経過観察を受けるようになった．

1歳8か月時の弟の出生後からマンマ，パンマンという言葉が消失し，弟には関心を示さなかった．また執着的傾向が目立つようになり，水遊びを終わらせることが困難となり，換気扇のファンの回転を見ているとなかなか離れない，保育園通園時にいつもと違う道を行こうとするとかんしゃくを起こすなどのことが生じた．また掃除機をかけると逃げることや弟の泣き声でかんしゃくを起こすことも始まった．横目で塀などを見て走る，ミニカーなどを目に近づけて見る，手をひらひらさせる，ぴょんぴょん飛び跳

栗田　広（くりた・ひろし）　略歴

1972年3月	東京大学医学部医学科卒業
1974年3月	東京大学医学部附属病院精神神経科助手
1984年7月	東京都精神医学総合研究所副参事研究員
1987年10月	国立精神・神経センター精神保健研究所部長
1992年4月	東京大学医学部精神衛生学講座教授
1997年4月	東京大学大学院医学系研究科精神保健学分野教授
2005年4月	全国心身障害児福祉財団・全国療育相談センター長
2005年6月	東京大学名誉教授

る，つま先立ちで歩くなどの常同行動も目立った．しかし，2歳6か月で有意味語が再出し，母親に"ママ"と呼びかけるようになった．

　3歳0か月の筆者の初診時には，視線は合いづらく兄弟を含めて他児には関心はなく，自発的に表出する単語は10語程度で2語文はなく反響語が目立っていた．また，指差しは要求の際に使ったが，見つけた興味あるものを知らせる共同注視の指差しはなかった．こだわりは強く常同行動も目立ち，国際疾病分類第10版（ICD-10）により小児自閉症（childhood autism〈DSM-5では自閉症スペクトラム障害；autism spectrum disorder〉）と診断した．また3歳0か月の新版K式発達検査での発達指数は56（発達年齢1歳8か月）で軽度知的障害を併発していた．

　初診後に療育グループに通うようになり，徐々に他児とのかかわりも見られるようになり，指示に従って行動することも増えた．また家庭でも兄弟とのかかわりが増えるようになった．3歳9か月で幼稚園に入園し，療育グループには週1日通うようになった．入園当初は多動が目立ち着席は困難で教室からの飛び出しもあり，補助の教員がつく必要があった．しかし夏休み以後に徐々に落ち着き，教室飛び出しはなくなった．また言葉が増えるなど徐々に発達的変化が目立つようになり，年少児期の4歳0か月の田中ビネー知能検査Ⅴの知能指数（IQ）は65（精神年齢2歳7か月）であった．簡単な要求の表現は単語で行い，言葉で表現できないときは指差しを使用することもあった．しかし質問されると反響語が出たり，関係ないことを言ったりし，会話は成立しなかった．他児とのかかわりは受け身的であり，面倒見のよい女児とはある程度のかかわりが成立した．しかし，やりたいことを阻止されるとパニック（激しいかんしゃく）を起こし，相手を叩いた．また幼稚園で運動会の練習などいつもと違うことをすることも非常に嫌がり，パニックを生じた．

　IQの上昇傾向は認められ，年中児期の5歳0か月のIQは75（精神年齢3歳9か月）となり，境界知能（IQ＝71〜84）の範囲に入った．年長児となった頃には，多動性はかなり改善して教室での離席は少なくなった．また少数の面倒をよく見てくれる同級生とはそれなりにかかわり，会話は成立しにくいが要求は言葉で伝えられた．さらに予定の変更なども前もって伝えておくと我慢できるようになり，パニックは起こさなくなった．6歳0か月のIQは81（精神年齢4歳10か月）であった．

　小学校入学については，行動が安定したことと知的発達も上昇傾向が認められることにより，両親は普通学級への入学を希望し筆者もそれを支持した．しかし就学相談での知能検査は慣れない場所で初対面の検査者により行われたことなどから，検査場面で不安定となり集中を欠き，田中ビネー知能検査ⅤのIQは70で軽度知的障害上限の値となった．また検査場面での行動の不安定さも危惧され，就学相談の判定は特別支援学級が適当となった．この判定に両親は納得できず，話し合いが重ねられ，最終的には普通学級への入学が認められた．しかし両親が望んだ週1日の情緒障害児学級への通級は，教育委員会の判定が特別支援学級であったことから認められなかった．このため小学校入学後に本児は，民間の療育機関で週1日放課後に学習のサポートと行動安定化を目

的とした療育を受けることになった．母親が本児入学後に就労することになり，入学後は学童保育にも通うようになった．また家庭で母親が算数と国語の復習を指導することも筆者は勧めた．

3. 小学校時代

小学1～2年生の間は授業中の離席はなく，休み時間は一人遊びが多かったが，目立ったトラブルは生じなかった．学童保育でも他児とのかかわりは少なかったが，トラブルは生じなかった．しかし，学校でも学童保育でも，行事などいつもと違うことがあるときには不安定となり，それらへの参加を拒否することもあった．しかし前もって告げられれば，それなりに耐えられることは増えた．学業では算数や国語では，文章を理解する課題は難しかったが，学校外での学習のサポートもあり，なんとかついていける状態であった．担任は理解があり，本児の特徴をとらえた指導をしてくれてクラスでの行動も安定していた．7歳0か月（1年生）と8歳0か月（2年生）のIQはおのおの76（精神年齢5歳4か月）と73（精神年齢5歳10か月）であり境界知能を維持していた．

8歳頃から，多動性・衝動性は目立たないが不注意が目立つようになった．すなわち，用事を言われても他のことに気をとられてやりとげられない，2つの用事を頼むと1つは忘れる，学校から持って帰らなければならない物をよく忘れる，消しゴムや鉛筆などをよくなくす，何かに夢中になると呼びかけに反応しないことであった．これらの不注意は注意欠如・多動性障害（attention-deficit/hyperactivity disorder：ADHD）の診断基準9項目中の5項目を満たし，特定不能の注意欠如・多動性障害（ADHD-NOS〈DSM-IV〉）の診断が該当する程度であった．母親に不注意対策の要点を伝え，それらを担任にも理解してもらうことを勧めた．

3年生になりクラス替えがあり，厳しい指導をする担任に変わった．忘れ物や指示を聞いていないなどのことで厳しく叱られることが増えた．次第に登校を嫌がるようになり，学校では目立った問題行動はなかったが，帰宅すると大きな声を出し，注意されると母親を叩くなどの行動が増えた．学校での教師の対応を改めてもらう必要があり，本児の行動特徴などを母親から教師に伝えることとスクールカウンセラーに相談することなどを勧めた．それらのことを通して，教師からの不適切な叱責はなくなり，登校を嫌がることや家庭での問題行動も見られなくなった．しかしその後から家や学校で失敗を過度に恐れるようになった．自分のしたことを繰り返し確認し，母親にも確認を要求し，間違いを指摘されたり，物事が予定通りにいかないことなどがあるとパニックを生じるようになった．強迫的傾向が強まったことによる行動障害であり，こだわりや不安を軽減し情緒の安定化を図るため抗精神病薬（ピモジド，後にリスペリドン）を処方した．抗精神病薬の服用によって一定の落ち着きは得られ，予定の変更などでパニックを生じることは減少した．

しかし4年生になってから学業についていくことが困難となり，勉強を嫌がり，登校も嫌がることが増えた．9歳0か月でのIQは68（精神年齢6歳1か月）であり，

普通学級の学習についていくことは困難な状態であった．このため両親が教育センターに相談し，特別支援学級への転級を勧められた．母親と見学した特別支援学級を本児は気に入り，試験的に登校を行った結果でも良好な適応が認められ，4年生の2学期から特別支援学級に転級となった．その後は，登校を嫌がることはなく授業にもよく参加し，小学校5～6年生は大きな問題なく学校生活を送っていた．この間にリスペリドンの減量が試みられたが，服用しないと予定の変更や行事のあるときに不安定となるので処方は継続された（最近ではリスペリドン1～2 mg/日の服用で安定している）．

4. 中学校時代

中学校は特別支援学級に入学した．他児とのかかわりが乏しい状態は続いていた．無遅刻・無欠席で通学したが，部活には関心なく授業が終わると寄り道せず帰宅していた．運動会などの学校行事も小学校時代のように不安定となることもなく参加できた．ゲーム機への関心は小学校時代から強かったが，中学校に入ってからはパソコンなどへの関心が強くなり，父親のパソコンを使ってインターネットで関心のある鉄道関係の動画などを見ることに熱中し，また母親のスマートフォンでも同様のことをするようになった．無制限に使わせることは生活リズムを崩し健全な生活の妨げとなるので，時間を制限して使用することと不適切なサイトに接続できないような措置を母親に勧めた．

中学2年生の夏休み前，13歳5か月時に学校で体育の時間中に校庭を走っているときに意識を失って倒れ，四肢を強直させ，次いでけいれんさせる発作を生じた．発作は数分で終了し意識を回復し，その後，1時間くらい寝てから通常の行動ができるようになった．発作を生じた1週間後の誘発睡眠脳波では軽睡眠期に全般性の棘波がやや頻発するてんかん性脳波異常を認めた．脳波検査は小学1年生のときから1～2年に1回の間隔で行っており，中学1年生まで異常は認められていなかった．発作は強直間代発作であり，他にそれを引き起こしうる身体的疾患もなかったことから，てんかんと診断して抗てんかん薬（バルプロ酸600 mg/日）を処方し，その後，適正な血中濃度の得られた800 mg/日（朝・夕食後分2）に増量し，現在まで服用を続けている．13歳8か月時のIQは64であった．

5. 高校時代

高校は特別支援学校高等部に入学した．対人関係は乏しく，同級生とは授業や学校行事の際には最小限のかかわりができたが，親しい友人はなく孤立的な生活を送っていた．しかし通学はきちんとし，授業や実習には融通は利かないがまじめに取り組み，その点で教師の評価はよかった．また高等部2年から始まった企業や作業所の実習でも臨機応変の対応はできなかったが，教えられたことは間違いなく根気よくやることには高い評価を得ていた．しかし課題を変えられたり，手順を変えられると不安定となり，声を出したりジャンプすることなどがあった．

IQは高校時代から安定する傾向があり，高校3年生時のIQは60で軽度知的障害の

平均レベルであった．高校2年生時に1回，朝の服薬を忘れて軽い発作を生じたが，それ以外にてんかん発作はなく最近では脳波異常も認められなくなっている．

6. 就労

　高校3年生時の実習の成績が評価され，某大企業の特例子会社に障害者雇用され，清掃の仕事を行うようになった．決められたことはきちんとやり無遅刻・無欠勤で勤務を続けた．しかし清掃グループの指導者や同僚が替わると不安定となり，特に仕事の内容の変化には混乱することが多く，その際は大声を出しジャンプするなどの行動も出現した．清掃グループの指導者には障害者担当の社員や母親が対応法の助言（変更はそのつど，前もって伝えるなど）をし，危機を切り抜けてきた．仕事は安定してできても同僚とのかかわりはなく，休憩時間や昼休みは一人で過ごし，そのようなときには独り言を言ったり，飛び跳ねたりしていた．それらの行動は本人にとってはストレス解消の役割があることを上司などに理解してもらい，それらを過度に注意するなどの不必要なプレッシャーを本人にかけないように配慮を求めた．

　就労してから電車通勤をするようになり，元来，電車好きであり，休日は一人でICカードを持って電車に乗って目的地まで行って帰ってくることを楽しんだ．ただ何かを見に行くというわけではなく，路線図を調べて電車を乗り継いで目的の駅まで行って帰ってくるという，電車に乗ること自体を楽しみにしていた．母親との連絡用の携帯電話を持って行き，今どこにいるなどの連絡を母親にし，帰る時間になるとそれを知らせた．

　20歳になって小児自閉症，軽度知的障害（IQ 57）およびてんかんの診断で月額7万円弱の障害基礎年金（2級）が支給されるようになり，18歳以来の障害者雇用による月額手取り10万円程度の給与と併せて計17万円弱が本人の月収となった．その後も，本人は特に変わらず仕事を続けており，現在，22歳であるが，両親はいずれ本人に両親宅を離れて生活させることも考えるようになり，グループホーム入所などの検討を始めている．

7. おわりに

　典型例を示そうと意図したが，本例は2点の非定型的特徴がある．1つは早幼児期の有意味語消失である．自閉症児の約20％に一時期表出されていた有意味語が消失することがある．この退行はわが国では折れ線現象とされ，国際的には自閉的退行（autistic regression）と称される．しかし退行以前から本例のようにすでに反応が乏しいなどのことが通例であり，個人差はあるが一定の時期に有意味語が再出することが多い．またその後に退行がさらに生じることはない．退行群は非退行群より発達的予後が不良な傾向があるとされるが，比較的よい発達をする例もある．第二には，てんかん発作が生じたことである．知的障害のある自閉症児ではてんかんの併発率は20％ほどであるが，発症の危険年齢は思春期から成人するまでの時期であり，多くの例では抗てんかん薬治療によく反応する．

いうまでもなく自閉症成人の生活にも一定の経済的基盤が必要である．本例は就労収入と障害基礎年金2級受給で月額17万円弱の収入を得ているが，障害基礎年金の不支給率にはかなりの地域差があり[1]，就労収入があると障害基礎年金が支給されない地域もある．また家庭を離れた場合の居住場所には障害が比較的軽度の人にはグループホームがよいが，重度の人では入所施設が必要なことがある．しかし入所施設は数が少なく所在地に偏りがある．自閉症成人の生活を永く支えるためには，居住地によらない公平で適切な経済的支援および必要な人への居住場所の整備を含む障害福祉制度の充実が不可欠である．

文献

1) 厚生労働省．障害基礎年金の障害認定の地域差に関する調査概要．
http://www.mhlw.go.jp/stf/houdou/0000070967.html（2015年1月27日）

I. 発達障害

エッセイ

発達障害の原因と発症メカニズムにかかわる環境化学物質について

黒田洋一郎[*1], 木村-黒田純子[*2]
*1 環境脳神経科学情報センター
*2 東京都医学総合研究所脳発達・神経再生研究分野こどもの脳プロジェクト

1. はじめに

　近年，アメリカや日本では自閉症スペクトラム障害（以下，自閉症），注意欠如・多動性障害（ADHD），学習障害（LD）など発達障害児の増加とその発症原因に注目が集まっている．筆者らは「環境化学物質の脳機能発達への影響」（CREST研究 1999～2005年，研究代表者・黒田洋一郎）の研究成果をもとに，発達障害についての膨大な数の論文や本を参考にして考察し，現在の到達点をまとめ，2014年『発達障害の原因と発症メカニズム』[1]を出した．詳細は拙著をお読みいただきたいが，近年の発達障害児の急増は，遺伝要因ではなく何らかの環境要因が主な原因であることが，数々の疫学研究，実験研究により明らかとなってきている．

　環境要因は，栄養状態，養育環境，感染症など多様だが，なかでも1950年頃から急増加した農薬やPCBなど発達神経毒性をもつ環境化学物質の曝露が疑われる．2010年の「有機リン系農薬に曝露した子どもにADHDのリスクが高まる」などの疫学論文

黒田洋一郎（くろだ・よういちろう）　略歴

1943年東京都生まれ．1966年東京大学農学部農芸化学科卒．東京大学応用微生物研究所（現分子細胞生物学研究所），ロンドン大学精神医学研究所を経て，1973年東京都神経科学総合研究所研究員．1976～77年フランス国立科学研究機構・神経科学センター客員研究員．1978年医学博士（東京大学医学部）．2002年東京都神経科学総合研究所参事研究員で定年退職をはさみ，1999～2005年CREST研究『環境化学物質の脳機能発達への影響』研究代表者．現在，環境脳神経科学情報センター代表，首都大学東京客員教授．
著書に，『ボケの原因を探る』（岩波新書，1992），『アルツハイマー病』（岩波新書，1998），『発達障害の原因と発症メカニズム―脳神経科学の視点から』（木村-黒田純子と共著．河出書房新社，2014）など．専門は分子細胞神経生物学，中枢神経毒性学．

木村-黒田純子（きむら-くろだ・じゅんこ）　略歴

東京都生まれ．1975年お茶の水女子大学理学部生物学科卒．1977年同大学院理学系生物学修士課程修了，同年より東京都神経科学総合研究所，微生物学研究室研究職員．1984年医学博士（東京大学医学部）．1997年より同研究所脳構造研究部門を経て発生形態研究部門主任．2011年同研究所の統合に伴い公益財団法人東京都医学総合研究所脳発達・神経再生研究分野神経再生研究室研究員，2013年より同研究所こどもの脳プロジェクト研究員．専門は神経発生学，神経毒性学．

をはじめ，農薬の脳高次機能発達に対する毒性と発達障害との関係を示すデータが次々に報告され，2012年，アメリカ小児科学会は声明を公表し，「発達障害など，農薬による子どもの健康被害」を警告した[2]．さらに膨大な種類の有害な環境化学物質曝露は，農薬のように脳神経系を直接攪乱するだけでなく，脳発達に重要なホルモン系・免疫系の攪乱や，エピジェネティックな変化，*de novo* のDNA突然変異などを介し，脳の発達に障害を起こすデータも多数報告されている．

本項では発達障害の原因と発症メカニズムについて，現時点でわかっていることの概要を紹介する．

2. ヒト脳の発達基盤

ヒト脳の構造と機能（ことに高次機能）の発達は，「遺伝と環境の相互作用」による．たとえば子どもがどの言語を獲得するかは100%生育環境によるが，言語獲得能力そのものは生得的（遺伝）である．近年の分子神経生物学の発展により，これらはすべて数千数万の遺伝子発現が環境要因（生育環境や化学物質環境）によって変化し，その時空間パターンに影響し，異なった神経回路群が形成されて異なった人格（脳）が形成されると考えられる．つまり脳の発達では，遺伝子そのものよりも，環境による発現の調節が重要という「広義のエピジェネティクス」[*1]の概念が再認識されている．

3. 遺伝要因の過大評価

ヒトの病気，障害にはすべて遺伝子が関係する．したがって，遺伝要因が発症要因の一つであることはあまりにも当然で，普通は強調されない．自閉症では，たった21組の一卵性双生児の古いデータがもととなった，「自閉症の"遺伝率"は92%」が過大評価されたが，最近の，より検出力の高い調査の多い2011年の論文[3]では「"遺伝率"は37%」である．一卵性双生児法は原理的欠陥があり[1]，もともと低栄養状態になりやすい，などの環境要因が遺伝要因として算出されてしまう．双生児法を「一つの目安」と認めても，自閉症の場合，残りの63%は環境要因となり，単純な「遺伝か，環境か」のレベルであえていえば，「自閉症は環境要因が強い」のである．

4. 500以上の自閉症関連遺伝子が作る遺伝子背景

約10年前に自閉症の"原因"遺伝子の発見競争が世界中で起こり，いくつかの遺伝子の塩基配列変異が発見されたが，どれも少数の自閉症児だけにみられることがわかり，いわゆる「自閉症"原因"遺伝子はない」ことが明白となった．"原因"遺伝子の発見競争の結果，多数の自閉症関連遺伝子がわかり，自閉症の遺伝子背景の一部は明らかと

[*1]：エピジェネティクスとは，「生物の発達，分化の過程で，DNA塩基配列の変化を伴わない遺伝子発現制御現象の総称」．広義のエピジェネティクスには通常の転写調節も含まれるが，特にDNAのメチル化やヒストン蛋白のアセチル化，メチル化などの化学修飾（狭義）は，胎児期にいったん起こると多くが生涯引き継がれ，領域によっては次世代まで保存されるため影響が大きい．

なって，発症メカニズムを類推する手がかりになった．自閉症関連遺伝子は多様で，すでに500以上報告されており，これらは直接，間接にシナプス形成・維持に関係する機能をもつ遺伝子がほとんどである[1]．自閉症の「発症しやすさ≒シナプス脆弱性の遺伝子背景」は，これら遺伝子の変異の組み合わせによる"超"多因子遺伝と思われる．

5. 発達障害児の脳

発達障害の症状は多様であるとともに，2つ以上の症状を重ねてもつco-morbidityも多くみられる．発症の基本メカニズムは共通で，特定の脳高次機能に対応する機能神経回路発達の異常と考えられ，どの神経回路（シナプス）形成・維持に異常が起こったかによって症状が決まる．発症の引き金を引く環境要因も化学物質環境，養育環境など多様であるが，いずれも神経回路（シナプス）形成・維持にかかわる遺伝子の発現を変化させる広義のエピジェネティックな影響による．

6. なりやすさを決める"遺伝子背景"と引き金を引く"環境因子"

上述した500以上もの自閉症関連遺伝子がなりやすさを決める遺伝子背景となり，これに多様な環境因子がかかわり発症すると考えられるが，なかでも胎児，小児期の脳に侵入する有害な合成化学物質曝露が大きな要因であることは，疫学を含む多数の研究報告から確定的となってきている．

1950年代頃から近代工業の進展は著しく恩恵もあったが，多種多様の化学物質をその毒性には気づかず合成，使用，廃棄し，結果として人々は多様な毒性化学物質に曝露され，それが胎児に複合化学物質汚染を起こすことになった．環境省の最近の調査によれば，日本では一般人でも多数の環境化学物質に常時曝露しており，全員から検出されるものだけでもダイオキシン，PCB，フッ素化合物，DDTなど有機塩素系農薬，有機リン系農薬，フタル酸エステル，水銀，カドミウムなどがあり，胎児にもこれらの複合曝露が予想される．これらはおのおの"ただちに"急性毒性を示す濃度ではないが，化学物質の発達神経毒性試験法が確立されていない現状[*2]では，脳発達に影響がないとはいえない．環境ホルモンなどはきわめて低用量で作用することが確認されており，さらに複数の化学物質の相乗影響の報告も増えているが，現在は考慮されていない．また，成熟した脳では血液脳関門が有害な化学物質の侵入を防いでいるが，胎児，小児期の血液脳関門は未熟で多くの有害物質を通してしまう．

合成化学物質には薬品も含まれる．つわりの鎮静薬として使われたサリドマイドでは，特定の妊娠週齢のみ飲んだ例ではあざらし肢症は発生せず，自閉症の子どもが生まれた．抗てんかん薬のバルプロ酸化合物も，妊娠の特定の時期の服薬は，子どもに自閉症発症のリスクがある．

---

*2：農薬などでは，経済協力開発機構（OECD）やアメリカで発達神経毒性試験が規定されているが，日本では規定すらない．また，現行の発達神経毒性試験でヒト脳高次機能への影響がみられるか，世界レベルで議論が続いている．

7. 脳の発達を攪乱，阻害する環境化学物質にはどんなものがあるか

　子どもの脳の機能発達には，膨大な数の遺伝子発現を複雑精緻に制御しているホルモンや神経伝達物質などが正常に働くことが必須である．脳の発達を攪乱する環境化学物質としては，①各種ホルモン作用を攪乱する環境ホルモン（PCB，フタル酸エステル，ビスフェノールAなど），②神経伝達系を直接攪乱する殺虫剤（有機塩素系，有機リン系，ネオニコチノイド系，ピレスロイド系など），③脳発達に重要な免疫系を攪乱するニッケルや水銀，農薬，大気汚染粒子PM2.5など，④エピジェネティックな変異（狭義）を起こすヒ素やニッケルなど重金属やビスフェノールA，有機塩素系農薬など，があげられる．これらはどれも，動物実験や疫学研究から発達神経毒性が疑われており，自閉症など発達障害のリスクを上げている可能性がある[1]．特に日本の単位面積あたりの農薬使用量はOECD加盟国中1，2位を争うほど多く，胎児や小児への農薬曝露影響が危惧される．日本ではその毒性から世界的に使用されなくなっている有機リン系農薬をいまだに多量に使用し，現時点でも欧米に比べ極端に緩いネオニコチノイド系農薬の残留基準を，さらに緩める政策を取っている．

8. 遺伝毒性をもつ環境化学物質や放射線による *de novo* の突然変異による自閉症リスクの上昇

　両親のDNAには変異がないが，子どものDNAに新しく起こる（*de novo* の）遺伝子の欠失や重複（SNP，CNVを含む）など「新たに起こる突然変異」が，自閉症の要因になる場合が報告され注目されている．増加の原因としては，突然変異原性など遺伝毒性をもつ多様な化学物質群や放射性物質もあげられる．これまで遺伝毒性や放射性物質は発がん性だけが注目されてきたが，発がんに至らなくてもDNAの変異は多様な疾患を起こす可能性があり，自閉症など発達障害もその1つと考えられる．親の高齢は自閉症の危険因子であるが，これは卵子やことに精子を産生する生殖細胞のDNAにおける，遺伝毒性物質や放射線による突然変異の蓄積が要因とも考えられる．化学物質汚染が著しい日本で，がん患者，発達障害児がともに増加している原因には，共通部分があることになる．

　DNAの異常な変異が，脳発達期に盛んに分裂する神経前駆細胞や神経細胞に起こると，脳の一部で異常が起き，これが自閉症を含む精神疾患を引き起こすという報告がある[4]．最近の研究では，正常なヒトでも脳の細胞ごとのDNAは完全に一致するわけでなく，モザイク状の変異が見つかっている．ことに神経前駆細胞ではLINE1のようなトランスポゾンが他の体細胞のように不活性化せず活性状態を維持しており，これが神経細胞の多様性につながっているという仮説もある[5]．つまり正常な脳発達においても神経細胞はDNAの変異が起こりやすいので，異常も起こりやすいのであろう．

9. 自閉症など発達障害とDOHaD概念

　近年，感受性の高い胎児期-小児期の栄養状態や環境要因が起因して，肥満，糖尿病

などの成人病が発症するというDOHaD (developmental origins of health and disease) の概念が注目されているが，このDOHaD概念は自閉症など発達障害や統合失調症など精神疾患にも当てはまると考えられる．すなわち胎児期-小児期に特定の領域で神経回路（シナプス）形成異常が起こり，一定の成長後に発達障害や精神疾患が発症するという考え方で，DOHaD型シナプス症とまとめられる[1]．

10. おわりに

　発達障害児の増加の原因としての環境化学物質について，データが蓄積してきたとはいえ，厳密で科学的な立証にはさらなる研究が必須である．一方で未来を担う子どもの健康にかかわる重大事であるので，地球温暖化のように予防原則に基づいた規制を行うべきであろう．WHOでは環境ホルモンの子どもへの影響を懸念し，大規模なキャンペーンを行っており，EUでは環境ホルモン作用のある化学物質の法的規制を実際に実行しようとしている．日本でも，環境ホルモンや農薬など危険性のある化学物質の規制を早期に実施する必要がある．

文献

1) 黒田洋一郎, 木村-黒田純子. 発達障害の原因と発症メカニズム―脳神経科学からみた予防, 治療・療育の可能性. 河出書房新社；2014．pp1-382．
　▶ 300もの関連文献は紙面の都合でほぼ割愛した．この文献を参照されたい．
2) Council on Environmental Health. Pesticide exposure in children. Pediatrics 2012；130：e1757-1763．
3) Hallmayer J, Cleveland S, Torres A, et al. Genetic heritability and shared environmental factors among twin pairs with autism. Arch Gen Psychiatry 2011；68：1095-1102．
4) Poduri A, Evrony GD, Cai X, et al. Somatic mutation, genomic variation, and neurological disease. Science 2013；341：1237758．
5) Moutri AR, Chu VT, Marchetto MC, et al. Somatic mosaicism in neuronal precursor cells mediated by L1 retrotransposition. Nature 2005；435：903-910．

II

児童・思春期

Ⅱ 児童・思春期

1 子どもの精神療法（心理療法）

川畑友二
クリニック川畑

1 精神療法と子どもの特性

　子どもに対するものに限らず，精神療法一般で最も大切な前提は，患者と治療者は同一線上にいるという視点をもつことである．治療者が患者の病気は彼岸のものであると勘違いすると，そこではもはや「お互いがわかり合うこと」は不可能となり，精神療法は成り立たないからである．他の治療法も症状の軽減や成長発達を促すことにおいては同じだが，患者と治療者が対峙するという，その特殊な関係性のなかでしか治療が展開しないという点で，精神療法は他とは明らかに一線を画している．何より治療者の心のありようが問われる治療法なのである．もちろん，治療者はその責任のもとで，自らの病的な部分を自覚しつつ，より健康的な反応を心がけねばならない．

　子どもの精神療法も，基本的な点において他年代のものとまったく同じである．診察室で行われるコミュニケーションは，診断と治療という二つの要素を必ず含んでいる．治療者は情報を得て相手を理解（診断）し，そしてこちらの感じたことや考えを相手に伝える（治療）という行為をほぼ同時に行う．そしてまた，治療者のメッセージに対する患者の反応を観察し，またその判断を伝えるという即興の掛け合いを繰り返す．すなわち，Sullivan HS のいう「関与しながらの観察」を通じて相手の心理的な問題を探り，そしてその解決をもたらそうとするわけである．

　子どもでは心身の機能が未分化であることや自我の発達が不十分であるため，それを考慮に入れた面接技法や心構えもやはり必要となる．対話による一般的な治療法の

川畑友二（かわばた・ゆうじ） 略歴

1957年鹿児島市生まれ．1983年長崎大学医学部を卒業後，2年間内科研修をしたのち，長崎大学精神科に入局．1989年公立学校共済組合関東中央病院に勤務．1999年クリニック川畑院長．乳幼児・児童・思春期を対象とした精神科クリニックで，精神分析的精神療法や精神力動的理解をもとにしたプレイセラピー，乳幼児期の子どもの子育て相談を中心に行っている．
主な著作には，『不登校の理解―事例から学ぶ』（安田生命社会事業団，1995），『学級崩壊』（共著．安田生命社会事業団，2002），『「甘え」とアタッチメント』（共著．遠見書房，2012），『子どもの精神療法―臨床における自由さを求めて』（岩崎学術出版社，2015）がある．

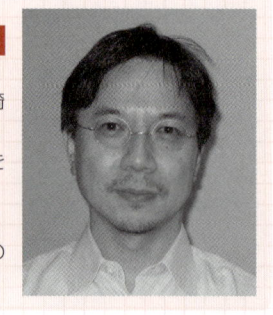

みならず，プレイセラピーや箱庭療法，音楽療法などさまざまな理論や技法があるのだが，誰にとっても自らの拠って立つ土台としての理論や技法は必要である．そこで自分にふさわしい理論1つを重点的に習い覚えて，それから得られる治療観によって，さまざまな精神病理や背景をもつ患者に対応できるよう訓練することが求められる．しかし，いかなる理論を使うかということ以上に，患者のことをわかりたいと願う思いや患者と真に心の交流をしようとする姿がより重要である．

　子どもの精神発達とは，大きくとらえると「自立と依存」の葛藤を抱きながらも自立へと進むことである．そのため，目先の症状や問題の解決のみならず，心理的成長を促すという視点が大切である．また，言葉による表現以上に非言語的な交流が行われるため，情緒的交流に対する鋭敏な感覚が求められる．しかし，子どもの言葉もその重要性を失うというわけではない．言葉の習熟度では大人に劣るのだが，むしろ言葉をうまく使えないからこそ，その言葉は大人以上にある種の真実をもって発せられる．子どもなりの言葉に合わせて，想像力を働かせながら，聞いたり，応えたりしなければならない．そしてまた，本人が自らの問題を精神的なものとして自覚せず，悩みをうまく伝えてくれないことも，子どもの治療を難しくさせる要因の一つである．ストレスに対して子どもの示す症状は，頭痛や腹痛，嘔吐，発熱などの身体症状や，夜尿やチック，吃音といったこだわりや癖と思われるようなものが多い．あるいは落ち着かないとかキレやすいなどといった行動や態度で示すこともあり，それらが本人の苦悩や葛藤の産物なのかどうかの判断は難しい．つまり，ある特定の症状で精神疾患に関する診断を確定されるような図式は，大人以上に当てはめにくく，正常・異常の判断をつけるのはさらに困難な作業になるのである．

2　見立ての重要性

　いかなる治療にとっても患者の理解は不可欠であるが，とりわけ精神療法では「治療は見立ての範囲内（治療者が理解し得ている範囲内）でしか成されえない」と，いえるほど重要となる．関係性のなかで患者個人の精神世界を取り扱う際には客観性を問うことができないため，治療者にとって自らの診療行為に対するある種の信念が必要だからである．

　精神科的診断は患者の病状を正しく把握し，患者と環境の相互関係から，どの程度まで病気が生活の支障となっているかを読み取ることを目標としている．しかし，精神世界は絶対的なものではなく，「程度の問題」といえるような相対的で，多元的，流動的なものであり，特に成長途上である子どもは治療過程でも状態像が大きく変化するため，常に暫定的で継続的な行為である「見立て」という言葉を用いることは有用である．見立ての行為のなかですでに治療は始まっていると同時に，見立てようとする意識や態度こそが精神療法の中核をなすのである．

　まずは主訴や現病歴，生育歴，家族歴を聞きながら，患者の状態やその原因となっている物事を探ることから始まる．きっかけ部分の急性的なストレスに注目するのが

一般的であろうが，それだけに目を向けすぎるとしばしばうまくいかないことになる．ストレスは急性的，直接的で，周囲にとってわかりやすい場合もあるが，時に持続的，間接的で，潜在的なこともあるだろう．そうなるともはや，本人は自らの状態の原因を説明することはできないであろうし，また周囲の者もその状態とストレスとの因果関係を見破るのは容易なことではなくなるからである．そこで，状態像だけをみて原因理由はわからないと判断されることが多いのであるが，そのなかには患者なりの理由を抱えているケースも少なくない．また，「きっかけ」は原因と異なるという点にも注意が必要である．「きっかけが患者にとって，なぜきっかけになりえたか」に注目することで，原因を探ることができるのである．また，言葉による情報のみならず，診察室での表情や言動，態度なども患者の心理状態を示す重要な情報である．入室時の様子や最初のまなざし，体の位置，顔色の変化，話しぶり，患者や家族の「雰囲気」など，詳細に観察することが求められる．家族全体に対しての見立ても重要である．診察室での本人や親の様子に，家族関係の「いつものあり方」が十分に表現されているのであり，互いの関係性に注目しなければならない．

　家族歴や生育歴は遺伝負因や既往歴などといった情報のみでなく，どういった家族背景か，どういった育ちをしたかを聞かねばならない．もとより心理的成長は個体の素質と環境とのらせん状に絡み合った相互作用（「相互作用説」）でなされるものであり，人生という時間軸のなかで形成されていくものである．現在の状態を見立てるためには，その両者がどのような形で相互に影響し合い，患者の心が形成されているかという「過程」を理解する必要がある．そのためにも話しを聞きながら，治療者は心のなかに「なぜ，学校に行かないのか？」などといった疑問を浮かべながら聞かねばならない．さまざまな疑問を思い浮かべ，一つ一つ答えを探しながら得られた情報をつなげていき，すべてに合致する「歴史ある一人の人間」として結んだ像が，患者の「見立て」となる．見立ては一見関連性をもたないように思われがちなバラバラな情報を，さまざまな知識と照らし合わせながら，パズルゲームのようにつなぎ合わせて1枚の絵にしていく作業なのである．すなわち，見立てには観察する力や情報をしっかり聞いていく能力のみならず，根底に流れる患者や家族の心の歴史を想像する力，それらの断片をつなぎ合わせて一つの連続した物語として統合する力，そして治療者との関係性をも含めた全体を俯瞰し，想像したものを吟味する力が重要な要素となる．

　話の内容だけにとらわれすぎず，むしろそれを語るときの患者や家族の表情や態度，語り口調などに注目し，その事柄に対する患者の「思い」を聞かねばならない．そういった意味で，治療者以外の者が行う予備面接や質問紙は情報を仕入れることはできるとしても，患者や家族の「思いや背景」に気づけないため，見立てを損なう恐れがある．また，「相手の気持ちを知ろうとする治療者的感覚」をも鈍らせてしまうことが危惧される．そして，コミュニケーションを軽視した治療者の態度が患者に伝わることにもなり，治療の妨げにもなるだろう．

3 面接の実際

　精神科治療に対する患者の抵抗は，他の年代でもよく見受けられる．普段は人には絶対見せたくないと隠していたり，あるいは自らも意識したくないと思っていたりする深層心理を探られることは，誰もが警戒するのは当然である．特に生育歴的に大人（親）に対して不信感を抱いている子どもや，思春期のように親や大人社会への反発心が高まる時期にいる子どもは，治療に対してより強い不安や猜疑心，敵対心を抱きやすい．また不登校やトラブルを起こすことを責められるのではと警戒している子どももいる．初回面接はそういった抵抗をどう取り扱うか，それ以降の関係性をも決定するという意味で，ある種の緊張感をもって臨まなければならない．「自分の苦しみをわかってくれるのか，支えてくれるのか」と，懐疑的になっている患者からある種の信頼感を得なければならないのである．慇懃すぎる態度やなれなれしい態度は相手に失礼となったり，患者-治療者間の関係を不安定にさせたりするもとになる．入室時には治療者はきちんと挨拶し，丁寧な言葉で話し，こちらの真剣さや誠実さ，温かい雰囲気を示すことが求められる．どの年代の患者に対しても，一人の人間として敬意をもって接しなければならないことはいうまでもない．

　本人の状態や家族関係など多くの情報を得たいのであるが，情報を仕入れることを優先するあまり紋切り型になってしまっては，患者や家族に尋問と受け取られてしまうことになる．面接で最も大切なコミュニケーションの「流れ」を滞らせない工夫が必要であり，物語を読むときのような自然な会話で展開することが望ましい．患者が何を考え，感じているかを理解するために，「どういうことで来られたのですか？」などの簡単な質問だけにとどめ，そして沈黙して，相手の話に注目するのである．

　子どもの精神科では，不登校や暴力，自傷行為，拒食・過食，万引きなどの厄介な症状や逸脱行動も多くみられる．治療者はそのことを受け入れて許容するだけでなく，時として教え諭したり，叱ったりといった教育的側面も求められる．何を受け止め，どう叱り，そして何を教えるか．そこでは治療者自らの人生観や人間観が問われることになる．患者の逸脱行為に対して無意識のうちに嫌悪感や怒りを抱いていると，患者はそれを拒絶ととらえたりもするであろう．それゆえ患者の気持ちのみならず，治療者自身の気持ちや価値観にも敏感であらねばならない．

4 共感

　面接では，患者が涙ながらにつらい気持ちを語って治療が進展したと思われる瞬間や，逆にむすっと黙り込んだりして治療を見限ったなと感じるときがある．治療の流れを決定する重要な瞬間である．

　治療上有益となるターニングポイントは，患者にある種の情感がこみ上げて溢れ出し，治療者がそれに感応する瞬間である．治療者は感情の渦に巻き込まれ，言葉を使うことが嘘くさく思え，沈黙するしか手立てがないほどである．その瞬間は，「患者

の気持ちが治療者の心に響く」「患者がしみじみと涙を流し，治療者も涙した」「解釈が通じたという手応えを感じる」などさまざまに形容されるが，ある特殊な現象が生じている．それは治療者が患者の情感に強く共感し，そしてまた患者自身も自分のその情感を深く味わっており，患者，治療者双方が「一体感」を感じている瞬間である．その情感とは，多くは患者が過去に経験したものであり，そして何らかの理由でこれまで真に感じ通せずにいて，それゆえに自分の心（自我）に馴染みきっていなかったものである．感じるにはあまりにも苦しかったり，その感情を表現すると不都合が生じたりするために，抑圧や解離などの防衛機制を駆使し，これまで自身で深く感じないようにしてきたのであり，その無理な態勢が症状形成の原因の一つになっている．患者-治療者間の良好な関係性（信頼感）を土台にして，治療者との共感を通じてその情感を改めて感じ入り，自分に取り入れることでより自然な自分のあり方を取り戻すのである．治療者はそこでは患者の内的現実と外的現実，あるいは無意識と意識をつなぐ橋渡し機能を果たす媒体として存在しており，この現象を通じて精神療法がはじめて治療的になりえる．患者がそれらの境界を安心して自由に行き来できるように保証することが治療の眼目であり，そのためには治療者自身が精神内界と現実世界の両方にしっかりと足をつけておくこと，自己のそれらの境界を患者より少しでも自由に往来できること，そして患者に対して自分の精神内界を開いておくことが必要となる．

　このターニングポイントで重要となるのが精神療法での「解釈」であるが，これは相手の心に響く言葉ややりとりといえるであろう．患者がある情感に苦しんでいると感じたときに，まずは治療者はその心身の痛みや悲しみに浸透して，そこで感じるものを言葉にする．それはいわゆる前意識的なものであることが多く，わりあいすんなりと患者も認めるものである．もし，そういう気持ちはもっていないと否認するようならば，その解釈が間違っていたのか，あるいはその話題を持ち出すタイミングではないということになり，次の機会を待つほうがよい．無理な直面化や解釈は二次的に患者を傷つける可能性があるため，注意深く，慎重に扱わねばならないのである．もし患者が認めたならば，その感覚をもとに患者の気持ちにさらに思いをめぐらせ，治療者と患者の互いの気持ちを「つなげる（共感する）」ことができる言葉を探してみる．その言葉で患者の気持ちを代弁したり，あるいは患者が自分の思いを表現しやすいように手助けしたりするのである．

　解釈に限らず面接における言葉全般は，治療者が直接その場で実感した感覚から発せられたものでなければならない．特に子どもの場合は複雑な言葉は使えないからこそ難しいともいえるが，それだけ直接的に彼らの心に響くように思われる．母子がそうであるように，必ずしも言葉は必要というわけでもなく，時には目と目の見つめ合いだけでも互いの気持ちのやり取りはできるのであろう．実際，共感が起きている時間・空間は，解釈がなされる瞬間そのものではなく，その後に続く波紋のように広がる「沈黙のなかにあるやり取り」のなかにあると思われる．

　精神療法では患者の心の痛みや寂しさ，悲しみなどをわが身に引き受けるため，治

療者自身が心を動かされてしまうことは避けられない．しかし，感じるあまりに，治療者がその思いに飲み込まれて自分を見失ってしまうと，患者は共感する対象を失い，孤立してしまうため治療的ではなくなる．治療者は，患者の心の痛みを共感する際に伴う感情の波に耐え，自らを保つ覚悟が求められる．共感は「ともに感じ合う」というもので，双方向である．治療者が患者の気持ちを感じる瞬間は，同時に患者も治療者の気持ちを感じ取り，それが「わかってもらえた」という体験になる．患者は共感を通して，その情感に耐えてじっくり感じきるという治療者の姿の中からなにがしかのものを受け取っているのであろう．

　共感は感覚的な理解あるいは直観で行うものであり，感性と知性をどうつなげるかが重要となるが，あくまでも主観的なもので不確かなものであることは避けられない．そのため，独善的すぎないように，精神療法には必ずスーパービジョンが必要なのであり，訓練分析を受けることが望まれるのである．しかし，自分の感性に懐疑的すぎてもうまくいかない．それを信じることができないとすると，結局は自分が感じている「相手の情感と思われるもの」も信じられないということになるため，そこにはもはや「共感」という事象は存在しない．すなわち，ここでは相手（の気持ちや存在）を信じることと，自分（の感性や治療者としての存在価値）を信じることは同義なのである．「人は人とかかわることで変われる」と信じることも必要であろう．治療者のたくましい想像力は却下されるべきものではなく，吟味されるべきものなのである．

5　家族に対して

　面接で親をどう取り扱うかも常に問われる．子どもは生活面や経済的にも親の庇護のもとにあり，現在においても過去においても親はしつけ面のみならず，ともに生活して多大な影響を与えてきたのであり，ライフサイクルからみた継時的な親子関係も踏まえながら，治療における親の位置づけを考えなければならない．親に対して並行面接を行うことも多いが，これは親からの情報で患者の理解を深めるためにも，そして親にこちらの理解を伝えて治療へ協力してもらうためにも有効である．家族間の葛藤が主な治療対象であることもよく経験され，家族関係や親個人に対する見立てが必要となる．また，家庭内暴力など親子関係の激しい対立に，治療者が介入せざるをえない場面もたびたび起きる．親は子どもの暴力を責め，同時に子どもはこれまでの親の理不尽な態度を怒っている．その両者の板挟みに苦しむのであるが，治療者はできるだけ中立を守り，柔軟かつ毅然とした態度で，子どもがこれまでに抱いてきた思いを時には代弁して，子どもと親との橋渡しをするのである．

　家族にぶつけるべき葛藤を，治療者に転移として向けてくることもある．たとえば，「大人（親）を信じないぞ」という思いはもともと親と子どもとの関係から発したものであるが，それが患者−治療者間に投影され，治療者を信用するかどうかの葛藤として表現され，治療者は苦慮させられる．その気持ちを取り上げ，治療者を信用できるように努めることが最終的には本人の葛藤を軽減することにつながる．

治療が進展していき，子どもの深い心理を扱い，そのことで子どもが変化してくると，必ずといってよいほど彼らの提示した問題で家族全体に波紋が生じるものである．それまで子どもが引き受けていた家族の歪みが露呈し，家族みなが自分自身の生き方，家族のあり方を問われるのである．親の抱く家族葛藤は，親自身が子どもとして育てられたときの親子関係でのトラウマや葛藤に根差している（世代間伝達）．時には何世代もの人生と関連させて考えることで，現時点での子育てや親子関係の問題への理解が進む．

最近では子育てがわからないと訴える親もいて，心理教育やペアレントトレーニングなどを行う場合もあるが，親子並行面接ではさまざまな乖離という現象が生じやすく，家庭でのその場に居合わせないもどかしさ，伝わらなさから治療者は無力感を感じることも多い．結局は，親自身が「受け止められる」「育てられる」という「言葉の限界」を超えた体験をすることで，はじめて自分の子どもを「受け止める」「育てる」ことができるようになると思われる．

6 おわりに

現代医療には「癒し」という言葉が似つかわしくないとさえいわれたように，最近の精神科医療はエビデンスを重んじすぎるために，「癒し」というものから乖離してしまったように思える．何事に対しても「一般化する」という弊害であろうか，個別性を失った表面的な，十把ひとからげ的な見方が横行し，小説などでも描かれてきた繊細で，複雑で矛盾に満ち，時には奇妙ともみえる「人の心」の動きというものを忘れようとしている．本来あるべき，「子ども一人ひとりの内面の苦しさを慮り，解決の糸口を探るという臨床的営み」を行うためにも，精神療法に習熟することが求められるのである．

参考文献

- H・S・サリヴァン．中井久夫ほか（訳）．精神医学的面接．みすず書房；1986．
- 川畑友二．青年期前期患者の見立て：見立てを意識化するということ．思春期青年期精神医学 2003；7：117-123．
- 川畑友二．不登校の理解―事例から学ぶ（改訂）．安田生命社会事業団；2003．
- 川畑友二．子どもの精神療法における精神医学的コミュニケーション―「つながる瞬間」について．精神医学 2008；50：65-72．
- 土居健郎，小倉 清．治療者としてのあり方をめぐって―土居健郎，小倉清対談集．チーム医療；1997．
- エリック・J・キャッセル．土居健郎，大橋秀夫（訳）．癒し人のわざ．新曜社；1981．

II 児童・思春期

2 児童・青年期の外来診療の現状と課題
——身体技法を基盤にした治療の展開

竹田康彦
福岡心身クリニック

1 はじめに

筆者のクリニックは，思春期・青年期の診療が主である．小児は発達障害を中心に他機関と連携し診療している．保険診療で1日30人前後，再診は1人15～30分，新患は2時間の診察をして1日11時間・週5日の診療，さらに土曜日夜は家族会を行っている．また，ショートケアで臨床心理士と熟練看護師が患者にかかわる．平日休診日は精神保健センターで思春期相談および学校との連携をしている．採算はとれず，スタッフの熱意に支えられている．

最近の若年患者はエネルギーが低下し，症状が軽症化・多様化している．また心理的身体的支えが希薄で二者関係以前の問題を抱え自他の存在におびえており，自己愛的・他罰的で生活スキルが乏しい．心理社会的困難に直面するとひきこもりや感情・衝動の制御困難状態となり，スプリットや解離を起こす．牛島[1]はKernbergの境界性パーソナリティ構造が一般の若年者の理解に役立ち，不登校やひきこもりに統合失調気質や循環気質を基盤にした子が増えたという．また笠原[2]は「類」強迫性格が多いという．筆者は加えて「類」アスペルガー特性・ADHD（attention-deficit/hyperactivity disorder；注意欠如・多動性障害）特性を考慮し援助している．背景に低年齢から直接経験が減りゲームやインターネットでの疑似直接経験が増え環境との交流が制限され，他者と間身体的共感・共振ができずに他者を介した自己意識や他者意識が育ちにくい社会がある．一時的に多数の相手と多様な関係を結び表面的で脆い自己が形成されている．さらに親の養育機能が低く，子どもを観察し呼吸を合わせ共振・

竹田康彦（たけだ・やすひこ） 　略歴

1965年福岡県生まれ．
1990年九州大学医学部を卒業後，同大学精神科入局．
国立肥前療養所（現 肥前医療センター）にて山上敏子先生から行動療法，内村英幸先生から森田療法，大隈紘子先生と村田豊久先生から児童青年期精神医学を習う．
八幡厚生病院，疋田病院勤務後に2003年から福岡心身クリニック勤務．主に思春期青年期患者の治療を行う．
2007年より福岡心身クリニック院長．

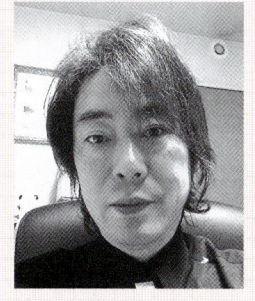

共感し受容できない．枠を与えず養育を回避しあるいは先取りして欲求を満たし，子どもの探索・選択・試行錯誤などの学習機会を奪い，保護と自立促進をほどよく調和させるスキルや感覚が低下している．

　青年期は前後に延長しており成長の遅速差が著しい．集団内で周囲の価値観の変化に合わせられない子はいじめられ孤立する．うつ状態となり制御力を失い自傷やむちゃ食い嘔吐などの衝動行為をし，また弱力型の強迫症状や対人恐怖などの不全型神経症状態[3]や対人トラウマ反応が出現する．価値観が合う子と出会うと一時的に軽躁状態となり共依存するが，些細な相手の言動を被害的にとりスプリットし，逸脱行為や暴言暴力で破綻し孤立しうつ状態となることを繰り返す．次第に自室にこもりインターネットやゲームに浸り，かかわりは面倒くさいと回避する．人が怖く自分がわからぬ，消えたいという漠然とした主訴と衝動行為で受診する患者が増えている．発語が少なく面接は沈黙を保障することから治療を開始する．言語レベルでなく身体レベルの身体技法を伴う精神療法が若者に求められる．家族・患者ともに薬物療法には不安が高く，漢方薬かごく少量の向精神薬を併用する．

　当院では森田療法的な家族的治療構造をショートケアで保ち，東洋の身体知を生かした森田療法を大枠として弁証法的行動療法（dialectical behavioral therapy：DBT）[4]を採用し感情や身体反応を扱い成長を促し，症状は行動療法の諸技法で変化させ治療している[5]．症例および治療経過を示し，診療の現状と課題を報告する．なお症例はプライバシーに配慮して記載した．

2 診療の現状─症例提示

● 症例の概略

【症例】Aさん，15歳，女性．
【主訴】人が怖い，自分がわからない，すべて面倒くさい．過食-嘔吐，自傷行為．
【家族構成】両親と4歳上の姉の4人家族．父親は会社員で厳格，母親は教師で心配性．両親は不仲であり姉と父親のけんかが激しく，かまってもらえず落ち着かなかった．
【生活歴，現病歴】出生時発達異常なし．元来好奇心旺盛で完璧主義．幼少時から祖母が主に養育，おっちょこちょいで衝動的言動が多く叱られた．学校では成績上位，気遣いし友人は多かった．小学校高学年時に祖母が死去，姉が高校のことで父親と対立し殴り合いや器物破損する状況が続きけんかの仲裁と泣き叫ぶ母親のなだめ役となった．父親の助言で中高一貫の私立中学校へ進学，母親から緊急連絡用に携帯電話を渡された．家のことが心配でイツメン（学校でいつも一緒にいるメンバー）と放課後遊べずに帰宅後メールでやり取りした．家の相談をしていた交流サイト上に自分の学校での様子や悪口（ウザい，キモい，死ねなど）と思われる書き込みをされ，学校では誰が書いたか気になり緊張するようになった．犯人探しを執拗に行うためにイツメンが離れ，孤立し不登校となった．家では倦怠感や意欲低下があり寝転んで携帯電話

ばかり扱った．とがめる母親にAが暴力を振るい，そのことで姉に殴られ帰宅した父親が姉を殴り母親が泣き叫ぶなかで，「お前たちのせいでこうなった」とAが器物破損する状況を繰り返した．次第に昼夜逆転し深夜に外を徘徊し非行少年たちと親しくなり，成人男性と性的関係をもち金銭をもらうようになった．自己嫌悪から手首を自傷した．非行少年たちが恐喝傷害で逮捕され，居合わせたAは更生施設入所となり退学した．施設では厳しく理不尽な指導にも出所したい一心で真面目に従った．規則正しい生活で体重が増加し3食後隠れて嘔吐するようになった．作業中に激しく叱られると一瞬意識が低下し暴れる状態となり近医通院を開始，中学を卒業し施設退所時に症状不変のため治療を中断した．父親は単身赴任し姉は大学に進学し上京，退所後は母娘2人生活となったが，母親は仕事で帰宅が遅かった．人が怖くひきこもり，昼間はインターネットとゲーム，夜は過食-嘔吐し，再受診を勧める母親に暴力を振るい，頸部を自傷した．X年ベランダから飛び降りるところを叔母が発見し当院を受診した．

治療経過

◆治療導入

　初診時は昼間の外出が不可能で夜間受診．フードを頭から被りサングラスにマスク姿で母親，叔母とともに診察を受けた．前屈みで肩が挙上し呼吸が浅く，視線は合わせず携帯電話で男友達とメールしていた．母親が経緯を話し，Aに話をふると「母の言った通り」「よくわからない」「面倒くさい」とだけ答えた．不本意な受診ではないという．同じ状況に主治医が置かれたら，こんな気持ちになりこう考え身体がこうなり非常につらい状態になると思うとゆっくりと伝えた．次第にAの呼吸が主治医と合い，肩が下がり涙声で「いつも頭がモジャモジャして自分がわからぬ，ヒョロヒョロとして生きている実感がない」と訴えた．自分がわかるようになることと，自分らしい生き方ができるようになることを目標にした．向精神薬は拒否，漢方薬を処方．まずは肩こりや手足の冷感を治したいと希望し，一緒に前後上下に肩を動かす運動やみぞおちのマッサージと腹式呼吸法を行った．気持ちよいと微笑んだ．体型維持の適切な食事，食べ吐きの悪影響を説明し，家では一日の気分や症状の程度，食事・睡眠時間，出来事に関する感情・思考・身体反応を，付き添い可能な叔母と日誌に記載することにした．女性心理士と看護師を紹介し，Aが来院可能なときは診察日以外にも叔母とショートケアに来る約束をした．また母親は家族会に参加した．

◆安静の時期

　診察では，感情-身体反応の流れをつかむ練習をした．「悲しい」一次感情に続き身体がぐったりし，「モジャモジャ」思考が湧くと身体が緊張しいらいらして過食-嘔吐し安堵するが，次第に意識が薄れ自傷行為して我に返るとわかった．主治医が流れを示す際に行った髪をグシャグシャにして手足をバタバタさせる「モジャモジャ」の表現が気に入り，診察後は別室で心理士とともに「悲しい，モジャモジャする」と発声し，髪をグシャグシャにして手足をバタバタさせ真似し笑った．スッキリしたと心理

士と寝転び話をするようになり，毎日点滴をしに来院した．心理士とともに一次感情を発声し身体を自由に動かしふざけ合い，点滴中は看護師がマッサージしその後横に座り森田療法の本[6]を読み聞かせた．看護師が呼吸を寄りかかるＡの呼吸に合わせると，力を抜き眠るようになった．次第に「寂しいから人と接したい」と心理士とじゃれ合う反面，「人がいると自分のことができぬので邪魔」と混乱し，主治医や看護師に抱きつき泣いた．Ａの呼吸に合わせ治療者が少しずつ力を抜くとＡの力も抜け，背中をポンポンと叩くと離れ「安心した」と礼を述べた．この時期は診察でDBTにより感情や思考の認証や両義性の説明および行動分析で，断片化した感情・思考・身体反応を流れとして整理し，さらにマインドフルネス[7]を練習した．食事や睡眠リズムは整い過食-嘔吐は軽減し自傷は軽快したが，母親への暴言・暴力は続いていた．

◆作業の時期

　暇だと訴え心理士について回り，清掃・片づけ・スタッフや利用者へのお茶だしなどをともにした．「モジャモジャ」（感情・思考連鎖）は放っておき，「今・ここ」の作業に専念し工夫する手本を心理士が示し，診察では作業の仕方を上虚下実や腰肚据えること[5]とよい五感を探し注意を向ける．不快感情・感覚１つに対し３つ快感情・感覚を見つけ言語化することを練習した．作業中心理士に「他患に悪口言われてないか」と確認しており，確認行為させずに「悔しい・怖い・悲しい」感情を認証・受容し，「今・ここ」の作業に専念させ感情が経時的に軽減する体験をさせた．「誰よりも不幸で数々の修羅場を経験したヒロインである私が，一目置けと周りを攻撃する反面，周りに嫉妬し見透かされぬかおびえるもうひとりの自分がいる．途方に暮れると，皆が悪口を言うと感じ出す」と気づいた．「攻撃的な悲劇のヒロイン」の自分と「嫉妬しおびえる」自分を認証・受容した．「経験豊富な私は誰よりも不幸な人の気持ちがわかると思うから，小料理屋のママになる」と願望を語った．心理士には嫉妬し攻撃すると同時に悩みを相談した．願望に沿い料理を上達することを目標にした．診察でセンタリング・グラウンディング・ボーダリング[8]の指導，看護師とはパン作りを通し肚から捏ねる・足腰据える・身体の中心から手足を伸ばす実践，家では叔母に料理や家事を習った．「全身を使うと疲れず心地よい」と語り，家事中は身体の使い方や感覚に注意を向けることで，母親の言動へのいらいら感は暴力せずに放っておき鎮まるまで待て，「モジャモジャ」思考も流せた．過食-嘔吐も行動分析し前後の感情・思考を客観視し認証・受容し，感情の対性・相即としての願望に沿い「今・ここ」の活動を作り専念する過程で軽快した．単位制高校に合格しお洒落して登校した．この時期の診察はDBTの感情調整・苦悩耐性スキル中心に行った．

◆生活拡大の時期

　生活拡大に従い，対人関係でべったりするか全否定されたと白黒決めつけ一喜一憂する状態が目立った．相互の行動連鎖分析を繰り返し練習し，人にはいろいろな要素があり時間・場所で表に出る要素が変化する様子を体験した．「あのとき偶然相手（私）は○○の要素が表に出ていただけ」と流すようになった．相手を観察し表情・姿勢・行動を真似して湧いてくる感情をつかむ練習を通して，相手（私）の思いや感情の変

化を感じることができ善し悪し抜きの認証・受容をし,「待つ」ことが可能となった.練習過程での脳の共鳴回路と共鳴身体[9, 10]の説明が積極的な取り組みに役立った.懸念されたメールやライン交換は,受信に続き即座に送信したい内容を紙に書く,「間」を開け再度送信内容を「○○で悲しい,嬉しい」など感情で締めくくる文を作り比較,相手の受信時の姿勢を想像し真似し湧いてくる感情をつかむ,相手の立場にたち受信しても大丈夫かを確認し送信すると誤解が減ることを体験した.「ネットの世界は衝動の塊,皆不安でつながる錯覚求め自慰しているだけ」と距離を置くことができ,また「相手の立場になる」「一呼吸置き間を開ける」大切さに気づいた.対人関係方法がわかり「ヒョロヒョロしなくなり」友人が増えた.家では,母親の表情・行動を真似して湧いてくる感情や思いをつかむことで,母親の言動の意味がわかるようになった.「親も自分の生き方を悩み,子どものことも心配し,必死に試行錯誤し生活している.結局は自分の都合で見た親にいらだっていた,親だから文句が言えると気づいた」と語った.Aは両親の生い立ちを訊き生活史を知ることで,家族の中での自分がわかりほどよい受容が可能になった.

次第にDBT・森田療法グループ（10〜20歳代で構成）やヨガに参加し,疑問や思ったことをメンバーと共有し主治医に質問することが増えた.脳神経科学の知見（神経可塑性,神経新生,共鳴回路,感情や注意の転換や意図・行為に関する脳神経回路など）を加えて説明する[10-12]と興味をもつようになった.いろいろなバイトをして車の免許取得,家庭教師を雇い医療系大学を目指し合格した.現在叔母宅近くで単身生活し大学に通い安定している.

3 診療の現状—症例の考察から

● 言葉を失った若者と身体を緩める治療関係

若年患者の多くは出来事の報告はするが,そのときの思考・感情や身体感覚・反応がつかめず断片的にしか言語化しない.身体は硬直または脱力ししなやかさに欠ける.治療は患者-治療者で間身体的レベルの相互交流を通した身体技法を用い,随時思考・感情・身体感覚・反応をつかむことから始める.また直接経験が狭小化されると同時に意識の可動域も狭小化されており,映像や文字での代償的な経験が中心であり,直接経験と区別できずに出来事が嘘か事実かわからず混乱している.イツメンやサイト仲間などの相互理解は希薄だが,話を合わせる相手を友人と思い,強迫的につながりを作るが満たされず傷つく.柔軟性のある生活の枠組みを作り,身体を使い他者とかかわり,直接経験を増やすことが必要である.幼児と同様に徹底的受容,そして症状の変化と関係性のなかで自立を促し育てる一貫した治療が求められる.対話での診察だけでは限界があり,家族的治療構造をもち多世代患者とかかわる青年期ショートケア[5]が限界を補填する.看護師が母親役となり若い心理士がチャム（親密な同性の友人）[13]となる.

Aはもともと不器用で衝動性が強く幼少時から祖母によく注意・叱責され，叱られぬように人に気を遣いよい子になろうと頑張った．母親は自己充実欲求を満たすためや夫と長女の衝突に巻き込まれないように，仕事に没頭し養育を回避していた．祖母の死後，Aは両親に認められようと頑張ったがかなわず，イツメンやサイトにつながりを求めたが裏切られてしまう．家で寝転び携帯電話漬けとなり，観念にとらわれ身体性を失い自己感も失った．Gallagherによると，基本的自己感は「身体保持感」と「運動主体感」という感覚であり，身体状態が意識化されることで自己感が生じるという[9]．Aは暴力行為や性的逸脱行為，自傷行為や施設入所後は過食-嘔吐で生きている自分の身体感覚が得られ，自己感が束の間回復し救われていた．退所後は軽い強迫性と暴力・自傷・過食-嘔吐の衝動行為が続き，激しい自他の存在へのおびえにより生活が制限されていたが，「面倒くさい」と悩めず自殺企図して受診した．状態の深刻さとは裏腹に雑談に対してはノリはよく，症状への質問は「わからない」とかわし治療の糸口が見つからなかった．筆者-Aともに身体が硬直していることに気づき，筆者からゆっくりと腹式呼吸して身体を緩めながらAについて感じることを伝える過程で，Aの身体も緩み自然な涙を流し視線を合わせた．

　Wallon[14]は，外界刺激に対する姿勢反応は自己塑形的活動であり，その心的現れが情動であるとし，主体は自身の姿勢・情動を通して外の現実を意識するという．また「姿勢」は認識の生成にかかわると同時に，他者への伝播力をもつ「情動」の場であるとした．さらにMerleau-Ponty[15]は，「相互理解の働きは，自己と他者と社会が癒合した無人称の『根源的なひと』の身体性を通してなされ，私の身体が他人の身体を併合してしまう，彼と私はいわば同じ『ひと』の間身体性の器官である」という．この間身体性を介してお互い身体を緩め合う関係が治療導入に重要であった．

● 安静の時期：感情と身体反応への気づきとマインドフルネス

　安静期でAは「モジャモジャ」を治療者と身体を動かし表現するといった間身体性の共振・共鳴・模倣を通して，身体反応や一次感情の「悲しさ」に気づいた．さらに心理士と融即し安心感を得ることで，相矛盾し両価的な感情や思考を抱えられるようになった．看護師によるマッサージを取り入れ，Aの呼吸に合わせて働きかけると同時にAに押されているという能動-受動の反転を意識して行い，Aに説明していく．自他が入れ替わる二重身体の現象を通して自我の二極化が形成され，他者を認め安心感が得られ自我意識が萌芽した．Aは，鯨岡[16]が関係発達論の立場から自己の根源的両義性とした「繋合希求」と「自己充実欲求」を訴えた．DBTで矛盾した自己を認証・受容し弁証法的に止揚統合する指導と同時に，抱きつく-抱く，呼吸を合わせられる-合わす体験を通し間身体的レベルで治療者-Aの「相互主体」を感じ，背中をポンと叩くと安心して離れることができている．鯨岡は間主観性概念を発展させて，子ども-養育者それぞれ両義性を抱える一個の主体であるという「相互主体性」を育てる営みの価値観・目標概念としており参考となる．

作業の時期：「今・ここ」と身体主体感の育成

作業期でAは自己主張するようになり，「自分は誰よりも経験豊かで不幸な人の相談役に適している」といった誇大的自己をもつ一方で，他者評価におびえる否定的自己をもつという自己の二重性と分裂がみられた．内村[10]は，近年の若年患者は規範身体が弱体化し自己愛身体が肥大化しており，スプリットし二分法的両極性を示し対象を二重化する境界レベルの病態が増えたという．さらに二重身体・自己愛身体レベルでの自己・他者統合不全の問題があり，安心感を保障する共生・二重身体レベルの関係性を基盤にし，誇大性を許容しつつ不安を抱える現実的対処法を内在化させるため「今，ここ」での実践をふまえて規範身体の強化が必要であるという．Aの「小料理屋のママになる」願望を認証し，スモールステップで心理士が間身体的に共振・共感をして行動を支えた．心理士とテンポや考え方がズレると恐怖やおびえが生じたが，看護師から「パン作り」を通した感覚運動レベルでの心理的身体的支えを得ることで，身体感覚・感情の回復が早くなった．

Wallon[14]は恐れとは姿勢をうまくとり平衡を取り戻すことができない「支えの喪失」であり，おびえは他者と対峙したときの自己にかかわる恐れであるという．Aは身体技法で身体保持感を獲得し恐れ・おびえが軽減し，次第にやせ願望も減った．また作業の仕方として五感に注目するように指導した．「環境世界と身体の構造的カップリング」により認知は創発されるとしたVarela[17]の考えを発展させ，河本[18]は「環境世界が認知行為を通し身体内界に浸透組織化され，身体と中枢神経系がカップリングして対象の認知や行為の創発・再生を円環的に繰り返し自己制作がなされる」という．Aは作業することで身体主体感が育成され，身体感覚・感情を受け入れ「なりきる」行動を自然に続けることで生活が幅広くなった．

生活拡大の時期：中道−バランスのとれた自己主体感

生活拡大の時期は，DBTの対人関係スキルや中道を歩むスキルおよびソーシャル・スキル訓練が主となる．要素的学習を集積し身体に内在化・構造化させることが規範身体を強化し抽象身体に脱皮すると，メンタライジングに関する処理や言語化という「抽象性」が生み出される．さらに発達とともに構造化と脱構造化を螺旋状に繰り返し，弁証法的に心としての身体は成長する[10,19]．Aとは間主観的な精神療法が可能となり，自分と他人の関係性を部分と全体，演じる者−観察する者あるいは刺激する者−反応する者といった双方の体験を繰り返した．激しい両価感情を客観視し抱え，「感じ−直観」「純な心」での行動[5]が増え，多価的にどう存在していくかを考えるようになり，好奇心が増し「あるがまま」の自己肯定感をもつようになった．

Siegel[20]は心の定義を「心とは関係性の過程であり，身体と繋がり合う過程である．それによりエネルギーと情報の流れを調節するものである」とし，脳科学に基づく治療（mindsight）を提案している．最近では筆者は脳の働きを図示し，自他癒合ミラー神経回路と発達に伴って成熟する自他分離メンタライジング神経回路，自己デフ

ォルトモード神経回路や自己視点・他者視点に関する神経回路をわかりやすく説明[9,10,12]し，今何をどのようにいかなる理由で治療しているかの理解に役立っている．

4 まとめ―診療の課題

　近年の新しい治療法は感情調整やスキル形成の支援が重視され，また「変化」と「受容」，「ずらす-合わせる」といった調和や統合の技法に力点が置かれている．若年患者治療ではインターネット・ゲームなどの悪影響が無視できず，いかに矛盾や差異に満ちた生活世界を弁証法的に理解させ直接体験を増やすかが課題となる．実生活で困ることを細かく探し，間身体性の認証・受容をして症状の治療を行うと同時に，作業を通して生活スキルを身につけさせながら身体感覚や感情をつかむことで自己感を養う．「あらゆる意味生成の根源としての身体」に注目し，間身体を介した自己・他者の二重の両義的身体の世界を示すMerleau-Ponty[21]の現象学的身体論やWallon[14]の発達身体論を見直し，さらにそれらを発展させた関係発達論[16]の視点が重要である．また進展する脳科学・認知神経科学・自己神経科学の知見に基づく治療法も増えている．現象学的関係発達論的身体を媒介にして心と脳の対話を展開するソマティック心理学[22]や，身体技法を伴う精神療法[23]の発展が期待される．

　本項では，現在診療で行っている対話での精神療法以外の身体技法に焦点をあて報告した．児童・青年期診療を取り巻く状況の課題は山積している．児童相談所の機能低下，学校や学校心理士の連携力や援助能力の格差，入院施設不足・機能低下，青年期の被虐待児への支援機関不足，警察・司法との連携の困難さ，稚拙で大局観に欠けるマスコミ報道の問題，大人が子どもにすべき枠作り機能の低下などがあげられるが，課題としてまとめると子ども関連への経済支援政策の充実と身体レベルからの「育てる-育つ」という間身体的な姿勢の回復・成長のさせ方にあると思う．

　謝辞：貴重なご助言・ご指導を下さる内村英幸先生と，温かい看護ケアの知恵をお教え下さる河村千鶴看護師に心より感謝いたします．

文献

1) 牛島定信. 現代青年かたぎ2012. 精神療法 2012；189（38）：157-163.
2) 笠原　嘉. 再び「青年期」について―笠原嘉臨床論集. みすず書房；2011.
3) 鍋田恭孝. 対人恐怖・醜形恐怖―人を恐れ・自らを嫌悪する心理と病理. 金剛出版；1997.
4) Linehan MM. Cognitive Behavioral Treatment of Borderline Personality Disorder. Guilford Press；1993／大野　裕（監訳）. 境界性パーソナリティ障害の弁証法的行動療法. 誠信書房；2007.
5) 竹田康彦. 認知・行動療法と森田療法の統合の試み―思春期青年期臨床の立場から. 原田誠一（編）. 外来精神科診療シリーズ メンタルクリニックが切拓く新しい臨床. 中山書店；2015. pp265-271.
6) 帚木蓬生. 生きる力―森田正馬の15の提言. 朝日新聞出版；2013.
7) Kabat-Zinn J. Full Catastorophe Living. Delacorte；1990／春木　豊（訳）. マインドフルネスストレス低減法. 北大路書房；2007.
8) Ogden P, Pain C, Miton K, et al. Trauma and Body：A Sensorimotor Approach to Psychotherapy. W.

W. Norton & Conpany, Inc；2006／日本ハコミ研究所（訳）．トラウマと身体―センサリーモーター・サイコセラピー（SP）の理論と実践．星和書店；2012．
9) 子安増生，大平英樹（編）．ミラーニューロンと＜心の理論＞．新曜社；2011．
10) 内村英幸．心としての発達的身体論と身体技法―間身体性から間主観性へ，その1：発達身体論の概要と神経基盤．福岡行動医学雑誌 2015；21：39-49．
11) Arden J, Linford L. Brain-Based Therapy with Children and Adolescent. John Wiley & Sons, Inc. 2009／安東末廣（監訳）．脳科学にもとづく子供と青年のセラピー．福村出版；2010．
12) 乾　敏郎．脳科学からみる子どもの心の育ち．ミネルヴァ書房；2013．
13) Sullivan HS. Interpersonal Therapy of Psychiatry. Tavistock；1953.
14) 浜田寿美男（訳編）．ワロン／身体・自我・社会．ミネルヴァ書房；1983．
15) Merleau-Ponty M. Signes. Gallimard；1960／竹内芳郎（監訳）．メルロ＝ポンテイ　M．シーニュ2．みすず書房；1970．
16) 鯨岡　峻．ひとがひとをわかるということ―間主観性と相互主体性．ミネルヴァ書房；2006．
17) Varela FJ, Thompson E, Rosch E, et al. The Embodied Mind：Cognitive Science and Human Experience. Massachusetts Institute of Technology；1991／田中康夫（訳）．身体化された心．工作舎；2001．
18) 河本英夫．損傷したシステムはいかに創発・再生するか―オートポイエーシスの第5領域．新曜社；2014．
19) 大澤真幸．身体の比較社会学I．勁草社；1990．
20) Siegel DJ. Mindsight-The new science of transformation. Bantam；2010／山藤奈穂子, 小島美夏（訳）．脳をみる心，心をみる脳：マインドサイトによる新しいサイコセラピー．星和書店；2013．
21) Merleau-Ponty M. Eloge de la philosophe, L Oeil et L esprit. Gellimard；1953 et 1964／滝沢静雄，木田　元（訳）．メルロ＝ポンテイ　M．眼と精神．みすず書房；1966．
22) 久保隆司．ソマティック心理学．春秋社；2011．
23) 内村英幸，竹田康彦．心としての発達的身体論と身体技法―間身体性から間主観性へ，その2：心としての身体技法と神経基盤．福岡行動医学雑誌　2016（印刷中）

II 児童・思春期

3 思春期のうつ病と双極性障害，思春期妄想症

山登敬之
東京えびすさまクリニック

1 うつ病

　最近では，ひと頃のうつ病ブーム，特にいわゆる「新型うつ」をめぐる騒ぎも一段落した感があるが，「子どものうつ」のほうはどうであろう．うつ病ブームにのってか，子どものうつ病は見逃されやすく，有病率は従来考えられているより高い，早期に発見して治療すべきであるといった報告，意見をよく聞いた．いっぽう，これに対して異を唱えるむきもあり，操作的診断の信頼性，過剰診断の可能性，薬の有害事象などの点から，子どものうつの扱いには慎重であるべきだという声も耳にした．

　これについては私も日頃から考えるところがあり[1]，立場を問われれば慎重派を自称するにやぶさかでないが，それについてはここではふれない．ただ，私の臨床上の態度について述べておくなら，まず小学生までの年齢であれば，うつ病の診断は保留し「不登校」のケースとして援助を行い，中学生以上の子どもで身体は成人並みに成長しており病態も大人のうつ病に似ていれば，薬の使用も考慮に入れて治療する，といったところである．しかし，当然これだけでは割り切れない．病気かどうか判然としないが治療的援助を必要とする思春期のケースというのはいくらでもある．

　高校2年生17歳のAは学年末に受診した．都心の女子高生らしからぬ地味でラフな服装．表情や態度に不自然さはなく，時に照れ笑いを浮かべながら，小声でボソボソ話す．とにかく，すべてがめんどくさい，楽しめない，生きていたくないと言う．

　両親の話によると，前年の暮れに部活を引退してから，疲れがたまっていたのか，

山登敬之（やまと・ひろゆき）　　　　　　　　　　略歴

1957年東京都生まれ．
1987年筑波大学大学院博士課程医学研究科修了．医学博士．国立小児病院精神科などを経て，2004年東京えびすさまクリニックを開設．

著書に『拒食症と過食症―困惑するアリスたち』（講談社現代新書，1998），『芝居半分，病気半分』（紀伊國屋書店，2007），『新版・子どもの精神科』（ちくま文庫，2010），『母が認知症になってから考えたこと』（講談社，2013），『子どものミカター不登校・うつ・発達障害―思春期以上，病気未満とのつきあい方』（日本評論社，2014），ほか．

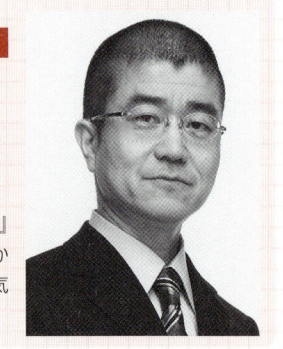

すっかり意欲を失ったように見える．学校は休まないが，休みの日はずっとふとんの中で過ごしている．過食のエピソードもあり，体重が3か月で5kg増えたと言っている．1か月ほど前に，リストカットしていることがわかり，親としてもショックを受けた．父親は自分の従兄が自死したことを思い出した．担任に報告したら，スクールカウンセラーを通じて精神科受診を勧められ，このたびの受診となった．

親に席をはずしてもらって本人に話を聞くと，まず抑うつ的な気分については，なんで頑張ってまで生きなきゃいけないか，つらい思いのまま生きたくないし，楽しいことのためになんか生きたくもない，「生きていること自体が罰ゲーム」みたいなもの，などと表現した．また，過食に関しては，中学生の頃から定期試験のときなどにむちゃ食いするクセがあるが，ダイエットの経験はないという．リストカットの痕を見せてもらうと，左前腕内側に腕の幅ほどの長さで十数条の傷痕があった．血を見ると不安や不満が減る，落ち着くと語った．

そこで，なにか具体的な不満やストレスになるようなことがあるのか尋ねてみた．A自身は小学生の頃から学校はキライだったと言うが不登校経験はなく，後に高校側から得た情報によると，友人関係は良好で，学業成績でも医学部を狙えるほど上位にいたとのことだった．ただ，本人は大学受験を控えて文系に進路変更したばかりで，その選択にはまだ迷いがあるという．

うつといえばうつであり，過食やリストカットもあるので，経過は要注意である．だが，Aの語りには思春期的倦怠とでもいおうか，この年頃にありがちなニュアンスが漂っており，ただちに病気に囲い込んでしまうのも問題があると思われた．親や教師には，過食やリストカットは本人にとっては「ガス抜き」の行為であり，大騒ぎしたり頭ごなしにやめさせようとしたりするのはよくない，彼女自身がそれに換わる方法を見つけること，「ガス」の正体を見極めることが大事と話した．

3年生に進級して5月の連休が明けても，Aのリストカットは止まらず，学校のトイレなどでもしているようだった．だが，彼女は自分から友人や教師に相談するようにもなっていた．あるとき，若い男性教師にわざわざ「今日なら死ねるかも」と言いに行き，学校や親を慌てさせた．それまで根気よく相手をしていたスクールカウンセラーは，「甘えているとしか思えません」と腹を立てていた．

これは，うつ病のいわゆる混合状態なのか，退行なのか甘えなのか，周りがヘタに動いて本人がボーダー化しても困るし…などと，主治医もあれこれ考えたが，いずれにしてもやることは一緒である．父親の「基本的には信じるしかないんですね」という言葉にも励まされ，腹をくくって待つ態度を大人たちで共有するよう努めた．この時点から薬も使うことにし，バルプロ酸を400mg/日まで増量して経過を観た．

夏休み頃になると，Aはカッターの代わりに赤ペンを使ったり強く腕を咬んだりしてリストカットを回避できるようになった．大学受験は推薦が取れることになったので一般入試はやめることにした．2学期も半ばになると，「大丈夫です」という言葉が聞かれるようになり，推薦入試後に合格の内定が出てからはすっかり落ち着いた．薬は冬休みに中止した．

大学の入学を待つ頃，Aは「自分ってけっこう普通」と口にした．どこか気の抜けたような口ぶりであった．入学後は大学生活にも難なく適応し，高校生の頃のような気分の浮き沈みを訴えることはなかった．2年生の後期に入ったあたりで治療を終結した．

このケースを振り返って，Aの高校時代のエピソードを病気ととるか思春期の苦悩の表れととるか，意見の分かれるところだろう．いずれにしても，彼女が悩んでいたことは確かで，それを単に受験のプレッシャーで片づけてしまったら気の毒であろう．「自分ってけっこう普通」という言葉には彼女の安心と諦めがこもっているかのようであり，そのとりあえずの結論に至る過程には，自己愛との格闘があったはずだ．蛇足ながら付言すると，彼女は後に哲学科に進んだ．専攻はドイツ哲学であった．

2 双極性障害

17歳の女生徒Bは，高校3年生の2学期の半ばに受診した．ちょうど大学の推薦入試を控えた頃だった．受験のための志望理由書がちっともできあがらないので，担任が時間を割いて直接指導したのだが，一字も書けずに固まってしまう．体全体が固まる感じで，視線も動かなくなるという．さらに，その日以降，遅刻と欠席が増え，学期の中間考査ばかりか肝心の入試も受けに行けなかった．

母親は，受験のプレッシャーと担任の厳しい指導のせいで娘は落ち込んだと考えているようだった．小中学生の頃に登校しぶりがあり，中学1年生のときは実際に欠席する日もあった．もともと気分のムラも大きい子だという．このときのエピソードも，その延長と思ったのだろう．

初診時のBは，笑顔で入室し，面接中も緊張した様子は見せず屈託なく話をした．小太りの体に明るい色の服でおしゃれをしていた．すでにうつ状態は抜け出しているようで，「今日はいいです」と言った．約3週間続いたうつ状態から快復したばかりだった．その期間は勉強はもちろんテレビを見ることさえなく，ひたすら寝ていたという．食欲減退，頭痛や嘔気などの身体症状もあった．

のちに彼女が見せてくれたノートには，うつの気分が次のように記されていた．「うつのときは，まず『わー‼ もうやだ‼‼』となり，何に対しても（お風呂や食事さえ）やる気がなくなる．でも，やらないままでは生きていけないこともわかるので嫌になる．たくさんのことが頭をよぎってモヤモヤする．息づかいが荒くなったりする」．

おそらく，その前に見られた「固まる」というのも，教師に対する緊張や反抗ではなく，はたまた解離でもなく，うつ病にみられる抑制か亜混迷だったのではないか．これについても，本人の記述がある．「完全に何も考えていないのではなく，たくさんのことが浅く少しずつ次々と頭に浮かび，結果的に何も考えられない．人の話もとても断片的にしか聞けていない．話しかけられると，いまこの話を聞かなきゃいけない時間なんだ！ と思い出してハッとする」．

いっぽう，軽躁状態の既往も初診時から明らかになっていた．本人は「お喋りにな

る」と言い，母親は「端から見てても息切れしそう」と言った．ブティックをハシゴし，高校生の小遣いでは買えない服を店に取り置きして回ることもあったという．なにより，うつとそうでないときとでは，表情がまるで違った．その後，数回通院するうちに，私も何度かその様子を確認することができた．うつのときは，無言で着席し，眉根に力の入った不安げな悲しそうな顔つきをして黙っているだけだった．体に動きはなく，背中を丸めて座っている様子は，まさに「固まる」感じであった．逆に，本人や母親が「テンション高い」という日は「こんにちはー」と明るい表情と足取りで入室してきた．しかし，ことさら多弁というほどでもなかった．学校でもお喋りが目立つくらいで，目に余る行動は出ていないようだったから，躁の程度はさほどでもなかったのだろう．

　このように診断は難しくないケースだったが，両親がにわかに病気とは認めたくないようで，しかも薬物療法に難色を示したため，薬は処方せずにしばらく経過を観た．初診後は年内に7日間，年が明けてすぐに4日間，うつ状態で寝込んだが，受験シーズンをなんとか乗り越え大学に合格した．だが，受験が終わってホッとしたところで，うつ状態に陥った．このとき，Bは初めて「死」を口にした．慌てて来院した両親に，あらためて病気の概要と薬物療法の必要を説いたところ，了解を得ることができた．

　薬は，ラモトリギンを選び，定石通り増量していったが，その後も毎月10日前後のうつ状態が繰り返された．大学も長く欠席が続いた．ラモトリギンは300 mg/日まで増やしたが，希死念慮こそ消えたものの，躁うつの波は変わらず，本人からも「薬が効いている気がしない」という発言があったため，服用3か月目にしてリチウムを追加した．その後，2か月間で600 mgまで増量したところ，以後うつ状態を呈することはなく，大学の授業も後期は休まず出席し，無事に2年生に進級した．

　Bは，明るい性格の持ち主で，体型からしても循環気質とみてよかろう．高校のときに，最初のうつ状態から快復したとき，彼女は例のノートに次のような前向きの言葉を残している．「いま高3で良かった．高2でこうだったら勉強がついていけなくなっただろうし，卒業まで長くて辛かったのではないかと思うし，社会人であればこんなに休んでたらクビになってしまう．大学も，担任のように心配してくれる人はいないし，友人付き合いも高校より希薄だろうし」．

　さらに，Bは自分にある躁とうつの極性の存在を自覚していたばかりでなく，その反復性を予測さえしていた．「もうこれは一生続くんだと思った．だから，大事なのは落ち込まないようにすることより，うつになってからそれをどれだけ浅く短くするかだと思った．そして，躁の時にいかにハメを外しすぎないかだと思った．『仕事を引き受けすぎない』というのが，私がこれから生きていく上で一番重要なことだと思った．社会に出たら，もう同じ失敗はしない．『積極的』と『向こう見ず』は違うことを忘れずに」．

　私は，この文章を読んで，Bの洞察力と柔軟性に感心するとともに，躁転してコントロールを失い治療関係が破綻するに至った成人患者の顔を，ひとつ，ふたつ思い浮かべた．彼らは，ほどなく措置入院あるいは医療保護入院となった．若くして発病し

た患者を，将来そのような目に遭わせないためにも，初回の治療でなにをしておくべきか，Bの言葉に教わるところ大であった．

3　思春期妄想症

　思春期妄想症は，対人恐怖症と同様わが国固有の診断名だが，思春期・青年期の臨床ではわりとポピュラーな病気である．訴えの内容により自己視線恐怖，自己臭恐怖，醜貌恐怖などに分けられ，いずれも，自分の身体的欠陥が他人に不快感を与えているという妄想的確信と，そのせいで他人が自分を嫌がる，避けるという関係妄想（忌避妄想）を有する．これらの妄想が主題になること，好発年齢が思春期・青年期にあることなどからして，統合失調症との鑑別が必要かつ重要になる．

　鑑別のポイントとなるのは，およそ以下のような特徴である[2]．
　①10代半ばから後半をピークに発症し，その後は単一症候的に非進行性の経過をたどる．
　②人格に変化を生じない．
　③症状には状況依存性があり，その発現には他者の現前が不可欠である．
　④特に家族などの近親者またはまったく無関係な他者一般の前では症状は現れにくいが，学校の級友などの中間的な距離にある人の前で強く現れる傾向がある．

　高校3年生17歳の女生徒Cは，スクールカウンセラーの紹介で2学期の半ば頃に来院した．紹介状によると，カウンセリングの開始は1年前，主訴は「自分のまなざしが他者に迷惑をかけている．申し訳ないと思う」．これがもとで教室に入れず保健室登校をしていた時期もあったが，今はなんとか授業に出ているとのこと．本人に確認すると，顔を赤くしモジモジしながら「うーん…」と笑うだけ．悩みの核心については話したがらない．そこで，本人を外で待たせ，母親から話を聞いた．

　前年，高校2年生の2学期がそろそろ終わりに近づいたある日，Cはいきなり家に帰ってきた．母親には，「教室にいられなくなった」「自分の視線が周囲の妨げになっている」と話した．その日から冬休みになるまでの間に数日学校を欠席した．翌年，3学期になっても同様の日々が続いたので，スクールカウンセラーに相談することになった．教室に入るのが苦痛だったため，学年末まで毎日保健室に通った．

　春休みに総合病院の精神科を受診したところ，「対人恐怖症」と言われ，リスペリドン1mg/日が処方された．3年生に進級しても欠席が目立ち，登校した日も教室には入れなかった．通院1か月で薬は4mg/日まで増え，医師からは「統合失調症」の疑いがあると告げられた．娘の顔から表情が消えたことを心配した母親が，医師にその旨を伝えると，薬は半分に減った．Cは5月の連休前後から教室で授業を受けるようになり，夏休み前に通院も服薬もやめてしまった．2学期も通学していたが，本人の訴えは変わらず，登校がつらそうだった．親は，前医の診断に疑問を感じていたので，転院するつもりで当院に娘を連れてきた．

　母親に娘がどこか変わってしまったように感じるか尋ねると，家での様子は変わり

ない，休日には友人とライブや買い物に出かけているという返事．私は，表情や態度からしても統合失調症には見えないし，これは自己視線恐怖と考えるのが妥当だろうと話した．思春期妄想症についてもざっと説明した．

　Cは，初診時のみならず月に1度，2度と通院するようになってからも，症状を具体的に述べることはなかった．カウンセラーの紹介状や母親の報告にあったような訴えが本人から聞かれたのは，初診から2年も経った頃だった．しかも，それは手紙という形で手渡された．「なにかを見ようとしても，周りに人がいれば気になってしまい，その人を横目で見てしまうというか，周辺視野で見てしまうというか，そんな感じです．普通は集中していれば周りなんて見えないものだと思うんですが，実際に周りの人は私からの視線を感じていると思います．というのも，『見てくる』とか言われたことがあるからです．周りの人が私が周辺視野で見ていることに気づいているんじゃないか，と怖くて繰り返しな感じです．どうにかして怖さを取り除ければと思います」．

　高校卒業後，Cは推薦入学で大学に進学したが，通学はできず学籍を置いているだけであった．高校時代の友人たちとの交流も途絶えていた．だが，面白いことに，上の手紙を私に渡すと間もなく，彼女はいわゆる「当事者研究」の会に参加するようになった．そこで出会ったメンバーと言葉を交わすようになり，会以外の時間にも交流が生まれた．そして，その年の暮れからは，カフェでアルバイトを始めた．大学は3年めで中退したが，アルバイトのほうはその後も1年以上続けていた．視線のことを聞けば，気にならなくなったと答えた．

　薬は，通院を始めた当初から，ペルフェナジン4mg/日とアルプラゾラム0.4mg/外出時頓用を処方していたが，Cはどちらも外出時だけしか服用しなかった．大学入学後しばらくは，なんとかして通学しようという思いがあったせいか，処方通り飲んでいたようだが，願いがかなわないとなるとすぐにまたもとの飲み方になってしまった．おそらく，外出時の緊張を抑える程度の効果はあったのだろうが，本来の症状である妄想を抑えるほどではなかったのだろう．Cにとっては，家にいるぶんには困らないのだから薬も不要ということになる．

　一般的に，思春期妄想症の妄想に対して，薬はあまり力をもたない．それでは，病状の改善，妄想の消失にあたって何がいちばん有効かというと，上記の経過にみるとおり，親しい人間関係ができることである．治療者との関係が深まったり他者との関係に勇気をもって一歩踏み出したりしたときに，妄想は薄れ消えていく．いわゆる「人薬」の効果が大きい．統合失調症でさえ，親しい友人ができると被害関係妄想がぐっと軽くなる例もある．人間は良くも悪くも社会的な生き物だとつくづく思う．

文献

1) 山登敬之．子どもの「うつ」をどうみるか．子どものミカタ．日本評論社；2014．pp96-109．
2) 吉岡眞吾，舟橋龍秀，村上靖彦．思春期妄想症．小児・思春期の精神障害治療ガイドライン．精神科治療学第16巻増刊号．星和書店；2001．pp399-403．

II 児童・思春期

4 不登校，ひきこもり

西川瑞穂
かく・にしかわ診療所

1 はじめに

　周知のことであるが，不登校もひきこもりも状態像であり，精神疾患名ではない．なかには医療の力を借りず，その問題から自力で脱却していく子どもたちがいることは事実である．しかしながら，さまざまな問題を抱えてわれわれの許へ来院する児童・思春期の子どもたちのなかには，不登校やひきこもりの状態を呈している者が少なくないこともまた事実である．その状態がICD-10やDSM-5に分類されている何らかの精神疾患と関連している場合も多い．

　本項では，われわれの精神科外来を訪れる子どもたちにおける不登校，ひきこもりについて私見を述べていきたい．

2 定義と統計

　文部科学省は，不登校の児童生徒を「何らかの心理的，情緒的，身体的あるいは社会的要因・背景により，登校しない，あるいはしたくともできない状況にあるため年間30日以上欠席した者のうち，病気や経済的な理由による者を除いたもの」と定義している．

　文部科学省の2013年度「児童生徒の問題行動等生徒指導上の諸問題に関する調査」によると，小・中学校の不登校児童生徒数の推移は図1のように近年はほぼ横ばいが

西川瑞穂（にしかわ・みずほ）　　　　　　　　　　　　　　略歴

兵庫県姫路市出身．
1991年近畿大学医学部卒．1993年近畿大学医学部精神神経学教室修了．
近畿大学医学部精神神経学教室，たぞえ診療所を経て，2009年3月に，医療法人瑞月会かく・にしかわ診療所開設．

共訳書に『自閉症治療の臨床マニュアル』（明石書店，2012）がある．

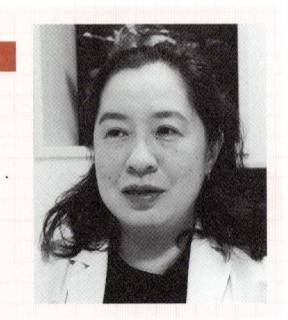

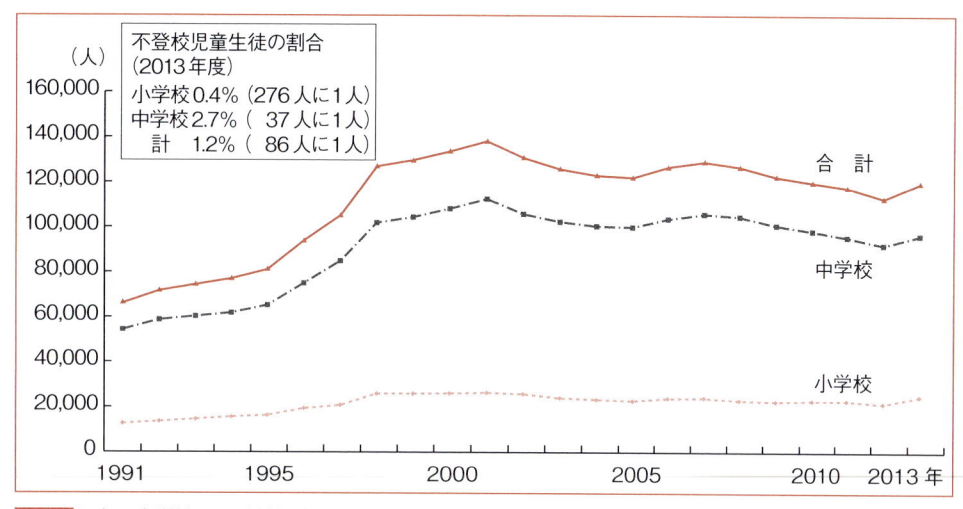

図1 小・中学校の不登校児童生徒数の推移

不登校児童生徒の割合（2013年度）
小学校 0.4%（276人に1人）
中学校 2.7%（ 37人に1人）
計　　 1.2%（ 86人に1人）

（文部科学省．2013年度「児童生徒の問題行動等生徒指導上の諸問題に関する調査」）

続いている．さらに全不登校児童生徒のうち，約8.5％が病院や診療所で相談・指導を受けているという．

次に厚生労働省は，ひきこもりを「自宅にひきこもって学校や会社に行かず，家族以外との親密な対人関係がない状態が6ヶ月以上続いており統合失調症やうつ病などの精神障害が第一の原因とは考えにくいもの」と定義している．一方，厚生労働科学研究費補助金こころの健康科学研究事業「思春期のひきこもりをもたらす精神科疾患の実態把握と精神医学的治療・援助システムの構築に関する研究」では「ひきこもりは原則として統合失調症の陽性あるいは陰性症状に基づくひきこもり状態とは一線を画した非精神病性の現象とするが，実際には確定診断がなされる前の統合失調症が含まれている可能性は低くないことに留意すべきである」との指摘がみられる．

内閣府が2010年2月に実施した全国の15歳以上39歳以下の者における「若者の意識に関する調査（ひきこもりに関する実態調査）」によると，「ふだんは家にいるが，近所のコンビニなどには出かける」「自室からは出るが，家からは出ない」「自室からほとんど出ない」に該当した者（「狭義のひきこもり」）が23.6万人，「ふだんは家にいるが，自分の趣味に関する用事のときだけ外出する」（「準ひきこもり」）が46.0万人，「狭義のひきこもり」と「準ひきこもり」を合わせた広義のひきこもりは69.6万人と推計されるという（表1）．そのうち，不登校経験者は狭義のひきこもり群では23.7％，準ひきこもり群では14.5％を占め，一定の割合で不登校と青年期以降のひきこもりは関連性があると考えられる．さらに，ひきこもりの27.1％は精神科医に相談したいと考えており，カウンセラーや精神科医に狭義のひきこもり群16.9％と準ひきこもり群11.5％が実際に相談している．

表 1 ひきこもり群の定義と推計数

	有効回収数に占める割合[*1,2](%)	全国の推計数[*3]（万人）	
ふだんは家にいるが，近所のコンビニなどには出かける	0.40	15.3	狭義のひきこもり 23.6万人[*4]
自室からは出るが，家からは出ない	0.09	3.5	
自室からほとんど出ない	0.12	4.7	
ふだんは家にいるが，自分の趣味に関する用事のときだけ外出する	1.19	46.0万人	準ひきこもり
計	1.79	69.6万人	広義のひきこもり

[*1] 15〜39歳の5,000人を対象として，3,287人（65.7%）から回答を得た．
[*2] 上記ひきこもり群に該当する状態となって6か月以上の者のみを集計．「現在の状態のきっかけ」で統合失調症または身体的な病気と答えた者，自宅で仕事をしていると回答した者，「ふだん自宅にいるときによくしていること」で「家事・育児をする」と回答した者を除く．
[*3] 全国の推計数は，有効回収数に占める割合に，総務省「人口推計」（2009年）における15〜39歳人口3,880万人を乗じたもの．
[*4] 狭義のひきこもり23.6万人は，厚生労働省「ひきこもりの評価・支援に関するガイドライン」における推計値25.5万世帯とほぼ一致する．

（内閣府「若者の意識に関する調査（ひきこもりに関する実態調査）」2010年）

3 当院における不登校，ひきこもりの実態

　当院は大阪市の中心部に位置し，比較的遠方からの受診者も多い．昨今では他の児童・思春期を診る精神科同様，発達障害の診断を求めて来院するケースが急増し，いまだに外来の大半を占めている．そのような状況のなかで，受診した6歳から18歳までの初診患者のうち，不登校を伴っていた者は約60%，ひきこもりを伴っていた者は約5%であった．

　不登校，ひきこもりはどの精神疾患でも起こりうるが，当院において特に関連の深い疾患は，発達障害圏，神経症圏，気分障害圏，パーソナリティ障害圏，精神病圏であった．内訳としては，不登校の場合，発達障害圏が約60%，神経症圏が約30%，気分障害圏が約5%，パーソナリティ障害圏，精神病圏がそれぞれ数%であった．また，ひきこもりの場合は発達障害圏が約70%，気分障害圏が約15%，精神病圏が約10%，神経症圏，パーソナリティ障害圏がそれぞれ数%であった．

　当院における疾患別割合は一般的にいわれる不登校やひきこもりの疾患割合に比べ発達障害が著しく多いが，上記に述べた当院の特徴と，初診までの待機時間が非常に長く，急性症状に対応できない点にあるのかもしれない．

4 症例提示

● 症例 A

　初診時13歳，女児．母親と8歳年下の異父妹との3人で生活保護を受給しながら生活している．双極性障害で当院に通院中の母親の診察時の相談から初診に至った．中学1年生に進級して以来，頭痛や腹痛を訴え登校しなくなり，小児科などを転々とするも器質性疾患は見つからず，どう扱っていいかわからないという．Aの初診時の

聞き取りのなかで，精神状態が激しく動揺する母親に振り回され，家事ができない母親に代わって家事や妹の面倒をみてきたAの様子がうかがえた．そのなかでAは「家の手伝いもよくし，勉強もよくできる手のかからない優等生的な姉」であり，母親によると「何も心配がなく安心しきっていた」とのことであった．

初診時のAは，「学校は好き，学校に行きたい，学校にも家にも問題はない」と泣きながら語った．Aにはまず生活リズムを改善することにより体調を整えることを提案し，焦って登校を促す母親には，今はAのことは見守ることが大切であると伝え，地域の子育て支援課が行うグループへの参加を勧めた．

通院後しばらくは依然優等生的であったAも，次第に家庭のなかのみならず学校でも他人の評価を非常に気にしていること，学校を休んでしまったために先生や友達からどう思われているか気になって余計行けなくなっていることなどを話し始め，家でも焦燥感や母親に対する反発を表現するようになっていった．母親はそのようなAの変化に「状態が悪くなっているのではないか」と戸惑い，しばしば飲酒してAと口論になり，Aに手を上げることもあった．そのことでますますAの母親に対する態度は悪化していき，家庭の状況は悪化していった．そこで主治医は母親に対しては地域の保健師ともつながることを勧め，A自身に対しては今の感情を言語化できていることを評価し，一方で身体化症状が消失していることを確認した．さらに，学校，子育て支援課，地域の保健師，生活保護の担当者，当院の精神保健福祉士（PSW）によるケース会議を開き，家庭全体の関係機関の連携と役割分担を確認した．学校に対しては，担任の家庭訪問や，Aに対する級友の気持ちをAに伝えることを検討した．担任は訪問の時間や頻度を母親や当院に相談しながら調整した．母親に対しては，Aの反抗はA自身の成長の結果であることを繰り返し伝え，子育ての苦労を共感しながら対応した．Aは当初は担任に会いたがらなかったが，担任がむやみに登校を刺激するのではなく，Aと向き合おうとする姿勢を見せることで安心して会うようになり，級友がAの登校を待っているという手紙に喜び，文通を楽しみにするようになった．

次第にAは家庭では母親には反抗的ではあったが，放課後に担任に会いに行ったり級友と遊んだりするようになり，その友人に促されて中学2年生の林間学校に参加することができた．それを契機に，最初は放課後から，徐々に全日別室に登校できるようになった．

子育て支援課や保健師，PSWの話し合いから，母親は自分の時間を作るため，妹を保育所に預け，自身は生活介護事業所に通うこととなった．

現在Aは3年生から教室に入ることを決意し，それを楽しみだと診察室で語っている．

症例B

初診時16歳，男性．両親との3人暮らし．高校に進学したものの，まもなく不登校となり，そのままひきこもり状態となった．昼夜逆転し，家で些細な引き金で暴れ

るようになり，1年後に学校を退学し，両親が相談した保健センターからの紹介で当院に初診．初診時の聞き取りから，言葉の発達の遅れ，幼少時は電車，小学校高学年からはゲームに著しく没頭すること，衣類の素材や食べ物にこだわりがあること，集団になじみにくく，小学校高学年からは孤立し，いじめやからかいの的になることもあったことなどが聴取された．高校に行けなくなった理由は，「なんとなく」とのことであったが，詳しく聴取すると，友人ができず，ほとんどの同級生から無視されるといういじめにあっていた様子がうかがえた．

それら初診時の聞き取りや診察室でのBの固い表情や，場をわきまえず診察室でゲームの話を延々と語る様子から，発達障害を疑い，各種心理テストの結果から自閉症スペクトラム障害と診断した．母親は「思い当たるところがある」と述べ，Bは「よくわからないが，そうなのかも」と述べた．

しかし依然としてBは父親の車での送迎で診療所に来ることと，近くのコンビニエンスストアにゲーム雑誌を買いに行く以外はひきこもり状態が続いた．その間も両親やB自身に障害特性について説明すると同時に，突然の暴力は過去の体験のフラッシュバックであることを確認し，睡眠障害の改善とも併せて少量の抗精神病薬を投与した．また，家族には焦らないこと，ゆっくり見守ることなどを繰り返し話し，不安を支えた．

そのような状況が約1年続いたのち（18歳），Bはかねてから勧めていた当院のデイケアに参加するようになった．最初は不定期な参加しかできなかったが，デイケアのPSWに支えられ，徐々に定期的な参加が可能になった．さらに半年後にはPSWの勧めで地域活動支援センターにも参加するようになった．一方で，進学や就職を焦る両親との関係が悪化し，何度も両親と主治医が面談をしたり，関係機関が集まった地域のケース会議にBも含めて出席してもらったりし，Bの障害理解と努力の評価を重ねていった．

現在20歳になったBは就労に興味を示し始め，支援者たちと話し合いながら就労支援の利用を模索している．

考察

症例Aは身体表現性障害と診断したが，このように診察のなかで家族や学校環境の問題，さらに自分自身の問題を整理することによって徐々に社会復帰が可能になる症例もある．ここで重要なことは主治医が本人と家族や学校などの関連機関との橋渡し役を果たすことである．さらに症例Aのように家族全体の援助を必要とする場合，多くの関連機関がかかわることになり，その意見の調整が診療における重要な鍵になる．しかしなかには本人，家族，各関連機関の連携がスムーズに進まず，長期化，複雑化する場合がある．

症例Bのように自身に基盤の問題があればなおさらである．本人，家族，関連機関が障害理解を深めてしっかりと連携することと，その時々の起こってくる問題に対して何度も会議を重ねることがBの自立において非常に重要であった．

5 まとめ

　外来診療における不登校，ひきこもりの実態について症例をまじえて考察した．外来においては診療を通じて医者がかかわる時間は限られており，一方子どもの抱える問題は多岐にわたっているため，それに対応するにはメディカル・スタッフの協力が必要となる．当院では看護師，心理士，PSW がその役目を担っており，身体の不調の聞き取り，ケース会議への出席，急な出来事に対する相談などをチームで対処している．家族や学校や職場，その他の関連機関との連携も非常に重要かつ有益な情報を与えてくれる．

　今後の課題としては，本人が来院しない不登校，ひきこもりのケースをどう扱うかである．厚生労働省によるひきこもり対策推進事業が推し進められるなか，精神科診療所の果たす役割が問われている．しかしながら，現状では本人の来院がない状態での診療は診療報酬的に不可能であるし，訪問支援を行うにはその技術を担うマンパワーが不足している状況である．

II 児童・思春期

5 依存症（携帯電話, メール, ネット依存を含む）, アディクション, 自傷行為（リストカットなど）

大石雅之
大石クリニック

1 はじめに

　依存症の問題に対する医学的治療は, アルコール依存や薬物依存が主たるターゲットとされてきた. 近年では, アルコール依存と薬物依存以外にも, ギャンブル行動, 窃盗行動, 過剰な買い物行動, 性的問題行動, インターネット使用行動（携帯電話, メール, ゲーム依存を含む）, 自傷行為（リストカットなど）などを依存症の問題として来院する者が徐々に増えつつある. このような依存症の問題の広がりに伴い, 若年層にとって使用抵抗が比較的低い危険ドラッグ, ゲーム, そして携帯電話（スマートフォン）などの依存対象も増えており, 児童・思春期における依存症の問題への対応も急務とされている. そこで本項では, 多様化する依存症の問題に対する医学的治療について, 地域における精神科外来クリニックの取り組みを踏まえ, 児童・思春期への適応も含めた理解と対応について紹介する.

2 依存症の理解

　依存症の問題に共通する特徴として「条件づけ」と「生活困難感」をあげることができる[1]. 「条件づけ」は, 心理学における「学習理論」を基盤とした行動の形成, 維持, および般化にかかわる心理学的メカニズム[2]である（図1）. 依存症に関する行動の形成は, 「刺激（きっかけとなる状況, 物事, あるいは気持ちなど）→行動（ふるまい, 考えなど）→結果（行動によって生じた外的, 内的な変化）」の枠組みによ

大石雅之（おおいし・まさゆき） 略歴

1979年東京慈恵医科大学卒. 同大学麻酔科にて研修. 同大学麻酔科, 精神科, および栃木県立岡本台病院を経て, 1991年大石クリニック開院, 現在に至る.

論文として「アルコール依存症と就労（当院における過去の反省とデイケアから就労支援へのシフト）. 日本アルコール関連問題学会雑誌 2014；16：21-28」,「窃盗, 買い物依存, 性的問題に関する嗜癖行動に対する治療の現状と課題. 公衆衛生 2014；78：467-471」などがある.

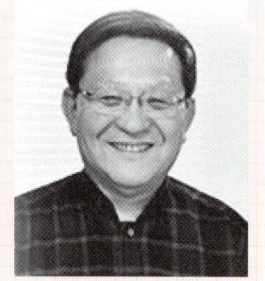

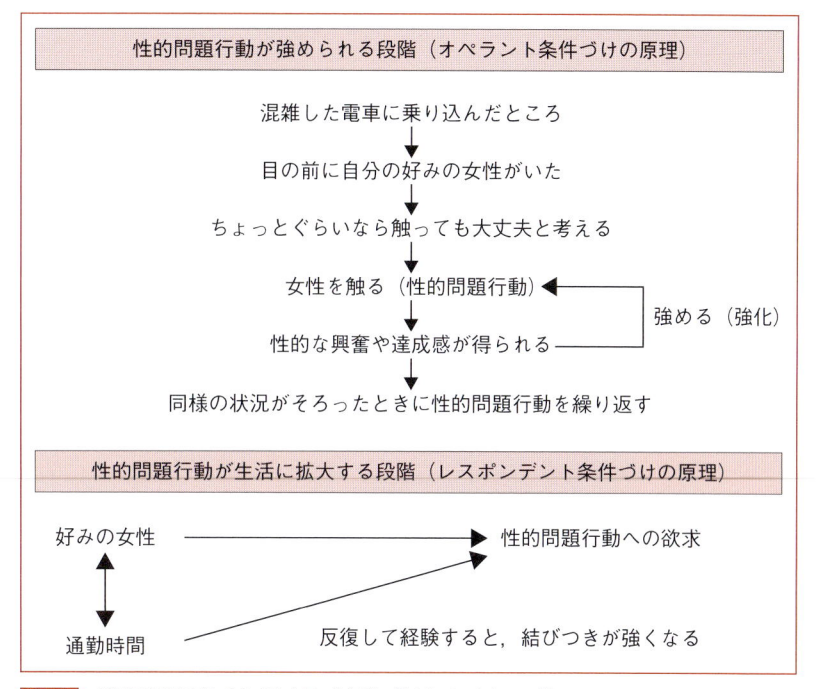

図1 嗜癖問題の拡大に関する「条件づけ」のメカニズム

性的問題行動が強められる段階（オペラント条件づけの原理）

混雑した電車に乗り込んだところ
↓
目の前に自分の好みの女性がいた
↓
ちょっとぐらいなら触っても大丈夫と考える
↓
女性を触る（性的問題行動） ← 強める（強化）
↓
性的な興奮や達成感が得られる
↓
同様の状況がそろったときに性的問題行動を繰り返す

性的問題行動が生活に拡大する段階（レスポンデント条件づけの原理）

好みの女性 ──→ 性的問題行動への欲求
↕
通勤時間 ── 反復して経験すると、結びつきが強くなる

(大石雅之. 公衆衛生 2014[1] より)

って整理するオペラント条件づけの原理に従い理解することが可能である．

たとえば，薬物使用の場合，「友人からの危険ドラッグの誘い（刺激）→危険ドラッグの使用（行動）→高揚感，スリル（結果）」と整理され，「行動」によって生じた「本人にとっての望ましい結果」が，以後同様の状況が生じた際に再び「行動」を引き起こす役割を果たす．すなわち，「本人にとっての望ましい結果」が「行動」を「強化」し，その後，「強化」された「行動」が繰り返されるようになるのである．ここでは，薬物使用行動を例にあげたが，多様化するさまざまな依存症の問題に対して，オペラント条件づけの原理に基づいた理解が可能であり，たとえば，ギャンブル行動ではスリルや高揚感などの「結果」，そしてインターネット使用行動では，充足感，達成感などの「結果」によって「強化」されていたことを報告する者が多くみられる．

ただし，行動を強化する「結果」の内容は個人差が大きく，たとえば，電車内の痴漢行動を依存症に関する行動として来所した者のなかには，「本人にとっての望ましい結果」として，「女性を支配している感覚」と述べる者，「仕事でたまったストレスの発散」と述べる者，あるいは「非日常的な世界観を楽しむことができる」と述べる者など多様であり，オペラント条件づけに基づく依存症の問題の理解においては個別性を十分に想定した聞き取りを丁寧に行うことが重要になる．

さらに，「行動」が反復されることによって，「刺激」の拡大がなされ，その結果，依存症に関する行動の頻度が高まり，依存症の問題が生活全体に影響を及ぼすようになる．薬物使用行動の場合には，「時間」「場所」，あるいは「気持ち」などの本来「薬物使用行動」とは関連していなかった刺激が，「薬物使用への欲求」を引き起こし始

める場合がある．

具体的には，危険ドラッグそのものを目の前にしているわけではないにもかかわらず，薬物を頻繁に使用していた時間帯になると自然と「薬物使用への欲求」が高まり，落ちつかなくなるのである．これは，パブロフの犬に代表されるレスポンデント条件づけの原理によって生じており，「危険ドラッグ（無条件刺激）」に対して「薬物使用への欲求（無条件反応）」が生じるなかで，「危険ドラッグ（無条件刺激）」と「薬物使用をしていた時間帯（条件刺激）」が「対呈示」され，「薬物使用をしていた時間帯（条件刺激）」に対しても「薬物使用への欲求（条件反応）」が生じるようになったためである．

このようなレスポンデント条件づけは，「対呈示」が繰り返されるなかで，生活における刺激の多くが「薬物使用への欲求」を引き起こす役割を果たし始め，依存症の問題が生活上の問題へと発展していく．他の依存症の問題も同様に，レスポンデント条件づけの原理によって，生活のあらゆる場面や状況において依存症に関する行動への欲求が高まりやすくなる．このように依存症の問題は，「条件づけ」の原理によって，形成，維持，そして般化がなされ，生活の中で拡大していく．

生活の中で拡大した依存症に関する行動は，生活の多くの割合を占め，結果的に，さまざまな生活困難感を生じさせる．精神疾患の診断基準の1つであるDSM-5[3]では，依存症の問題の多くは，物質関連障害および嗜癖性障害群に分類されており，いずれの障害も社会機能の障害としての生活困難感を前提としており，著しい苦痛，対人関係上の問題，職業上の問題などが代表的なものとしてあげられている．このような生活困難感は，依存症に関する行動が維持される過程において生じている．

薬物使用の場合には，危険ドラッグの使用行動を繰り返すなかで，危険ドラッグ使用への期待や発覚の怖れから仕事に身が入らずミスを頻発してしまったり，家族に対してどことなく後ろめたさを感じ会話が減ってしまったり，最終的には，危険ドラッグ使用に伴う身体的な離脱症状によって仕事に穴をあけ，そして家族を傷つけてしまうなどの経過をたどるなかで，生活困難感が顕在化してくる．多くの者はこのような生活困難感を主訴として来院することが多く，依存症の問題における主要な課題であると考えられる．

3 依存症の治療

依存症の問題に対する治療は，先に述べた2つの特徴の理解に基づく治療を進めることが中心的な課題となる一方で，来院した者の状態像に応じて対応を変えることが必要とされる．具体的には，来院する者の誰しもが自分自身を変えることに対して積極的な姿勢を保ち続けているとは限らないため，本人自身の変化への思いを十分に踏まえた対応が必要になることが多い．このような変化に関する本人の状態像の整理を試みた代表的な理論としてProchaskaの提唱したステージ変容理論[4]があげられる．

ステージ変容理論は，変化のプロセスについて，前熟考期，熟考期，準備期，実行

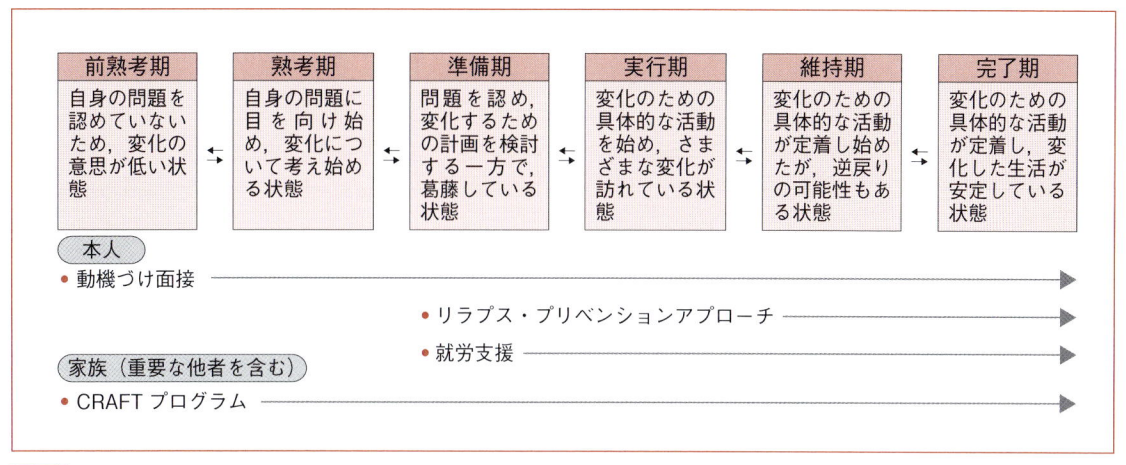

図2 ステージ変容理論と治療的アプローチの対応関係

前熟考期	熟考期	準備期	実行期	維持期	完了期
自身の問題を認めていないため，変化の意思が低い状態	自身の問題に目を向け始め，変化について考え始める状態	問題を認め，変化するための計画を検討する一方で，葛藤している状態	変化のための具体的な活動を始め，さまざまな変化が訪れている状態	変化のための具体的な活動が定着し始めたが，逆戻りの可能性もある状態	変化のための具体的な活動が定着し，変化した生活が安定している状態

本人
- 動機づけ面接
- リラプス・プリベンションアプローチ
- 就労支援

家族（重要な他者を含む）
- CRAFTプログラム

CRAFT : Community Reinforcement and Family Training.

期，維持期，そして完了期の6つの段階から整理を試みた理論モデルである（図2）．前熟考期は，自分の行動を変えようとせず，問題を抱えていることを否定する段階である．熟考期は，自分に問題があることに目を向け，解決しようと考え始める段階である．準備期は，変わるための行動計画をたてている一方で，もう一歩を踏み出せない状態にある段階である．実行期は，実際に変わるための行動を実行し，さまざまな変化が訪れる段階である．維持期は，変わるための行動が定着している一方で，逆戻りへの対策が必要になる段階である．そして，完了期は，変わるための行動が定着し，自身の抱える問題との安定した付き合いがなされている段階となる．これらの6つの段階を想定することが依存症の問題における治療においてとても重要になる．

依存症の問題は，前熟考期と熟考期が課題となることが少なくない．特に，家族に促されてクリニックに来院した者の多くは，前熟考期か熟考期である者が大半である．このような場合には，動機づけ面接[5]という面接技法が有効である場合が多い．動機づけ面接は，本人の主体性を重んじながらも，本人に問題に気づかせ，変化について検討させることを目的とした面接技法であり，いずれのステージにおいても有用であるが，特に，前熟考期，熟考期，準備期に果たす役割は大きい．ただし，動機づけ面接は，面接が可能な状態にあることを前提としていることから，知能水準，発達段階によっては，その効果が発揮されない場合もある．そのため，動機づけ面接は，児童・思春期に対して適用可能であると考えられるものの，年齢が下がるにつれ，適応が難しくなる可能性が想定される．

そのような場合には，家族とともに依存症の問題に取り組むことが本人の変化を促すための治療的アプローチとして有効である．家族とともに依存症の問題に取り組む場合には，CRAFT（Community Reinforcement and Family Training）プログラム[6]の活用が有効であると考えられる．依存症の問題について，家族が本人に指摘する場合には，どうしても嫌悪的な会話になってしまうことが多く，家族にとっても本人にとっても好ましくない状況に陥りがちである．CRAFTプログラムは，行動療法の視

点に基づき，依存症の問題を有する本人の望ましい行動と望ましくない行動の両方に対して適切に対応する手続きが含まれる．この手続きでは，依存症の問題を有する本人の望ましい部分を「強化」するといった手続きが展開されるため，家族から本人への肯定的な働きかけを実施するなかで良好な会話へと発展しやすいといった側面がある．良好な会話のなかでは，依存症の問題について話し合うことの嫌悪性が薄れるため，変化のステージの移行がなされるケースも多い．実際に，当クリニックにおいても，治療への抵抗が高く，通院を渋っていた者が，家族のCRAFTプログラムの取り組みによって，来院に至り，治療に取り組み始めたケースも確認されている．

準備期以降のステージに対しては，リラプス・プリベンションアプローチ[7]が基本的な方針となりうる．リラプス・プリベンションアプローチは，依存症に関する行動を起こしやすい危険な状況を避けることを基本とした治療的アプローチであり，先に述べた「条件づけ」に基づく理解に対応しうる理論モデルとして認知行動療法に基づくアプローチの1つとされている．具体的には，生活全体の一連の流れのなかで，依存症に関する行動についての「刺激→行動→結果」のパターンに応じて「刺激統制（きっかけとなる外的，内的な刺激を遠ざける）」「行動の操作（適応的な行動を獲得させる，問題行動を変容させる）」，そして「結果の操作（問題行動に対して本人にとっての望ましい結果を随伴させない，あるいは適応的な行動に対して本人にとっての望ましい結果を随伴させる）」を行うことを基本原則とした対策を検討する．

薬物使用の例では，「危険ドラッグ（刺激）」に近づかないようにするにはどのようにしたらよいのか（刺激統制），危険ドラッグの使用以外によって高揚感やスリルなどの本人自身にとってのよい結果を得ることができないのか（結果の操作）などのように「条件づけ」の理解に基づく新たな行動パターンの学習を試みることになる．もちろん，治療を始める以前から行っている適応的な行動を「条件づけ」の原理に基づき「強化」していくことも大切な視点である．

当クリニックでは，このようなアプローチをグループミーティングの形式で集団認知行動療法プログラムとして行っているが[8]，「生活困難感」の解消を目的とした適応行動の拡大も治療における重要な視点である．たとえば，当クリニックでは，就労移行支援施設と連携して，適応行動の拡大としての就労活動の促進を行っている[9]．この取り組みでは，「依存症に関する行動をしない」という回避的な視点から「就労に関する行動をする」という接近的な視点への変化によって，変化のステージの移行もなされやすいといった利点とともに，実際に「依存症に関する行動」の減少も確認されている[10]．適応行動の拡大の視点は，インターネット使用などの必ずしも「断つこと」が目標になりにくい依存症の問題において，特に，重要であると考えられる．児童・思春期における適応行動は，勉強，交友関係などが代表的であるが，本人自身の目標を尊重しながら「しない」ではなく「する」といった視点の目標に基づき適応行動を設定することが重要である．この場合においても，「条件づけ」の原理に基づき「強化」していくことが大切な視点となる．

4 おわりに

　依存症の問題が多様化するなかで，児童・思春期に特徴的な依存症の問題といった新たな課題が増えつつある．特に，社会における技術的な発展に伴う環境の変化によるところが大きいと考えられるものの，いずれの依存症の問題に対しても，本項で述べたアプローチが基本的な対応になると考えられる．依存症の問題は，ついつい依存対象に目が奪われがちであるが，その背景にある生活状況を十分に見定め，依存症の問題を有する本人にとっての適応的な目標設定を協働的に明確化することが重要である．この点については，なぜ依存対象を必要とするに至ったのか？　依存対象から離れたときに本人はどのような状況になるのか？　といった生活全体を見渡す視点をもったかかわりが肝要であり，依存症に関する行動を中心に生活全体を見立て，生活全体の循環を改善することに主眼を置いた治療的なアプローチがいずれの場合においても有効であろうと考えられる．

文献

1) 大石雅之．窃盗，買い物依存，性的問題に関する嗜癖行動に対する治療の現状と課題．公衆衛生 2014；78(7)：467-471.
2) 嶋田洋徳，野村和孝．行動療法の進歩．心療内科 2008；12(6)：476-485.
3) American Psychiatric Association. Diagnostic and Statistical Manual of Mental Disorders, Fifth edition. American Psychiatric Publishing；2013／髙橋三郎，大野　裕（監訳）．DSM-5 精神疾患の分類と診断の手引．医学書院；2014.
4) Prochaska JO, Norcross JC, DiClemente CC. Changing for Good. Harper Collins Publishers；1994／中村正和（監訳）．チェンジング・フォー・グッド．法研；2005.
5) 原井宏明．方法としての動機づけ面接—面接によって人と関わるすべての人のために．岩崎学術出版社；2012.
6) 境泉　洋，野中俊介．CRAFT　ひきこもりの家族支援ワークブック　若者がやる気になるために家族ができること．金剛出版；2013.
7) Marlatt GA, Donovan DM. Relapse Prevention：Maintenance strategies in the treatment of addictive behaveors, Second edition. The Guilford Press；2005／原田隆之（訳）．リラプス・プリベンション　依存症の新しい治療．日本評論社；2011.
8) 野村和孝，田代恭子，嶋田洋徳ほか．病的賭博に対するセミオープン形式の集団認知行動療法プログラムの取り組み—ドロップアウト率と参加者の相互作用の観点から．日アルコール関連問題会誌 2012；14(2)：95-100.
9) 大石雅之．アルコール依存症と就労（当院における過去の反省とデイケアから就労支援へのシフト）．日アルコール関連問題会誌 2014；16(1)：21-28.
10) 町田好美，野村和孝，田代恭子．就労支援施設における随伴性マネジメントの実施が依存症を呈する者の就労活動と断酒に及ぼす影響—アルコール呼気検査を用いた試み．第34回日本アルコール関連問題学会抄録集．2012．p112.

Ⅱ 児童・思春期

6 虐待・いじめの実情と対応

横田圭司
ながやまメンタルクリニック

1 はじめに

　児童・思春期を対象としている精神科外来では，虐待ケースに少なからず出会う．また，学齢期以降，虐待ケースなど愛着の問題を抱えている子や発達障害のある子には，加害・被害両方で，しばしばいじめが問題となる．

　虐待は身体や精神に深刻な影響を及ぼすことがわかっている[1]．その根底には，脳の形態的変化[2]など，脳の損傷があることが明らかになってきている．そして，その影響は成人に至っても残存し，さまざまな精神障害と関連している[3]．奥山[4]は診断や診たての重要性を指摘したうえで，児童虐待の対応や治療として，①安全で安定した生活，②人間関係の構築，③トラウマの処理，④自己感の障害への治療，⑤入院治療，⑥薬物療法，⑦解離症状に対する治療，をあげている．このように，虐待を受けた子どもの対応や治療は多岐にわたっており，精神科医療にも一定の役割が求められている．そのなかで，虐待に対応できるスタッフや設備が十分に整った医療機関が乏しい現状では，メンタルクリニックがその一翼を担わざるをえない．

　本項では，虐待やいじめに対するメンタルクリニックの役割について検討したい．

2 虐待へのメンタルクリニックの役割

　ケースを通して，虐待へのメンタルクリニックの役割を考えてみよう．

● ケース1：女児，初診時7歳

　母親は精神疾患があり，ネグレクトだけではなく，叩かれることや大声で罵られる

横田圭司（よこた・けいじ）　　　　　　　　　　　　　　　　　　　　　略歴

1984年北海道大学医学部卒，東京大学精神神経科，都立松沢病院，都立府中病院などを経て2001年より現職．
共著書として，『発達障害における精神科的な問題』（日本文化科学社，2011）がある．

などの虐待が続いた．乳・幼児期に粗大な遅れは確認されていない．4歳のときから児童養護施設で生活，6歳のときに里親に引き取られた．引き取られた当初は，表情が乏しく視線も合いにくく警戒心が強く，ほとんど話をしなかった．不安が強く外出を怖がり，道順などへのこだわりもみられた．里親の愛情深い対応によって，徐々に緊張がとけ表情も豊かになった．その頃から，わざと怒られることをする「お試し行動」や衝動行為，かんしゃくがみられるようになり，引き取られて半年後にメンタルクリニックを受診した．

初診時，大人にはべたべたと甘え，緊張しながらも愛らしい表情で接した．小学校では担任には甘えるものの，子どもの集団に入れず孤立．同級生に誘われても不安が強く動けず．夜驚がみられ，暗いところを怖がり，「お化けはいないよね」と繰り返し確認した．かんしゃくやフラッシュバックもみられた．根底に愛着の問題があり，不安が強く安定した人間関係が保てないため，教育センターでの定期的な心理療法を勧めた．里親や学校には，強い不安が根底にみられ自分の行動を統制できなくなること，頭ごなしの叱責などはさらに不安を強め症状を増悪させることを説明，受容的に接することをお願いした．不安を標的症状として，パロキセチン5 mgとリスペリドン0.25 mgを処方，不安はある程度改善，かんしゃくなども軽減した．

小学5年生になると，疎外感や被害感を訴えるようになり，その場しのぎの虚言も目立ち，勉強もわからなくなり，登校しぶりも出てきた．WISC-IV（Wechsler Intelligence Scale for Children-Fourth edition）にて，FSIQ（Full Scale Intelligence Quotient）86．通常の集団が負担であるうえに学力不足も深刻であったため，適応指導教室（不登校対応）へ移ることを提案した．移った後は，5～6人の集団のなかでかなり安定した．中学校に入学後，異性への関心が高まり，中学3年生のときには，同級生の男子を自分の家に連れ込み裸でベッドにいるところを見つけられた．この後は，異性との距離感について厳重に指導されつつ，常に大人の監視下に置かれている．

◆診断・診たてと対応

里親へ引き取られた時点では，社会性やコミュニケーション能力の弱さ，こだわりなどから，自閉症スペクトラムの診断基準[5]を満たしていた．Rutter[6]は劣悪な環境下での生育で自閉症スペクトラム様の症状をきたしうること，年齢が低いときの環境改善によって症状がしばしば改善すること，を報告した．しかし，年齢がいくと症状が固定し，自閉症スペクトラムとの鑑別が困難なケースも少なくない．治療の枠組みが異なるため，鑑別は重要である．

強い不安や緊張，怒り，フラッシュバックなどの精神症状などを診たて，それらをもとにしてお試し行動や衝動行為，性的逸脱行動などが出現することを周囲に説明し，問題行動のみを標的症状とした安易な行動療法や，頭ごなしの叱責などを避けるよう助言することも重要である．ただ，受容的な対応と必要なしつけとのバランスは，誰がやっても難しい．認知行動療法などの心理療法による，不安やトラウマへの対処，被害的な認知の是正，常識的な見方の共有，なども不可欠である．なお，トラウマの処理に対して，EMDR（Eye Movement Desensitization and Reprocessing）が有効

であるという報告もある[7]．性的逸脱行動は基本的には行動制限が必要であろう．性犯罪の加害者，被害者の両方になりうるため，その対応はきわめて重要である．ただ，青年期以降では，異性との共依存によって精神的に安定するケースもあり，対応はマニュアル化できない．

◆教育や生活の枠組みへの助言

知的能力だけではなく，学校での適応状況や精神状態なども考慮に入れて，通常学級，週1回の通級指導学級，適応指導教室，特別支援学級（知的障害対応など），サポート校など，教育の枠組みについて助言することも重要な役割となる．それによって，集団との能力的なギャップによる二次障害を予防したい．成人期以降は，健常者として生きるのか，精神障害者保健福祉手帳などを取得して障害者として生きるのか，の相談に乗ることも多い．

◆薬物

不安やフラッシュバックなど心的外傷後ストレス障害（post-traumatic stress disorder：PTSD）症状には少量の選択的セロトニン再取り込み阻害薬（SSRI）の服薬が，不安や衝動行為などには少量の抗精神病薬の服薬が，一定の効果を示すことも少なくない．なお，SSRIなどの抗うつ薬を安易に増やすと気分の高揚や衝動行為などが増悪しかねないため，慎重さが求められる．

●ケース2：男児，初診時8歳

乳幼児期には発達の異常に気づかれなかった．幼児期より，父親からしばしば怒鳴られ殴られていた．保育園では集団行動が苦手で，すぐに手が出た．分離不安も強くみられた．小学校入学後，多動や衝動的な暴力がみられ，クラスで飼っていた金魚を生きたままはさみで解剖したことをきっかけにして，メンタルクリニックを受診した．

初診時，不注意，多動性，衝動性に加えて，情緒不安定と人間不信（自己評価が低い，不安になりやすい，ひねくれた対応，他罰的，執念深い，反抗的，意図的に人の嫌がることをする）がみられ，社会的規範が身についていなかった．WISC-IVにてFSIQ 93．両親に，情緒が不安定で明確な診断はつけられず，注意欠如・多動性障害（attention-deficit/hyperactivity disorder：ADHD）[5]など発達障害の診断は保留と説明した．メチルフェニデート服用開始．父親は「発達障害」にこだわり，通級指導学級に通わせろ，学校はもっと発達障害の勉強をしろ，などと主張した．心理面接は父親が拒否．通い始めた週1回の通級指導学級では集団指導が入らず，担任に幼児のように甘え，他児には暴力をふるうなど落ち着かず，学級崩壊させた．在籍学級では，服薬後，教室から出なくなり，衝動行為も減少した．家では，父親から，「薬なんか飲みやがって，このポンコツが」と罵られ，なぐられるなどの虐待が続いていた．児童相談所へ相談するも，経過観察とされた．

高学年になり，不安が強く集団に入れなくなった．興奮して暴れ覚えていない解離症状や，確認癖，不潔恐怖も出現．結局，中学入学時に児童養護施設へ入所となった．入所直後は緊張して大人しかったが，慣れてくるとにらまれている気がするなどと言

って，弱い子をいじめるようになった．これは，リスペリドン1mgを服用しやや改善した．中学校や卒後通ったサポート校では被害感や疎外感を訴え行き渋りもあったが，施設で若い男性の職員を信用し甘えるようになってから大分落ち着いた．サポート校卒業後，精神障害者保健福祉手帳を取得，グループホームへ入所し，障害者枠で企業就労した．グループホームでは，別の若い男性職員との関係ができ，それなりに安定した．

就労後，仕事を頑張りすぎて，帰宅後は疲れ切っていた．徐々に緊張が強まり，職場の人の些細な言動を気にし，嫌われている，悪口を言われている，などと言いだした．さらに，幻聴も出現，職場の人だけではなく通勤途中の電車の中の人にまで被害関係念慮・妄想の対象が広がってきた．リスペリドン1mgを服用するとともに，1か月の休職でこれらの症状が消失，これを繰り返して結局退職となった．この後，ゆっくりペースの作業所に通所．当初は緊張して頑張りすぎていたが，仕事量を調整し，指導員との関係が深まるとともに落ち着いてきた．

◆診断・診たてと対応

虐待を受けた人に高率にみられる症状の1つに，ADHDがある．杉山[7]は被虐待児の半数以上に，広汎性発達障害やADHDなどの発達障害の診断がつくとした．DSM-5[5]のADHDの項目にも，児童虐待，ネグレクト，複数の里親による養育などが危険要因にあげられている．このため，ADHD症状に気分のムラや不安などが症状を修飾していることが多いものの，虐待を受けた人のADHD症状にADHDと診断しても間違いではない．さらに，発達障害の存在自体が虐待の危険因子であることも問題を複雑にしている．いずれにせよ，被虐待児にみられるADHDの症状が生来のものか虐待の影響かを区別することは，困難なことでもあるし，意味のあることとは思えない．

しかし，典型的なケースでは，生来の発達障害と，虐待など不適切な環境での発達障害様の症状とは，しばしば治療の枠組みが異なる．発達障害の診断は虐待した親への免罪符ではないし，被虐待児にみられるADHD症状を標的として，表面的にほめることや形ばかりの行動療法，通級指導学級などの小集団指導はかえって問題をこじらせることがある．まずは，情緒不安定に注意を向け，対応することが望まれる．このため，医療機関で安易に発達障害の診断をするだけで何もしない場合，本人や家族，周囲の人たちに負の影響を及ぼすことも珍しくない．なお，虐待を受けている環境では，通常，何をやってもよい方向に向かわない．速やかな環境の改善が望まれるが，現実には困難なケースも多い．

また，いじめに関しては，被害感や人間不信，衝動性などより加害者になることも少なくなく，遷延する不安感，被害感，おどおどしているところなどより被害者になることも多い．根が深く，表面的な指導は無効なことが多いものの，これらの症状を理解するところが解決の第一歩となりうる．

過剰適応から疲労感が強くなり，不安感や緊張感が増悪し，突然の回避行動（不登校や出社拒否など）や，一過性の被害関係念慮・妄想，幻聴などが出現することがあ

る．その際，過剰適応と回避行動の時期をみて双極性障害，一過性の被害関係念慮・妄想，幻聴などから統合失調症などと診断され，長期にわたって大量の向精神薬を処方されることもある．通常は，環境調整や少量の向精神薬で改善することが多く，鑑別が必要となる．

虐待を受けて育った連続殺人犯である，永山則夫の精神鑑定[8]で，「最初は必死でやるものの途中で疲れ果て，逃げ出してしまう行動パターンを繰り返し」追い詰められていった経過が明らかにされている．彼の場合，信頼できる人間に出会えず「自分を厄介者視し見捨てた親，兄弟，ひいては社会全体に対して憎悪の塊と化し」連続殺人を起こした．ケース1や2のように信頼できる人と出会うことは，それが理想化や共依存であっても，きわめて重要なことであろう．

◆薬物

ADHD症状に，メチルフェニデートやアトモキセチンが効果的であることがある．解離や衝動行為，一過性の精神病症状には少量の抗精神病薬，フラッシュバックや確認癖などを含む不安症状には，少量のSSRI（セルトラリン6.25〜12.5 mgなど）や抗不安薬などが一定の効果がある．

3 いじめへのメンタルクリニックの役割

いじめへの対応は学校や家庭が中心であり，医療機関は補助的な役割にとどまる．ただ，学齢期・思春期のいじめは，加害者・被害者ともに発達障害や愛着の問題を抱えているケースが多い．このため，医学的な診断や診たてによって，いじめの背景にある症状や心情を推測することは，いじめへの対処を考えるうえで重要であろう．ケースを通してメンタルクリニックが担う役割について考えてみたい．

ケース3：自閉症スペクトラム，女子

幼児期よりマイペースで，一人遊びを好んだ．融通がきかず，頑固．幼稚園・小学校を通じて，友人関係は受け身でマイペース，無邪気で幼い子であった．学力に問題はないが，小学校3年から少しずつ，仲間はずれやひどいことを言われる，物を隠されるなどのいじめに遭うようになった．ただ，本人は，いじめられていることに気づいていなかった．

小学校高学年になり，社会性が育ち状況を理解し始めると，自分が受けているいじめに気づきだした．このため，徐々に学校で緊張するようになったが，親や先生にも相談できず，一人で悩んでいた．緊張が強まると同級生の言動にも敏感になり，悪意のない言動も被害的に受け取るようになった．結局，ある日突然泣いて登校を拒否し，そのまま不登校となった．不登校当初から緊張感が強くてほとんど外出できなかった．さらに，過去にいじめられたことの意味を理解し，深く傷つき，いじめのフラッシュバックにさいなまれるようになった．中学校も入学式の日しか行けず，そのままひきこもりの生活が続いている．

表1 虐待児・者の精神症状とその対処

精神症状	対処
自閉症スペクトラム様の症状 注意欠如・多動性障害様の症状	環境の改善によって速やかに症状が改善することも．情緒不安定への対応が優先．不注意，多動性，衝動性にはメチルフェニデートやアトモキセチンが有効なことも．安易な診断は，周囲を混乱させる．
一日の中で変動するハイテンション・脱抑制	少量の抗精神病薬が有効なことがある．
解離	少量の抗精神病薬が有効なことがある．
遷延する不安感，緊張感	少量のSSRIや抗不安薬が一定の効果がある．
フラッシュバックなどのPTSD症状	少量のSSRIや抗不安薬が一定の効果がある．
過剰適応から緊張感が高まり回避する行動パターン	過剰適応させない枠の設定が重要．時に双極性障害と誤診される．
性的逸脱行動・異性との共依存	叱責や罰は無効，厳重な監視を．共依存で安定も．性犯罪やDVに注意．
その場しのぎの虚言・衝動行為・思考の浅さ	頭ごなしに叱らない．厳重な枠組みが治療的．
盗癖	強迫的である可能性を考慮に入れる．
ひねくれ，人間不信，被害的・他罰的	怒らない．信頼すると素直になることもある．
依存傾向と理想化	依存される側は，振り回されすぎないように．
一過性の被害関係念慮・妄想，幻覚	環境調整と少量の抗精神病薬が有効．統合失調症との鑑別に注意．
知的能力（IQ）と適応能力とのギャップ	教育や就労などの適切な枠組みが重要．
意欲のなさ，なげやり	共依存などで改善することもあるが，過剰適応となるケースも．

PTSD：心的外傷後ストレス障害，SSRI：選択的セロトニン再取り込み阻害薬，DV：家庭内暴力．

◆受診時期によるメンタルクリニックの役割

①小学校低学年〜中学年―表面上，不適応が認められていない時期

　発達障害の的確な診断とそれに基づく対処，不適応の予防が重要である．自閉症スペクトラムや不注意優勢のADHD，学習障害や境界知能などの診断を的確にし，要求水準を調整し，通級指導学級など小集団での指導，学習面の個別指導，薬物治療，知的障害学級など教育の枠組み変更の検討など，必要な措置をとる．その上で，いじめについて監視するよう依頼する．発達障害に精通したスクールカウンセラーやコーディネーターなどがこの時期にこれらの子を見つけ，医療機関などへ紹介するシステムも重要となる．

②いじめなど不適応が顕在化してきた時期

　まずは診断と診たてが重要である．いじめについて，コミュニケーション能力の弱さから自分で対処できず，大人が介入する必要性があるケースが多い．この際，スクールカウンセラーなどとの連携が効果的である．被害的なとらえ方をしているケースでは，状況のわかる大人が個別に対応して誤解を解き，被害的な対人認知を是正する定期的な面接を依頼する．不安・緊張を標的症状として，少量のSSRIや抗不安薬などを処方することもある．思春期になると，大人の介入も困難になってくる．ケースによっては，不登校対応（適応指導教室）や転校なども選択肢となる．

③不登校，ひきこもりの時期

　不安や緊張の度合いにもよるが，症状が遷延することが多い．適応指導教室やサポート校など要求水準を下げて通学を促す．強い対人緊張やフラッシュバックがみられるなど必要なら少量のSSRIや抗不安薬などの薬物療法も検討する．被害感やうらみ・つらみ，ひねくれなどが強い場合には，医療機関受診やカウンセリングなども拒

否されて，対応に苦慮することとなる．

　愛着の問題が根底にあるいじめでは，ケース1や2のように症状を理解するところが第一歩であるが，対応はしばしば困難である．

4 おわりに

　上記のように，虐待は多彩な精神症状をもたらす．それぞれの症状と対応については，表1を参照いただければ幸いである．虐待の精神症状を理解することは，パーソナリティ障害をはじめ，発達障害，不安障害，うつ病性障害，統合失調症などの精神障害を別の視点からより深く理解する一助となるだろう．虐待やいじめのケースで，これらの症状を診たてて症状や行動を理解し周囲の人と共有することは，クリニックの重要な役割となりうる．

文献

1) 田中康雄．発達障害と児童虐待．子どもの虐待とネグレクト 2005；7（3）：304-312．
2) 友田明美．虐待によって生じる脳の変化．いやされない傷．診断と治療社；2012．pp48-105．
3) Brown B, Anderson B. Psychiatric morbidity in adult inpatients with childhood histories of sexual and physical abuse. Am J Psychiatry 1991；148：55-61.
4) 奥山眞紀子．児童虐待．精神科治療学 2008；23：276-280．
5) 髙橋三郎ほか（監訳）．DSM-5 精神疾患の診断・統計マニュアル．医学書院；2014．
6) Rutter M. Developmental catch-up, and deficit, following adoption after severe global early privation. J Child Psychol Psychiatry 1998；39：465-476.
7) 杉山登志郎．子どもの虐待と精神医学．児童青年精神医学とその近接領域 2011；52（3）：250-261．
8) 堀川恵子．永山則夫　封印された鑑定記録．岩波書店；2013．

II 児童・思春期

7 現代社会における児童・思春期のこころの発達とその病理

大髙一則
大髙クリニック

1 はじめに

KY君をめぐる状況

　KYという言葉がある．「空気が読めない」子どもや青年を略してそう呼ぶという．そうした子どものなかには発達障害の子どもが多く含まれている．ここで考えたいのはKYが問題にされる状況についてである．一つはKYに代表される発達障害といわれる子どもや青年の存在が問題になってきた状況である．もう一つはKY君を取り巻く子どもや青年の状況である．われわれの子ども時代，子どもたちは空気を読んで行動していただろうか．空気が読めないから「子ども」だといっていたのではないだろうか．KYの概念が出てきた背景には，現代の子どもの多くが周囲の空気を読まないと生きていけないと感じていることがある．他人を傷つけないように，そして自分も傷つかないように細心の注意を払って対人関係を作ろうとする子どもたちのこころは，KYとして集団からはじき出された子どもと同様に「孤独」である．

「誰でもよいから殺したかった!!」

　最近の殺人事件をみていると，親が子どもを殺した事件や子どもが親を殺した事件など家族内の殺人事件が多くなった印象がある．しかし一方で「誰でもよいから殺したかった」と何の脈絡もなく突然赤の他人に刃物を向けるような物騒な事件やニュースが後を絶たない．子どもや青年を取り巻く社会は，名前をちょっと知っているよう

大髙一則（おおたか・かずのり）　略歴

1953年神奈川県生まれ．1980年秋田大学医学部卒．1982年名古屋大学医学部精神医学教室，1984年愛知県立城山病院第四診療科医長，1992年名古屋第二赤十字病院精神心療科副部長を経て，1994年4月より医療法人 大髙クリニックで不登校や発達障害などの児童・青年期の患者を中心に診療している．
専門は，児童・青年精神医学．
共著書に，『子どもの発達と情緒の障害』（岩崎学術出版，2009），『専門医から学ぶ児童・青年期患者の診方と対応』（医学書院，2012）など児童青年期の臨床精神医学に関連するものがある．

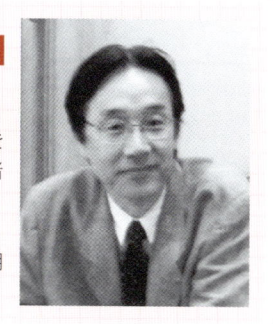

な他人が減って，家族のような濃密な対人関係を主にする集団か，空気を読まなければ生きていけない学校集団か，後は誰だかわからない他人しかいない社会といわれる場しかないともいえる．子どもも大人もちょっと名前を知っている他人との付き合いは避け，できる限り他人とかかわらないようになってしまった．

2 子どもを取り巻く社会

● 高度消費社会

　資本主義経済ではあらゆるものが商品になりうる．高度消費社会ではこれまでモノを買うという消費ばかりでなく，情報やサービスも消費の対象になるなど，消費パターンは多様化し複雑化している．これまで育児，家事，介護などはアンペイドワーク[*1]といわれていた．そうした部門にも企業は積極的に乗り込んでくる．子どもの生活のなかでの育児や家事も外注化が進み，すでにそれはなくてはならないものになってきている．高度消費社会は「生活に必要なものを買うのではなく，自分と他人を区別するひとつの『記号』としてモノや情報を消費する」といわれている[1]．本当に生きるために必要な情報やモノがどれだけあるだろうか．どんな携帯を持ち，どこのブランドの服を着て，何を食べるか．私たちは他人と少しでも違う情報やモノを持ち消費することで他人と自分の違いを認識し安心しているのではないだろうか．こうした現象が子育てのなかにも多数生じてきている．子どもたちに何を与えるか，どの学校で教育を受けさせるか，自信のない親たちはマスコミやインターネットを通じて人と比較して多数の情報やモノを手に入れる．

● 高度情報化社会

　高度に情報化された世界は国際的なニュースも瞬時に世界に広がる．インターネットをベースにした高度情報化社会では，人間関係，経済，行政，政治など多くの領域で国際化（グローバル化）が進行している．これまで一部の階層の人々が，特別な場所だけでしか手に入れられなかった情報も，自宅に居ながら瞬時に手に入るようになった．それは人々の生活をより便利により豊かにする一方，人と人のつながりを避けても生きていくことができる環境が生み出される結果となった．世界で起こった大事件も，クラスや隣近所でのもめ事も同じ重さしかもちえないような状況が生み出されている．情報をいかに手に入れるかではなく，その情報をいかに理解し，いかに利用するかが問われている時代である．言い換えれば情報を得る側に豊かな想像力が必要な時代になったといえる．このような高度情報化社会には時間的にも空間的にも従来

[*1]：無報酬労働（支払われない労働）のこと．国連によれば大きく2つに分けられるという．1つは開発途上国における児童や女性の労働などにみられるGNPなどに評価されないインフォーマル（非正規）な労働である．もう1つは育児，家事，介護やボランティア活動など本来経済活動ではないが必要な労働である．ここでは後者の意味で用いている．

の概念を打ち破るボーダレスの仮想社会がある．現代を生きる子どもたちはゲームやインターネットを通じて距離感のないさまざまな情報が生み出す仮想空間を体験する一方で，現実的なリアルな社会を生きるという二重構造のなかで生きている．

3 「格差」社会から「貧困」社会へ

不登校が変わった

　私が児童精神科医としてクリニックを開業したのは1994年である．登校拒否の青年の居場所を作りたいというのがクリニック開業の理由の一つであった．当時の高校生が不登校になると出席日数不足から進級が難しくなるばかりでなく，アルバイトなども認められず，彼らの居場所や高校退学後の進路も現在のようにはなかなか見つからなかった．青年は自信を失い，自宅に閉じこもるしか手段がなかったのだ．こうした青年たちのために1995年春，思春期デイケアを始めることにした．思春期デイケアは自宅にひきこもる青年の居場所として，またそこで成長していく対人関係の練習の場として機能することをめざして作られた．デイケアを開所した1995年頃は，学校に「行きたいけど，行けない」と悩んでいる青年が圧倒的に多かった．そうした青年の心性は学校に行くべきだ（または行きたい）けど，学校に足が向かない（行けない）という意味で強い「葛藤」をもった状態であった．彼らは葛藤を抱えながら，デイケア体験や心理カウンセリングを通じて，ゆっくりではあるが確実に精神的な成長を果たした．当時のことを今振り返ると，彼らは思春期の仲間作りの課題などで対人関係にはつまずいたものの，悩みをはっきり言語化できる能力や，先を見通す想像力をもっていた．そのため安心して居られる時間と空間を与えられると，試行錯誤を繰り返しながら精神的に成長し，自分なりの生き方を見つけ出していった．そして自らデイケアを卒業していくことが多かった．

　最近のデイケア運営上の悩みは，そうした青年の減少である．デイケアを自らの力で卒業できない青年の増加といえる．「不登校」を主訴に受診する青年の心性が大きく変わってきているのだ．貧困や複雑な家庭状況などさまざま事情から学校に「行けないから，行かない」子どもや青年も多い．またある日突然学校に行かないと決めてその日からぱたりとひきこもる青年もいる．彼らはある日学校に「行きたくないから，行かない」という．

　当院の不登校やひきこもりの変遷をみても，現代の思春期の情緒問題や，児童・青年のそだちがここ10年で大きく変わったと考えられる．それを示すキー概念として，ここでは「現代の貧困」と「発達障害」の二つを取り上げる．

子どもの貧困

◆症例：家庭で子どもを支えられない

　ゆう子（仮名）は現在小学校4年生である．友達のなかに入れず，緘黙のような状

態でクラスのなかに入れず保健室にいることが多い．弟のさとし（仮名）は小学校2年生である．クラスで落ち着きがないので「発達障害」ではないかと学校の勧めで当院を受診した．父親のDV（家庭内暴力）のため3歳で離婚．現在は母子で暮らしている．母親は離婚後保険外交員として多忙な日々を送っている．母親に聞くと女手ひとりで2人の子どもを育てるのはとても大変で心身ともにゆとりのない日々を過ごしていたという．学校から呼び出されて子育てに自信を失ってしまったと当院受診時母親自身も抑うつ的になっていた．

◆**不登校になれない**

不登校ができる条件を考えた場合，ひきこもることができる場所として「家庭」があることが必要である．しかし現代日本の家庭はそこまで安定している家庭ばかりでない．本来家庭で起こるべき「そだち」の問題が学校のなかで起こる時代になってしまった．「不登校」になってわれわれのクリニックに来られるような子どもは比較的恵まれている．学校には，健やかなそだちのために重点的な生活への支援を必要としているにもかかわらず，クリニックや相談機関にもかかれないような子どもたちが沢山いる．

◆**相対的貧困率**

ここでは子どもの貧困について考える．岩田[2]はその著書の中で「貧困とは，格差とは異なり『あってはならない』という価値観があってはじめて発見されるものだ」という．高度経済成長をした日本で「貧困」の問題は忘れ去られてきた．しかし最近ワーキングプア[*2]の問題などを通じ再度「貧困」が話題にのぼることが多くなった．

2010年「国民基礎調査」での相対的貧困率[*3]は，全体で16.0％，子どもで15.7％となっている．6人から7人に1人が貧困層にあたるというのが日本の現実である．一方，子どものいる世帯の相対的貧困率は14.6％であり，そのうち，大人が1人いる世帯の相対的貧困率は50.8％になるという[3]．

また，OECD（経済開発協力機構）では，2000年半ばまでOECD加盟国の相対的貧困率を公表しているが，これによると，わが国の相対的貧困率は14.9％と，OECD加盟国30か国中27位と高い数字になっている．特に子どものいる現役世帯のうち大人が1人いる世帯の相対的貧困率が加盟国中最も高くなっている．こうした指標からみて，ひとり親世帯など，大人がひとりで子どもを養育している家庭において，特に，経済的に困窮している状態がうかがえる[3]．

◆**子どもは貧困の被害者になりやすい**

イギリスのRowntreeは貧困にはライフステージ上3つの危機があるといっているという[2]．1つ目は自分が子どもだった時期，2つ目は結婚して子どもを育てている

---

*2：正社員並みにフルタイムで働いても，日常生活の維持が困難なほどの収入しか得られない就労者の社会階層のことをいう．総務省の統計などから2007年には675万世帯いると推定されている．

*3：OECDの定義によれば，世帯人数で調整した世帯全員の可処分所得（等価世帯所得）が，貧困線を下まわる世帯に属する個人の割合としている．貧困線は，等価世帯所得の個人単位の中央値の50％としている．また，子ども（18歳未満）の相対的貧困率は，等価世帯所得が貧困線を下まわる世帯に属する子どもが，全子ども数のなかで何パーセントを占めるかを表している．

時期，3つ目は子どもが独立し，自分がリタイアした高齢期だという．子どものメンタルヘルスを考えた際「現代の貧困」問題は避けて通れない課題になっている．詳しくは成書に譲るが子どものメンタルヘルスを考えたとき，上記のライフステージの2つの時期に直接関連している．現代日本でも保険証を持てず医療にかかれない子どもたちの存在がある．また「派遣切り」にみられるワーキングプアやフリーターの問題は，そのまま青年期のひきこもり問題につながる．また高齢期といわれる第三の時期も子どもの問題と大きくかかわっている．団塊の世代が一挙に退職するといわれる「2012年問題」は，これまであまり葛藤を感じず「ひきこもれていた」青年たちにとって死活問題である．これまで親の援助のもとで社会問題化してこなかった「ひきこもり」の青年たちが「ひきこもれなくなる」からである．青年期の「ひきこもり」問題は今後いっそう大きな社会問題になると考えられる．また学校ではすでに教師の急激な若返りが始まっている．この問題は「貧困」と直接関係はないが，「学校」の子育て機能の（一時的）低下の問題は児童・青年期の精神成長にとって大きな社会的課題である．

◆見えない貧困に着目するまなざし

給食がない夏休みになると体重が減ってしまう子ども，保険証がないため医療機関にかかれない子ども，学費が払えず高校を中退しなければいけない青年の話題などがマスコミに取り上げられるようになった．児童精神科医の立場からみると，これらマスコミで子どもの貧困が取り上げられる際，目に見える経済的貧困にばかりに目が行きすぎているように思われる．貧困というと直接的経済的貧困がすぐに着目され話題にされるが，児童精神科医からみたらそれが生み出すこころの貧しさ（人と人が結ばれるというこころのつながり＝こころのセーフティネットの崩壊）のほうが重要だと考える．

● こころの発達

◆発達障害＝そだち失調

私は「発達」という言葉が嫌いである．なぜなら，草木も水をやり，陽があたることで成長するからである．「発達」という言葉には環境や他者の存在とは関係なく，まったく独自に成長するような考え方が背景にあるように思えてならない．そこで私は「発達」を「そだち」と読み替えたい．また，私は「障害」という言葉も嫌いである．子どもでも大人でも発達障害傾向をもつ人にその診断を伝えると，「私は"障害者"なんですか？」という問いを受けることが多い．「障害」という言葉には明らかにスティグマがある．ご存知のようにここでいう「障害」というのはディスオーダー (disorder) の訳である．order は秩序というような意味であれば dis-order は「失調症」の訳のほうが好ましいと考える．杉山[4]は発達凸凹と発達障害を分けて考え，発達凸凹の人が活動や社会参加に何らかの不適応を呈したときに「障害」と名づけるという．生来の特性のために何らかの不適応を呈したとき，私はそれを「失調症」と呼ぼうと考えている．私見をいえば，発達障害は，「そだち」「失調」と訳すのが一番適切

ではないだろうか．

ここでは詳細は省くが，小学校入学で激しい多動など不適応を起こすケースのなかには本来の注意欠如・多動症（attention-deficit/hyperactivity disorder：ADHD）もあるが，前述の「貧困」の問題を抱えている子どもたちも多く，発達障害がただ単に生来もっている特性だと考える今の風潮に対して私は強い違和感をもっている．

◆ 10歳の壁

現代の思春期の不登校の子どもたちをみていると，小学校4～5年生頃から不適応を呈する子どもが多い．また小学校入学前には大きな問題なくきた自閉症スペクトラムの子どもたちもこの時期に「いじめ」などの対人関係の問題を通じ，その特性が明らかになることがある．なぜか？　私は10歳前後に社会性にかかわる大きな発達課題（壁）があるからだと考えている．

具体的にはこの時期は「同性・同年齢の仲間づくり」と「抽象概念を操る」発達課題があり，それに何らかのつまずきを感じている児童や青年が多くいる．同級生とは表面的対人関係しか結べず，NO！といえない子どもや集団のなかで空気が読めず集団から外れやすい子ども，文脈が読めず学業につまずく子どもたちなどである．また，それ以後，家族や周囲の人々にも「よい子」を演じ続け，どうにか適応している児童や青年たちもいる．しかし，彼らは一人ぼっちで生きている．社会化や社会性の壁の前で子どもたちは立ち止まっている．私は思春期以後多くの問題を呈する児童や青年のなかで，前思春期の社会性の課題でつまずくケースが，過剰適応群も含めてとても多いと考えている．

4 おわりに―望まれる「社会」の懐の深さ

子どもは生んだ親が育てるのではなく，生まれてきた社会が育てるべき存在だと考える．残念ながら今の「大人」のなかにそう考える人はどんどん減ってきている．1対1の親子関係が主の人間関係のなかで育つ子どもは，社会をそうしたものと考えない．そうしたなかで多くの子どもが過剰適応のなかで孤立する．また社会に出るという課題がある前思春期に，これまで育んでこなかった「社会性のなさ」でつまずくことが多くなっている．

生きることに余裕のない，生きづらい現代だからこそ，大人も子どもも社会のあり方や生き方を考え直し，「社会の懐の深さ」を考え直す時期にきていると考える．

文献

1) 馬場政幸. 消費社会と子どものゆくえ. 谷川彰英（編）. 迷走する現代と子どもたち. 東京書籍；2000. pp199-287.
2) 岩田正美. 現代の貧困. 筑摩書房；2007. p9.
3) 内閣府. 24年版子ども・若者白書. 内閣府；2012. pp30-31.
4) 杉山登志郎. 発達障害のいま. 講談社；2011. pp44-63.

心に残る症例

思春期精神科外来で出逢う親子二世代病理

清水將之
三重県特別顧問

　1970年代前半のことと記憶する．家庭内暴力という単語が思春期問題の現場で使われ始めた頃の事例である．

　中学3年生の男子．2年生のいつ頃であったか，傍目から見れば些細なことを契機として，登校渋りが始まった．転校生で，前住地のなまりをからかわれたというような話であったと思う．不登校が次第に続くようになった．不登校生に配慮する時代には，まだ遠かった．自宅へひきこもり，年齢にはふさわしくなく母親に甘えてみたり，無理難題を投げかけるようになっていった．

　亭主関白の暴君であった父親から，ちょっとしたことで叱責され頬を殴打された日以降，父親を避けるようになり，並行するかのように，母親への両価的態度は次第に暴力の度合いを強める方向に傾いた．暴力の収まっているときには，これまでの不満，父親を罵倒する言辞，子どもの頃に戻せという非現実的な要求などを，母親に語り続けていた．母親は何が起こっているのか，どのような事態なのか理解できないまま，暴力の恐怖を抱きつつ，息子が暴君へ化身していく様を眺めながらひたすら聞き役を続けていた．

　幼少期以降の日々を激しい口調で繰り返し語り，自分の汚れた成育史にまつわる物品を次々と廃棄させた．机，椅子，教科書，参考書など，学校にまつわる品々を棄てさせ，父親が買ったものという理由で自らの写真機まで捨てさせた．自分の過去の記憶を抹消するのだと写真アルバムをすべて捨てろと命じられたときには，母親もさすがにためらいはしたものの，抵抗すれば再び暴力が強まるのではないかと恐れ，指示に従っていた．

　筆者の近隣に住まい，母親とは通りで出逢えば挨拶を交わす程度の面識はあったけれ

清水將之（しみず・まさゆき）　略歴

1934年兵庫県生まれ．1960年大阪大学医学部卒，医学博士．名古屋市立大学医学部精神科勤務を経て，1994年より7年間三重県立こども心療センターあすなろ学園園長．以後，三重県特別顧問（子ども・家庭局）．
著書として，『青年期と現代』（弘文堂，1990），『青年期の精神医学』（共編，金剛出版，1995），『人間が生きる条件』（共著，岩波書店，1997），『災害の心理』（創元社，2006），『新訂　子ども臨床』（日本評論社，2009），『子どものハンドブック，第2版』（日本評論社，2010，初版は2008），『災害と子どものこころ』（集英社，2012），『養護教諭の精神保健術』（北大路書房，2013），『子どものメンタルヘルス事典』（日本評論社，2014）などがある．

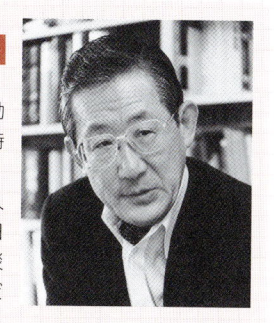

ど，事情はもちろん，父親の職業も家族構成も知らないでいた．暴力行為がまだ強まる前の頃であったろうか，筆者が精神科医であることを知って，相談に乗ってほしいと依頼を受けた．精神科外来の敷居がまだ高かった時代，とりあえず事情をうかがうことにした．

　日曜日の午後，両親が拙宅を訪れた．父親がこれまでの経緯を一方的に語り，外面的な経過説明を終えると，語りの種が尽きたかのように寡黙となった．代わって，母親が現在の様子，今自分が心配していること，転勤・転居ごとの息子の変化などについて穏やかに話し始めた．父親の来訪は数回で途絶え，後は，母親の相談を受けることが定期的に継続されるようになった．

　当初は不登校の始まりかと推量していたけれど，やがて，それのみでは説明しきれない家族の課題が背景に潜んでいるようだなと感じ始めた．息子の暴力行為も続いていた．強まってきたというべきか．私的な無料の相談で診療録もないため，この頃の正確な記録は残っていない．

　治療的効果など意図することなく，母親の安全確保と当人の攻撃性を減圧させることをねらい，軽度外傷を負った際に，母親を外科受診させてそのまま親戚宅で２週間過ごさせ，電話で入院しているとのみ告げるように仕組んだこともあった．このような対応は後に，家庭内暴力への治療的営みとして斎藤[1]により定式化された．

　形式的に中学校の卒業証書を受け取り，高校受験などできるわけもなく，中学浪人の生活が始まった．その頃であろうか，ある日の深更，高校生の姉が一人で拙宅を訪れ，夕刻から弟が母親に対して激しい暴力を続けている，父親は出張中だ，母親に頼まれて相談に来た，とのことであった．

　直近の事情を詳しく聞かせてもらい，家庭で家族が受け止め続ける水準を超えていると判断せざるをえなかった．後で考えれば，警察か医療か，介入の選択を検討する必要があったろう．

　家庭内暴力という主題が思春期臨床の狭い領域で話題になり始めていた頃で，非行に関する暴力行為とは別に検討する必要がある行動化だと考えられ始めていた．筆者も，母親面接から家族病理をあれこれ考え始めていた．精神科病院を経営する友人に電話をかけて事情を説明し，同意入院（現在の医療保護入院）を引き受けてもらうことにした．

　深夜，友人の精神科医は男性看護師を連れて自ら運転してやってきてくれた．それから男性３人で，同家へ突然の深夜訪問を行った．当人とは初対面で，これが１回限りの対面となった．自室の畳はささくれ，壁はバットで叩いて作ったのかいくつも穴が空き，襖紙はナイフで切り刻まれ，部屋の隅にくるまっている寝具と推量される毛布以外，何も置かれていなかった．

　当人は，突然告げられた入院の提案を受け入れるはずもないけれど，気配に押されて車に乗り込み，精神科病院閉鎖病棟への入院となった．苦い記憶ではあるけれど，当時の精神科医療では間々，このような荒々しい行為が挿間されていた．

入院治療担当医は後輩の若い精神科医で，筆者が大学病院精神科に開設していた思春期外来へ週1回，参加してくれていた．そのため，短時間なりとも毎週情報交換することができた．こうして，本人と母親との並行面接が2人の精神科医によって進められる構図ができあがっていた．

この後，数か月の入院を何回か繰り返し，身体的暴力は次第に減っていった．本人は，ひと回りほど年齢の異なる青年医師を兄のように慕っていた．父親とは一切顔を合わせることのないように設えた奇妙な家庭生活が営まれていた．

当時は，就労していない青年を定時制高校へ入学させることなど不可能な時代であった．入院主治医が学校と交渉し，当人をパートタイムで就労させることにより，夕方から定時制高校へ登校するという試みも行われた．しかし，学力の遅れよりもむしろ対人交流が苦手（経験していない）であるがゆえに，夜間の通学は続かなかった．

10代の半ばで数年にわたって同年代者との交流を継続することができなかった若者には，形式的な就学や学業保障の援助ではなく，子ども期からの育ち直しを体験させることが不可欠なのであろう．昨今であれば，質の高低はともかくとして，数多くの居場所が世に用意されている[2]．

短時間就労では適応が可能で，周囲から可愛がられることもあった．しかし，このように背伸びしていてもいずれ化けの皮がはがれる，事前に引退しておけば傷つきが少なくて済むと語って，自ら退職することを繰り返していた．

母親の変化を語っておこう．

娘は，入院騒動があった翌春，遠隔地の理系大学へ進学した．聡い娘による，これは合理的な家出行為の企みであったのだろう．

息子の入院治療が始まってから，母親は怪我の心配がなくなり，穏やかな日々を過ごすことができるようになった．枠づけを考えて病院の思春期外来に通ってもらい，面接を続けた．娘時代の話，結婚して以降続いた忍従の生活，息子を身籠ったときの想いなどを含めて，多くを語ってくれるようになった．息子のための親面接なのか，中年にさしかかろうとしている女性の生き直しに付き合っているのか，定かでない面接となった．ひたすら聴き続けた．夫の世話だけでは張りがなかろうと，趣味生活を膨らませてはいかがかと助言した．これに応じて，かつて趣味としていた手芸を再開し，週1回稽古に出かけるようになった．

夫とは見合いで所帯をもった．同郷で，男の亭主関白は土地柄のこととしてそのようなものかと考えていた．毎朝夫に靴下を履かせネクタイを締めてやることを繰り返してきた．そのことを聞いたPTA仲間が絶句したので，これは時代遅れの家庭なのかとは思ったけれど，日常生活に変わりはなかった．夫は学歴エリートを経て，大手企業に就職し，目下のところ順当に地位を上げている．職場でも専横なところが強いらしく，部下からは好かれていないようだけれど，業績は上げていた様子である．

子どもたちは，仕事一本槍で文句が多く面白みのない父親を敬遠し，娘は勉強に打ち

込んで成績を伸ばしていた．息子は父親にどう接してよいかわからず，さりとて家庭外に生活を広げることもなく，学業成績もあまりさえなかった．そのような息子を夫は不甲斐なく思い，学業成績に怒り，自分の過去の成績を自慢しては父子の間を広げるばかりで，間に立ってどうすればよいのかと悩んでいた，と母親は語る．

　手芸は，中間期があったものの永い趣味であり，めきめき腕を上げ，師匠の作品展示会では自作を隅に置かせてもらったり，教室の助手を務めるほどに上達していった．

　夫が示してきた虚構の強権が，息子の自己形成に負の作用を生じていることを，この母親は内省するようになり始めた．それにつれ，自分も理不尽と思ったことは夫に対して「おかしい」と異議申し立てするようになり，家庭内の雰囲気が変化し始めたようだ．その間，夫から暴力をこうむることもあったようだ．長期休暇でしばらく帰省した娘も母親の変身を目にして喜び，両親の意見不一致に際しては，母親に味方して勇敢に発言するようになった．

　家庭内で居丈高に振る舞うことが困難となるにつれて，夫は口数が少なくなり，いらつく風情が見られるときも荒れることはなくなってきた．後に判明したことだけれど，この時期あたりから職場でも辣腕を揮うことがなくなり，やがて出世路線から外れていったようだ（石油ショックを克服した日本は高度経済成長を続けていた頃である）．

　親子の精神病理がこのように連動しており，若者の精神病理を読み解いて治療すれば済むものでないことは，思春期診療を真摯に手がけた臨床家が共通して感入していたところである．数年後，思春期問題の連載を全国紙から依頼された際，タイトルとして「思春期の親子病」という表現を選ぶことにしたのも，この辺りへの気づきに由来している．この連載は『青い鳥症候群』[3]という表題で単行本として刊行され，いささかの話題を呼ぶことになった．

　治療面では，1965年に思春期外来を開設して以来続く疑念があった．疾病か否か定かならぬ相手に〈治療〉行為を行ってよいものかどうか，それを健康保険法の対象とすることは妥当かという迷いがあった．当時用いられていた「学校恐怖症」という診断名を用いれば，理屈のうえでは迷いを消すことが可能である．しかし「登校拒否」と名づければ，子どもの意志行為を医療の対象にするのかという疑念が湧いてくる．そのように根源的な問いゆえではなかったけれど，内部の討論を一元化するために，思春期外来発足時点で「不登校」という表現を共有しようと申し合わせた．治療行為の対象にしてよいか否かの論議は宙吊りのままであった．

　疾病論の水準でも，これと同じ論議が生じる．疾病概念とか疾病学といういささか蒼古的で19世紀風の論議が，当時はまだ生きていた．疾病ではないものを〈治療〉対象とすることが医学に認められるのかという迷いがあった．これについては，ドイツ滞在中お世話になったGöttingen大学精神医学教室のMüller-Suur教授から助けられた．この困り感を申し述べたところ，それは悩むような問題でないと解説を受け，別冊を頂戴した．そこには，「援助を求めて医師の許を訪れる（Bitte um Hilfe）者」はすべて医療

の対象であると述べられていた．昨今のように，「メンタルヘルス」という大衆的表現が市民と医療従事者との間で共有される時代では，そのようなことで悩む必要はなくなっている．

　呪術師ではない医師にとって，当人を診療することなく健康保険法の診療対象にすることは，違法である．ここに述べた事例における親面接は，無報酬で行ったのだから違法ではない．その後，本人への治療行為を行うことなく病状が軽快（ないし治癒）する事例が，経験を重ねるにつれて増えていった．これはもう医療行為であると私的には信じていたけれど，医療法と健康保険法では承認されないであろう，と秘匿していた．思春期外来の仲間に共有する困り事であった．

　やがて，過食-嘔吐を激しく繰り返す男子高校生（ICD-10 に従えば，F50.2 に疑いなく収まる）を，患者と一度も面接することなく（当然，薬物も認知行動療法も使用することなく）治癒と判断してよい水準まで，両親面接で誘うことができたところで，法規制よりも医療道義が優先する，と納得できるようになった．この事例では，初診から健康保険を用い（来院した親がその手順を踏んで診察室へ入ってきた），最後まで面接代金を健康保険で請求して領収した．

　今の時代であれば，たとえば，子ども虐待対策の現場において医療機関以外を巻き込んで〈診療情報提供料〉を請求することが可能になっている地域がある．そのように，市民の立場を優先して法基準を越境する行為が行われるようになっている．虫食いを探索するように合法性を検索するのか，それとも市民の安全・安寧を維持することを優先する必要があるのか，そのような問題であるのではないか．

　1960 年代から 1970 年代にかけての思春期外来診療創生期時代には，法的には危い道を歩んでいたものである．

　上に述べたさまざまな煩悶や内省や試行を経て，1983 年，いわゆる家庭内暴力に関しては自分なりの回答[4]を世に問うことができた．

　青年は情緒的にはゆっくり安定に向かうかに見えたけれど，両親は勢力逆転し，母親は地方では少し名の知れた存在となり，父親は子会社に回され不遇の定年を迎えたようだ．

　本人は，20 歳の誕生日を迎えることなく，自ら人生を終えた．

文献

1) 斎藤　環．ひきこもりはなぜ「治る」のか？　中央法規；2007．
2) 宇都宮誠（編）．生きるための学校．日本評論社；2008．
3) 清水將之．青い鳥症候群．弘文堂；1982．
4) 清水將之．家庭内暴力―青年期の攻撃性と家族の病理．笠原　嘉（編）．精神の科学第 7 巻　家族．岩波書店；1983．pp182-211．

エッセイ

ひきこもりの病理と対応

中野育子
札幌こころの診療所

1. はじめに

「ひきこもり」という言葉を耳にしてやや久しいが，この言葉はいつ頃，どこから来て，われわれの臨床現場に登場したのだろうか．

2001年，厚生労働省が「社会的ひきこもり等への介入を行う際の地域保健活動のあり方についての研究」[1]をまとめ，2003年に「10・20代を中心とした『社会的ひきこもり』をめぐる地域精神保健活動のガイドライン」を全国の保健所，児童相談所，精神保健福祉センターなどに配布している．同じ年，NHKが「ひきこもりサポートキャンペーン」[2]を行っているから，この頃には一般家庭にも知れ渡り始めたといえよう．筆者は，2003年に札幌市精神保健福祉センターでひきこもり相談を担当し始めたが，センターではすでに"居場所づくり"を目的とした「(ひきこもり)青年グループ」を立ち上げていた．これは全国的にもまだ珍しい先駆的なものであり，NHKの取材があったのを記憶している．当時の地域精神保健の現場では，ひきこもりのなかに未診断の発達障害ケースが少なからず存在すると感じ始めていた時期でもあって，2004年には，ひきこもりで広汎性発達障害のある青年に特化したグループも新たに開始した．ちなみに発達障害者支援法の施行は2009年である．

2. いつ頃，どこから

「ひきこもり」は，2000年前後に，忽然と現れたのではもちろんない．

斎藤 環は1970年代にはひきこもりに該当する事例が出現していたと述べている[3]．彼は，1983年の稲村 博「思春期挫折症候群」[4]，1984年の笠原 嘉「スチューデント・

中野育子（なかの・いくこ） 略歴

1991年東京女子医科大学卒．同大学病院小児科学教室に，小児科医として勤務．1999年北海道大学医学部精神神経科学教室，その後，市立札幌病院静療院，札幌市精神保健福祉センターを経て，2010年札幌トロイカ病院に勤務の傍ら，興正児童家庭支援センター，札幌市若者支援総合センターにも勤めた．2012年札幌こころの診療所の開設．現在は児童発達支援事業所と多機能型就労支援事業所を併設．児童家庭支援センターとも引き続き連携．
共著書に『発達障害と司法―非行少年の処遇を中心に（龍谷大学矯正・保護研究センター叢書 第11巻）』（現代人文社，2010），『発達障害のある子の自立に向けた支援―小・中学生の時期に，本当に必要な支援とは？』（金子書房，2015）がある．

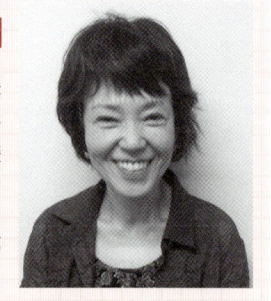

アパシー」[5]に注目し，その流れから，1980年代には「ひきこもり」という名詞が登場しているという．1991年，当時の厚生省が「ひきこもり・不登校児童福祉対策モデル事業」を打ち出した頃には，「ひきこもり」を冠した著書が世に多く出始めている．「思春期挫折症候群」「スチューデント・アパシー」「退却神経症」が「ひきこもり」と同一の社会現象であるかの議論は措いておくとして，かなりの重複は想像に難くない．1980年前後に思春期や学生であった者が10年後，20年後，「ひきこもり」として見え始めたとしてもおかしくはないだろう．斎藤 環の『社会的ひきこもり』[6]は1998年の出版である．

「ひきこもり」も「児童虐待」がそうであったように，名詞となったときに人々に認識され始めた．名前がつくことで，その存在に輪郭がつき，目に見えるようになったが，命名される前になかったわけではないということであろう．

3．ひきこもりの病理—特に長期化リスクについて

筆者の経験で最も長期だったのは，相談時に25年経っていた事例である．生活保護課が定年になった親を促し，精神保健福祉センターにつながった．地域では，このような埋もれがちなケースを保健師や保護課が拾い上げることで，ようやく事例化することも多い．

● 親の心情推移

キューブラー・ロスの「死の受容のプロセス」（否認→怒り→抑うつ→受容）[7]は，多くの臨床ケースに通ずるものであるが，ひきこもり問題を抱える親と本人にも類似の経過が観察されることがある．

たとえば親に"社会に出るのを嫌がっているのでは？"という疑念が生じても，最初は"まさかうちの子が．そのうちきっと…"など，否認機制が働く．叱咤激励を繰り返しても効果がなければ，次第に"どうしてこんなことに…""学校の対応が…""会社のやり方が…"といった怒りが生じ，矛先を子ども，学校，会社に向け，場合によってはそれまで水面下にあった夫婦間の不満が表面化し，一気に噴出するような危機的状況に陥る場合もある．たとえば，父親が母親の育児方法を責めたり，母親が父親の役割不足を指摘するなどである．しかし，こういった他罰的な刺激は，本人を自室に追いやることにしかならない．それまで居間でテレビを見ていた子どもたちは次第に無言になり，昼と夜を逆転させて家族との共有時間を拒み，「家族内独居」となる．慌てた親が自責の念に苛まれても，厚い壁は容易には崩れず，時に子どもの捨て身の反撃（暴力）を誘発することさえある．最初は親も若く，力でねじ伏せても，生物学的な力の逆転は必ず起こり，それが親子の関係性も変える．

この逆転劇は，その後の経過に大きな影響を及ぼす．親には無力感を，子どもには「社会」へのパイプが断たれたような絶望感につながりうる．「支配権」が子ども側に移ると，一見「平穏」な均衡状態が訪れるが，ひきこもりは慢性化しやすい．

重要なのは，親がひきこもりを諦める（受容する）のではなく，ひきこまざるをえな

い本人を受け容れることが，その先の展開には必要不可欠ということであろう．

● 支援者・治療者について

　親が長く相談窓口に通い続けることが，結果的にひきこもりの「長期化支援」になってしまうことがあり，留意すべきである．子どもとの葛藤に疲れ，無力感を抱えた親の労をいたわることは，もちろん必要な支援である．しかし打開策が見出しにくい場合は特に，親と支援者が居心地のよい，マンネリ化した二者関係に陥ってしまうことがありうる．"相談行為"が両者のエクスキューズとなり，意図せず事態を膠着化させてしまうのである．たとえば，子どもに度のすぎた要求や暴力がある場合，支援者が親の不安に共感的に耳を傾けているだけでは，解決につながらない．断固とした態度を崩さぬよう励ましながら，ブレイクスルーとなるような方針を提案するといった瞬時の判断も必要であろう．「傾聴」がひきこもりを長引かせることのないよう，ひきこもりのイネーブラーにならないよう，心したい．

　筆者は，子どもが小学1年生からひきこもっている親の相談を受け続けた支援者に出会ったことがある．暴力もあったが，20歳になり保護課が動くまで状態は続いていた．

4. ひきこもる側の理解—長期化リスクについて

● 自閉症スペクトラム障害（ASD）のある場合

　程度や疾患別の差はあっても，多くの精神疾患の背景にはなんらかの不安や困難感がみえてくることがあり，そこが支援の手がかりとなりうる．一方，親は途方に暮れているのに本人の不安がみえず，深刻味に乏しいひきこもりのケースでは手がかりが見つけにくい．該当しうるのは，自閉症スペクトラム障害（autism spectrum disorder：ASD），なかでもメタ認知力に弱いタイプである．コミュニケーション障害は，人に関心をもち，同世代の仲間関係を好み・楽しめるかの問題でもある．したがって，一人で思うままに自分の世界に浸ることのできる生活に対する親和性は高いといえる．ASDの子どもたちが，幼児期に一人遊びを好むのはよく知られたキーサインであるが，ひきこもり青年たちの姿は，これを再現しているかのように重なってみえる．

　また，社会的想像力（social imagination）の脆弱さがあるために[8]，「見通しのもちにくさ」をもつ．「このままだと将来困るよ」「親はいつまでも元気ではない」という説得は効果的とはいいにくい．彼らは，将来を見据えて，今何をすべきかを考えることは苦手である．マイルールで生活できる「城」があり，食事が提供され，生活費もかからない．外に出て，他人に気を遣って疲れることもなければ，職場で上司に怒鳴られることもない．この生活を手放す理由は本人側に乏しい．ASDが疑われる場合は，選択肢の提示や支援の道筋などについて，具体的な情報提供を行うべきである．気持ちの変化をただひたすら待つことは，長期化につながる．

　近藤は，ひきこもりの27％にASDを含む発達障害があるとの研究報告をしている[9]．

● ゲーム依存，ネット文化

　1970年代に世に出たテレビゲームは，1983年発売のファミリーコンピュータの普

及につながり，1987年の「ファイナルファンタジー」を経て，サブカルチャーの領域に足を踏み入れた．さらに1990年代後半から加速度的に広まったインターネットは，SNS（social network system）を介した付き合いや国境と時差を越えたオンラインゲームなど，仮想現実を自在に行きかう「ネット住民」まで出現させた．彼らには，現実世界（リアル）のほうが色褪せて見えるかもしれない．「ヴァーチャル・コミュニティ」[10,11]という概念が流布するきっかけを作った科学技術ジャーナリストのハワード・ラインゴールドは，1993年，「孤独な人がチャット中毒になって一日の大半を想像の世界で過ごすようになる可能性」をすでに指摘している．ひきこもる青年たちは，狭い自室にいるのではなく，時空のしばりを超えた異次元の世界で充実感や自己効力感を手にしているかもしれない．

「非リア充」とは「自分たちが『リア充』（現実世界が充実している人）から排除され，仲間外れにされたという思い」をもつ[11]．しかし一方，ネット住民は「オタク文化」の発信源となりえ，「クールジャパン」として世界につながりうる．ひきこもり部屋は世界に直結しているかもしれない．あくまでもネット上ではあるが．

現実社会での友人関係をもたない青年が，SNSを通じてアニメ同好のオフ会に参加し，バーチャルからいきなり「リアル」な恋人ができたりする．これも「ひきこもり」なのだろうか．

5. 対応について

図らずも慢性化し，事態に変化のないまま長期に至ったケースで，親が再度危機感をもち動き出すのは，定年退職が間近に迫る時期であることが多い．親が60歳前後，子どもは30歳代という組み合わせである．この年齢の彼らに再度の社会参加を促すのは，かなりの難問である．近年は，親の死亡に備えて，ファイナンシャルプランナーからの提言も耳にするようになったが[12]，まずは長期化を予防したい．

● 本人の状態について

斎藤が「ひきこもり」となりうる疾患，他の主症状に「ひきこもり」が伴うことがある疾患をあげているが[12]，F2からF9までのほとんどの精神疾患が網羅されるといっても過言ではない．精神科医としては，統合失調症の可能性については，常に念頭におきたい．また，発達障害を見逃さないよう，親からの生育歴聴取も必要である．診たてによって，支援の緊急度も対応も変わる．

● 家族関係について

親は外部との唯一のパイプである．親と本人が対立状態にあっては，支援が本人に届かない．したがって，家族関係は良好に保たれていることは必須である．きっかけや理由はさまざまであろうし，なかには理解しにくい話もあろう．だとしても，ひきこまざるをえない本人の心情へ耳を傾け，深く頷いてほしいと思う．家族のなかに居場所があることは，ひきこもりを長期化させるものでは決してない．ひきこもりの救出と称した強引なやり方は，厳に排除されるべきである．

●**専門機関の利用**

ひきこもり地域支援センター，精神保健福祉センター，保健所などを積極的に利用したい．アウトリーチ型の支援を行っている機関も増えている．筆者は精神保健福祉センターで，20年ほどひきこもっていた青年宅を訪問したことがある．青年は全緘黙と自閉症であった．月2回，保健師と訪問し，血圧測定と聴診を繰り返した．本人から相談内容が記載されたメモを渡されたのは，半年ほど経ってからであった．侵襲の少ない身体診察から始めたことがその後の展開につながったのではないかと考えている．

6. おわりに

以上，筆者の経験した事例を交えて述べてきた．最後にひきこもり問題は精神医療と深く関係していることを再度強調したい．清水は，「何らかの姿で，いずれかの部分で，精神科医療が関与する責務を担っている問題であるという認識は，出来上がりつつある」[13]と述べている．

文献

1) 伊藤順一郎.『社会的ひきこもり』に関する相談・援助状況実態調査. 平成14年度厚生労働科学研究 こころの科学研究事業. 2003.
2) 斎藤 環（監）. ひきこもりサポートキャンペーン，プロジェクト編. NHK出版；2004.
3) 斎藤 環. ひきこもり文化論. 紀伊國屋書店；2003.
4) 稲村 博. 思春期挫折症候群. 新曜社；1983.
5) 笠原 嘉. アパシー・シンドローム. 岩波書店；1984.
6) 斎藤 環. 社会的ひきこもり. PHP研究所；1998.
7) エリザベス・キューブラー・ロス. 死ぬ瞬間―死とその過程について. 読売新聞社；1998.
8) ローナ・ウィング. 自閉症スペクトラム―親と専門家のためのガイドブック. 東京書籍；1998.
9) 近藤直司. 思春期のひきこもりをもたらす精神科疾患の実態把握と精神医学的治療・援助システムの構築に関する研究. 平成21年度・分担研究報告書；厚生労働科学研究（研究代表者 齊藤万比古）.
10) Rheingold H. The Virtual Community. Addison-Wesley；1993.
11) 川上量生. ネットが生んだ文化. 角川学芸出版；2014.
12) 子ども若者・子育て施策総合推進室. ひきこもり支援者読本. 内閣府；2011.
13) 清水將之. ひきこもりの病理と診断・治療. 精神医学 2003；45：230-234.

III

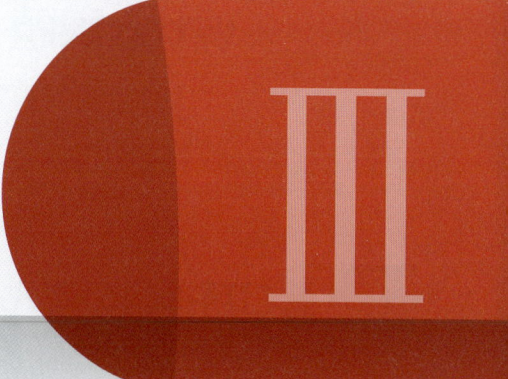

てんかん

III てんかん

1 精神科クリニックにおけるてんかん診療の現状と課題

伊藤ますみ
上善神経医院

1 進む精神科のてんかん離れ

　成人てんかん患者をどの科が診るかは，実際のところはっきりしていない．医学部においても，体系的なてんかんの講義を行う科がある大学は少ないであろう．わが国では精神科でてんかんを診ていた歴史的経緯があるが，諸外国では神経内科や脳外科が携わっており，精神科はかかわらないのが普通である．したがって，精神科がてんかんを診るわが国は特異な存在かもしれない．そのわが国でも，てんかんを診る精神科医は減少の一途をたどり，精神科におけるてんかんの位置も消えつつある．精神科専門医研修プログラムからてんかんや脳波判読が外れている現状はその象徴といえよう．

　精神科のてんかん離れは，統計的にも明らかである．日本てんかん学会会員における精神科医の割合は学会発足当初はほぼ100％であったが，その後年々減少を続け，最近は約20％まで落ち込んでいる．また，同学会認定のてんかん専門医は全国で約500人（2014年12月現在）であるが，精神科医は17％の86人にすぎない．また，同学会認定施設のうち，精神科を標榜しているところは約20施設であり，半数以上の県では精神科による専門施設がない現状にある．

　では，精神科医がてんかんを診なくてもよいのかというと，後述する種々の点から，他科では対応が難しい面が多い．むしろ，各科の狭間に落とされた成人てんかん患者に対する精神医療の必要性は増加しているといってよい．

伊藤ますみ（いとう・ますみ）　　略歴

- 1985年　北海道大学医学部卒．
- 1991年　北海道大学病院精神神経科．
- 1994年　米国ベスイスラエル病院留学．
- 1996年　北海道大学保健管理センター．
- 1998年　天使病院精神科．
- 2003年　国立精神・神経センター精神科医長．
- 2006年　天使病院精神科科長．
- 2011年　上善神経医院院長．

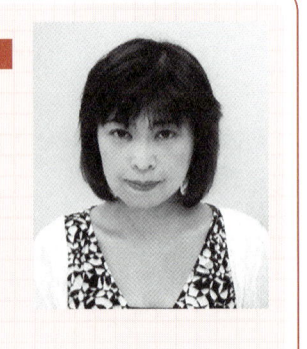

本項ではまず，筆者が経験した症例を通じて，成人てんかん患者が抱える問題を実感してほしい．次に，精神科によるてんかん診療が必要な理由をあげ，精神科クリニックに求められる課題および取り組みを考えたい．

2 症例提示

【症例】20歳，女性（匿名保持のため細部は改変）．
【既往歴】特記すべきことなし．
【現病歴】元来活発で適応はよかった．13歳時に脳炎に罹患し，全身けいれんが出現．以後小児科に入退院を繰り返す．通信制高校卒業後，進学するといいながら何もせず在宅している．発作は，左上肢から始まる全身けいれんを呈し，発作後は数日間左足の脱力が残る．頻度は月2，3回で，一日数回群発することもあり，難治化している．

最近は活気がなく，悲観的な言動が目立つ一方，気に入らないことがあるとかんしゃくを起こして母親に当たりちらす．普段はテレビや漫画をみるほかは何もせず，ひきこもっている．特に発作後は数日臥床して過ごす．母親に，だらしがないと注意されると手足をふるわせる発作様の症状が起こるが，好きなことをしているときは起こらない．発作および精神症状のコントロール目的で筆者に紹介された．
【現症】口数が少なく，活気に乏しい．ややふてくされたようでもある．母親は憔悴した様子で「心配で常にそばから離れられない．気が抜けなくて疲れる」など，患者との生活の愚痴をこぼす．それに対し，患者が反抗的な口調で言い返す場面もある．脳波では徐波化が目立ち，両側側頭部に棘波を認める．知能検査ではIQ 67と軽度知的障害を認める．
【診断】脳炎後遺症として，てんかんおよび知的障害を呈し，反応性うつ状態ならびに心因性発作が合併していると考えた．さらに，精神症状の要因として，①発作による生活制限に伴う無力感，②知能低下による不適応，③将来への不安，④母親に対する反抗と依存の両価的感情，⑤薬物の影響などを考えた．
【治療経過】多剤併用になっていた抗てんかん薬を整理し，気分安定作用のある抗てんかん薬に変更した．発作頻度は若干減少し，発作の程度も軽減したため，少しずつ外出するようになり自信がついてきた．診察時は小さな出来事でも褒めるようにした．本人の心理サポートと並行して，母親の不安や不満を傾聴し，共感をもって接しているうちに，患者を客観視するようになった．過干渉が減り，お互いに距離を置くようになると大きな衝突や心因性発作がなくなった．

次に，今後の生活設計として，現在の能力に合う具体的な進路を探した．障害者手帳を取得し，作業所に通所を開始したところ，熱心に通い，作業所内のリーダー役として活躍した．さらに意欲的となって，自ら求職活動を始め，現在アルバイトをしている．

表 1　てんかん発症後の精神障害合併率

	てんかん（/千人・年）	一般人口	危険リスク（95%CI）
精神障害全般	94.1	22.6	4.05（3.69-4.44）
うつ病	5.69	0.77	7.16（4.87-10.5）
双極性障害	1.69	0.07	23.5（11.4-48.3）
統合失調症	2.53	0.2	12.1（6.79-21.6）
パーソナリティ障害	0.21	0.04	6.33（0.88-45.6）
神経症	44.7	9.3	5.24（4.57-6.00）

（Chang HJ, et al. PloS ONE 2013[1] より抜粋）

表 2　てんかんに合併する主な精神障害

統合失調症様精神病
- 発作後精神病
- 発作間欠期精神病
- 交代性精神病

気分障害
- うつ病・うつ状態
- 双極性障害

不安障害
- 全般性不安障害
- パニック障害

知的障害
発達障害
パーソナリティ障害

3　精神科によるてんかん診療が必要な理由

精神症状の合併

　てんかんにはさまざまな精神疾患が一般人口よりも高率に合併する[1]．精神疾患全般では一般人口の4倍に当たるといわれている（表1）．てんかんに合併する特異的な精神疾患があるわけではなく，逆に精神疾患罹患後にてんかんが発症する場合もある．表2に主な疾患をあげる．合併しやすい要因として，てんかん病因である脳器質疾患，発作放電による脳機能障害，発作による生活の質の低下や心理社会障害，抗てんかん薬の影響などがあげられる．したがって，精神症状を合併した場合は上記のような背景要因を考慮し，対処できる問題の解決を図り，必要な薬物治療や精神療法さらには環境調整や周囲への指導を行う必要がある．このためにはてんかんおよび抗てんかん薬の基礎知識に加え，豊富な精神科臨床の経験が要求される．患者によっては種々の福祉機関や社会資源へつなげる必要もある．患者をめぐる家庭内の葛藤も珍しくはなく，家族間調整が求められることもある．こうした問題は，実は一般の精神疾患患者においてもしばしば起きることである．したがって，精神科医は他科の医師よりも，対応のノウハウや各分野のメディカル・スタッフとの連携をすでにもっているといってもよい．

　当院のてんかん患者の約半数は精神疾患を併存している．精神症状を合併した患者が他科から紹介されることが多いが，精神科に通院中の患者がてんかんを発症して紹介される場合もある．図1に当院におけるてんかん併存精神疾患の内訳を示す．治療として，てんかん発作の抑制に加え，精神疾患ならびに知的障害や発達障害の問題行動に対する薬物治療，精神療法さらには家族への指導や環境調整を行う．精神疾患には該当しなくとも，反応性に不安，抑うつ，被害念慮を呈する患者もおり，そのつど訴えを聞き，ともに問題解決の方法を探る．さらに，軽微なパーソナリティの偏り，認知機能低下，境界知能をもつ患者も少なくないため，個々の特性に応じて十分疎通が得られるように心がける．一度に複数のことを伝えたが，結局みな理解できていな

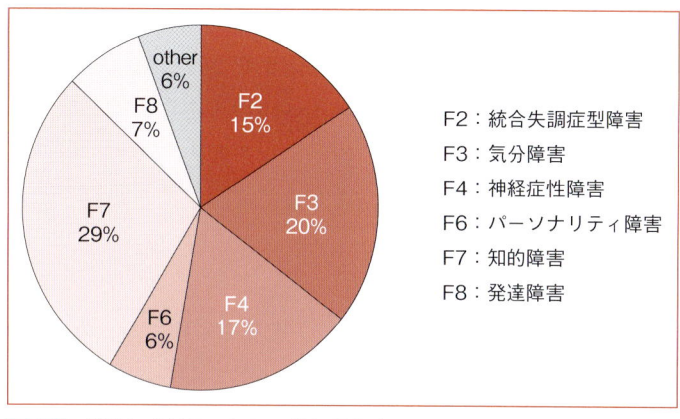

図1 当院におけるてんかん併存精神疾患の内訳
診断はICD-10による.

F2：統合失調症型障害
F3：気分障害
F4：神経症性障害
F6：パーソナリティ障害
F7：知的障害
F8：発達障害

かった, ということもある. 抽象的な表現ではなく, 生活時間や内容を具体的に聞いて指導する必要もある.

心因性非てんかん発作

　てんかん診療上しばしばぶつかる問題が心因性非てんかん発作（psychogenic nonepileptic seizure：PNES）である. 精神科領域では, いわゆるヒステリー発作と呼ばれていた患者が含まれる. 真のてんかん発作にPNESが合併することも珍しくなく, 鑑別診断にはビデオ脳波同時記録などの専門的検査を要する. 他科でPNESと診断され, 精神医学的治療を求めて紹介されることも多い. 本人の性格傾向, 知能, 成育歴, 周囲の環境などが複合して症状が起こると考えられるが, てんかん患者にPNESが合併すると, 不必要な薬剤を投与されたり, 心因を見逃されたりするためさらに対応が困難となる. 心因となる種々の要因を検討し, 複合的な治療を行わなければならないが, これら一連の作業を医師一人が行うことは困難であり, 周囲の協力が不可欠である. PNESは難治例が多く治療者の負担は大きい. しかし, 一方ではこうした対応ができるのは精神科をおいてほかにないともいえる.

小児科からのキャリーオーバー

　小児期に発症したてんかん患者が成人に達しても, そのまま小児科医が診療を継続しているキャリーオーバーと呼ばれる患者が増加している. 小児神経専門医が診ているてんかん患者の約30％は成人であり, その年齢分布は30～80歳代までに及ぶと報告されている[2]. そのなかで診療に困難を感じると回答した小児科医は70％以上にのぼり, その理由の1つとして精神症状の合併があげられる. また, 結婚, 妊娠出産, 就職, 運転免許取得などの場面に際し, 成人てんかん専門医の対応が必須になる. しかし, 近くに成人てんかん専門医がいないことが多く, いつまでも小児科で診続けなければならない現状がある.

一方，受け取る精神科側では，精神症状が悪化してから突然「精神科に行ってくれ」といわれて来院した患者および親との信頼関係をどう構築するか苦慮しがちである．治療を親任せにしていた患者が多く，本人への指導から始める手間もかかる．このため，キャリーオーバーの受け入れに消極的になる傾向が否めない．いつどのようにしてスムーズに精神科へ移行させるか，まだまだ課題が残る問題である．

● 成人発症てんかん

　成人になってからてんかんを発症すると，患者や家族に与える影響が非常に大きい．突然倒れて救急病院に運ばれ，思いもよらない「てんかん」の病名を告げられ，不安と絶望に突き落とされる．生活や仕事に制限が加わり，運転も発作後最低2年間禁止され，これまでのライフスタイルを大きく変えられてしまう．家族や周囲もどう接してよいかわからず，腫物に触る態度となり，なお孤立感が深まる．成人発症てんかんには小児発症した長期罹病例とは違う精神的不安定を伴うことに留意すべきである．

　さらに近年の高齢者人口の急増に伴い，高齢発症てんかんおよび若年発症の高齢化例も非常に増えている．高齢発症てんかんでは発作が記憶や言語の障害として生じる例もあり，認知症と誤診される危険がある[3]．また，認知症にてんかん発作が合併することもある．また，身体合併症が多く，種々の薬剤を併用しているため，薬剤相互作用や副作用に注意を払わなければならない．認知機能や日常生活能力の保持を大きな目的とし，若年患者とは異なった特性を考えながら治療を行う．高齢者てんかんの問題は精神科にとっても今後大きな問題になると思われる．

4　精神科クリニックの取り組みとこれから

　当院は，てんかんを主に扱う精神科クリニックである．てんかん以外の精神疾患全般の診療も並行して行っている．当院には画像検査機器はなく，通常の脳波計のみを備えている．したがって，当院では脳波や画像などの検査を経て薬物療法の適応である患者を主体とする．発作が初発して来院するケースもあるが，その場合は各種検査を脳外科などで行ってもらってから薬物治療を開始している．脳波検査は，通常のデジタル脳波計で，一人につき30分から1時間のルーティン検査を行っている．発作重積時またはてんかん外科手術や長時間モニタリングを要する患者には設備の整ったてんかん専門施設を紹介している．検査や治療が終了したのちには再度当院に返してもらい，引き続きフォローをしている．当院患者のてんかん類型や発作症状はさまざまであるが，約7割はほぼコントロールされており，救急処置が必要となる例は少ない．このようにして，時間やスペースの制約があるクリニックでも，十分にてんかん診療を行うことができる．

　しかし，全国的に数少ないてんかんクリニックだけで成人てんかんを診療することは実際は不可能である．多くの地域では精神科以外のてんかん専門医も少なく，一般精神科医がてんかんを診なければならない現状にある．したがって，多くの精神科医

がてんかんに対する苦手意識を取り除き，てんかん診療に携わってもらうことが理想である．設備がなければてんかんは診られないとの誤解もあるが，実際は高度な医療設備を必要とするのは一部患者の一時期にすぎない．診断と治療方針が定まれば，その後の治療に必ずしも特別な技量を必要とするわけではなく，近隣のてんかん専門医と連携を取りながら治療を行うことは十分可能なのである．そのためには，当院をはじめとしたてんかんクリニックが，かかりつけの精神科医を支援し，患者の相談や受け入れができる体制を作ることが必要であろう．精神科医を対象とした講習会を開き，てんかんを知ってもらう努力も必要であろう．現在，各地域でてんかん専門医や専門施設と地域病院とをつなぐ「てんかん診療ネットワーク」が立ち上がっており，今後の進展が期待される．行き場を失っている成人てんかん患者に精神科が安らぎの場を提供していきたいものである．

文献

1) Chang HJ, Liao CC, Hu CJ, et al. Psychiatric disorders after epilepsy diagnosi : A population-based retrospective cohort study. PLoS ONE 2013 ; 8 (4) : e59999.
2) 谷口　豪, 渡辺雅子, 渡辺裕貴ほか. てんかんのキャリーオーバーについての研究報告—小児神経科医師へのアンケート結果. 脳と発達 2012 ; 44 : 39-42.
3) 伊藤ますみ. 高齢者のてんかん. 老年精神医学雑誌 2011 ; 22 : 941-946.

III てんかん

2 てんかんの診断・治療

緒方　明
荒尾こころの郷病院

1 はじめに

　てんかんは小児てんかんと成人てんかんに2大別されるが，欧米では前者は小児科，後者は神経内科が診療を担当している．日本では精神科でのてんかん患者の診療が減少の傾向にあり，精神科クリニック（診療所）への受診者は少ない．また，てんかんの診療には脳波計と血中濃度の採血が必要であるので，精神科クリニックでてんかんを診察する診療所の比率は減少している．ただ日本のてんかん治療の動向として，小児科が小児期から治療していた「キャリーオーバー（トランジション）」の症例を成人の診療科へ紹介する動きがある．また，他科で治療中に精神症状を呈して精神科クリニックに紹介されてくる症例もある．

　三大精神病とかつて呼ばれたてんかんは，精神科クリニックでもまだまだ無縁の疾患ではありえない．てんかんの診断・治療について，本項では精神科クリニックからの視点もまじえながら紹介する．

2 てんかんの診断

　てんかんの診断には，てんかん発作型の診断，てんかん症候群の診断，の2つの診断が重要である．

緒方　明（おがた・あきら） 　略歴

1978年熊本大学医学部卒．静岡東病院てんかんセンター，熊本大学精神神経科外来医長，同大学臨床心理士大学院教授，同大学教育学部障害児病理学教授を経て，荒尾こころの郷病院副院長．熊本大学医学部臨床教授・九州ルーテル学院大学客員教授．
てんかん専門医，精神科専門医．
著書に，『てんかんと家族』（監訳．金剛出版，1990），『アダルトチルドレンと共依存』（誠信書房，1996）などがある．

表 1	全般発作
① 失神発作	
② ミオクロニー発作	
③ 全般性強直間代発作	
④ 強直発作	
⑤ 間代発作	
⑥ 脱力発作	

表 2	部分発作
① 単純部分発作	
② 複雑部分発作	
③ 二次性全般化発作	

てんかん発作型の診断

てんかんの発作型の診断は，1981 年国際抗てんかん連盟が提唱した．「全般発作」（generalized seizure）と「部分発作」（partial seizure）に 2 大別されている．

◆全般発作（表1）

①失神発作：定型失神発作と非定型発作に 2 大別されるが，この区分は発作の起終が急速か否か（後者が否），発作時脳波の出現様式による．

- 定型失神発作：突然に意識が消失し突然に回復し，動作が数秒から数十秒間停止する．強直成分，脱力成分，自動症を伴うこともある．発作時脳波は，両側同期する対称性で規則的な 3 Hz 前後の棘徐波結合が出現する．
- 非定型発作：定型発作に比べると発作の起始や終結が不明瞭である．脱力成分が定型失神発作より強いことがある．脳波では，不規則で非対称性な棘徐波結合が出現する．

②ミオクロニー発作：全身，上下肢の筋肉が，急激に短時間に収縮する．単発のことも数回繰り返すこともあり，意識を失う場合も失わない場合もある．両側対称性であるが，非対称性の場合もある．このミオクロニー発作後に脱力してしまうこともある．発作時脳波は，多棘徐波結合や棘徐波結合が出現する．

③全般性強直間代発作：全身の筋肉が強直し眼球は上転する強直相が出現し，その後に律動を徐々に減弱していく間代相を経て終息する．発作後に咬舌，失禁，睡眠を伴うこともある．発作時の脳波は強直相では棘波が律動的に出現する．そして，間代相では，律動的な棘徐波結合や徐波が出現する．

④強直発作：全身の筋肉が持続的に数秒から数分の間で強直する．しかし全身の筋肉の強直は，体軸性強直では体幹が有意に収縮するために，頭部が挙上し眼球が上転したり開眼のみで終わるものもある．体軸-肢体性強直では，体軸性の強直に四肢が強直し，四肢が伸展したり上肢が挙上したりする．発作時脳波では，脱同期化して平坦になり，棘波の律動が出現する．

⑤間代発作：間代発作は，いきなり筋肉が短い間隔で収縮する．持続は数分から数時間に及ぶこともある．間代けいれんの筋肉部位は片側であったり左右交替したりすることがある．しかし強直成分が発作起始時についていたりして，純粋な意味での間代発作はまれにしかみられない．発作時脳波は，全般発作では多彩であり，棘徐波結合に加えて，両側広汎性高振幅不規則徐波などが出現する．

⑥脱力発作：全身の筋肉が瞬時に脱力する．立位であれば転倒し，座位であれば頭部

全屈したりする．ミオクロニーに続いての脱力発作はこの脱力発作に区分されている．発作時脳波は多彩である．徐波のみ，棘徐波結合，多棘徐波結合など出現する．

以上の6つの発作のなかでは，精神科クリニックには思春期以降の受診が多く，知的障害が重度でない患者が来院するので，①〜③の発作をもつ症例は来院するが，④〜⑥の発作をもつ例はほぼ来院しない．

◆部分発作（表2）

「全般発作」の6型はそれぞれが独立した発作型であるが，「部分発作」の3型（①単純部分発作，②複雑部分発作，③二次性全般化発作）は，意識減損の有無により①と②以下に区分されている．①は旧来から「前兆」と呼ばれた発作であり，③は②から移行する発作である．

さて①の単純部分発作であるが，大脳機能局在や症候発現域（symptomatogenic zone）を反映して自覚できる発作は，聴覚，視覚，味覚，身体感覚，身体運動，言語，記憶，認知，感情，自律神経，などがある．側方徴候（lateralizing signs）の症状としては，眼球偏位，頭部向反，片側顔面けいれん，片側上肢挙上，フェンシング位などがある．

②の複雑部分発作は，意識減損が単純部分発作から徐々に起こるが，①と②の境界を明確に区分はできない．発作中に運動性の「自動症」を伴う発作（「口部自動症」「言語自動症」「身ぶり自動症」など）もあるが伴わない発作もある．発作終了時には発作を自覚できている患者もいれば自覚できない患者もいる．この複雑部分発作を自覚できない患者では，発作回数を自らカウントできないので治療上で困難を伴う場合がある．

③の二次性全般化発作であるが，①→③，②→③，①→②→③の3つのタイプがある．①→②→③のタイプである，自覚できる単純部分発作を経て，意識を消失する複雑部分を経由して，側方徴候の症状としては，眼球偏位，頭部向反，片側顔面けいれん，片側上肢挙上，フェンシング位などが客観的に観察されて，二次性全般化発作に移行すれば，発作型の診断は容易である．しかし，臨床的には，そのような経過を経ずに，①と②の経過時間が1秒以下と時間が短く，突然に③が出現したかのようにみえる発作もあり，「全般発作」の強直間代発作と誤診されやすい．救急医療を行っている救急病院では起きやすい．なお，二次性全般化した全般化発作でも，上肢や下肢のけいれんの左右差などの観察情報を得ることが大切である．また全般化発作後の麻痺の左右差などの存在の有無も診断に際しては重要である．

なお，①②③の頭皮上の発作時脳波は一般的には，大脳のある部位の焦点から脱同期化して棘波が出現し前誘導に徐波が出現する．しかしこのような発作時脳波を捕捉する機会は精神科クリニックでは診療の時間上でありえない．そうなると発作間欠期の脳波が重要になる．薬物（ペントバルビタール）による睡眠賦活脳波を施行し，棘波を同定することが発作診断に必要である．

表 3　てんかんおよびてんかん症候群の区分

全般てんかんおよび症候群
〈特発性〉
- 良性家族性新生児けいれん
- 良性新生児けいれん
- 乳児良性ミオクロニーてんかん
- 小児欠神てんかん
- 若年性欠神てんかん
- 若年性ミオクロニーてんかん
- 覚醒時大発作てんかん

〈症候性〉
- ウェスト症候群
- レンノックス-ガストー症候群
- ミオクロニー失立発作てんかん
- ミオクロニー欠神てんかん

局在関連性（焦点性，局在性，部分性）てんかんおよび症候群
〈特発性〉
- 中心・側頭部に棘波をもつ良性小児てんかん
- 後頭部に突発波をもつ小児てんかん
- 原発性読書てんかん

〈症候性〉
- 小児の慢性進行性持続性部分てんかん
- 特異な発作誘発様態をもつてんかん
- 側頭葉てんかん
- 前頭葉てんかん
- 頭頂葉てんかん
- 後頭葉てんかん

てんかん症候群の診断

　1989 年の国際抗てんかん連盟が提唱したてんかん症候群とは，発作分類，発症年齢，病因，発作誘因，重症度，概日周期，脳波，予後などによって特徴づけられ区分される「てんかんの診断名」である．肺疾患になぞらえれば，「てんかん発作型」の症状は咳や痰の症状に相当し，「てんかん症候群」の診断名は「肺炎」「肺結核」「肺がん」などの診断名に相当する．

　また，てんかん発作は「全般発作」と「部分発作」に区分されているが，1989 年の分類ではてんかんは「特発性」と「症候性」に区分されている．てんかんおよびてんかん症候群の 4 分法区分を表 3 に示す．

　さて，1989 年の上記のてんかんおよびてんかん症候群の 4 区分は年齢依存性（age-dependency）を有している．したがって，精神科クリニックに受診するてんかんは表 3 のてんかん症候群のなかでは，全般性の特発性では，思春期以降の発症のものであり，症候性のものは受診しない．局在関連性（部分）の特発性は小児科にしか受診しないので，症候性のものが受診し側頭葉てんかんが主である．そこで，精神科クリニックに受診する比率が高い「てんかん症候群」を主に解説する．

◆全般てんかんおよび症候群

- 若年性失神てんかん症候群：中学生頃に初発する．男女の出現率に差はない．失神発作に遅れて強直間代発作（約 80％）やミオクロニー発作（15～20％）が出現する場合がある．発作は治癒するものが多い．
- 若年性ミオクロニーてんかん症候群：中学生から高校生に出現しやすい．強直間代発作を合併するものが多い．睡眠不足や疲労が発作の誘因となる．約 90％は薬物療法によって発作は消失するが，薬物を中止すると発作が出現する例もある．なかには中高年まで服薬をやめられない例がある．
- 覚醒時大発作てんかん症候群：中学生から高校生に出現しやすい．男子に若干多いとされる．失神発作やミオクロニー発作を合併するものがある．薬物により発作は抑制されやすいが，薬物を中断すると発作が再出現する例もある．

◆局在関連性（焦点性，局在性，部分性）てんかんおよび症候群
- BECCT（benign epilepsy of children with centro-temporal EEG foci；中心・側頭部に棘波をもつ良性小児てんかん）：小児期に出現した発作が抑制されやすいこの症候群が，思春期には断薬中である．
- 部分てんかん（局在関連性てんかん）：側頭葉てんかん，前頭葉てんかん，頭頂葉てんかん，後頭葉てんかんなどがある．部分てんかんは幼児期から老年期（認知症と誤診されることがある）まで発症するが，思春期・青年期には発作が抑制されるものから抑制されないものまで予後は多彩である．

3 てんかんの薬物療法

てんかんの薬物療法は，「てんかん症候群」を治療することも射程に入ってはいるが，まずは「てんかん発作」を治療することである．ここでは精神科クリニックを受診する患者は「全般発作」の①～③，「部分発作」の①～③の発作型をもつので，てんかんの薬物療法について，日本神経学会（2010）ガイドラインやイギリスNICEガイドライン（2004）に依拠してあげる．

全般発作の薬物療法

失神発作：第1選択薬はバルプロ酸とエトスクシミド，第2選択薬はラモトリギンである．

ミオクロニー発作：第1選択薬はバルプロ酸，第2選択薬はクロナゼパム，ラモトリギンである．

全般性強直間代発作：第1選択薬はバルプロ酸，第2選択薬はラモトリギン，レベチラセタム，トピラマート，ガバペンチン，カルバマゼピン，クロナゼパム，フェノバルビタールである．

部分発作の薬物療法

部分発作の①～③に対しては，下記の同じ薬物療法が推奨されている．

第1選択薬はカルバマゼピン，第2選択薬はゾニサミド，クロバザム，フェニトイン，レベチラセタム，トピラマート，ラモトリギン，ガバペンチン，バルプロ酸である．

精神科クリニックでの薬物療法の実際

薬物療法では，薬物選択だけではなく血中濃度などを参考にして治療することがまず大切である．また，夜間にしか起きない強直間代発作などは部分てんかんであるのでカルバマゼピンを第1選択薬として投薬するとしても，眠前に投与量を増やすなどの時間帯投薬なども考慮に入れる必要がある．精神科クリニックでの薬物療法では，薬物の漸増と漸減が必要である．副作用を十分に観察できる病床をもつ精神科病院で

は，大量投与を行い薬物を漸減することは可能であるが，外来診療のみの精神科クリニックでは工夫が必要である．また最近話題となっている高齢てんかんの治療は部分てんかんが主であり，成人より低用量で発作が止まる．なお，新規抗てんかん薬は薬価が高いので自立支援医療の申請を行わなければ長期にてんかん治療をすることはできない．断薬や治療終結に関しては成人てんかんでは一定の基準やエビデンスはない．特発性の全般てんかんの，若年性ミオクロニーてんかん症候群や覚醒時大発作てんかん症候群などでは安易な断薬は再発を招きやすいし，部分てんかんでは脳波などを検討しながら施行すべきである．

　また，精神科クリニックでのてんかん治療では，本人だけでなく家族への心理教育も行うことが必要である．

参考文献

- Lechtenberg R. Epilepsy and Family. Harvard University Press；1984.
- 日本神経学会．てんかん治療ガイドライン．医学書院；2010.
- 日本てんかん学会．てんかん専門医ガイドブック．診断と治療社；2014.

III てんかん

3 小児・成人・高齢者のてんかん治療

田中正樹
田中神経クリニック

1 はじめに

　田中神経クリニックはてんかん診療を専門としている．常勤スタッフは，日本てんかん学会の専門医資格をもつ筆者と，脳波検査を担当する技師と，看護師の計3人である．来院する患者は，てんかんあるいはてんかんの疑いで受診する．

　最近1年間に再来受診した患者数は1,087人で初診患者数は99人であった．脳波検査は600件行い，1,023人（94％）に対して，てんかん指導料を算定していた．診療報酬からみても，当院がてんかん患者を中心に診療していることがわかる．

　当院に通院する患者を大きく2分すると，①てんかん専門医が合理的かつ積極的に治療しても発作が難治な経過をたどる症例と，②てんかん専門医が診療したために発作が抑制されて生活上の困難が軽減される症例に分けられる．本書がメンタルクリニックの現場のニーズに応えることを目標とし，その読者を開業精神科医（児童精神科医を含む）や外来精神科医に想定していることから，ここでは後者の症例を中心に記載する．わかりやすくいえば，薬物治療によく反応するてんかんを中心に記載する．

　高齢者・成人・小児のてんかん治療の順で記載した．各年齢層において，①鑑別診断の重要性を示唆する症例，②全般てんかんと部分てんかんを意識した診療が治療効果を上げることを示してくれる症例を提示した．それぞれの症例の後に，筆者が日常診療で気をつけていることを，診療メモとして追記した．

　てんかんと非てんかん発作との鑑別については，本書の，「III．てんかん／6．てんかんに伴う精神症状，心因性非てんかん発作（PNES）の診断と治療」（p.164）が

田中正樹（たなか・まさき） 略歴

1955年福井県生まれ．
1982年滋賀医科大学医学部卒，同大小児科入局．社会福祉法人びわこ学園小児科，名古屋大学精神科，静岡てんかん神経医療センターを経て，2007年田中神経クリニックを開設．現在1,000人のてんかん患者の診療にあたる．

共著書として『小児てんかん診療マニュアル』（診断と治療社，2008）がある．

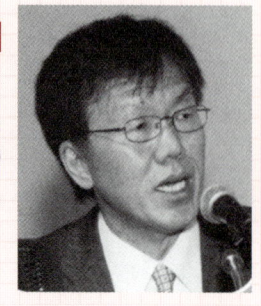

参考になろう．また，種々のてんかんの類型（診断）については，「III-2．てんかんの診断・治療」（p.132）の項目を参照していただきたい．

2 高齢者のてんかん

● 症例1：認知症を疑われた潜因性部分てんかん

　初診時66歳，女性．発作性に反応が乏しくなるので，家族は認知症を疑い，他院脳外科を受診．脳外科ではてんかんを疑われて当院へ．患者は記憶の途切れを訴えた．家族の陳述では「患者の表情が変だと思って，声をかけたが返事がなく，おかずを手づかみで食べようとした」．脳波には，鋭・徐波が左側頭前部・中部に反復（図1）．MRI検査に異常なし．潜因性の側頭葉てんかんと診断．カルバマゼピンを50 mg/日から開始して漸増（体重43 kg）．カルバマゼピン200 mg/日を服用後に上記の発作は消失した．

◆診療メモ

　てんかんの診断は発作が慢性反復性に出現し，かつ脳波異常が確認された症例に限定することを原則としている．この症例では認知症との鑑別において，脳波検査が診断に有用であった．

　2013年11月1日を起点とする1年間において，当院に通院する65歳以上の患者は32人いた．このうち25人をてんかんと診断できた．残る7人は非てんかん発作と診断した．非てんかん発作の内訳は，解離性発作が1例，非てんかん性失神が1例，残る5例は小児期から知的障害の合併があり，常同行動や，持続する動作停止が，てんかん発作と誤認されていた．

　てんかんと診断した25人の内訳は，潜因性あるいは症候性部分てんかんが20人（9人は60歳以上でてんかん発病．症例1を参照），特発性全般てんかんが2人（いずれも思春期発病，症例2を参照），未決定てんかんが3人いた．

　60歳以上で発病した9人（診断はいずれも部分てんかん）のうち7人はカルバマゼピン200 mg/日以下で抑制されていた．開始投与量は50 mg/日から100 mg/日としていた．60歳以上で発病して，カルバマゼピンで抑制できなかった症例は，脳内出血や動脈瘤手術の既往があった．

　以上をまとめると，①高齢で発症するてんかんの診断は，潜因性あるいは症候性部分てんかんが多い，②少量のカルバマゼピンで発作が抑制される症例が多かった．

　筆者の経験では，少量のカルバマゼピンで部分発作が止まるのは高齢者に限ったことではない．要するに，高齢者でも小児でも少量のカルバマゼピンで発作がコントロールされる症例が存在するので，少量から投与し患者のてんかんの病状に応じて漸増することを原則としている[1]．

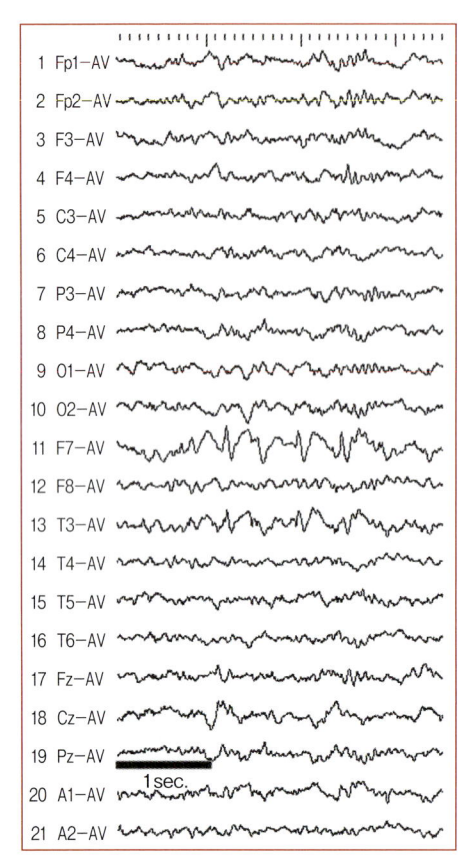

図1 症例1の脳波
鋭・徐波あるいは棘徐波が左側頭前部・中部に反復.

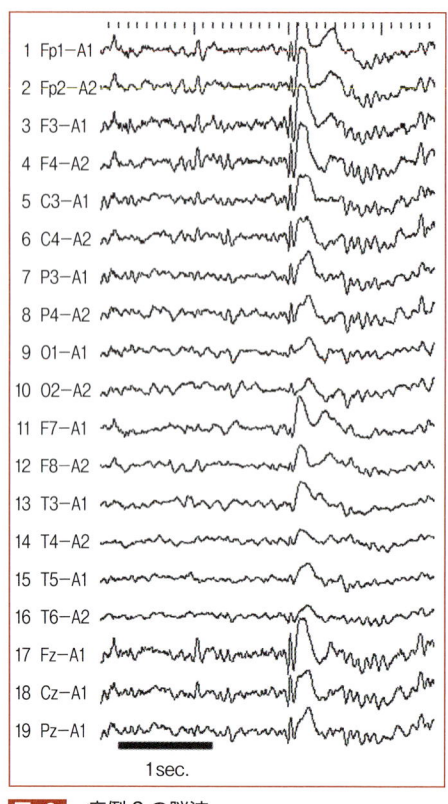

図2 症例2の脳波
両側同期性の棘徐波が,前頭極部・前頭部・中心部に最大振幅を示して広汎に出現.

● 症例2:思春期に発症した特発性全般てんかん

　初診時77歳,女性.本人の子どもに連れられて当院受診.てんかん発病は小学校のとき.ミオクロニー発作と強直間代発作を反復していた.脳波には両側同期性の棘徐波が広汎に反復(図2).特発性全般てんかんのなかの若年ミオクロニーてんかんと診断.初診時体重53 kg,フェノバルビタール60 mg/日,フェニトイン100 mg/日を服用.最終の強直間代発作は59歳.本人は強い眠気を訴えた.てんかん診断をもとにフェニトインは不要と判断して中止すると同時に,バルプロ酸400 mg/日を追加.次いで,フェノバルビタールを1か月あたり15 mg漸減した後に中止.現在バルプロ酸400 mg/日単剤,血中濃度35 μg/mL.眠気は改善し,一人で外出できるようになった.

◆診療メモ

　部分てんかんであれ全般てんかんであれ,副作用なく発作がコントロールされていれば,抗てんかん薬を変更しないほうが無難である.しかし,この症例においては,若年ミオクロニーてんかんの診断が確かであり,フェノバルビタールによる眠気が患者の日常生活に障害を与えていた.このため特発性全般てんかんの強直間代発作に対

する第1選択薬であるバルプロ酸を使い，フェノバルビタールを中止した[2]．特発性全般てんかんの症例の強直間代発作は抗てんかん薬によって抑制されやすいが，抗てんかん薬を中止すると発作が再発する可能性が高いので，注意が必要である[3]．

症例3：高齢者に特有の薬物中毒

初診時65歳，障害者施設に入所する女性．重度知的障害と四肢麻痺がある．てんかんの発病年齢は不詳．左半身にけいれんが月単位で反復．体重56 kgで，フェノバルビタール60 mg/日，フェニトイン175 mg/日を服用していた．同じ処方を続けながら経過観察していたが，反応が乏しくなり，食事に時間がかかるようになった．フェニトイン中毒を疑い，フェニトインの血中濃度を測定したところ血中濃度が30 μg/mLであった．フェニトインを100 mg/日まで減量したところ，今度は発作が増加．そこで，カルバマゼピンを開始して400 mg/日まで漸増，その後フェニトインは漸減・中止した．発作は消失して，食事をおいしそうに食べるようになった．

◆診療メモ

高齢者では薬物代謝機能が低下するために，フェニトイン中毒が出現しやすい．このときは発作の出現に注意しながらフェニトインの減量を行う．フェニトインを服用している症例では，定期的に血中濃度検査をするように心がける[4]．

3 成人のてんかん

症例4：部分てんかんと誤診されていた全般てんかん

17歳高校生，女子．てんかん発病は14歳．立位あるいは座位から転倒し意識消失して，全身がけいれんする発作（強直間代発作）が10回あった．加えて，午前中に好発するミオクロニー発作を反復していた．患者は「右手がピクピクする」と訴えたが，よく話を聞くと「右手が強くピクピクするが，左手も震える」．前医では部分てんかんの第1選択薬であるカルバマゼピンが処方されていたが，発作は改善しなかった．当院で記録した脳波には両側同期性の棘徐波が記録された（図3）．特発性全般てんかんと診断し，全般てんかんの第1選択薬であるバルプロ酸を600 mg/日（体重43 kg）処方したところ発作は抑制された．この症例では，部分てんかんか全般てんかんの鑑別が重要であった．

◆診療メモ

てんかんを治療するときには，部分てんかんと全般てんかんの診断を間違えないことが重要である．症例4は，部分てんかんと誤診されて，部分てんかんの第1選択薬であるカルバマゼピンが処方されていたが，発作は抑制されていなかった*．この症例では，特発性全般てんかんと診断のうえ，部分てんかんの第1選択薬であるカルバ

＊：部分てんかんのなかでも，小児期に発病する特発性部分てんかんは，カルバマゼピンが発作を増悪することがある．症例8参照．

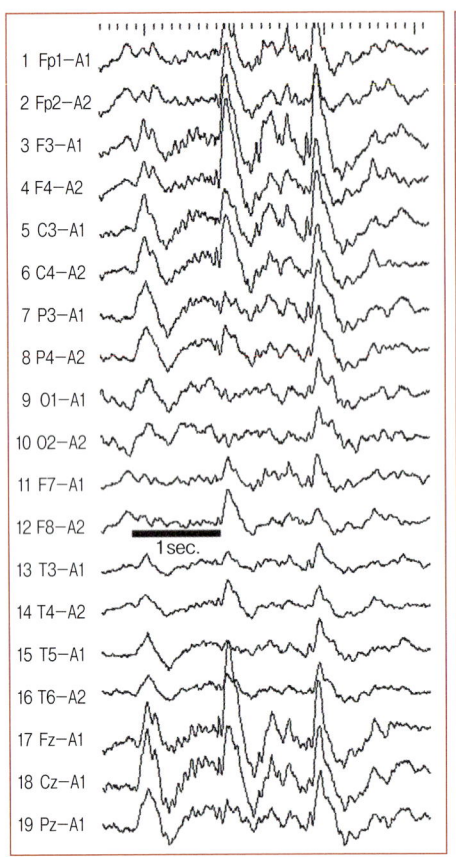

図3 症例4の脳波
両側同期性の棘徐波が，前頭極部・前頭部・中心部に最大振幅を示して広汎に出現．

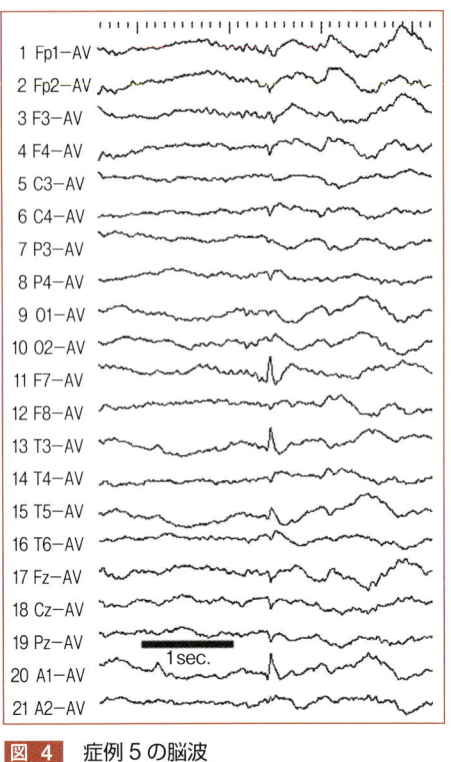

図4 症例5の脳波
鋭波が左側頭前部・中部に反復．

マゼピンを中止し，全般てんかんの第1選択薬であるバルプロ酸に変更したところ発作が抑制された．

　妊娠可能年齢にある女性に対するバルプロ酸の投与量については注意する．大量のバルプロ酸を服用する母親から生まれた子どもでは，催奇性の発現率が用量依存性に高くなることやIQが低くなることが報告されている[5]．

　その一方で，特発性全般てんかんの強直間代発作に対する抑制効果は，バルプロ酸のほうが他の抗てんかん薬よりも勝るとの報告がある[2]．筆者は，発作がコントロール困難な症例に対してはバルプロ酸を使っている．ただし，バルプロ酸の投与量は多くても800 mg/日以下にするように努めている[6]．

　特発性全般てんかんの症例においては，抗てんかん薬の中断は発作が再発する可能性があるので厳重な注意が必要である[3,7]．特発性全般てんかんと診断され10年以上の期間にわたり発作消失していたにもかかわらず，抗てんかん薬を中止したところ発作が再発した症例を経験している．

● 症例5：カルバマゼピンで発作がコントロールされた部分てんかん

　35歳，男性．企業の事務職員．30歳頃にてんかん発病．本人の話に従えば，職場で会話中に気を失った．妻からも，会話が途絶えたと言われた．妻に発作時の様子を聞くと，動作が止まる・呼びかけても反応がない・顔色が白くなる・口元が動くなどの症状がみられたとの由．発作頻度は月に3～4回．近医でゾニサミドを処方されたが，発作が抑制されずに反復したため当院を受診．当院で記録した脳波には，左側頭部に鋭・徐波が反復した（図4）．カルバマゼピンを100 mg/日から漸増して，500 mg/日（体重62 kg）を服用したところで発作は抑制された．職場に復帰して，仕事を続けている．

◆診療メモ

　症候性部分てんかんの症例には，カルバマゼピンを第1選択とする．カルバマゼピンを使っても発作がコントロールされない場合には，新規の抗てんかん薬（ラモトリギン，レベチラセタム，トピラマート）を使う[2]．多剤を併用するときには，無効だと判断した抗てんかん薬は減量することを原則とする．

　部分てんかんと判断して治療を行った発作が2種類あるいは3種類の抗てんかん薬を使っても抑制できないときには，長時間ビデオ脳波同時記録ができるてんかん専門医療機関へのセカンドオピニオンを求めるようにしている．その目的は，診断の見直しと，てんかん外科の適応を検討するためである．

● 症例6：非てんかん性心因性発作

　45歳，女性．特別支援学校を卒業した後，施設で掃除の仕事を20年近く続けている．右半身に軽い麻痺がある．母親の訴えでは，10年ほど前から，左右の上肢の屈伸が30分から長いときには60分ほど続く．この運動中に話かけると反応がある．また，コップを自分で持って水分を取ることもできる．職場から帰った後に自宅で，この運動症状がよく起きる．最近では，母親と買い物中に，母親が商品を手に取って時間をかけて見ていると，患者が「（おかあさん）遅い．もっと早く」と言った．そこで，母親が「（野菜を見ているから）ちょっと待ってね」と言うと，「（職場で私は）もっと早く動くように言われた．おかあさんも早くしてほしい」と言って泣き出した．母親が「どうして待てないの」と言うと，上記の屈伸運動が始まった．当院で記録した脳波にはてんかん性の異常波はなかった．上肢の屈伸運動については，非てんかん性心因性発作と診断した．抗てんかん薬は処方していない．家族や職場の環境調整を行って，改善が得られた．

◆診療メモ

　てんかんと非てんかん性の症状の鑑別については，非てんかん性心因性発作，パニック障害，自閉症を基盤としたカタトニー様症状，神経調節性失神，頭位性めまいとの鑑別が，当院ではよく問題になる．

　てんかんと診断されていた症例が，てんかんではない，あるいはてんかんではなかったと診断して，抗てんかん薬を中止できた症例がある．その一方で，てんかんの症

例が非てんかん性の発作を合併することもあるので，診断には十分に注意する必要がある．

患者や家族がてんかん発作と信じてきた発作を非てんかん発作であると説明するときには，十分な注意が必要である．発作を止めてほしいと希望している患者が，てんかんではない，との説明を受けることで，患者が医師に見捨てられたような心情が生じることがある．心情を配慮した診察が必要である[8]．

成人のてんかんでは飲酒に対する指導が問題になる．筆者は，アルコールは適量を休日前に限って，節度を保って飲むように，また飲酒と睡眠不足が重ならないように指導している．

運転免許については，2年以上にわたって運転に支障をきたす発作が抑制されたときには，普通免許取得が可能であることを説明している．

4　小児のてんかん

● 症例7：家族が注意欠如・多動症を疑った小児欠神てんかん

小学校4年生の男子．2学期が始まってから学校の先生から集中力に欠けると家族に連絡があった．家族は，食事中に動作が止まることに気がついた．動作が止まったときに，母親が患者に声をかけたが反応がなかった．10秒もしないうちに返事が返ってきた．朝食中に毎日，同じような状態がみられる．家族は，注意欠如・多動症の可能性を疑い発達クリニックを受診．発達クリニックの医師が当院への受診を勧めた．当院で記録した脳波で，3 Hzの両側同期性の棘徐波活動が記録された（図5）．特発性全般てんかんのなかの小児欠神てんかんと診断した．バルプロ酸 400 mg/日で発作が抑制された．

◆診療メモ

小児欠神てんかんには，バルプロ酸とエトスクシミドが有効である．フェノバルビタールやフェニトインやカルバマゼピンは無効である．欠神発作は成人に達するまでに消失することが多いが，欠神発作があった症例に強直間代発作が出現することがある．この点を考えて筆者は，バルプロ酸を第1選択としている．無効なときには，エトスクシミドを併用する．これで，ほとんどの症例の欠神発作が抑制できるが，治療に抵抗するときには，新規抗てんかん薬であるラモトリギンを追加する[9]．

● 症例8：カルバマゼピンの服用後に発作が増悪した特発性部分てんかん

5歳，女子．夏休みに旅行から帰った後，眠りかけに，「うーっ」と発声するので，母親がびっくりして本人の顔を見ると，顔面の右側がピクピクと動いていた．母親が名前を呼んでも反応がないので，救急車を呼んだ．救急車が自宅に到着したときには発作は止まっていた．翌日，近医で部分てんかんと診断されて，カルバマゼピンが処方されたが，発作が抑制されなかった．当院で記録した脳波には，中心部・側頭部に

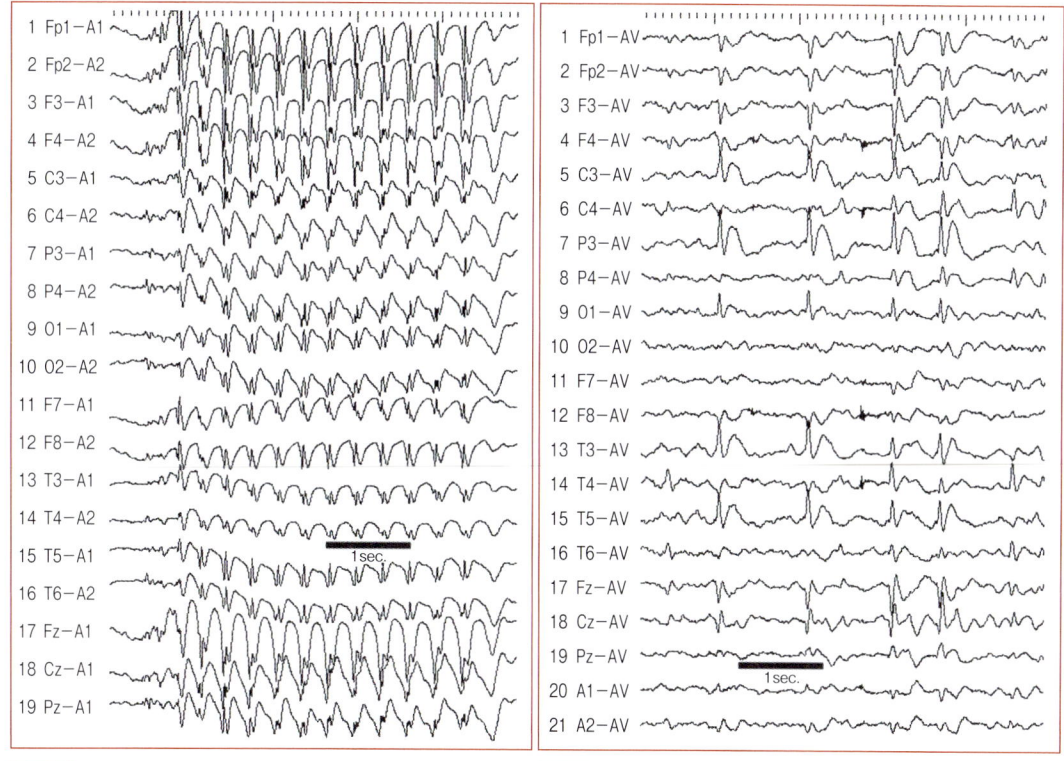

図5 症例7の脳波
両側同期性の棘徐波活動（周波数はほぼ3Hz）が出現.

図6 症例8の脳波
鋭・徐波が左中心部・頭頂部・後頭部と側頭前部・中部に出現．また，対側の右側の同じ部位にも出現．BECTではこのように左右の半球に独立して，鋭・徐波が出現することがある．

てんかん性が反復した（図6）．部分てんかんのなかでも，中心部・側頭部に棘波を示す特発性部分てんかん（benign childhood epilepsy with centrotemporal spikes：BECT）と診断し，スルチアムを処方したところ発作は抑制された．

◆診療メモ

　BECTの多くの症例は，5～8歳に発病する．患者には原則，精神運動発達の障害がない．発作症状は，顔面や口唇が一側への引きつり，うがいをするような発声，流涎などがみられる．患者は発作の始まりを自覚できることが多い．

　脳波は，図6で示したように，棘徐波が中心・側頭部に反復するが，症例によっては全般性の棘徐波が出現することがある．全般性の脳波だけをみて，全般てんかんと考えないように注意が必要である．

　治療は，頻繁に発作が反復する症例に対しては行うが，発作頻度が少なく発作が軽微なときには不要である．カルバマゼピンが発作を増悪するので注意する．筆者は，BECTにはスルチアムを使っている[10]．また，レベチラセタムで発作が抑制された症例を経験している．

　BECTの症例は，成人までにてんかんが寛解し，抗てんかん薬を中止できる．

● 症例9：泣き入りひきつけ

　もうすぐ2歳になる女児．兄とおもちゃの取り合いをしているときに発作になると母親．その発作は「わー」と甲高く泣いた後に，顔色が悪くなり，体を突っ張り，ひくひくと息をしようとしているが，上手に息を吸えないまま顔色が悪くなって，ぐったりする．10秒もするとまた息を始める．近医で泣き入りひきつけあるいは，憤怒けいれんと診断された．そのように考えてよいかと意見を求めて当院を受診．当院の脳波検査にも異常はなかった．診断に間違いないことを説明した．

◆診療メモ

　小児期にてんかんと鑑別を要する疾患としては，泣き入りひきつけ[11]，入眠時ミオクローヌス，チック（音声チック・動作性チック），発達障害を基盤としたパニック障害，熱性けいれんなどがある．脳波検査は，てんかんと非てんかんの鑑別に有用ではあるが，脳波だけで診断することは慎んだほうがよい．脳波は臨床症状と組み合わせたうえで利用するものである．

5 おわりに

　開業精神科医（児童精神科医を含む）や外来精神科医を想定し，外来診療に役立つような症例を紹介して，高齢者・成人・小児のてんかんについて記載した．

　診断や治療が奏効している症例を紹介した理由は，①てんかん全体でみると，薬物治療で改善する症例のほうが多い，②薬物治療によく反応する症例を把握しておくことが，外来診療では特に重要と考えたからである．

　治療効果を上げるためのコツは，①てんかんか否かの判断を的確に行うこと，②てんかんであれば，全般てんかんか部分てんかんかの鑑別を行い，臨床経過を参考にして，てんかん診断を行うこと，③診断に合った抗てんかん薬を選択することにある．

　抗てんかん薬については，全般てんかんにはバルプロ酸，部分てんかんにはカルバマゼピン（特発性部分てんかんは例外）の原則は今なお重要と考える．いずれも少量から丁寧に使えば，副作用なく発作を抑制できる症例が多い．これらの抗てんかん薬が無効のときに，新規抗てんかん薬を使えばよいだろう．

文献

1) Shorvon S. Handbook of Epilepsy Treatment. Backwell Science ; 2000. pp65-68.
2) Marson AG. The SANAD study of effectiveness of valproate, lamotrigine, or topiramate for generalised and unclassifiable epilepsy : An unblinded randomised controlled trial. Lancet 2007 ; 369（9566）: 1016-1026.
3) Mazurkiewicz-Bełdzińska M. Long-term efficacy of valproate versus lamotrigine in treatment of idiopathic generalized epilepsies in children and adolescents. Seizure 2010 ; 19（3）: 195-197.
4) Leppik IE. Epilepsy in the Eldery. Epilepsia 2006 ; 47（Suppl 1）: 245-247.
5) Meador KJ. Cognitive Function at 3 years of age after fetal exposure to antiepileptic drugs. N Engl

Med 2009;360:1597-1605.
6) 兼子 直．てんかんを持つ妊娠可能年齢の女性に対する治療ガイドライン．てんかん研究 2007;25 (1):27-31.
7) Nicolson A. The relationship between treatment with valproate, lamotrigine, and topiramate and the prognosis of the idiopatic generalized epilepsies. J Neurol Neurosurg Psychiatry 2004;75:75-79.
8) LaFrance Jr WC. Management of psychogenic non-epileptic seizures. Epilepsia 2013;54(Suppl 1):53-67.
9) Roger J. Pileptic Syndromes in Infancy, Childhood and Adolescence, 4th edition. John Libbey;2005. pp315-335.
10) Roger J. Pileptic Syndromes in Infancy, Childhood and Adolescence, 4th edition. John Libbey;2005. pp203-225.
11) 藤原建樹．小児てんかん診療マニュアル，改訂第2版．診断と治療社;2010. pp51-56.

III てんかん

4 妊娠・出産・母乳哺育を望む女性患者への対応

山本 忍
やまもとクリニック

1 はじめに

　てんかんをもつ場合，妊娠期間においても薬物療法を要する場合がほとんどである．したがって，妊娠可能年齢にあるてんかん女性の治療については，多くの知識と配慮を要する．2007年[1]，2010年[2]に，てんかんと妊娠についてのガイドラインが発表されており（表1），本項はそれらに若干の新しい知見を添えて解説する．

2 妊娠前

　妊娠前の準備が最も重要である．妊娠，出産が現実的かどうか，本人のてんかんの重篤度，育児能力，家族からの援助の程度などを検討する．現実的と判断されれば，抗てんかん薬（antiepileptic drugs：AED）や妊娠中の発作が妊娠や児に与える影響などを勘案し，計画的な出産を目指す．

妊娠前に本人や家族と話し合っておくこと

①妊娠中の発作，妊娠・出産経過について
②てんかんの遺伝性について：患者が有するてんかん症候群の，遺伝の度合いを説明する．
③胎児・新生児へのAEDの影響について：服薬女性から出生した児の奇形頻度は，非服薬からと比して有意に高率であることを伝える．妊娠第1期にAEDを服薬していた場合の平均奇形頻度11.1％に対し，一般人口は4.8％と報告されている[3]．

山本　忍（やまもと・しのぶ）　　　　　　　　　　　　　　　　　　略歴

1963年生まれ．
1987年川崎医科大学卒，大阪大学病院精神神経科で研修後，大阪大学大学院へ．高次脳機能で誘発される反射てんかんの研究で1992年医学博士取得．水間病院，小曽根病院を経て，1995年より静岡てんかん・神経医療センターにて研修．その後，山本梅新診療所を経て，1998年やまもとクリニックを開設，現在に至る．

表1 妊娠の可能性のあるてんかん患者への対応

妊娠前	1. 本人・家族との対話 　● 妊娠前カウンセリングに十分な時間をとる 　【カウンセリング項目】 　　▶ てんかんをもつ女性の出産と妊娠についての基礎知識 　　▶ 生活および服薬指導につき説明 　　▶ 計画的な出産の勧め 　　▶ 妊娠、出産が現実的か否か：家族の協力も含めて 　　▶ 妊娠前の発作の抑制が可能か否か 2. 患者と相談の上での医師の判断 　● 患者が抗てんかん薬（AED）の減量・整理もしくは断薬可能か否か 　● 必要最小限のAED、できる限り単剤 　● 薬剤の組み合わせに注意する 　　▶ VPA投与はなるべく控え、投与が必須の症例では徐放剤が望ましい 　　▶ 避けるべきAEDの組み合わせ：VPA＋CBZあるいはPHT＋PRM＋PB 　● 非妊娠時からの葉酸の補充（0.4 mg/日）
妊娠中	● 断薬せず定期的な通院 ● AED投与量の増量は服薬が規則的でかつ発作が悪化したときにのみ行う ● 妊娠前に1回、その後必要に応じてAED・葉酸濃度を測定する ● 妊娠16週で血清αフェトプロテインの測定、胎児モニタリングは妊娠18週で超音波診断を行う ● 全般性強直間代発作を起こす症例では切迫流・早産に注意
出産時および産褥時	● 一般には自然分娩が可能である ● 分娩前後の不規則服薬によるけいれん発作の頻発、重積状態に注意する ● AED投薬例の母親には出産前にビタミンKを内服させる
出産後	● 産後にAED血中濃度が上昇する症例ではAEDの投与量を調整する ● 授乳は原則的に可能

VPA：バルプロ酸，CBZ：カルバマゼピン，PHT：フェニトイン，PRM：プリミドン，PB：フェノバルビタール.

（日本神経学会〈監〉．てんかん治療ガイドライン2010．2010[2] より）

④準備期間中の避妊について
⑤産褥経過について
⑥児の発達について

主治医が判断し準備すべきこと

①AEDの減量・整理，もしくは断薬が可能か：AED継続が必要ならば，できるだけ催奇形性が少なく，かつ必要最小限のAEDの，単剤でコントロールが可能かを試みる．

②準備期間中は避妊を勧める：フェノバルビタール（PB），フェニトイン（PHT），カルバマゼピン（CBZ），プリミドン（PRM），トピラマート（TPM）などは経口避妊薬の効果を減ずるため，50μg以上のエストロゲン含有ピルの投与，あるいは他の避妊手段を勧める．ちなみにバルプロ酸（VPA）は経口避妊薬と相互作用を起こさない[2]．

③葉酸を補充する：葉酸はDNA，RNA合成に必要であるが，一部のAED（PB，PHT，PRMなど）は血中葉酸濃度を低下させるため，奇形発生リスクを軽減させるよう妊娠前から葉酸の補充を推奨する．また，特にVPAとCBZを投与されている場合や，過去に神経管閉鎖障害（neural tube defects：NTD）をもつ児を出産した既往がある場合，近親者にNTDがいる場合には，高リスクと考えて葉酸を予防的に投与する．補充量の目安は非妊娠時0.4 mg/日，妊娠時0.6 mg/日，授乳期

表 2 　AED 曝露による先天奇形発現率のメタ解析

	AED	症例数（人）	奇形発現率（%）[95%CI]
対照群	なし	108,084	3.27 [1.37-5.17]
単剤治療	CBZ	4,411	4.62 [3.48-5.76]
	LTG	1,337	2.91 [2.00-3.82]
	PB	945	4.91 [3.22-6.59]
	PHT	1,198	7.36 [3.60-11.11]
	VPA	2,097	10.73 [8.16-13.29]
	LEV	450	2.4 [1.2-4.3]
	TPM	359	4.2 [2.4-6.8]
	OXC	182	2.2 [0.6-5.5]
	GBP	145	0.7 [0.02-3.8]
	ZNS	90	0 [0.0-3.3]
	CZP	64	2.0 [0.4-10.8]
2剤併用	CBZ＋1	942	7.10 [3.71-10.49]
	LTG＋1	599	5.59 [1.11-10.08]
	PB＋1	603	9.19 [5.88-12.50]
	PHT＋1	720	11.47 [6.65-16.30]
	VPA＋1	694	9.79 [7.57-12.02]
3剤以上併用	CBZ＋2以上	70	8.57 [1.99-15.16]
	LTG＋2以上	―	―
	PB＋2以上	221	14.57 [8.81-20.33]
	PHT＋2以上	276	14.27 [8.95-19.60]
	VPA＋2以上	20	25.00 [5.97-44.03]

CBZ：カルバマゼピン，LTG：ラモトリギン，PB：フェノバルビタール，PHT：フェニトイン，VPA：バルプロ酸，LEV：レベチラセタム，TPM：トピラマート，OXC：oxcarbazepine，GBP：ガバペンチン，ZNS：ゾニサミド，CZP：クロナゼパム．

（Meador K, et al. Epilepsy Res 2008[5]）を改変，□は Hernàndez-Diaz S, et al. Neurology 2012[8] より）

0.5 mg/日である[1,2]．

● 各 AED の催奇形性（表2）

◆ 単剤投与の場合

単剤といえども，投与量が多ければ奇形発現率は高くなる（図1）[4]．

投与量の目安は，PRM 400 mg，CBZ 400 mg，PHT 200 mg，PB 150 mg，ラモトリギン（LTG）300 mg 以下が望ましい．トリメタジオン（TMD）は投与しない．VPA を用いざるをえない場合は，投与量 1,000 mg 以下，血中流度 70 μg/mL 以下とし，また血中濃度の日内変動が少ない徐放剤を用いることが望ましい[1]．

単剤投与の催奇形性についてこれまでの研究を概観すると，PRM 14.3%，VPA 10.73〜11.1%，PHT 7.36〜9.1%，CBZ 4.62〜5.7%，PB 4.91〜5.1%であった[5,6]．ゾニサミド（ZNS）は欧米のデータが少ないが，0〜3.3%である[7,8]．新規 AED は LTG 2.0〜3.82%[5]，TPM 2.4〜6.8%，ガバペンチン（GBP）0.02〜3.8%，レベチラセタム（LEV）1.2〜4.3%[8] であった．

奇形の種類は口唇裂，口蓋裂，心奇形の頻度が高く，一般人口にみられる奇形と同様である．各 AED 別にみても薬物特異性はない[3]．

◆ 2剤以上の投与が必要な場合

AED の併用で奇形発現率が著しく高まるが，やむをえない場合は組み合わせに注意する．特に避けるべき組み合わせは，PHT または CBZ＋バルビツール薬（PB，

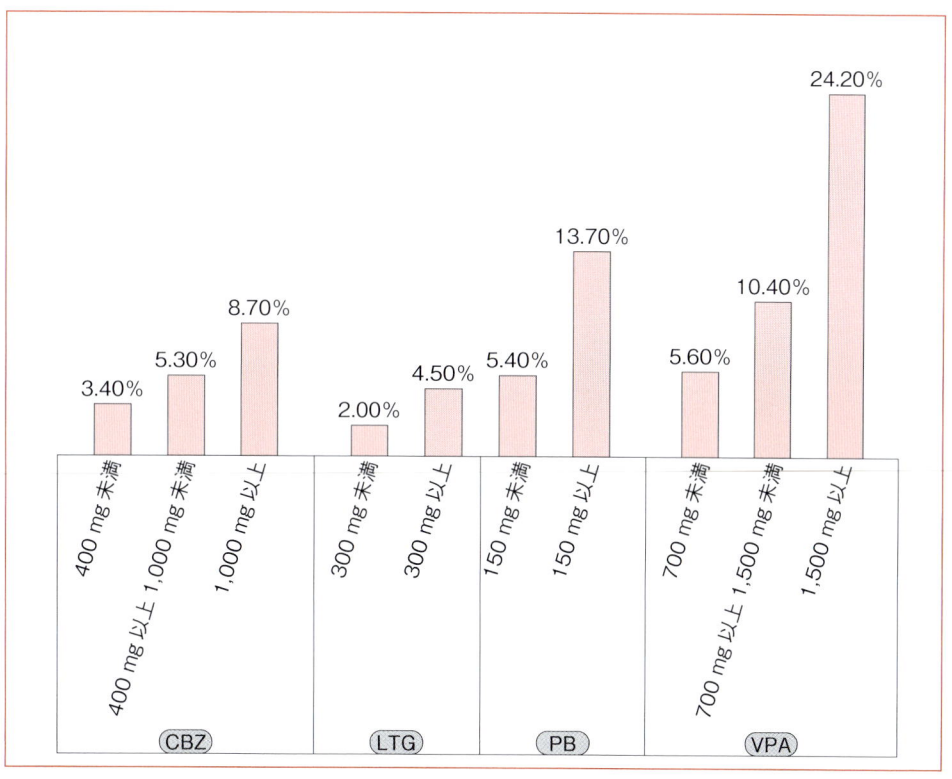

図1 各抗てんかん薬の投与量別の奇形発現率
CBZ：カルバマゼピン，LTG：ラモトリギン，PB：フェノバルビタール，VPA：バルプロ酸．

(Tomson T, et al. Lancet Neurol 2011[4] を改変)

PRM），またVPA＋CBZである．VPA＋CBZでは，NTD（二分脊椎）の関連が注目されている．Meadorら[5]は，単剤に追加する2剤目のAEDで，最も催奇形性の高い薬剤としてPHT 11.5％，次いでPB 9.2％をあげ，これらの危険性に留意すべきとしている．

3 妊娠中

　胎児モニタリングを施行，AED・葉酸濃度を測定する．妊娠第16週頃にαフェトプロテイン（AFP）濃度の測定，第18週頃に超音波スキャンを施行する．これはNTDの発見のため，VPA＋CBZを投与している症例では特に重要である[1-3]．

妊娠中のAED濃度の変動

　妊娠により血中濃度が低下する場合があるが，VPA，PHT，CBZ，PBなどの蛋白結合性のAEDは，妊娠中の血中蛋白減少により遊離型AEDが増加するため，たとえ血中濃度が低下しても安易に増量せず，服薬が規則的で，かつ発作が悪化したときにのみ増量する[1, 2]．しかし総じて新規AEDはその限りでない．GBP，LEV，TPMなどの腎排泄型AEDや，LTGの場合では，妊娠中の腎血流量の増加のため，血中

濃度が低下することがある．

妊娠中の発作頻度の変化

服薬が規則的であれば，発作回数はおおむね変化しない．兼子らの検討[3]では，70％以上が変化なし，約20％で増加，約10％で減少という結果であった．国際共同研究[6]でも，全般発作の83％，部分発作の76％で変化していない．妊娠前に2年以上発作がなかった例では，発作を認めた例に比し，有意に妊娠中，分娩時，分娩後の発作頻度が低いと報告されている[9]．

てんかん発作が妊娠に及ぼす影響

全般性強直間代けいれんは，胎児が低酸素状態になり，また切迫流産，早産の原因になりうるが，これが直接に奇形を誘発するという証拠はない[1,3]．

4 出産時および産褥期

出産時[1,2]

てんかん女性の分娩に関して，前期破水や臍帯異常に関する報告はみられず，基本的に通常の分娩が可能である．

部分発作は可能性が少ないが，全般性強直間代発作は1～2％の頻度で起こる．分娩前後に服薬が不規則になると，けいれん発作の頻発や重積の危険があるので注意する．もし発作が起こった場合は，必要があればベンゾジアゼピン（BZP）系薬剤を投与する．子癇は厳重に注意・鑑別すべきである．

PB，PHT，PRM，CBZ などの服薬例では新生児頭蓋内出血の可能性があるので，出産1～2週間前からビタミンKを予防的投与する．

産褥期

産後にAED血中濃度が上昇する場合があるので注意する[10]．育児のため睡眠不足に陥って発作が増えたり，母親自身の育児能力に問題がある場合には，家族の協力を求めるよう助言・調整する．

5 出産後

授乳

初乳はメリットが大きく，早期新生児期の哺乳量は少ないこと，胎内で38週間AEDに曝露され続けてきたことを考えると，与えない意義は疑問である．初乳以降の授乳についても，胎内曝露に比べると母乳による曝露は少ないことから，原則的に

表3 AEDの胎児移行率と母乳移行率

AED	胎児移行率（%）	母乳移行率（%）	蛋白結合率（%）	新生児における半減期
PB	900〜100	36〜60	45〜60	45〜500
PRM	100	70〜90	0〜22	7〜60
PHT	90〜100	19〜30	80〜95	15〜105
CBZ	70〜100	30〜45	60〜80	8〜36
ESM	95〜100	78〜90	0〜10	32〜40
VPA	140〜240	1〜10	84〜95	30〜80
DZP	100〜150	10	96〜98	20〜50
CZP		10〜30	86	20〜140
CLB		10〜30	83〜85	
ZNS	90〜100	41〜57	45〜50	60〜109
GBP	130〜200	70〜100	0〜3	14
TPM	85〜100	69〜86	9〜17	24
LTG	60〜130	47〜77	53〜56	
LEV	97〜145	90〜100	0〜10	6〜28

PB：フェノバルビタール，PRM：プリミドン，PHT：フェニトイン，CBZ：カルバマゼピン，ESM：エトスクシミド，VPA：バルプロ酸，DZP：ジアゼパム，CZP：クロナゼパム，CLB：クロバザム，ZNS：ゾニサミド，GBP：ガバペンチン，TPM：トピラマート，LTG：ラモトリギン，LEV：レベチラセタム．

（山麿康子．Epilepsy 2012[11]を改変）

可能である．AEDの胎児移行率と母乳移行率を表3に示す．具体的には以下の3点を考慮し，授乳の可否を判断するとよい．

①母乳移行率の高さ（入りやすさ）

　高い薬：エトスクシミド（ESM），ZNS，PB，GBP，TPM，LTG，LEV

②半減期の長さ（出て行きにくさ）

　長い薬：BZP，PRM，PB

③鎮静作用の強さ

　強い薬：BZP，PRM，PB

母胎から経胎盤的に児に移行したBZP，PRM，PBは，生後1週間は児の体内から代謝排泄されない．したがって，これらのAEDを服用していて，新生児に傾眠，低緊張，哺乳力低下などがあれば，母乳を控えるべきである．ただしこうした場合は，授乳することで離脱症状を防止する効果もある[11]．新規AEDは一般的に蛋白結合率が低く，母乳移行率が高い．

AED曝露児の発達について

児の発達には妊娠中の発作頻度，両親，特に母親の教育水準，経済的状況，育児能力，育児環境，児の同胞の有無などが複雑に関与する．しかし胎内AED曝露による精神運動発達への影響は否定できない．

知的障害は一般小児人口の約3〜4%に対し，AED胎内曝露児で8〜10%と報告されている[11]．薬剤別では，CBZ，PHT，LTG，VPAいずれかの単剤投与から産まれた児の，6歳時のIQを調べた検討[12]では，1,000 mg以上のVPA曝露児のIQが有意に低かった．VPA以外の3剤に関しては母親のIQと相関があったが，VPAでは相関がなかった．VPA曝露によるIQ低下は，特に言語性IQで明らかであった．AED曝露期間中に葉酸を投与されなかった群では，投与された群に比べ有意にIQが低か

った．

　VPA 胎内曝露と自閉症スペクトラム（autistic spectrum disorders：ASD）発症リスクも注目されている．デンマークの検討[13]では，平均8.8歳時点での ASD あるいは小児自閉症が，VPA 胎内曝露群で有意に高率だった．CBZ，クロナゼパム（CZP），LTG，OXC 曝露では有意差がなかった．これらは今後の知見の蓄積が待たれるが，留意すべき点と思われる．

　以上を勘案すると，AED 曝露児は，小児神経科医による心身の発達検査を定期的に受け，ハンディキャップ，発達の遅れを早期に発見し，適切な指導を行うことが望ましい．

6　結語と今後の課題

　発作を抑制することだけでなく，QOL を向上することもてんかん治療の大きな目的である．なかでも女性にとり妊娠・出産をかなえられるか否かは，非常に重要である．ここまで述べた諸点を配慮することにより，てんかんをもつ女性も，より安全な妊娠・出産が可能となる．今後は新規 AED の催奇性や，AED 胎内曝露児の発達について，さらなるデータの蓄積が待たれる．

本項に用いた略号の一覧

AED	抗てんかん薬	ESM	エトスクシミド	PHT	フェニトイン
BZP	ベンゾジアゼピン	GBP	ガバペンチン	PRM	プリミドン
CBZ	カルバマゼピン	LEV	レベチラセタム	TMD	トリメタジオン
CLB	クロバザム	LTG	ラモトリギン	TPM	トピラマート
CZP	クロナゼパム	OXC	oxcarbazepine	VPA	バルプロ酸
DZP	ジアゼパム	PB	フェノバルビタール	ZNS	ゾニサミド

文献

1) 兼子　直，管るみ子，田中正樹ほか．てんかんをもつ妊娠可能年齢の女性に対する治療ガイドライン．てんかん研究 2007；25：27-31．
2) 日本神経学会（監），てんかん治療ガイドライン作成委員会（編）．てんかん治療ガイドライン 2010．医学書院；2010．pp114-125．
3) 兼子　直，和田一丸．てんかんと妊娠．精神科治療学 2003；18：123-128．
4) Tomson T, Battino D, Bonizzoni E, et al. Dose-dependent risk of malformations with antiepileptic drugs：An analysis of data from EURAP epilepsy and pregnancy registry. Lancet Neurol 2011；10：609-617.
5) Meador K, Reynolds MW, Crean S, et al. Pregnancy outcomes in women with epilepsy：A systematic review and meta-analysis of published pregnancy registries and cohorts. Epilepsy Res 2008；81(1)：1-13.
6) Kaneko S, Battino D, Andermann E, et al. Congenital malformations due to antiepileptic drugs. Epilepsy Res 1999；33：145-158.
7) 日本てんかん学会（編）．てんかん専門医ガイドブック．診断と治療社；2014．pp159-162．
8) Hernàndez-Díaz S, Smith CR, Shen A, et al. Comparative safety of antiepileptic drugs during pregnancy. Neurology 2012；78：1692-1699.
9) Richmond JR, Krishnamoorthy P, Andermann E, et al. Epilepsy and pregnancy：An obstetric

perspective. Am J Obstet Gynecol 2004 ; 190 : 371-379.
10) 藤村洋太, 千葉 茂. てんかんの薬物治療. 吉野相英（編）. てんかん診療スキルアップ. 医学書院；2014. pp132-138.
11) 山磨康子. 抗てんかん薬胎内曝露児の発達. Epilepsy 2012；6 Suppl：48-53.
12) Meador KJ, Baker GA, Browning N, et al. Fetal antiepileptic drug exposure and cognitive outcomes at age 6 years（NEAD study）: A prospective observational study. Lancet Neurol 2013；12：244-252.
13) Christensen J, Grønborg TK, Sørensen MJ, et al. Prenatal valproate exposure and risk of autism spectrum disorders and childhood autism. JAMA 2013；309：1696-1703.

III てんかん

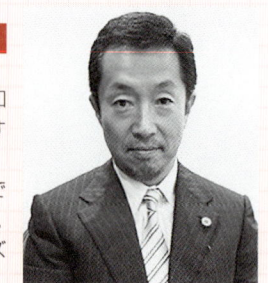

5 主な抗てんかん薬の特徴，使い方，副作用
―新規抗てんかん薬を含めて

福智寿彦
すずかけクリニック

1 てんかんの薬物療法を行うにあたって

抗てんかん薬（表1, 2）は，それぞれの特徴をよく理解したうえで正しく使用しないと発作に対し効果がないばかりか，副作用により患者のQOL（quality of life）を悪化させたり，発作回数がむしろ増えてしまったり，精神症状や認知機能の障害が発生する場合がある．

てんかんの薬物療法では，診断されたてんかん分類に合致した抗てんかん薬を選択し副作用に注意しながら投与することが基本である．したがって，薬物療法を始めるにあたっては薬剤選択が適切であるかを慎重に検討することと，治療を開始した後も症候学的に判断して妥当な治療効果が得られているかを常に検討するべきである．また，適切に薬物療法を行うには用量（初期量，維持量），増量幅，治療域の血中濃度（有効血中濃度），半減期，薬物相互作用などを十分に把握しておく必要がある．

抗てんかん薬のなかには強い副作用を示すものも含まれるため，投与は少量から開始し，治療初期の段階では週に1回診察を行い副作用のチェックをすることが望ましい．また，薬を投与してもてんかん発作に改善がみられなければ副作用の発現がないことを確認しながら十分な血中濃度が得られるまで薬を増量し，それでも発作コントロールが期待できなければ別の薬へと変更することも検討しなければならない．てん

福智寿彦（ふくち・としひこ） 略歴

1964年愛知県生まれ．1990年愛知医科大学医学部医学科卒．国立精神・神経センター，愛知医科大学医学部等を経て，1998年医療法人福智会理事長・福智クリニック院長，2008年同・すずかけクリニック院長．
専門はてんかんと統合失調症．精神障害の治療においては症状の消失だけを治療目標とするのではなく，疾患や周囲の環境により妨げられている社会復帰支援を行うべきであるという考えのもと，精神障害を抱える方のリカバリーや地域での生活の支援に取り組んでいる．当事者や家族のニーズに応じてさまざまな選択肢を提供することを目的に，2つの精神科診療所（デイナイトケア併設），グループホームでの生活支援と相談支援事業を行う「メンタルヘルスサポートセンター」，洋菓子の製造販売を行う就労継続支援事業所B型の「カフェギャラリー寸心」等を設置．医療と福祉の両面から，地域で24時間サポートをするシステムを運営している．
著書に，『家族が統合失調症と診断されたら読む本』（幻冬舎，2014）がある．

表1 主要抗てんかん薬の薬品名

一般名	剤型	商品名	規格	製薬会社
フェノバルビタール（PB）	錠剤	フェノバール	30 mg	藤永
	液剤	フェノバールエリキシル	4 mg/mL	藤永
	坐薬	ワコビタール	15/30/50/100 mg	和光堂
		ルピアール	25/50/100 mg	久光
	筋注	フェノバール注射薬	100 mg/A	藤永
	静注	ノーベルバール	250 mg/V	ノーベル
プリミドン（PRM）	錠剤	プリミドン	250 mg	日医工
フェニトイン（PHT）	錠剤	アレビアチン	25/100 mg	大日本住友
	静注	アレビアチン	250 mg/A	大日本住友
	錠剤	ヒダントール	25/100 mg	藤永
カルバマゼピン（CBZ）	錠剤	テグレトール	100/200 mg	ノバルティス
		レキシン	100/200 mg	藤永
		カルピマゼピン（アメル）	100/200 mg	共和
		テレスミン	200 mg	田辺三菱
バルプロ酸ナトリウム（VPA）	錠剤	デパケン	100/200 mg	協和発酵キリン
		エピレナート	100/200 mg	藤永
		サノテン	100/200 mg	辰巳
		ハイセレニン	100/200 mg	MSD
		バルプロ酸ナトリウム（アメル）	100/200 mg	共和
		バレリン	100/200 mg	大日本住友
	液剤	デパケンシロップ	50 mg/mL	協和発酵キリン
		エピレナートシロップ	50 mg/mL	藤永
		セレブシロップ	50 mg/mL	日医工
		バレリンシロップ	50 mg/mL	大日本住友
	徐放剤	デパケンR	100/200 mg	協和発酵キリン
		セレニカR	200/400 mg	興和
		バルプロ酸ナトリウムSR アメル	200 mg	共和
		バルデゲンR	100/200 mg	東和
ゾニサミド（ZNS）	錠剤	エクセグラン	100 mg	大日本住友
		トレリーフ*	25 mg	大日本住友
		エクセミド	100 mg	共和
エトスクシミド（ESM）	散剤	エピレオプチマル	500 mg/g	エーザイ
	液剤	ザロンチンシロップ	50 mg/mL	第一三共
アセタゾラミド（AZA）	錠剤	ダイアモックス	250 mg	三和化学研究所
	静注・筋注	ダイアモックス	500 mg/V	三和化学研究所
ガバペンチン（GBP）	錠剤	ガバペン	200/300/400 mg	ファイザー
トピラマート（TPM）	錠剤	トピナ	25/50/100 mg	協和発酵キリン
ラモトリギン（LTG）	錠剤	ラミクタール	25/100 mg	グラクソ・スミスクライン
		ラミクタール小児用	2/5 mg	グラクソ・スミスクライン
レベチラセタム（LEV）	錠剤	イーケプラ	250/500 mg	ユーシービージャパン
スルチアム	錠剤	オスポロット	50/200 mg	共和

*適応はパーキンソン病のみ．

（兼本浩祐．てんかん学ハンドブック（第3版）．2012[1]より）

かんの薬物療法では単剤での治療を進めることが基本ではあるが，それでは限界があるというケースでは副作用や薬物相互作用に注意しながら多剤併用での治療も行うこととなる．

　抗てんかん薬は服用してもすぐに効果を示さないものが多く，また体重によって必要な投与量が異なってくるため，定期的に血液検査を行い血中の抗てんかん薬の濃度を測定しなければならない．また，服薬してどのくらい経過してから血中濃度を測定したかで得られる数値が異なってくるため，血中濃度をモニターする際には服薬時刻

Ⅲ. てんかん

表2 ベンゾジアゼピン系抗てんかん薬の薬品名

一般名	剤型	商品名	規格	製薬会社
ジアゼパム（DZP）	錠剤	セルシン	2/5/10 mg	武田
		ホリゾン	2/5 mg	アステラス
		ジアゼパム「サワイ」	2 mg	沢井
		ジアゼパム「トーワ」	2/5 mg	東和
		ジアゼパム「アメル」	2/5 mg	共和
		ジアパックス	2/5 mg	大鵬
		セエルカム	2/5/10 mg	鶴原
		セレナミン	2/5 mg	旭化成
		パールキット	2/5 mg	ニプロ
	液剤	セルシンシロップ	1 mg/mL	武田
	坐薬	ダイアップ	4/6/10 mg	和光堂
	筋注・静注	セルシン	5/10 mg/A	武田
	筋注・静注	ホリゾン	10 mg/A	アステラス
	筋注・静注	ジアゼパム「タイヨー」	5/10 mg/A	大洋
クロナゼパム（CZP）	錠剤	ランドセン	0.5/1/2 mg	大日本住友
		リボトリール	0.5/1/2 mg	中外
ニトラゼパム（NZP）	錠剤	ベンザリン	2/5/10 mg	塩野義
		ネルボン	5/10 mg	第一三共
		チスボン	5/10 mg	鶴原
		ネルロレン	5/10 mg	辰巳
		ニトラゼパム「トーワ」	5 mg	東和
		ノイクロニック	5 mg	大洋
		ヒルスカミン	5 mg	イセイ
クロバザム（CLB）	錠剤	マイスタン	5/10 mg	大日本住友

（兼本浩祐．てんかん学ハンドブック〈第3版〉．2012[1]）より）

や測定時刻も考慮することが重要である（表3）．

単剤治療で発作がコントロールされなかった場合には2種類もしくは3種類の抗てんかん薬を併用するが，その際抗てんかん薬同士の相互作用で血中濃度が変化し，効果や副作用が増減する現象が生じるため，注意を要する．抗てんかん薬同士の相互作用は表4に示す通りである．

2 それぞれの抗てんかん薬の特徴，使い方，副作用

バルプロ酸ナトリウム（VPA）

適応：全般てんかんに適応．
投与：1日400 mgから使用し，分2から分3で投与する．徐放剤を用いれば，分1での処方も可能．
薬物動態：半減期は6〜12時間．
副作用：体重増加，軽度の血小板減少，高アンモニア血症．妊娠中に服用すると1〜2％の頻度で胎児に二分脊椎が出現し用量依存的にそのリスクは上昇する．

カルバマゼピン（CBZ）

適応：焦点性てんかんの第1選択薬．てんかんに合併した精神障害，躁状態，統合失調症の興奮状態に対しても効果を認める．

表 3　おもな抗てんかん薬（AED）の薬物動態

一般名	半減期[*1]（時間）成人 単剤	酵素誘導薬剤併用[*2]	小児	ピーク時間（時間）成人	小児	蛋白結合率	主な代謝部位	腎障害時の調節	肝障害時の調節
フェノバルビタール	70〜130	ほぼ不変	30〜75	0.5〜4	0.5〜2	40〜55	肝 50〜80%　腎 20〜50%	少し減量	不要〜少し減量
プリミドン	10〜20	3〜10	4.5〜11	2〜4	4〜6	10〜20	肝 60〜70%　腎 30〜40%	少し減量	―
カルバマゼピン[*3]	10〜26	5〜12	8〜20	4〜8	3〜6	75〜85	肝	不要	減量
フェニトイン[*4]	L：7〜42　H：20〜70	ほぼ不変　ほぼ不変	L：2〜16　H：8〜30	4〜8	2〜6	87〜93	肝	不要	不要〜少し減量
ゾニサミド	50〜70	25〜40	16〜36	2〜5	1〜3	<50〜55	肝<70%　腎<30%	減量	減量
バルプロ酸ナトリウム（VPA）[*5] 徐放製剤	11〜20　12〜26	6〜12	6〜15　6〜12	2〜4　7.5〜16[*6]	1〜3	80〜93	肝大部分　腎 1〜3%	不要	不要〜少し減量
エトスクシミド	40〜60	20〜30	30〜40	1〜7	1〜4	0〜<10	肝 80〜90%　腎 10〜20%	不要	減量
クロナゼパム	17〜56	12〜46	22〜3	1〜4	1〜3	80〜90	肝	不要	減量
ニトラゼパム	21〜40			1.3〜2.5		86	肝	不要	減量
クロバザム（N-デスメチルクロバザム）	17〜49　36〜46[*7]	<30	16	0.5〜2		85	肝	不要	減量
アセタゾラミド	10〜15			2〜4		90〜95	腎	(減量)	不要
臭化カリウム	10〜13日		5〜8日			0	腎	(減量)	不要
ガバペンチン	5〜9	不変		2〜3		0	腎	減量	不要
トピラマート	20〜30[*7]	12〜15	13〜20	1〜4	1〜3	15	肝 20〜50%　腎 50〜80%	減量	減量
ラモトリギン[*8]	15〜30		19	1〜3.5	1〜3	55	肝大部分	不要	減量
① VPA 併用時	30〜90		45〜66	4.8	4〜5				
② 酵素誘導薬剤[*2] 併用時	12〜15		7〜8	1〜2	3〜4.5　1.5〜3				
③ ①②併用時	15〜30		19	3.8					
レベチラセタム	6〜8	5〜8	5〜7	0.5〜2	3.3	0	加水分解 27%　腎排泄 66%	減量	不要

半減期は，健康成人への単回投与，健康成人への複数回投与，てんかん患者への単回投与，てんかん患者への慢性投与の順に長くなるが，てんかん患者の実態に合うように，てんかん患者への慢性投与，それがなければてんかん患者への単回投与，健康成人への複数回投与の報告の順に採用し，健康成人への単回投与は用いないように努めた．ピーク時間についても同様の基準で採用し，作成した．

*1：濃度がピークから半分に減る時間（消失半減期）であり，投与後血中濃度が半減するまでの時間は，ピーク時間+半減期．半減期は，多剤併用の場合，相互作用で血中濃度が低下する組み合わせでは短縮，血中濃度が上昇する組み合わせでは延長．

*2：酵素誘導薬剤：フェノバルビタール，プリミドン，カルバマゼピン（CBZ），フェニトイン（PHT）．シトクロム P450，UDP-グルクロン酸転移酵素（UGT）を誘導し，肝における薬物代謝を促進し，併用により半減期が短縮．小児でも短縮するがバルプロ酸（VPA）7 時間，ラモトリギン（LTG）単独 7.5 時間以外は具体的な記載がない．

*3：半減期は CBZ の自己誘導が完了した時点（開始後 3〜4 週間後）でのもの．

*4：PHT は血中濃度が高いほど半減期が延びる．L；少量（血中濃度 5 μg/mL 前後），H；多量（血中濃度 10 μg/mL 以上）．

*5：VPA の半減期，ピーク時間は食後服用時のもの．空腹時に服用すると，ピーク時間は徐放製剤でない VPA では大幅に短縮し，徐放製剤では約 1.1〜1.3 倍遅くなる．

*6：VPA 徐放製剤のピーク時間は剤型で異なる．セレニカ R® 細粒 7.5〜10 時間，デパケン R® 7.5〜10 時間，セレニカ R® 錠 13〜16 時間．

*7：クロバザム（CLB）の代謝物 N-デスメチルクロバザム（N-DMCLB）の場合，N-DMCLB も CLB の約 1/4 の抗けいれん作用がある．CLB：N-DMCLB 濃度比は約 1：2〜3，1：10 前後，1：50〜100 の 3 群に分かれ，CLB：N-DMCLB 濃度比が大きいと眠気が出やすい．酵素誘導薬剤との併用では CLB → N-DMCLB への代謝が促進され，N-DMCLB の割合が大きくなる．N-DMCLB は徐々に上昇する．

*8：薬疹（特にスティーブンス・ジョンソン症候群）を防ぐため，LTG の初期量，増量幅，最大量は添付文書の指示に従う．

（須貝研司．Clin Neurosci 2011；29：42-47／Engel J Jr, et al.〔eds〕．Epilepsy. A Complehensive Textbook. 2nd ed. Lippincott Williams & Wilkins：2008／Levy RH, et al.〔eds〕．Antiepileptic Drugs. 5th ed. Lippincott Williams & Wilkins：2002／Shorvon S, et al.〔eds〕．The Treatment of Epilepsy. 3rd ed. Wiley Blackwell：2009／Wyllie E, et al.〔eds〕．Wyllie's Treatment of Epilepsy：Principles and Practice. 5th ed. Lippincott Williams & Wilkins：2011 より改変）

（日本てんかん学会．てんかん専門医ガイドブック．2014[2]）より）

表 4 抗てんかん薬（AED）同士の相互作用

追加薬	もとのAEDの血中濃度												
	VPA	PB	PRM	CBZ	PHT	ZNS	CZP	CLB	ESM	GBP	TPM	LTG	LEV
VPA		↑↑	↑→*1	↓*2	↓*3	→		↓	↑↓→	→	↓	↑↑	→
PB	↓			↓	→*4	↓	↓	↓	↓	→	↓	↓↓	→
PRM	↓			↓	↓	↓			→	→		↓↓	→
CBZ	↓↓	→↑	↓*5		↑	↓	↓	↓	↓↓	→	↓↓	↓↓	↓
PHT	↓↓	↑	↓*5	↓↓		↓↓	↓	↓	↓↓		↓↓	↓↓	↓
ZNS	↑→	→	→	→*6	→						↑		
CZP		↑		↑	↓								
CLB	↑↑	↑		↑*7	↑↑								
ESM	↓	→	→	→	↓								
AZM		↑↓	↓→	↑	↑								
GBP	→										→		→
TPM	↓												
LTG	→↑					↓		→		→	→		→
LEV	→	→		→	→					→	→	→	

VPA：バルプロ酸ナトリウム，PB：フェノバルビタール，PRM：プリミドン，CBZ：カルバマゼピン，PHT：フェニトイン，ZNS：ゾニサミド，CZP：クロナゼパム，CLB：クロバザム，ESM：エトスクシミド，AZM：アセタゾラミド，GBP：ガバペンチン，TPM：トピラマート，LTG：ラモトリギン，LEV：レベチラセタム．血中濃度：↑上昇，↑↑著増，↓減少，↓↓著減，→不変．
*1：一過性に増加または不変，*2：総濃度は減少，CBZ-epoxide は増加，*3：総濃度は減少，非結合型は上昇，*4：少し増減，実質的に不変，*5：PRM → PB を促進し PRM 減少，PB 増加，*6：CBZ-epoxide は増加，*7：CBZ，CBZ-epoxide ともに増加，CBZ-epoxide が増加する場合，PHT の非結合型が上昇する場合は効果が強まるので，総濃度が低下しても増量する必要はないことが多い．
(Engel J Jr, et al. 〔eds〕. Epilepsy. A Complehensive Textbook. 2nd ed. Lippincott Williams & Wilkins：2008 ／ Levy RH, et al. 〔eds〕. Antiepileptic Drugs. 5th ed. Lippincott Williams & Wilkins：2002 ／ Shorvon S, et al. 〔eds〕. The Treatment of Epilepsy. 3rd ed. Wiley Blackwell：2009 ／ Wyllie E, et al. 〔eds〕. Wyllie's Treatment of Epilepsy：Principles and Practice. 5th ed. Lippincott Williams & Wilkins；2011 より改変)

(日本てんかん学会．てんかん専門医ガイドブック．2014[2] より)

投与：1日50〜100 mg から投与開始し，1週間ごとに増量．分2〜4で処方する．グレープフルーツ果汁は CBZ の血中濃度を上げる作用があるため摂取に注意を要する．
薬物動態：半減期は5〜12時間．
副作用：骨髄抑制による顆粒球減少症．過量投与により小脳失調（複視，眩暈，ふらつき，吐き気）や低ナトリウム血症．スティーブンス・ジョンソン症候群（SJS），中毒性表皮壊死症（TEN），薬剤性過敏症症候群（DIHS）といった重症多形滲出性紅斑は重篤で致死的な副作用であり，これらの症状が出現した場合には速やかに CBZ の服用を中止し皮膚科医へ紹介する必要がある．

● トピラマート（TPM）

適応：新規抗てんかん薬のなかでは薬効が非常に強い薬．併用薬として用いる．広域スペクトラムで全般てんかんにも焦点性てんかんにも有効．
投与：1日量50 mg から開始，分1〜2で1日200〜400 mg で維持．低用量から開始し，増量は徐々に行う．最高用量は600 mg．
薬物動態：半減期は20〜30時間．
副作用：体重減少，四肢の痺れ，発汗量の減少，尿管結石，催奇形性，認知機能の低下．抑うつ気分など精神症状が生じることがある．

ラモトリギン（LTG）

適応：焦点性てんかんの第1選択薬となる薬剤．全般てんかんにも焦点性てんかんにも有効．副作用による患者への負担が少ないため中断率が最も低い薬剤．

投与：VPAを併用していない例では1日量25 mgから開始し1～2週毎に25～50 mg増量して，分2で200～400 mgを維持．VPAを併用する場合は，25 mgを隔日投与し同様の増量方法で1日量100～200 mgで維持．

薬物動態：半減期は15～30時間．ただし，他剤との併用により用法が異なってくる．

副作用：CBZと同様，重症薬疹が出現する可能性がある．多形性滲出性紅斑は服用中止により1週間程度で消失．

レベチラセタム（LEV）

適応：焦点性てんかんに対する併用薬．明確な薬物相互作用は確認されていない．

投与：1日量500 mg（分2）から開始し，1～2週間毎に1,000 mg以下の単位で増量する．比較的急速な増量が可能で，最高1日量3,000 mg．

副作用：体の倦怠感，頭重感，抑うつ症状，焦燥感など．

ガバペンチン（GBP）

適応：焦点性てんかんに対する併用薬として用いる．明確な薬物相互作用は確認されていない．

投与：1日量400～600 mg（分2）から開始し，1～2週間毎に400～600 mgずつ増量，1日最高用量は2,400 mg．比較的急速に増量することができる．

薬物動態：半減期は5～9時間．

副作用：眠気．

ゾニサミド（ZNS）

適応：全般てんかんにも焦点性てんかんにも有効．

投与：1日量100～200 mgで開始，2週間毎に100 mgずつ増量し，分1処方で200～400 mgを維持量．最大用量は600 mg．

薬物動態：半減期は成人では50～70時間．

副作用：体重減少，発汗減少，尿路結石などがある．精神症状としては抑うつ，幻覚妄想が惹起されることがある．

エトスクシミド（ESM）

適応：欠神発作，ミオクロニー脱力発作．

投与：15～30 mg/kg．

薬物動態：半減期は40～60時間．

副作用：眠気，吐き気，頭痛．

◐ フェニトイン（PHT）

適応：焦点性てんかんに対する第1選択薬．
投与：標準の1日量は分2処方で5〜7 mg/kg．けいれん発作重積状態の際に注射剤として用いる．有効血中濃度は10〜20 μg/mLで，これを超えると血中濃度が急速に上がり副作用が出現する．PHTを長期間連用している例にアセトアミノフェン配合薬（市販の鎮痛・解熱薬）を投与すると肝毒性が発現しやすくなる．
薬物動態：半減期は7〜70時間（用量により異なる）．
副作用：小脳失調，歯肉増殖，多毛，末梢神経障害．PHTが耐糖能を低下させ高血糖を誘発する例がある．SJS, DIHS.

◐ フェノバルビタール（PB）

適応：全般てんかん，焦点性てんかんのいずれにも効果がある．服薬中断により離脱性けいれんが引き起こされる．
投与：1日量として1〜1.5 mg/kg，漸次増量する（有効血中濃度は15〜35 μg/mL）．血中濃度が40 μg/mLを超えると眠気が出現する．注射剤として用いる場合には，1回50〜200 mgを皮下注射もしくは筋肉注射する．
薬物動態：半減期は70〜130時間．定常状態に到達するまでに成人では約1か月を要する．
副作用：高頻度で眠気．血中濃度が40 μg/mLを超えると小脳失調や構音障害が出現する．15 μg/mL以下の低い血中濃度ですでに多動や攻撃性の増大といった行動上の問題が現れることがある．重篤な副作用として，血中濃度が80 μg/mLを超えると心肺機能不全を起こし死亡する可能性がある．断薬時には不穏，振戦，不眠，易刺激性などの離脱症状や，てんかん発作，発作重積状態を引き起こすことがあるため注意．SJS, DIHS.

◐ プリミドン（PRM）

適応：焦点性てんかんと，全般てんかんに有効．認知機能への影響や眠気の副作用があり．
投与：PB 60 mgが，PRM 250 mgにほぼ相当する．副作用を避けるため，投与開始は50〜100 mgから行う．分2〜3で投与する．最大2,000 mg.
薬物動態：半減期は10〜20時間．定常状態となるのに数週間かかる．
副作用：鎮静作用，ふらつき，眼振．精神症状として妄想や精神病質的傾向が強まる場合がある．勃起不全．

◐ ジアゼパム（DZP）

適応：発作重積状態時に静注して用いる．発作予防のために経口の頓服薬として用いる．

投与：静注の場合，0.2〜0.3 mg/kg を 1 分間に 1〜5 mg ずつゆっくりと行う．坐薬として用いる場合は，0.5 mg/kg を投与．

薬物動態：半減期は 1〜4 日．

● クロナゼパム（CZP）

適応：ミオクロニー発作に有効．

投与：1 日量 0.5 mg から開始し，最大量 3 mg を分 2 で投与する．

薬物動態：半減期は 17〜56 時間．

● ニトラゼパム（NZP）

適応：ウェスト症候群に対して有効．

投与：0.25〜1 mg/kg で投与する．

薬物動態：半減期は 21〜40 時間．

● クロバザム（CLB）

適応：焦点性てんかん，全般てんかんのいずれにも有効．

投与：1 日量 5 mg から開始し，30 mg 程度まで増量．

薬物動態：半減期は 17〜49 時間．

副作用：イライラ．強い眠気やふらつき．

文献

1) 兼本浩祐．てんかん学ハンドブック（第 3 版）．医学書院；2012．
2) 日本てんかん学会．てんかん専門医ガイドブック―てんかんにかかわる医師のための基礎知識．診断と治療社；2014．

Ⅲ てんかん

6 てんかんに伴う精神症状，心因性非てんかん性発作（PNES）の診断と治療

村田佳子[*1]，渡辺雅子[*1,2]
*1 国立精神・神経医療研究センター病院
*2 新宿神経クリニック

1 てんかんに伴う精神症状

　てんかんでは，その経過中にさまざまな精神症状や行動変化が，おおむね20〜30％前後にみられる．てんかんは脳疾患であるため，それ自体が精神症状を惹起しやすい特性があり，さらに慢性疾患に伴う心理社会的問題が加わることも精神医学的問題を起こす要因となる（表1）[1]．てんかんに伴う精神症状は，幻覚妄想などの精神病症状が強調されてきたが，頻度としてはうつ病性障害が最も多い（表2）[2]．てんかん患者のQOL（quality of life）は，発作頻度よりも抑うつ症状の重症度に影響を受けやすく，QOLを高めるためには精神症状の管理が重要であり包括的な医療が求められる．

　てんかん患者に精神症状を認めた場合，てんかん発作と関連した精神症状であるか否かで治療方針が異なるため，てんかん発作と精神症状との関連を見極める必要がある．日本てんかん学会ガイドライン作成委員会の分類は，てんかん発作を起点とした

村田佳子（むらた・よしこ） 略歴

1998年滋賀医科大学卒．滋賀医科大学附属病院，第二岡本総合病院，宇多野病院，長浜赤十字病院を経て，2008年から独立行政法人国立精神・神経医療研究センター病院．

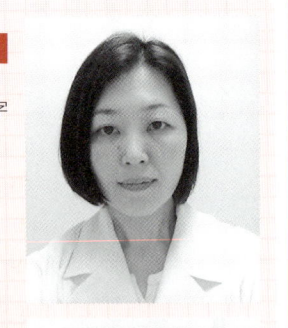

渡辺雅子（わたなべ・まさこ） 略歴

1953年生まれ．
1977年鹿児島大学医学部卒．1981年鹿児島大学大学院医学研究科卒．鹿児島大学神経精神科，国立療養所静岡東病院（てんかんセンター）精神科医長，国立精神・神経センター病院精神科医長等を経て，2014年より独立行政法人国立精神・神経医療研究センター病院精神科非常勤医師，新宿神経クリニック院長．
分担執筆として，『臨床精神医学講座9　てんかん』（中山書店，1998）など，論文多数．

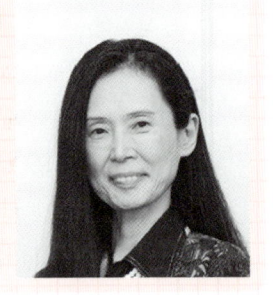

表1 てんかんの精神医学的問題の背景

- てんかん関連要因
    - てんかん発作そのものによる症状
    - てんかん発作による二次的な脳機能損傷
    - 発作間欠期てんかん性放電
- 脳器質的要因（特に扁桃体，辺縁系，前頭葉，基底核などの精神活動にかかわる部位）
    - 小児：脳炎，周産期の酸素欠乏や脳血管障害，皮質異形成
    - 成人：脳血管障害，脳腫瘍，外傷
- 治療的要因
    - 抗てんかん薬
    - 外科手術
- 心理社会的要因
    - 発作に対する不安
    - 慢性的な闘病生活のストレス
    - 親の過保護や過干渉（幼少時発症例）
    - 低い教育レベル，社会的地位，経済力
    - 身体的，法的な社会生活上の制限（運転免許など）
    - 自己評価の低さ

(宮島美穂ほか．こころの科学 2011[1]より）

表2 てんかん患者の精神疾患有病率

	てんかん患者（%）	一般人口（%）
うつ病性障害	11～44	2～4
不安障害	15～25	2.5～6.5
自殺	5～10	1～2
精神病	2～8	0.5～0.7
心因性発作	1～10	0.1～0.2
注意欠如・多動性障害	10～40	2～10

(Schmitz B. Epilepsia 2005[2]より）

表3 てんかんにみられる精神症状の分類

発作周辺期精神症状	発作前：発作前駆症状 発作時：精神発作，非けいれん性てんかん重積状態 発作後：発作後もうろう状態，発作後精神病 など	治療原則は適切な抗てんかん薬投与による発作の抑制
発作間欠期精神症状	精神病性障害，交代性精神病・強制正常化，気分（感情）障害，解離性（転換性）障害，パーソナリティ障害 など	特異的な治療はなく，精神障害一般の治療に準じる
その他	抗てんかん薬による精神症状	抗てんかん薬の中止，変更

(松浦雅人．てんかん研究 2006[3]より）

時間軸で整理され理解しやすい（表3）[3]．この分類では，発作周辺期にみられる精神症状（発作前，発作時，発作後）と，発作間欠期にみられる精神症状に2大別している．発作後精神病では，数時間から数日の清明期が存在する可能性があるため，発作の確認は精神症状出現時から1週間程度はさかのぼる必要がある．患者本人が発作を自覚できず家族や関係者が目撃していない場合は，発作と精神症状との関連性の判断が困難となる．発作周辺期精神症状の治療は，適切な抗てんかん薬の調整である．発作間欠期精神症状の治療は，精神障害一般の治療と同様である．

国際抗てんかん連盟（ILAE）は2007年にてんかんの神経精神障害に関する分類案を提唱した[4]．この分類案では，多様な精神症状と行動変化をまとめている．

発作周辺期精神症状

難治性てんかんが集まるてんかん専門外来では2～3%の出現頻度である．てんかん発病後10年以上の潜伏期を経て発病することが多い．ただし，脳炎などの背景疾患によって脳が広範に損傷を受けた場合は，てんかん発症から短い期間で精神病状態が出現することも例外ではない[5]．

表 4　精神発作と関連脳部位

種類	症状	脳部位
言語障害発作	言語理解の障害，換語障害，錯語，同語反復など	左側シルビウス溝周辺領域
認知障害発作	夢様状態，時間感覚の変容，離人感，非現実感など 思考障害発作（強制思考，思考促迫）など 実行機能障害（発語，行為の開始，予測，選択）など	側頭葉内側領域と外側皮質 前頭連合野
記憶障害発作*	既知感（既視感，既聴感），未知感（未視感，未聴感），予知感，フラッシュバック，パノラマ様幻影など	側頭葉内側および基底領域（特に右側）
感情発作*	恐怖，不安，抑うつ，恍惚，怒りなど	側頭葉内側領域と外側皮質
錯覚発作*	巨視症，小視症，遠視症，単眼性複視，変形視，倒錯視など 大聴症，小聴症，遠聴症など 四肢の大きさや重さの変容感，身体浮揚感，落下感，回転感，体外離脱感など	外側上側頭回皮質（複雑な幻視の場合は右側）
幻覚発作*	複雑な情景の幻視，音楽や人の声の幻聴，自己像幻視（鏡像型，場面型，転移型）など	側頭葉内側領域と外側皮質

*経験性発作として同時に生じることがある．

（松浦雅人．臨床精神医学　2005[6]）より）

◆**発作前駆症状**

発作前に生じる，不安，焦燥，易刺激性，抑うつなどの精神症状や頭痛などの自律神経症状で，発作が起きると消失する．発作の数分から数時間前の発現が一般的だが，数日前から出現することもある．

◆**発作時精神症状**

• 精神発作

精神発作は精神症状自体が発作症状であり，言語，認識，感情，記憶，知覚（錯覚，幻覚）などに関する，通常は短時間の単純部分発作である[6]．古くから大脳辺縁系由来の複雑部分発作に先立つ症状としての精神症状が特に注目され，情動変化を伴う記憶や知覚の変化である経験現象や夢幻状態として知られている（表 4）．

持続性前兆は，前兆とまったく同じ症状が遷延するもので，数時間から数日続くものをいう．単純部分発作の頻発または重積と考えられ，多くは数時間で複雑部分発作に移行する．

• 非けいれん性てんかん重積状態（nonconvulsive status epilepticus：NCSE）

NCSE は，電気的発作活動が遷延し，かつ，この発作活動によって非けいれん性の臨床症状が出現している多様な状態である[7]．発作症状は，軽度のもうろう状態，言語障害，自動症，健忘などの比較的軽いものから，一見すると睡眠や昏睡にみえることもある．認知障害や幻覚妄想，攻撃性や恐怖などの情動症状，行動面の異常が前景となることも多い[8]．このため NCSE に気づかれず治療が遅れることがあり，意識障害や精神症状の原因として NCSE を疑うことが重要である．

NCSE は，欠神発作重積と複雑部分発作重積に大別される．欠神発作重積は年齢依存性てんかん症候群の一症状として小児に好発する．複雑部分発作重積は，①てんかんの既往のある患者にてんかん発作症状として生じる場合と，②てんかんの既往のない患者に状況関連性発作や急性症候性発作として生じる場合とがある．てんかん患者に生じる複雑部分発作重積の多くは側頭葉または前頭葉が起源であり，脳波の発作活

動は焦点性に局在する．意識障害の程度は軽く，認知障害，行動異常，自動症を示すことが多いとされる[8]．状況関連性発作または急性症候性発作は，脳機能を障害あるいは変化させ，発作の誘因となる要素がある状況においてのみ誘発される発作をいい，熱性けいれん，アルコール，薬物，代謝障害，断眠などと関連している．急性症候性発作は，状況関連性発作と同義で使用されることが多いが，より器質的な脳侵襲をきたす疾患の急性期に伴う発作として使用され，熱性けいれんのような機能性，良性の病態は除外されることもある．その原因として脳血管障害，中枢神経感染症，脳腫瘍，脳外傷，低酸素脳症などがある．

NCSEの治療は，けいれん性てんかん重積の治療に準じるが，特に状況関連性発作や急性症候性発作として生じる複雑部分発作重積では，原因の検索と除去を並行して行うことが重要である．その場合，原因となる病態が消失すれば発作は再発しないため，長期的な抗てんかん薬の投与は必ずしも必要ではない．

◆発作後精神症状

・発作後もうろう状態

発作後もうろう状態は，発作後に数分～数十分程度続く意識の回復過程であり自然消失するか睡眠へ移行する．まれに数日にわたり持続することがある．意識野が狭窄しているため不適切な刺激によって興奮や衝動行為が起こりうる．全身けいれんや側頭葉起始の複雑部分発作の後に出現することが多い．

・発作後精神病

最終発作1週間以内に出現する精神病状態と定義される．ほとんどの発作後精神病は発作後3日以内に数時間～数日の清明期を経て出現する[9]．清明期を伴わない場合もありうる．精神病症状の前触れとして不眠，易刺激性，焦燥を認めることがある．

症状は，精神病状態（国際疾病分類の急性一過性精神病性障害）に類似し，多弁，気分高揚などの軽躁状態が始まり，急速に錯乱性精神病に至る．具体的には，情動変化（躁，抑うつ，不安）を伴う急性の幻覚妄想状態で，宗教的妄想や性的脱抑制もみられることがある．時に些細な刺激に対する激しい怒りと攻撃という形で症状が現れることがあり，この場合暴力行為に至る潜在性がある．自然に消失することもあるが，さらに錯乱（思考障害，困惑，興奮）や異常行動を示す場合などは精神科的対応が必要である．気分高揚期に十分な鎮静と睡眠を導入できると精神病状態への展開を頓挫させることができる場合がある[10]．発作後精神病のほとんどが1か月以内に軽快するが，40～60％で反復する．発作の抑制は発作後精神病の再発予防につながる．発作後精神病が生じた場合は，病期の短縮あるいは症状の軽減を目指す．少量の向精神薬によく反応する[9]．

● 発作間欠期精神症状

発作周辺期以外に出現するものを発作間欠期精神症状として一括している．難治性てんかんが集まるてんかん専門外来では出現頻度は3％であり，発作後精神病より発現頻度は若干高い[11]．発作間欠期に挿間性・一過性に出現する急性精神病と，慢性持

続性に出現する慢性精神病とに分けられる．

◆急性発作間欠期精神病

　てんかん発症後の発作間欠期に出現するすべての急性精神病を含む．初発年齢はてんかん発症後15年程度であるが，てんかん発症直後から精神症状が出現することもある．症状は幻覚妄想が中心で，内容は比較的単純で体系化することは少ないとされる[12]．交代性精神病は，てんかん発作が急速に抑制された時期に出現する精神症状である．このとき，脳波上の発作発射が抑制されることがあり，この脳波変化は強制正常化と呼ばれる．幻覚妄想，急性錯乱，精神運動興奮などの精神病症状以外に，不機嫌，不安・焦燥，抑うつ，躁，ヒステリー，心気状態を示すこともある．急性発作間欠期精神病は短期間で寛解するが，再発が多く慢性精神病への移行も多い．治療は他の精神病治療と同様，抗精神病薬による薬物療法が基本である[3]．発作閾値を下げる可能性が少ないブチロフェノン系やベンズアミド系薬剤などが推奨され，発作閾値を下げる低力価フェノチアジン系薬剤は好ましくないとされる．精神運動興奮が強いときは，けいれん惹起作用にこだわらず早期に鎮静を試みるほうが，患者や家族にとって消耗が少なく安全であることが多い[12]．新規抗精神病薬の一部（クロザピン，オランザピン，クエチアピン）にも発作誘発リスクがあるが，通常用量ではほぼ安全といわれている[13]．クロルプロマジンはフェニトイン血中濃度を低下させる可能性がある．他方，酵素誘導作用をもつ抗てんかん薬は抗精神病薬の血中濃度を低下させる可能性がある．治療に際しては，処方変更に応じて，抗てんかん薬の血中濃度モニターを適宜行う．

◆慢性てんかん性精神病

　通常，てんかん発症後十数年という長期間を経てから出現し，部分てんかん（特に側頭葉てんかん）に合併することが多い．症状は幻覚や妄想が多く，統合失調症の症状と類似し鑑別が困難になる場合があるが，接触性は保たれ，統合失調症と比べ，意欲低下や感情平板化のような陰性症状は目立たないとされる．

　治療は，てんかん発作が頻発している場合は，抗てんかん薬による発作抑制をまず行う．抗てんかん薬が精神症状に影響している可能性があり，多剤多量投与されている場合は薬剤を整理し，精神症状を惹起しやすい抗てんかん薬（エトスクシミド，ゾニサミド，フェニトイン，ベンゾジアゼピン系薬剤）は中止を試みる．向精神薬の使用については急性発作間欠期精神病と同様である．

◆気分（感情）障害

　合併する精神疾患のなかでは，抑うつ状態の頻度が最も高く，てんかんにおける気分障害の併存率は24〜75％である[14]．うつ病併存の要因として，10〜20年の罹病期間，発作コントロール不良例，若年者，心理社会的背景の困難さ，症候性部分てんかん（特に側頭葉てんかん），多剤併用例などがある．

　症状の特徴は，精神運動抑制が主体であり，不機嫌や易刺激性，不安感を伴うことが多く，抑うつの程度は重篤ではないが持続期間が長いなどである[14]．てんかんをもつ人では抑うつ状態を自発的に訴えることが少ないため，医療者から尋ねることも必

表 5 抗てんかん薬による精神症状

精神病症状	
急性精神病症状	エトスクシミド，プリミドン，高用量フェニトイン，ベンゾジアゼピン系抗てんかん薬（離脱時）
発作後精神病	一般に抗てんかん薬の離脱が契機
交代性精神病	強力な抗てんかん薬を急激に高用量投与した際に発現
気分障害	
うつ状態	フェノバルビタール，エトスクシミド，カルバマゼピン，クロナゼパム，ゾニサミド，バルプロ酸
軽躁状態	クロバザム

（松浦雅人．てんかん研究　2006[3] より）

要である．

　エビデンスに基づいた治療法は確立されていない．エキスパートオピニオンでは，抑うつ状態が出現した場合は，可能であれば抗てんかん薬を，ラモトリギンを中心とした処方に変更し，必要があれば選択的セロトニン再取り込み阻害薬（SSRI），セロトニン・ノルアドレナリン再取り込み阻害薬（SNRI）を処方する．発作閾値を下げる可能性があるアモキサピン，マプロチリン，クロミプラミンは避けることが望ましい[15]．

◆パーソナリティ障害

　てんかんすべてに共通するような性格傾向はない．一部に未熟で自己評価が低く，依存的，逃避的，衝動傾向を示す例や，迂遠，粘着質で些細なことにも情動的に強く反応しユーモアに欠け哲学や宗教に強い関心をもつ例がみられる[3]．

その他：抗てんかん薬による精神症状（表5）

　抗てんかん薬自体の薬理的副作用としての精神症状だけではなく，交代性精神病のように，抗てんかん薬による発作抑制のために起こる精神症状も考慮する．

　ベンゾジアゼピン系薬やフェノバルビタールは高次脳機能に影響し，その処理速度を遅延させる．フェニトイン，ゾニサミド，トピラマートは，精神発達遅滞，頭部外傷，脳炎などにより大脳皮質機能に損傷がある場合，高次脳機能不全に付加的に作用し，臨床的問題を引き起こしやすい[16]．ゾニサミド，カルバマゼピン，フェニトインなどは，治療濃度においてドパミン伝達系の機能が亢進し，幻覚妄想の発現に関連している可能性が指摘されている[14]．レベチラセタムはいらだちや攻撃性が高まるとの指摘がある．

2　心因性非てんかん性発作（PNES）

　心因性非てんかん性発作（psychogenic non-epileptic seizures：PNES）は，「変わった行動の突発的なエピソードで，表面的にはてんかん発作に似ているがてんかんに特徴的な臨床症状，脳波所見を欠き，同定しうる生理学的機序をもたないもの」と定義され，てんかん発作との鑑別に重要である．身体的基盤が証明されない身体症状という点で転換性障害に分類されるが，意識の障害が加わる点で解離性障害の要素が

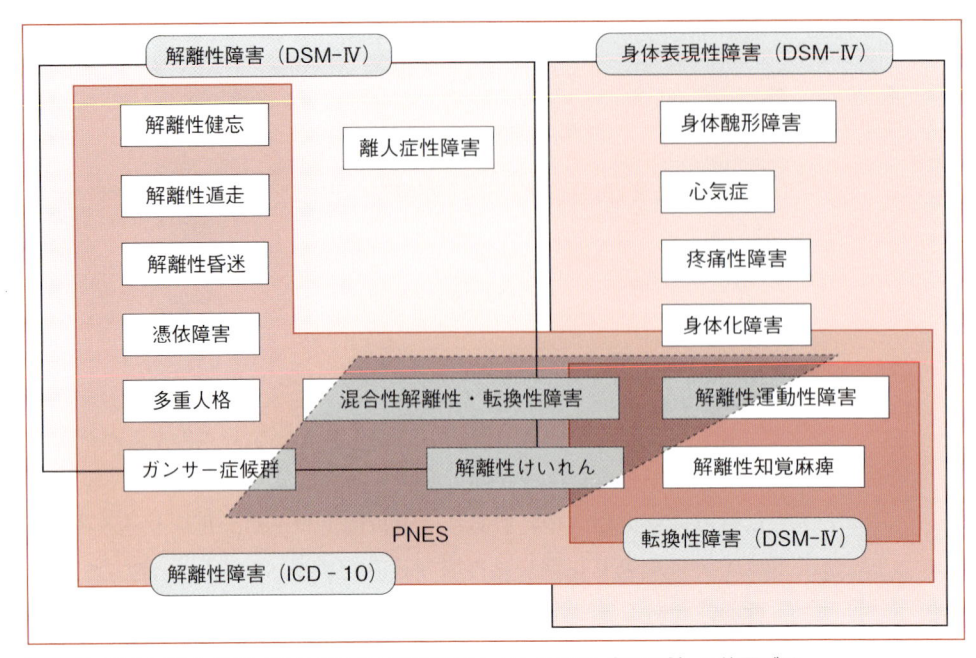

図1 DSM-IVとICD-10における心因性非てんかん性発作（PNES）の位置づけ

▨ PNES．

（兼本浩祐ほか．精神科治療学 2012[17]より図1を改変）

大きく関与する（図1）[17]．出現頻度は，一般人口では1%であるが，てんかん患者では15～20%，難治性てんかんでは30%と高率である．女性や知的障害合併症例に多い．PNESには，うつ病，不安障害，心的外傷後ストレス障害，パニック障害などの精神障害を43～100%に認めることが報告されている[18]．

　PNESは症状の初発から診断までに平均7年を要し，てんかんの診断のもと不要な抗てんかん薬を投与され，精神療法などの治療を受けられずQOLが低下する．全身けいれん様の動きが連続しけいれん重積と誤診され，通常のてんかん重積治療に反応せず，麻酔薬を投与され呼吸管理に至ることもある．頻回の医療機関受診は，医療システムだけでなく，家族，ケア担当者，地域社会にも負担となる．罹病期間が短いほど予後がよいことから，早期の正しい診断が重要であるが，身体科では詐病と取り違えられることがあり，精神科では診断にてんかんの専門知識を要するため敬遠される傾向にあり，結果的に治療の引き受け手がいない状況が生じている．

　症状の鑑別点を表6に示す．PNESの症状は，神経学的脳局在や発作の進展様式に合致せず，てんかん発作を熟知していれば鑑別はそれほど困難ではない．単独でPNESと診断できる症状はなく，複数回観察し，必要であればビデオ脳波同時記録を行い，治療経過をみながら総合的に判断することが重要である．酸素飽和度低下を伴うとてんかん発作との根拠にされがちであり注意を要する．病歴上，the rule of 2s（少なくとも1週間に2回以上の発作，かつ，少なくとも2回の正常脳波所見，かつ，2剤の抗てんかん薬に抵抗性）[21]は，PNESを疑う手がかりになるが，確定診断ではない．観察された症状がPNESであっても，気づかれにくいてんかん発作を合併している

表6 てんかん発作と心因性非てんかん性発作（PNES）との鑑別

	てんかん発作	PNES
誘因	断眠，アルコール	情動的負荷
発作の開始	通常短い	緩徐で動揺性
持続時間	通常長くて2分以内	通常2分以上
開始時の症状	心窩部特殊感覚，行動変化，一側性感覚発作または運動発作	行動変化，過呼吸，頭のふらつき，四肢末端感覚異常，呼吸困難，心悸亢進，疑似睡眠状態
運動症状	両側の運動は通常同期性（前頭葉発作では非同期性あり）	非同期性運動，頭部の横揺れ，腰ふり動作，後弓反張，静止期をはさんで繰り返す
発声	叫声から始まる．絶叫も多い	叫声，啼泣あり
眼球	全身けいれん時上転，部分発作時偏視	素早い瞬目，強制閉眼
外傷	咬舌（舌縁），打撲，裂傷多い	咬舌（舌尖），打撲，裂傷ありうる
反応性	複雑部分発作，全身けいれんでは反応性低下	しばしば減じ，発作中に変化する
失禁	しばしばあり	尿失禁はあるが，便失禁はまれ
プロラクチン	上昇（正常あり）	正常

（Lesser RP. Neurology 1996[19]，Kaplan PW, et al. てんかん鑑別診断学．2010[20] などを改変）

表7 告知後の治療

てんかん	知的障害	治療
なし	なし	抗てんかん薬の中止 内省を伴う精神療法
なし	あり	抗てんかん薬の中止 環境調整：家族と協力しPNESを起こさなくても保護が受けられる状況をつくる
あり	なし/あり	てんかん治療継続 内省を伴う精神療法/環境調整

PNES：心因性非てんかん性発作．

（兼本浩祐．てんかん研究 2009[22] より）

可能性があり，経過観察が重要である．

治療の第1段階は診断の告知である．患者や家族に，現在の発作が心因性であり真のてんかん発作でないこと，抗てんかん薬は効果がないこと，PNESは心的葛藤の表出であり，意図的に症状を作り出しているのではないことを説明する．てんかん発作ではないことを告げるだけで症状が消失することもある．てんかんが生活設計に大きく影響してきた症例では，てんかんの否定はアイデンティティの喪失につながり症状の悪化を招くことがあり，肯定的に説明することが重要である．告知後の治療は，てんかんの有無，知的障害の有無により3つのタイプに分けると整理しやすい（表7）[22]．てんかんおよび知的障害を伴わない症例では，抗てんかん薬を中止し，内省的な心理面接を行う．近年，PNESに対する認知行動療法の有効性が報告されている[23]．知的障害を伴う症例では，適応不全による破局反応と考えると理解できる場合が多い．日常生活の変化が誘因であることが多く，本人，関係者に，てんかん発作ではなく症状に対する薬物療法は不要であることを理解し安心してもらい，PNESを起こす必要のない環境を確保する．

文献

1) 宮島美穂, 原 恵子, 岡崎光俊ほか. てんかんに関連する精神症状. こころの科学 2011；157：58-64.
2) Schmitz B. Depression and mania in patients with epilepsy. Epilepsia 2005；46（Suppl 4）：45-49.
3) 松浦雅人. 成人てんかんの精神医学的合併症に関する診断・治療ガイドライン. てんかん研究 2006；24：74-77.
4) Krishnamoorthy ES, Trimble MR, Blumer D. The classification of neuropsychiatric disorders in epilepsy：A proposal by the ILAE Commission on Psychobiology of Epilepsy. Epilepsy Behavior 2007；10（3）：349-353.
5) 日本てんかん学会（編）. 発作周辺期精神症状. てんかん専門医ガイドブック. 診断と治療社；2014. pp291-292.
6) 松浦雅人. てんかんの精神症状と行動. 臨床精神医学 2005；34（11）：1521-1524.
7) Walker M, et al. Nonconvulsive status epilepticus：Epilepsy Research Foundation workshop reports. Epileptic Disord 2005；7（3）：253-296.
8) 宮島美穂ほか. 非けいれん性てんかん重積状態. 吉野相英（編）. てんかん診療スキルアップ. 医学書院；2014. pp27-38.
9) Kanner AM. Peri-ictal psychiatric phenomena. In：Trimble MR, et al（eds）. The Neuropsychiatry of Epilepsy, 2nd edition. Cambridge University Press；2011／吉野相英（監訳）. 発作周辺期精神症状. 臨床てんかん next step. 新興医学出版社；2013. pp61-72.
10) 兼本浩祐. てんかんに併存する精神病 本邦における歴史と新たな展望. 精神医学 2014；56（3）：255-257.
11) 日本てんかん学会（編）. 発作間欠期精神症状. てんかん専門医ガイドブック. 診断と治療社；2014. pp293-294.
12) 足立直人. 急性発作間欠期精神病（交代性精神病を含む）の治療. 精神科治療学 2006；21（増刊号）：332-333.
13) Adachi N, Kanemoto K, de Toffol B, et al. Basic treatment principles for psychotic disorders in patients with epilepsy. Epilepsia 2013；54（Suppl 1）：19-33.
14) 岩佐博人, 岩城弘隆, 菊池 隆ほか. てんかんの精神医学的併存症状 臨床的特徴と病態生理. 脳21 2012；15（3）：286-293.
15) 兼本浩祐, 田所ゆかり, 大島智弘. てんかんにともなう精神症状・心因性発作の対応. 臨床神経 2012；52：1091-1093.
16) 日本てんかん学会（編）. 抗てんかん薬による精神症状. てんかん専門医ガイドブック. 診断と治療社；2014. pp293-294.
17) 兼本浩祐, 星野有美. 転換性障害の典型例. 精神科治療学 2012；27（7）：941-945.
18) Lancman ME, Lambrakis CHC, Steinhardt MJ. Psychogenic pseudoseizures. A general overviews In：Ettinger A, et al（eds）. Psychiatric Issues of Epilepsy. Lippincott Williams & Wilkins；2001. pp341-354.
19) Lesser RP. Psychogenic seizures. Neurology 1996；46：1499-1507.
20) Kaplan PW, Fisher RS. 吉野相英ほか（訳）. てんかん鑑別診断学. 医学書院；2010.
21) Davis BJ. Predicting nonepileptic seizures utilizing seizure frequency, EEG, and response to medication. Eur Neurol 2004；51（3）：153-156.
22) 兼本浩祐. 心因性非てんかん発作（いわゆる偽発作）に関する診断・治療ガイドライン. てんかん研究 2009；26（3）：478-482.
23) LaFrance WC, Baird GL, Barry JJ, et al. Multicenter pilot treatment trial for psychogenic nonepileptic seizures：A randomized clinical trial. JAMA Psychiatry 2014；71（9）：997-1005.

III てんかん

7 薬物療法以外のてんかん治療——てんかん外科，生活指導，精神症状における留意点と向精神薬の使用

中村文裕
さざ波てんかん神経クリニック

1 てんかん外科治療について

● 外科手術の適応

　薬物療法を十分試みたうえでもてんかん発作が抑制できなかった場合，他の治療法が考慮される．新たな抗てんかん薬は次々と開発されており，てんかん類型に従って治療可能性のある薬剤に関しては，主だったものを試みてから他の治療を試みるべきである．薬物療法には限界があるが，血中濃度や副作用などを参考に各薬剤の治療限界を見極め，効率的に治療計画を進めることが必要となる．漫然と多剤併用を続けることは副作用を助長させ，発作抑制を妨げるだけでなく，患者の治療意欲を損なうことになる．他の治療を考える場合でも，多くは薬物療法との併用であり，有効で副作用の少ない薬剤にまとめる工夫が必要である[1]．

　薬物療法だけで発作が社会的に影響がないまでに抑制されるのは約6～7割の患者である．薬物療法に十分な効果を示さない難治性てんかんのなかで，発作によって日常社会生活が著しく影響を受ける症例に対し，これまでさまざまな治療が試みられてきた．このなかで，今日広く行われるようになったてんかんの外科治療については，クリニック精神科医としても最低限の知識が必要である．てんかん外科治療はてんかん外科専門施設に依頼して行われるが，外科治療後にも薬物療法を少なくとも一定期間は継続する必要があり，これを紹介医である精神科医が担当することが多い．手術成績が思わしくなかった場合や，術後の合併症状が出現した場合も，その後の対応を

中村文裕（なかむら・ふみひろ） 　略歴

1958年長野県長野市生まれ．
1986年旭川医科大学卒後，一般精神科医として北海道大学医学部附属病院，室蘭市立病院に勤務．旧静岡東病院（てんかんセンター）研修を経て，北海道大学医学部附属病院精神神経科医長，静岡てんかん神経医療センター精神科医長など，てんかん専門医療に20年近く従事．2010年より現在の，さざ波てんかん神経クリニックで院長を務める．
分担執筆に，"Neuropsychiatric Issues in Epilepsy"（John Libbey Eurotext, 2010）などがある．

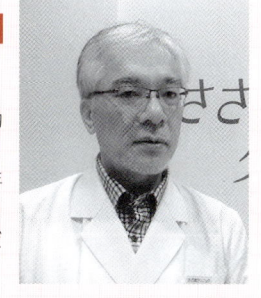

担当することがある．ある一定の確率で術後に精神症状が再燃，あるいは新たに出現することも知られており，これに対応せざるをえない場合もある[2]．てんかん外科専門施設は，術後の患者フォローを含む包括的な医療対応が可能な施設を選択することが望ましい．

手術方法

てんかん外科手術は，てんかん原性領域（焦点）を切除して根治する目的で行われる切除手術と，発作を軽減する目的で行われる緩和手術に分けられる[3]．

◆切除手術

切除手術は，てんかん原性領域が脳の一部に限局している症候性局在関連性てんかんが対象であるが，炎症性疾患（脳炎，髄膜炎）など，てんかん原性領域が広範囲にわたる場合は対象外となる．てんかん原性領域が十分に切除できれば術後成績が良好となるが，切除範囲に脳機能領域が含まれると後遺症を残すため，発作時ビデオ脳波同時記録，脳機能画像検査，神経心理検査などから得られる情報をもとに綿密な手術計画を立てることが必要となる．症例によっては慢性頭蓋内脳波記録などの侵襲的検査を行う場合もある．術後成績が高く，後遺症の発生率の低い切除手術が可能な患者では，不十分な薬剤治療を継続するより，早期から外科手術を導入する傾向にある．

根治術として適応がほぼ確立されているのは内側側頭葉てんかんに対する側頭葉部分切除術（扁桃体海馬切除術）である[4]．一般に，側頭葉てんかんでは他焦点の症候性局在関連性てんかんと比べ，自然経過で加齢による発作頻度の減少や発作症状の軽減が期待しにくいことが知られている．側頭葉てんかんはさらに外側型と内側型に分類されるが，海馬・扁桃体近傍から発作が始まる内側側頭葉てんかんは特徴的な一症候群を成す．内側側頭葉てんかんの典型例は，乳幼児期に熱性けいれん重積の既往を有し，上腹部不快感を伴う単純部分発作に始まり，動作停止・一点凝視に始まる複雑部分発作に至る症状を呈する．脳波では前側頭部に棘徐波がみられ，頭部MRIで一側優位の海馬萎縮がみられる．内側側頭葉てんかんに対する側頭葉部分切除術は最も広く普及したてんかん外科手術であり，手術成績は意識消失以上の発作抑制率でみた場合に70％程度である．

また，上記と比べると定型的な手術ではないが，大脳皮質に限局的な器質病変が認められ，同部位およびこの周辺からてんかん発作が出現すると考えられる場合，器質病変を含む皮質切除術が行われる．頭部MRIなどの画像検査で皮質形成障害，血管障害，良性腫瘍などの限局性器質病変が明らかな場合に行われる手術であり，後遺症を極力避けるため，重要な脳機能領域を除き，一部の周辺組織を含めた切除手術が行われる[5]．手術成績は70％以上に上るといわれる．

一方，器質病変の明らかでない，前頭葉や後頭葉などの側頭葉外にてんかん原性領域を有する皮質切除術では，術後成績が50％未満と明らかに劣る．症例によって有効性を示す場合もあるため，総じてかなりの重症例が対象となる．術前評価が難しく，PETやSPECTなどの脳機能画像検査と，頭皮上電極を用いた発作時脳波だけでな

く，硬膜下電極留置など手術による侵襲的な頭蓋内脳波検査が必要となる[6]．

◆ 緩和手術

　発作軽減が目的で行われる緩和手術のなかで比較的多く行われてきたのは，症候性全般てんかんの失立発作に対して行われる脳梁離断術である．脳梁の全離断あるいは前方2/3の部分離断によって左右脳の神経連絡の協調性を阻害し，失立発作による転倒を軽減させることを期待して行われる．しかし，後遺症（離断症候群）や再発の問題が指摘されている[7]．

　緩和手術のなかで，最近注目されているのは迷走神経刺激である[8]．これは外科的に頸部迷走神経節に刺激電極を装着し，胸部に埋め込まれた刺激装置から電気刺激を行うことで，てんかん発作を抑制させるものである．対象となるてんかんの種類が広く，手術侵襲が少ないことと，無効であれば装置抜去が可能である利点がある．しかし，自律神経を直接電気刺激するという過激な手法であり，導入当初に突然死の問題が取り沙汰された．適応やその評価についてはまだこれからである．

2 生活指導について

　てんかんは慢性疾患であり，日常の生活指導が重要である．規則正しい生活を維持することは生涯にわたって必要である．発作が長期抑制され，将来，抗てんかん薬を中止することがあっても，完全治癒したとはいえない．寝不足や飲酒，過労をきっかけに発作が再燃することがあるからである．精神神経系の疲労がてんかん発作の誘因になることと，精神的・肉体的疲労を速やかに回復させるために，十分な睡眠をとることが予防になることを患者に理解してもらう必要がある．この際，不規則服薬が発作を誘発する危険性があることを指摘し，この意味でも規則的な生活を維持する必要性を強調する．

● 服薬指導

　治療の中心となる服薬に関しては，怠薬させないための工夫が必要である．発作の多い患者では，服薬や睡眠を含む生活状況と発作を記録する発作表をつけてもらうようにする．クリニックで印刷した発作表を患者に配布し，患者に記入してもらうが，これをもとに患者がパソコンの表計算プログラムを駆使し，自ら工夫して提出してくる場合もある．最近ではスマートフォン用の発作記録，服薬管理プログラムを製薬会社が配布しており，これを利用する患者もある．それぞれ一長一短があることから，各患者に応じた対応をとっている．発作表をつけると治療状況が一目瞭然となり，医師に有用であるばかりでなく，患者みずから発作を強く意識するようになり，その誘因を考えるように導きやすい．カルバマゼピンなど，半減期が短くて血中薬物濃度が日内変動しやすい場合[9]，発作時刻と服薬時刻を照らし合わせれば，血中濃度の低い服薬直前に発作が集中的に出現しているのが判明する場合もある．必然的に服薬時刻の厳守が必要であることを患者が理解し，対応してもらうことができる．一般的に怠

薬させない目的で食後の服薬を奨励するが，患者の生活状況によって食生活が不規則な場合もあり，社会生活全体を把握して服薬時刻を設定する必要がある．

● 危険の回避

　十分な服薬や生活指導の上でも発作が起こる危険性があることを考え，発作出現に対する配慮も不可欠である．発作が患者および周囲に危険を及ぼすことも避けなければならない．発作による患者自身の事故では，転倒による外傷，熱傷，溺水などがある[10]．このなかで最も危険な行為は単独での入浴である．発作頻度の多い患者より，むしろ治療により発作頻度が急に軽減してきた患者で，油断による死亡事故に遭遇することが多い．単独入浴が避けられない場合はシャワー浴を強く勧めるが，浴槽に浸かりたいとする冬季に事故が頻発する．一方，温泉や銭湯など他者がいるなかでの入浴や，監視のあるプールでの水浴はむやみに制限するべきではない．

● 就労

　てんかん患者の就労に関しては，就業が認められない絶対的欠格事由は後述する自動車運転を除き，ほとんどが相対的条項となり，法的に取得資格などで制限されることは少なくなった．しかし，就労している患者では，労働中の発作出現に伴う危険を避けることを特に指導する．転落の危険を伴う高所での作業や，コンベヤーやプレス機など，発作時の意識消失下で，巻き込まれる危険のある機械作業は避けるべきである．交代勤務などの不規則勤務は疲労の蓄積や睡眠不足になりやすく，避けることが望ましい．

● 運転免許

　運転免許の取得に関してはかなりの時間を割いて説明する必要性がある．昨今のてんかん患者に対する社会的な偏見を助長したのは，明らかに治療経過不良のてんかん患者による交通事故をめぐってである．2014年6月1日より改正道路交通法が施行され，運転免許取得および更新における病名告知義務が課せられることとなった[11]．従来からてんかん患者の運転に関しては，明確なガイドラインがあり，日頃から患者の発作状況を十分把握していれば，その可否を判断することができる．過去に覚醒時，意識消失以上の発作が2年以上ないことが運転できる最低の条件であり，他の精神疾患などと比べると判別は容易である．たとえ発作が理由で免許取消処分になっても，その後2年間発作なく経過すれば再取得が可能であり，免許取消から3年未満の再取得申請であれば学科試験や技能試験を受けずに再取得できる．ただ，大型免許および第二種免許は投薬なしで過去5年間発作がない場合に限ると日本てんかん学会では定めている[12]．しかし，たとえ普通免許を所持していても，雇用者（企業）が運転業務に従事させるとは限らない．民事訴訟で万一，雇用者が賠償責任を負わされるリスクを避けるため，10年以上発作のない患者でも，運転を含む業務からはずされる可能性がある．

学生生活

　学業に関しては，試験などに際して十分な準備を日頃から心がけ，睡眠不足を予防するように指導する．少なくとも徹夜に近い状況は避ける必要がある．進学して患者が親元から離れると，親の監視がなくなって発作が悪化する場合もあるが，子どもは成長していずれ単身生活者となることを見越し，早い段階から病状の自己コントロールを促すように努める．年長になるまで自分の病名を知らされず，親が薬を取りにくるだけのような状況は厳に慎むべきである．

女性患者の対応

　女性患者の場合，生理周期に一致して発作が変動する場合があることに留意する．生理周期で発作が変動する一部の女性患者では，生理中と特に生理前に発作頻度が増加しやすい[13]．この場合，生理に伴う発作増加を見越して行動するよう指導するが，生理周期に応じた予備投薬をする場合もある．

　また，女性患者では成長とともに結婚，妊娠，出産の問題とも対峙しなければならない．最近では妊娠してから結婚を考える一般女性が少なくないことから，10代半ばから妊娠，出産の説明や指導を行うようになった．女性患者にとって，相手男性への病名告知はかなりの精神的負担を伴う．医師はてんかんが慢性疾患である以上，病気を秘して結婚生活は継続できないことを説明し，相手男性への病状説明に協力すべきである．計画的な妊娠，出産を勧め，発作症状の観察や入浴などにおける危険回避の協力依頼などを通じ，夫となった後も長期にわたる良好な治療協力関係を築けるように努力する．

妊娠・出産

　妊娠に関して，催奇形要因の一つに抗てんかん薬の多剤併用があるため，妊娠を考える以前から極力単剤化を目指すべきである[14]．少なくとも漫然と服薬治療するのではなく，薬物血中濃度をモニターしながら，主剤にまとめる努力をする．中枢神経系の催奇形性が高いバルプロ酸やカルバマゼピンはできるだけ避けることが望ましいが，単剤使用で有効ならば，ある一定の危険性があることを説明し，服薬を継続して妊娠に導くことも少なくない．どうしてもこれらの薬剤を避けて妊娠したいと希望する場合，ある一定期間だけベンゾジアゼピン系抗てんかん薬に置換し，計画的妊娠を試みる場合もある．

　一方，盲点になりやすいのは出産後の対応である．出産後，母親となった患者は頻回の授乳と育児，家事に追われて疲労と睡眠不足に陥ることが多いからである[13]．出産後は忙しくて通院も不十分になることが多いことから，妊娠中から夫に家事や育児への協力の必要性を説き，児が1歳頃になるまで，両親などに負担軽減のための協力を依頼する．

3 精神症状における留意点と向精神薬の使用について

知的障害の問題

　てんかんを長く患い，発作とともに成長を重ねてきた患者に多いのは，一般的に知的障害の問題である[15]．成人患者と比べて成長期にある子どもの患者は発作頻度が多いが，頻回の発作は学習機会を失いやすく，小児慢性疾患に共通する心理発達上の未熟さを残す場合が多い．小児科から成人になって精神科に転科してきたキャリーオーバーの患者において，発作歴が長く，かつて重篤な重積発作や全身けいれんが頻発した患者では，知的障害を残す傾向が強い．教育的な指導が継続的に必要となるため，知的障害者に対する各種社会資源を利用することを強く勧める．患者が中年以降になると自立が困難なだけでなく，母親が共依存関係になって母子分離が困難になる場合も多く，早期から作業所などへの社会参加を指導し，グループホーム入所などの自立を促す必要がある．てんかん発作とは似て非なる偽発作（解離性あるいは転換性障害）が併発するのも知的障害を背景とする場合が多いが，これを真のてんかん発作ではないと単に否定するのではなく，精神科医としてその心因や環境因を解きほぐしていく姿勢が必要である[16]．

脳損傷後の発症

　成人期にてんかんを発症した場合の問題で深刻なのは，広範囲にわたる脳損傷を受けた後に発症した場合である．感染症（脳炎，髄膜炎）や，重度の脳血管障害，交通事故などによる広範囲の頭部外傷，窒息など病因はさまざまであるが，一部の脳機能障害に限らず，全般的な脳機能障害，すなわち程度の差はあれ知的能力低下がかかわってくる．社会的なインフラが最も乏しく感じられる部分であるが，各患者に対する丹念な生活状況の聴取と生活指導が必要となる．

高次脳機能障害

　てんかんを起こす病因が，てんかん発作とともに特有の精神構造を形作ることもある．従来からてんかん性格と称されてきたもののなかにみられる，高次脳機能障害（認知障害）の場合である．側頭葉てんかんでは，特に優位半球側に障害がある場合，記銘力障害，言語障害を伴うことが多い．一般に物覚えが悪く，まわりくどく，怒りっぽい性格であるとされてきた．てんかんの発症時からの障害に加え，たび重なる発作や精神発達および治療過程なども影響するとされる[17]．しかし，これは障害を受けた側頭葉内側領域の障害と考えれば十分理解可能である．新しいことを覚えにくく，何度も同じことを話しているのに聞いていないと言って怒り出したり，しばしば被害的になって，些細なことに刺激されたりする．患者には何度も根気よく同じことを繰り返して説明し，メモを取らせるなどを通じて少しでも記憶を定着させ，感情的にならないように指導するとともに，家族や周囲の人々にも理解を求める必要がある．

前頭葉てんかんの一部では，いわゆる前頭葉症候群と呼ばれる高次脳機能障害がみられることがある[18]．表面的で浅薄，物事を深刻に受け止めることができないように見受けられ，患者にかかわる人々をしばしば憤慨させる．意欲・思考力が低下し，注意力散漫でしばしば抑制を欠いた，社会的に不適切な振る舞いがみられ，金銭管理などの社会的能力が低下する一方，悪ふざけなどをする場合もある．これも性格だからと諦めるのではなく，患者と家族にこの脳機能障害についてよく説明し，具体的対応をともに考える必要がある．

幻覚や妄想の出現

狭義の精神病症状，幻覚や妄想が出現する場合，てんかん発作との時間的関連性を考える必要がある．てんかん発作直後，特に全身けいれん後に朦朧状態となった患者が，しばしば幻視や被害妄想を数十分から数時間訴えることがある．患者は後にこうした事象を追想できない意識障害（発作後疲弊症状）であり，意識障害に準じた対症療法を行う．また，全身けいれんなどのてんかん発作から回復後，数時間から数日を経過して急に幻覚妄想状態を呈する場合，発作後精神病と考えられる．一時的に抗精神病薬による対症療法を行うが，てんかん発作と関連して出現する精神症状の根本的治療は，あくまでもてんかん発作の抑制である．交代性精神病の一部を除き，発作を抑制あるいは軽症化させることで精神症状も消失ないし軽減する．

一方，てんかん発作と無関係に幻覚妄想状態が出現する発作間欠期精神病の場合，まず疑うべきは抗てんかん薬の副作用である．抗てんかん薬のなかにはゾニサミド，トピラマート，レベチラセタムなど明らかに一部の症例で精神症状や行動障害を惹起させる薬剤が存在する[19]．抗てんかん薬の副作用が原因で精神症状をきたした場合，高頻度で慢性化するといわれており，速やかに中止するのが基本である．患者にとって一瞬の苦痛であるてんかん発作と，持続的な苦痛である精神症状を比べればその重篤度は明らかであり，発作抑制のために精神症状が許容されることはない．そのうえで，必要であれば抗精神病薬の投与を行う．抗精神病薬は，てんかん発作の閾値を低下させるフェノチアジン系薬剤など眠気を誘発させる薬を避けることが望ましいが，症例によっては十分な鎮静を要することもある．

感情障害の合併

感情障害の合併はその定義によって異なり，欧米で報告されるほど多くない印象をもつが，抑うつ状態がしばしばみられる．以前から三環系抗うつ薬はてんかん発作の閾値を下げて発作を誘発しやすいことが知られており，避けることが望ましい[20]．一方，選択的セロトニン再取り込み阻害薬（SSRI）の使用については，ほとんど発作に影響しないことが知られており，予期不安や強迫症状に対しても広く使用が可能である[21]．また，軽躁状態や気分変調症がみられる場合，気分安定化薬としての作用を併せもつ，カルバマゼピン，バルプロ酸，ラモトリギンなどの抗てんかん薬を上手に組み合わせるのは有用である．一方，精神症状のない患者でこれらの抗てんかん薬を

中止後,不安や衝動性が高まる症例があることにも留意する.

　睡眠導入薬や抗不安薬として広く使われるベンゾジアゼピン系薬剤は抗てんかん効果も併せもち,活性中間代謝産物が多いことから,すでに抗てんかん薬として同系統の薬剤を使用している場合では注意が必要である.一方,眠気が強いフェノバルビタール,プリミドン,クロナゼパム,クロバザムなどの抗てんかん薬を減量していくと不眠が生じる場合もあり,一時的に睡眠導入薬を併用せざるをえないことがある.

文献

1) 中村文裕, 出店正隆, 武田洋司ほか. 症候性局在関連性てんかんにおける薬剤整理が発作に与える影響. 精神科てんかん外来患者における発作の有無と頻度を指標に. 精神医学 2002 ; 44 : 151-159.
2) Nakamura F. Epilepsy surgery in patients with psychiatric disorders. In : Matsuura M, Inoue Y(eds). Progress in Epileptic Disorders, Vol 8, Neuropsychiatric Issues in Epilepsy. John Libbey Eurotext ; 2010. pp205-213.
3) 三原忠紘, 松田一己. てんかん外科の基本戦略. 外科てんかん学入門. 創造出版 ; 2008. pp79-86.
4) 渡辺英寿. 内側側頭葉てんかんの診断と手術適応に関するガイドライン. てんかん研究 2010 ; 27 : 412-416.
5) Téllez-Zenteno JF, Hernández Ronquillo L, Moien-Afshari F, et al. Surgical outcomes in lesional and non-lesional epilepsy : A systematic review and meta-analysis. Epilepsy Res 2010 ; 89 : 310-318.
6) Roper SN. Surgical treatment of the extratemporal epilepsies. Epilepsia 2009 ; 50(Suppl 8) : 69-74.
7) Sunaga S, Shimizu H, Sugano H. Long-term follow-up of seizure outcomes after corpus callosotomy. Seizure 2009 ; 18 : 124-128.
8) 川合謙介. てんかんに対する迷走神経刺激療法の実施ガイドライン. 日本てんかん学会ガイドライン作成委員会報告.
9) Bertilsson L. Clinical pharmacokinetics of carbamazepine. Clin Pharmakokinet 1978 ; 3 : 123-143.
10) Wirrell EC. Epilepsy-related injuries. Epilepsia 2006 ; 47 (Suppl 1) : 79-86.
11) 警察庁交通局運転免許課長. 一定の病気に係る免許の可否等の運用基準. 一定の病気等に係る運転免許関係事務にかんする運用上の留意事項について. 警察庁丁運発第42号 : 1-2, 平成26年4月10日.
12) 日本てんかん学会法的問題検討委員会. 道路交通法改正に伴う運転適正の判定について. てんかん研究 2002 ; 20 : 135-138.
13) Crawford P. Best practice guidelines for the management of woman with epilepsy. Epilepsia 2005 ; 46 (Suppl 9) : 117-124.
14) 兼子 直, 管るみ子, 田中正樹ほか. てんかんを持つ妊娠可能年齢の女性に対する治療ガイドライン. てんかん研究 2007 ; 25 : 27-31.
15) Brown S. Deterioration. Epilepsia 2006 ; 47 (Suppl 2) : 19-23.
16) 加藤昌明. てんかんと解離・転換症状（偽発作を中心に）. 精神神経誌 2006 ; 108 : 251-259.
17) Helmstaedter C, Kockelmann E. Cognitive outcomes in patients with chronic temporal lobe epilepsy. Epilepsia 2006 ; 47 (Suppl 2) : 96-98.
18) 村井俊哉. 精神科の立場からの高次脳機能障害の臨床. 精神神経誌 2010 ; 112 : 933-938.
19) Mula M, Monaco F. Antiepileptic drugs and psychopathology of epilepsy : An update. Epileptic Disord 2009 ; 11 : 1-9.
20) Cardamone L, Salzberg MR, O'Brien TJ, et al. Antidepressant therapy in epilepsy : Can treating the comorbidities affect the underlying disorder? Br J Pharmacol 2013 ; 168 : 1531-1554.
21) Mula M. Treatment of anxiety disorders in epilepsy : An evidence-based approach. Epilepsia 2013 ; 54 (Suppl 1) : 13-18.

心に残る症例

細川 清
原尾島クリニック

1. はじめに

　課題の「心に残る症例」の提示を行う前に，この"心に残る症例"の意味するものはなんであろうかを考えておきたいと思う．まず通常のてんかんの治療経過を図1に示した．てんかん治療がよい結果に終わればこのうえなしであるが，簡単にいかない場合も多い．治療に立ちはだかる問題を図2に示す．てんかんの治療は長期にわたるものが多く，長期服薬の問題があり，社会生活上種々の心理的負担，葛藤が生じてくる．てんかんは子どものときに発症する病気といっても過言ではなく，一生続く疾患ともいえる．後に示すように，老年になって発症・再発する症例も増加している．特徴的なことは，成人臨床においては，意外に発作自体を診療場面でみることが少なく，症状自体を医師が目撃する機会の少ない病気である．つまり，発作以外の時間への対応が重要になってくる疾患である．

　この2つの図式において，私が遭遇し，治療にあたってきた症例が"心に残る症例"である．紙数の許す範囲で，代表的となった自験例の各サマリーを記述しながら，特徴，問題点，予後などを具体的に提示したいと思う．

2. 症例提示

●症例A：男性，60年の歳月の後，再発をみた症例

　現在83歳．15歳時，全般性強直・間代性けいれん発作をきたす．O大学病院で治療を開始．その後，駅頭で一度同様の発作を起こし倒れた．以後数度の発作が20歳代までにみられていたが，服薬に対してコンプライアンスを怠り，治療に応じないで過ごした．大学を卒業し，仕事は順調で大手の会社の幹部にまで昇進し定年退職した．この

細川　清（ほそかわ・きよし） 　略歴

1931年備後東城町に出生．東京大学独文学科，岡山大学医学部を卒業して神経精神医学を専攻．1968〜70年アメリカ・ウィスコンシン大学・てんかんセンターに留学．1987年第21回日本てんかん学会会長，1983〜91香川医科大学精神医学教授，1991〜97年同附属病院院長．定年退職後，1997〜2012年単科精神病院を経て，現在，岡山市にて心療内科・精神科医として現役を自称．著者の主要歴は，臨床脳波学とてんかん臨床である．Washington Psychosocial Seizure Inventory（WPSI）の本邦への導入と，てんかんの社会心理学的研究に携わる．動物実験や基礎的な電気生理学には手を染めていない．臨床一本で，半世紀以上になる．
著書に『てんかんと精神医学』（星和書店，1993），『脳波と精神神経症状』（中山書店，2012）などがある．

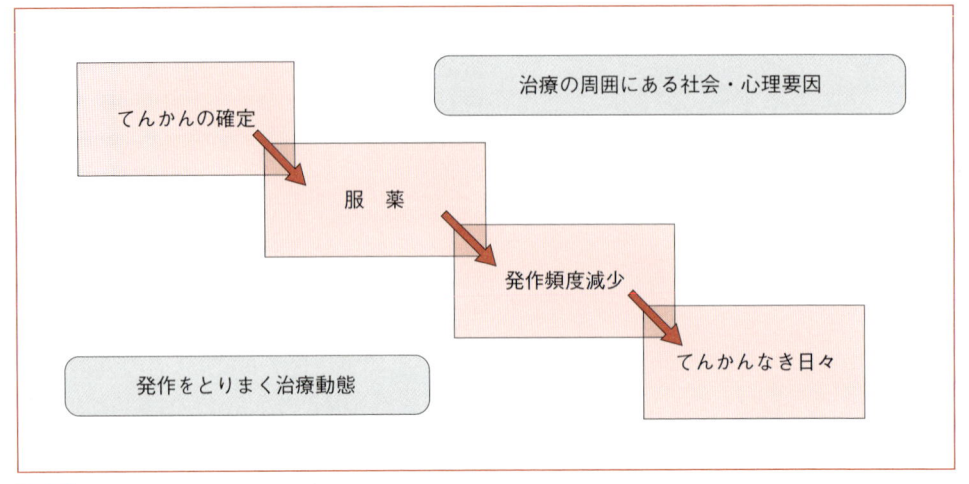

図1　良好に推移した際のモデル

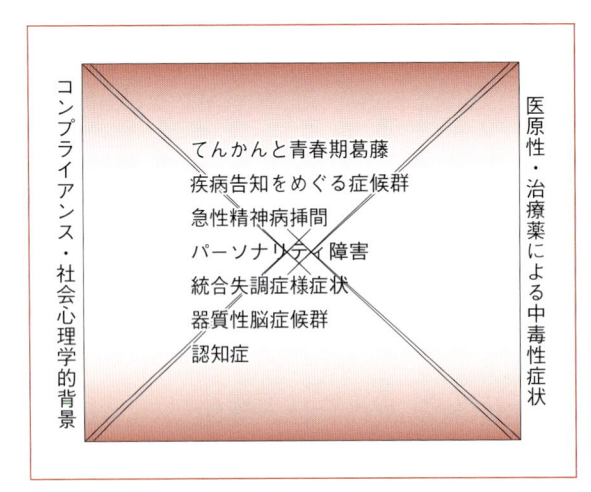

図2　てんかんの経過における種々の臨床表出の模式的提示

間,心身にさしたる異常はなく健康に過ごした.ところが,70歳過ぎ,若い時代と同様の発作をきたすようになった.今回は脳神経系の精査を受けたが,異常所見は指摘されなかった.バルプロ酸600〜800 mgの投与に抵抗し,発作抑制が困難であったが,約5年経過した頃,発作は消褪したかにみえた.しかし,83歳時,失立し転倒発作をきたした.

●問題点
①高齢の発作再発は,若年性特発性てんかんの消褪後,60年後に起きた.
②高齢初発とされる症例の場合,入念な病歴の調査が必要.
③「てんかんは治るのですか」という質問に,例示できる症例となる.

●症例B:女性,インターフェロン脳症後けいれん発作をきたし,家族に若年性ミオクローヌスてんかんのあることが判明した症例

初診時44歳.当初,急に見当識障害をきたし,不穏状態で救急車にて搬送された.入院後,全身けいれん発作がみられ,精査の末,8年前に罹患し5か月間加療されてき

たC型肝炎に対するインターフェロン（IFN）製剤による副作用が疑われた．脳波検査により発作波が認められ，てんかんの家族歴があることも判明した．バルプロ酸600～800 mgの投与により，発作は4年間抑制された．退院時にC型肝炎に対するペガシス®による脳症と診断された．脳症によるけいれん発作であったこと，その後4年間発作が抑制されたので，バルプロ酸の漸減を始めたところ，夜間，強直発作により転倒，右腕骨折をきたすほどのけいれんであった．薬量を戻し加療中である．

本症は脳症によるけいれん発作であったが，基底にてんかんのプロセスが潜在しているものと考えた．家族歴の再聴取により，本人の長女に，12歳の頃から朝方に多いピクピクする筋けいれん，次女にも10歳の頃，パタンと倒れる発作がみられたとの報告を受けた．本人の妹も幼少期より意識障害発作が目撃されていたようである．本人の息女の脳波検査を施行し，発作波の特徴は，4～6 Hz多棘徐波複合であった．この家系は若年性ミオクローヌスてんかんをもつものと思われる．

● 問題点

症例の発端者には，てんかん発作の既往歴はなかった．C型肝炎へのIFN投与による脳症をきたして，潜在していたてんかんが誘発されたものと判明した．そして，本人の家系に，ミオクローヌスてんかんがあり，家族歴の聴取が包括医療の立場からも必要であることがわかる症例であった．

● 症例C：難治性例で，精神症状を有した症例

幼少期より，意識消失・全身強直発作をきたしていた．小児科病院にて加療されている．月単位の発作回数で，不眠時やなにかストレスがあると発作が起こりやすいのに家族は気づいていた．20歳代の終わり頃から，幻覚・妄想状態が顕在化してきた．近医で加療されていたが，筆者のもとに紹介があり，精神症状に対する治療を依頼された．精神状態は，誇大念慮を基調に行動化していた．有力な政治家に電話をかけようとしたり，被害を受けていると警察に通報するなどの症状をみせていた．また，芸能人に会うために上京するなどの逸脱もみられていた．統合失調症様症状と診断し，発作抑制と同時に，精神症状に対する加療となった．当時も，複雑部分発作は，月に2～3度はみられていた．一点の凝視，無言，嚥下動作などであった．発作は遷延することなく寸時に消褪するが，数度繰り返されることもあった．精神症状は意識の清明時に認められていたが，全体に動きは緩慢で，スピーチももつれはないが，まとまりを欠き，常同的な繰り返しがみられた．長年の多剤併用高用量の薬物由来の状態と思われた．しかし，紹介を受けた時点での薬剤は，ゾニサミド200 mg，フェノバルビタール120 mg，フェニトイン300 mg，クロナゼパム1.5 mgであった．一般臨床で難治性例に対する薬剤としては多剤併用ではあるが，普通用量と思われた．二次性全般化に対するカルバマゼピン投与を考え，ゾニサミド，フェノバルビタールを中止し，明識性の向上を図ることにした．しかし，依然としてよくない状態であった．そこで，通院回数を増やし，精神療法として，できるだけ本人との面接時間を増やし，十分な聴取と抗精神病薬・抗不安薬を併用し，精神科リハビリテーション・作業所などの紹介を合わせた．次第に，発作回

数の減少，精神症状の改善がみられ，患者の信頼も感知され良好な経過となっている．

● **問題点**

難治性例である．統合失調症様状態をきたしている．複雑部分発作と二次性全般化発作を有し，多剤併用を余儀なくされ，向精神薬・精神療法の併用が必要であった．精神科医の関与が必要な症例として提示した．

● **症例 D：発作型の同定が困難で，転換性解離発作を併有した症候性てんかんの症例**

出産時障害があり，帝王切開にて出生．生後 6 か月時，熱性けいれんがあった．2 歳頃から発作がみられ地方医を受診するようになった．発作は顔を横にし，睨むような目つきとなり強直型のけいれんであった．中学時には一時服薬を中止したこともあった．成人して 21 歳の頃から，総合病院にて加療されていたが，単車運転中発作を起こしてからは，筆者のもとに紹介され治療をするようになった．前病院の脳神経外科にて，上衣下異所性灰白質を指摘されていた．この器質因が発作の病因で，症候性てんかんと確定診断した．脳波では，不規則性徐波，睡眠時に非定型棘徐波，高振幅鋭波などを認めたが，焦点の局在を同定できなかった．いずれの発作波も脳深部に起始するように思われた．長年治療下にあったためか，依存性性格傾向が強く，なにかと演技的な言動をみせるなど，器質性性格障害を思わせた．時折，治療場面で失立転倒したり，不機嫌不満な表情，攻撃的な暴言，無言・閉眼でその場にうずくまり長時間にわたる失立もあり治療にてこずった．就業しても長続きせず，職場を転々とした．服薬のコンプライアンスも不良であった．治療上，支持・受容を中心とする精神療法，社会生活の包括的援助により，次第によい方向に向かってきた．カルバマゼピン 800 mg，クロバザム 30 mg の投与が奏効してきた．最近では，レベチラセタム 750 mg の追加により，発作も抑制され，精神症状にも良好な結果が得られてきている．

● **問題点**

てんかんに認められる精神症状のうち，往時のヒステリー発作との鑑別が求められることがある．対処としては，真の発作か，疑わしいものかの論議はせず，合併症状として対処してほしい．薬物プラス精神療法を進めれば，両者の改善がみられると思う．

● **症例 E：良性家族性成人型ミオクローヌスてんかん**

この症例は 2 番目の症例と同じミオクローヌスけいれんを有していたのであるが，当初前医からの不用意な引き継ぎで見落とし，特発性強直・間代性発作として加療していた．反省を込めて提出したい．

初診は当時 27 歳であった男性．交通事故を起こし，自動車運転の可否をめぐって精査を依頼された．報告によると，特発性全般性けいれん発作で数年に一度という頻度であると書かれていた．一応，運転を差し控えるよう返答した．数年経ち発作もなく，再度運転許可の申請があった．この間，運転免許の是非をめぐっての関心に終始し，症例の詳細な調査を怠り，発作頻度・意識障害の程度にのみ聴取を続けていた．経過も良好との報告を受けていたが，40 歳になって不眠を訴えるようになり，手指に振戦があるという．また，光がまぶしいと訴える．そのとき，初めて若年性ミオクローヌスてんか

んのことを想起した．通称 BAFME，良性家族性成人型ミオクローヌスてんかんではないかと気づいた．聴取により，本人の父親にもけいれんがあることから，良性家族性成人型ミオクローヌスてんかんと診断することができた．

一般の外来てんかん治療において，短時間の聴取で，"発作なし，服薬を怠らずに"の決まり文句に終始することも多いのが現実である．脳波検査の有用性にも限界があり油断していた責は重い．脳波検査により，光過敏性（photosensitive）が認められた．また手指振戦の様態を紙上に再現できた．これまでのバルプロ酸 600 mg に，レベチラセタム 750 mg を加え加療しているが，光刺激に対する過敏性も減弱し経過は順調になっている．

● **問題点**

転医，紹介などに手間取り，患者の問題点があいまいになり原点に立てないことがある．家族歴・生活歴の詳細を確認することが必要である．

● **症例 F：てんかん性笑い発作と思春期早発症を有した症例**

1967 年に『臨床神経』（7 巻 154 頁）に掲載された「心に残る症例」である．

患児は 10 歳の少年．生来未熟児で，発育遅延，知能低下が認められた．8 歳頃から急速に第二次性徴の発現，同時に"笑い"を初発症状とする一連のてんかん発作をきたすようになった．入院精査の末，発作に一致する脳波異常，発作間欠時に右側頭葉に限局する棘波を認めた．当時の画像診断で第三脳室の著明な拡大，側脳室の非対称性拡大，右側頭葉に脳孔症らしい所見をみた．笑い発作は，なんら誘因なく突然始まる一連の発作の初発症状であり，笑いだけで終わることもある．本人は，おかしいという感情の有無を語ることはできなかった．笑いに続き，眼球上転凝視，後屈して倒れる．上半身硬直，全身けいれんに移行する．途中で頓挫することも多かった．食事中，入眠時，緊張などに誘発されることが認められた．

この症例について，当時，第三脳室・視床下部に病因を求め，情動の首座である右側頭葉に拡延するてんかん発作であろうと考察している．特に，数度の脳波検査で常に右側頭部導出に棘波が認められていたことは，左右脳の考察から，きわめて興味ある所見である．この種の症例が発表された初期の症例であった．これに先立ち，けいれん発作と性器早熟を伴う同様の報告があり，剖検上灰白隆起，乳頭体から生じた過誤腫，またはガングリオグリオーマが認められた文献がみられていた．最近この種の症例が引き続き報告されているが，ほとんどこの症例と同様の報告となっている．

● **症例 G：非けいれん性てんかん重積（NCSE），つまり，小発作欠神重積に端を発する症例**

本邦初例報告で，筆者の最も心に残る症例である．

初診時，34 歳の主婦．家族性負因なく，発育・既往歴にも特記することはない．通常みられるような発作歴はない．初診時の家族の報告では，朝，トイレに行きなかなか帰室しないのに家族が気づいた．うずくまって動かない．どうしたという問いかけにも，どうも要領を得ない．部屋につれ戻ったが表情も冴えずぼんやりしている．動作もぎこちなく緩慢，寝床に横にならせたがうとしている風であった．ほぼこの状態は一両日続き，本人の日頃の状態に戻った．同様の状態はこれまでに 4 回見られていたという．

入院精査したが，精神・神経，内科系にも著変を認めず，発作症状発現時に再診しようということにしたところ，折しも退院当日，病棟より報告があり，患者に異常があるという．直ちに脳波検査を施行した．この状態に一致して，両側前頭部優位に展開する高振幅の徐波・棘徐波複合の連続がみられた．同時に患者に意識障害を認めた．はい・いいえ程度の返答にも時間がかかり，ベッドへの誘導，その他，動作緩慢で要領を得ない状態であった．これが家庭内で認められてきた状態の再現であると思われた．以後，筆者がほとんど40年近くフォローアップした．月に一度程度の頻度で延々と60歳頃まで続いた．服薬についてはコンプライアンスが悪く，"一日寝ていればそれで済む"と，当時の抗てんかん薬を服用しなかった．発作間欠期に脳波検査を繰り返してきたが異常波の所見は得られなかった．しかし，60歳過ぎに脳波を記録することができたとき，発作時に認めたと同様の両側同期性棘徐波複合の間欠性出現を認めた．

●問題点

この症例を"発作性昏迷（ictal stupor）"として発表した．考察として，発作性昏迷状態が，欠神発作の通常の持続を超えて長時間続く場合，3Hz前後の棘徐波を中心脳性に認めれば，従来の小発作重積症という名称に代えて，ictal stuporという名称を使うほうがより適切であろうと書いた．てんかんの病歴もなく，中年に至って，発作性昏迷をきたし，これに一致して，3Hz前後の両側性高振幅棘徐波複合の展開をみる症例であった．その後相次いで同様の報告がなされてきた．本症例は，既往に発作歴のない症例として，本邦初例であると思われる（詳細は，後に示した筆者の文献を参照してほしい）．

3. まとめ

てんかんの外来治療にあたって参考になると考えた「心に残る症例」と，筆者のてんかん治療歴において忘れられない「心に残る症例」を例示した．てんかんの一般診療は，ほとんど外来において行われる．十分な対応を行っていれば，けいれん重積状態のような不測の事態に至っても緊急対処が可能なはずである．また，精神症状に対する治療においても包括的配慮が日頃行われていれば，外来診療において十分対応できるはずである．てんかんをもつ人が発作から解放され，社会生活を順調に進められるように，医師は薬物動態に対する理解を怠らず，対応してほしい．

追記となるが，提示した症例はまれな症例ではなく，てんかんに取り組みたいと願う人たちへの助言となればという思いを込めたものである．少々簡略に，また，類型や発作型を異にするものを選んだ．

参考文献

- 細川　清．てんかんと精神医学．星和書店；1993．
- 細川　清．脳波と精神神経症状．中山書店；2012．

てんかんと自動車運転免許

相川　博
大宮西口メンタルクリニック

　まず初めに，拙著で述べたい結論から申し上げます．みなさんの受け持ち患者さんから運転免許の更新や申請に必要な診断書を依頼されたら，できるだけご自分で書いてください．迷わずに診断書を書いていますという先生方は，おそらく以下の説明を読まれなくてもよいと思います．

　2014年6月1日から道路交通法の一部改正により，一定の病気等に係る運転者対策が強化されたことは周知のことと思います．法改正の要点については，日本てんかん学会法的問題検討委員会委員長，川合謙介先生のご厚意によりいただいた表1にあるように，これまで病気について任意申告であったものが義務化され罰則規定が設けられたことや医師の任意通報制度ができたことです．また，道路交通法改正と紛らわしいのですが，正常な運転に支障をきたすおそれがある状態での運転による事故での処罰が重くなったこともあげられます[1-4]．

　このような法改正が行われたいきさつについては，マスコミ，日本てんかん学会，日本てんかん協会などのホームページなどに詳しいので割愛させていただきます．

　私のクリニックの待合室にも日本てんかん協会[5]からいただいたポスターをわかりやすい場所に貼ってありますので，患者さんからよく質問を受けます．そして，必要な場合には免許取得や更新時に診断書を書いて渡す機会が多くなりました．自動車教習所に通う場合には申告義務はないようですが，埼玉県ではどの教習所でも申し込みの際に病気の有無について聞かれるそうですので，まだ免許を取得していない方にも指導ないしは診断書をお渡ししています．みなさんの外来でも患者さんから診断書の依頼が多くなってきていることと思います．

相川　博（あいかわ・ひろし）　略歴

1956年山梨県生まれ．
1983年北海道大学医学部卒．東京大学病院精神科にて研修．1985年より埼玉大学神経精神科．1998年より同助教授．2005年9月より大宮西口メンタルクリニック院長．
論文に，「特定の電子ゲームによりミオクロニー発作が誘発された2症例．てんかん研究 1999」，「常用薬の副作用　抗てんかん薬．綜合臨床 1999」，「特集　向精神薬の現状／抗てんかん薬．医学と薬学 1997」などがある．

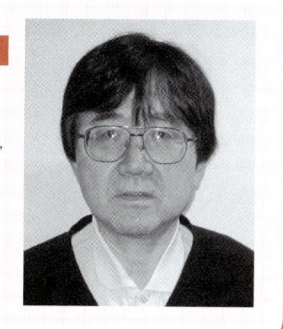

表 1　法改正の要点

改正道路交通法（2014年6月施行）
1. 免許取得/更新時の申告違反に罰則：懲役～1年，罰金～30万円
2. 医師の任意通報制度：「通報できる」（＞守秘義務）
3. 免許取消後の再取得を容易化：試験を免除

自動車運転死傷行為処罰法（2014年5月施行）
1. 「病気の影響」「正常な運転に支障をきたすおそれがある状態」「正常な運転が困難な状態」
2. 負傷事故～懲役12年，死亡事故～懲役15年
3. 危険運転致死傷罪と業務上過失致死傷罪の狭間を埋めるもの

（川合謙介先生よりご提供）

　私は大学病院勤務中（20年以上前）から現在に至るまで，100人以上の方の適性検査を行ってきました．大部分がてんかんの方です．このように書くと，適性検査が好きなのかと言われそうですが答えはノーです．「自分の書いた診断書によって患者さんの生活を左右してしまうのではという責任」「自分が診断した方がてんかん発作によって事故を起こしてしまったらどうなるのかという不安」などがあります．それでは何故長い間適性検査をしてきたかというと大きく2つの理由があるからです．

　第一に，免許センターの担当警察官の熱心さがあります．私は埼玉県の免許センターのことしか存じませんが，埼玉県の現場担当警察官はてんかん患者さんの運転に関して，できるだけ保護したいという方が代々引き継がれてきました．適性検査を依頼される理由としては，他の医師の診断書では免許取り消しになってしまうような場合に再度，適性検査をしてほしいということが多くあります．また，ご本人の申告で無発作期間が2年に満たない場合でも免許更新時の特例（6か月の猶予期間）を見越せば無発作期間が2年になるような場合にも依頼されることがあります．

　第二に適性検査を継続できた理由は，医師の診断書や適性検査医師の診断書のみで，運転の可否が決まるのではないということです．最終的な判断はあくまでも交通安全協会の判断です．医師の診断書は参考資料であり，虚偽を書かない限りにおいて，結果責任は問われないのが原則なのだそうです．この点については明文化されておらず，あくまでも公安委員会からの情報ですが，曖昧なままにしないで道路交通法の医師の任意通報制度[5]のように明文化されることを望んでいます．

　適性検査の多くは，交通事故のきっかけが意識消失でてんかんが疑われる場合や，診断がはっきりしないために専門的な判断をしてほしいという理由です．しかし，最近になって目立つのは，「主治医の先生が診断書を書いてくれない」というケースや，2年間以上の無発作期間が持続しているにもかかわらず運転の可否についての判断が適切ではなく公安委員会から再度適性検査を行ってほしいという依頼です．後者の例として，ある医師から埼玉県交通安全協会あてに提出されたある患者さんの診断書を表2にしました．

　実際に適性検査で診察しても医学的診断や現時点での症状については診断書を書かれた先生の所見に間違いはありませんでした．しかし，「今後発作を起こす可能性がない

表2 診断書

- 医学的診断
  てんかん（複雑部分発作）
  X−3年に最後の発作がみられたが以後は発作は抑制されている．（一部省略）
- 現時点での病状についての意見
  現時点では自動車の安全な運転に必要な能力を欠いているとは言えず．
- 今後の見通しについての意見（再発の有無および改善の見込み）
  X−3年の発作が最後だが，今後発作を起こす可能性がないとはいえない．

とはいえない」と書かれてしまうと，警察庁の基準により運転継続はできないことになってしまいます．確かに，どのくらい無発作期間があったとしても，今後絶対にてんかん発作を起こすことはないと断言はできません．しかし，最近では高齢発症のてんかん患者さんが多いことも報告されており，どの人にも発作を起こすリスクがないとはいえません．

それでは，実際の運用としてどのように記載すべきかが問題になります．この方については，真面目な性格が推測でき，病歴に虚偽はないと思われましたので，「通院・服薬を遵守していれば今後3年程度は発作を起こすことはないと思われる」という判断をしました．

また，主治医から診断書を書くことを拒否されて適性検査を依頼されることもあります．どのような事情があったかについては，主治医と患者さんの信頼関係に支障が出る可能性もあるので詳しく聞くことはしません．したがって，想像でしかないのですが，おそらく主治医の先生にとっててんかん患者さんの交通事故のリスクについての不安や無理解があったのではないかと思います．

てんかん患者さんの交通事故についてわが国ではまだ統計的な資料がないのですが，アメリカでは図1のような結果があります（この図も川合先生からお借りしました）[6]．全運転者の事故率を1とした場合の相対的危険率を示したものです．てんかん患者さんは危険率が2.1となっており，平均よりは高いのですが，むしろ20歳代の男女の事故率が突出していることがわかります．すなわち，病気のいかんにかかわらず，交通事故をゼロにすることは不可能なのです．なお，欧米では無発作期間が1年あれば運転の継続が可能な国がほとんどですが，わが国では法改正以前から無発作期間が2年以上ということが定められています．

幸い私が診断書あるいは適性検査で運転の継続が可能と診断した人で，その後重大な事故を起こされた方はいないそうです．診断書を希望されたり，適性検査をきちんと受けられる方は，ご自分の病気についてもよく理解しており，慎重に運転されているのかもしれません．

それでも適性検査をする立場からすれば自分が主治医でない方の将来の判断をすることは適切ではないと思います．もちろん適性検査のときに，もし運転継続が可能という通知が届いた場合でも，服薬の遵守や寝不足などを避けるよう説明はします．しかし，その後の努力はもっぱら主治医の先生と患者さんの共同作業に委ねることになります．

III. てんかん

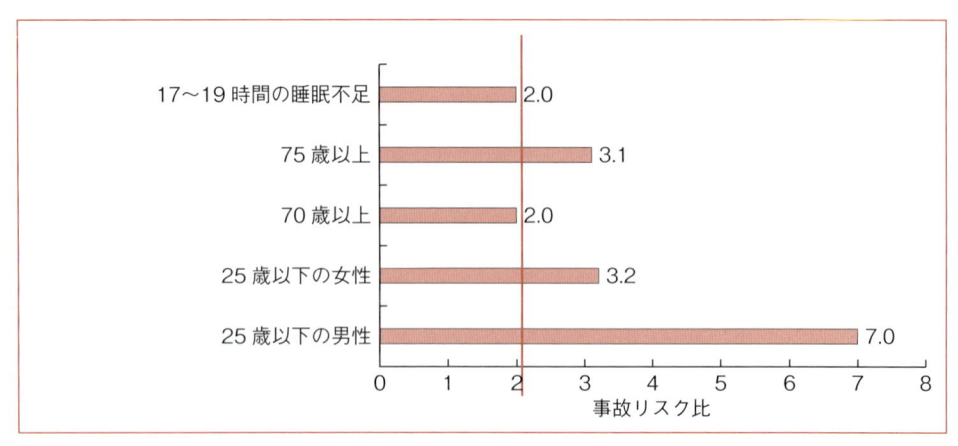

図1 交通事故リスク比

無発作期間が1年でも事故リスクは一部の一般ドライバーのリスクと変わらない．無発作期間が1年の場合，てんかんのある人の事故リスクは2.1である．
(Data from the website of the Belgian Traffic Bureau (BIVV) and the "IMMORTAL" project, a study funded by the EU 2004. In, Epilepsy and Driving in Europe — A report of the Second European Working Group on Epilepsy and Driving／川合謙介先生よりご提供)

　てんかんという話題からは外れますが，道路交通法の改正で統合失調症や躁うつ病などの精神疾患も申告義務が明文化されました．これらの疾患についても主治医の先生から診断書を書いてもらえず適性検査を依頼される機会が増えています．つい最近のことですが，1年前に適性検査を行った躁うつ病患者さんの再検査をしました．患者さんは最初の適性検査の5年以上前に躁状態となり寝不足のまま運転して事故を起こした方です．その後は躁状態はみられなかったので，私は判断に迷った挙げ句「今後1年程度であれば躁状態になる可能性はほとんどない」としました．実際1年後に安定している様子をみて胸をなで下ろしました．有期としたのは，万が一躁転があっても自分が主治医ではないので，もう少し経過をみたかったからです．自分が主治医であったら，再検査の条件はつけなかったと思います．

　おそらくてんかんでも他の精神疾患でも寛解状態となって主治医の手を離れるまでは，実際の法の運用に関しては臨機応変に対応すべきことと思います．たとえ過去5年以内に発作や病状悪化がなかったとしても，勝手に服薬を中断してしまったときなどには守秘義務より優先する任意通報制度[4]のことを伝えたり，実行するということによってこそ医師にとっては判断が難しい今回の道路交通法改正のメリットも生かせるからです．これは主治医でなければできないことです．

　繰り返しになりますが，どうか受け持ち患者さんから運転免許の更新や申請に必要な診断書を依頼された場合，脳波検査などができない場合を除いて主治医が書いていただくようお願いいたします．

文献

1) 全日本交通安全協会　http://www.jtsa.or.jp/new/koutsuhou-kaisei.html
2) 法務省ホームページ　http://www.moj.go.jp/keiji1/keiji12_00081.html
3) 自動車の運転により人を死傷させる行為等の処罰に関する法律施行令（第三条第二項）　http://law.e-gov.go.jp/htmldata/H26/H26SE166.html
4) 日本てんかん学会「てんかんに関する医師の届け出ガイドライン」　http://square.umin.ac.jp/jes/images/jes-image/140910JES_GL.pdf
5) てんかん協会ホームページ　http://www.jea-net.jp/tenkan/menkyo.html
6) http://ec.europa.eu/transport/road_safety/pdf/behavior/epilepsy_and_driving_in_europe_final_report_v2_en.pdf

IV

睡眠障害

IV 睡眠障害

1 精神科クリニックにおける睡眠障害診療の現状と課題

伊東若子[*1,2]，井上雄一[*1,2,3]
*1 睡眠総合ケアクリニック代々木　*2 神経研究所
*3 東京医科大学睡眠学講座・精神医学

1 はじめに

何らかの睡眠の問題を抱える人は5人に1人程度存在することが知られるようになり，睡眠障害がcommon diseaseといわれる時代になった．睡眠障害は精神疾患と密接な関係を有するだけではなく，さまざまな身体疾患の発現・増悪因子になることも明らかにされており，これに伴い睡眠医療への関心も高まっている．1994年に終夜睡眠ポリグラフィ検査（polysomnography：PSG）が保険診療の対象となってから，各地に睡眠障害センターを併設した医療機関が急速に増加した．この流れを受けて，2002年から日本睡眠学会に睡眠障害を診療する専門医と睡眠検査を専門とする技師，また，これらが所属する医療機関の質を一定水準以上に保つ目的で睡眠医療認定制度が発足した．しかし，これらの睡眠医療機関の半数以上は睡眠時無呼吸症候群を診療対象とした施設なので，精神疾患に関連する睡眠障害に対応可能な施設はまだ十分であるとはいいがたい．また，睡眠医療機関は都市部に集中する傾向があり，県内に一

伊東若子（いとう・わかこ）　略歴

1978年岩手県生まれ．
2003年秋田大学医学部卒．旭川医科大学精神科，岩手県立南光病院で勤務し，その後，University of South Carolinaにて睡眠と運動の研究に従事．現在，医療法人社団絹和会睡眠総合ケアクリニック代々木で睡眠医療に携わる．

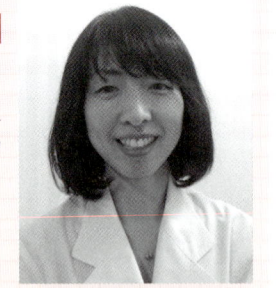

井上雄一（いのうえ・ゆういち）　略歴

鳥取大学大学院博士課程卒．
鳥取大学医学部神経精神医学・順天堂大学医学部精神医学講師，財団法人神経研究所附属睡眠学センター長を経て，東京医科大学睡眠学講座・精神医学講座兼任教授，医療法人社団絹和会睡眠総合ケアクリニック代々木理事長．

編著書として，『眠気の科学－そのメカニズムと対応』（2011），『不眠の科学』（2012）〈以上，朝倉書店〉などがある．

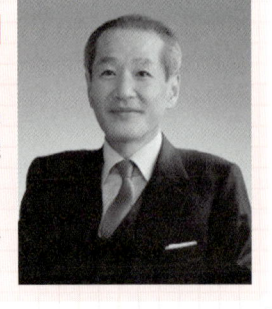

つも睡眠医療機関が存在しない地域があるのも重要な問題であろう．

わが国における睡眠医学の臨床・研究は不眠をテーマとして精神科領域から始まったという歴史があり，精神疾患と不眠症状の間に深い因果関係があることも多くの研究により立証されている．各疾患の前駆症状もしくは初期症状として不眠が出現すること，不眠の存在が精神疾患の病態増悪性に働くことなどから，精神科臨床の場面において，睡眠障害の治療は必須事項と認識されている．しかし，不眠症状の原因は一様ではなく，原発性（一次性）不眠，もしくはうつ病などの精神疾患の一症状として生じるだけでなく，レストレスレッグス症候群（restless legs syndrome：RLS）や概日リズム睡眠-覚醒障害などの他の睡眠障害の表現症状として発現するケースもある．これらを系統的に鑑別して治療を進めるうえでは，睡眠医学と精神医学の両方に習熟する必要がある．本項では，精神科クリニックにおける睡眠障害臨床の現状と課題，また，取り扱う睡眠障害の特性について言及したい．

2 精神科による睡眠障害センター

2014年8月現在，96か所の医療機関が日本睡眠学会により認定されている（図1）．しかし，このなかで精神科が運営している睡眠障害センターは24施設（表1）で，全体の1/4にすぎず，残りの多くが内科系の睡眠時無呼吸症候群を対象とした医療機関である．精神科の睡眠クリニックは，従来的な精神科クリニックに，睡眠障害診療に必要な設備を付加した形の施設が主体となる．そのため，対象となる疾患は，不眠症や概日リズム障害など精神疾患の部分症状，ないし残遺症状となりうる睡眠障害，精神疾患と睡眠障害の鑑別を要するケース，さらには主に神経内科領域であるRLS，内科系が主に診療を行う呼吸関連睡眠障害までと幅広い．睡眠障害の診断と治療を十分にカバーするには，PSG専用の検査機器，技師が必要であり，医師のみではなく，技師の教育も重要である．日本睡眠学会では，定期的にセミナーを開催し，睡眠医療に関する知識と技術の向上を目指している．

3 睡眠-覚醒障害の診断の現状と課題

2013年5月，『精神疾患の診断・統計マニュアル第5版（Diagnostic and Statistical Manual of Mental Disorder Fifth edition：DSM-5）』（American Psychiatric Association, 2013)[1]が出版された．DSM-5では睡眠障害についてより具体的かつ簡便に判断できる診断基準が設けられ，一般の精神科臨床においても，睡眠障害を簡便にスクリーニングできるようになっている．反面，過眠障害と呼吸関連睡眠障害を除き，診断の決め手となるPSGの客観的データ所見が診断基準に盛り込まれていないため，確定診断を行ううえでの重要な情報がかなり不足しているという弱点もある．現在，睡眠障害全般を網羅する診断基準としては，睡眠障害国際分類（International Classification of Sleep Disorder：ICSD）が代表的である．DSM-5は一般の精神医

Ⅳ．睡眠障害

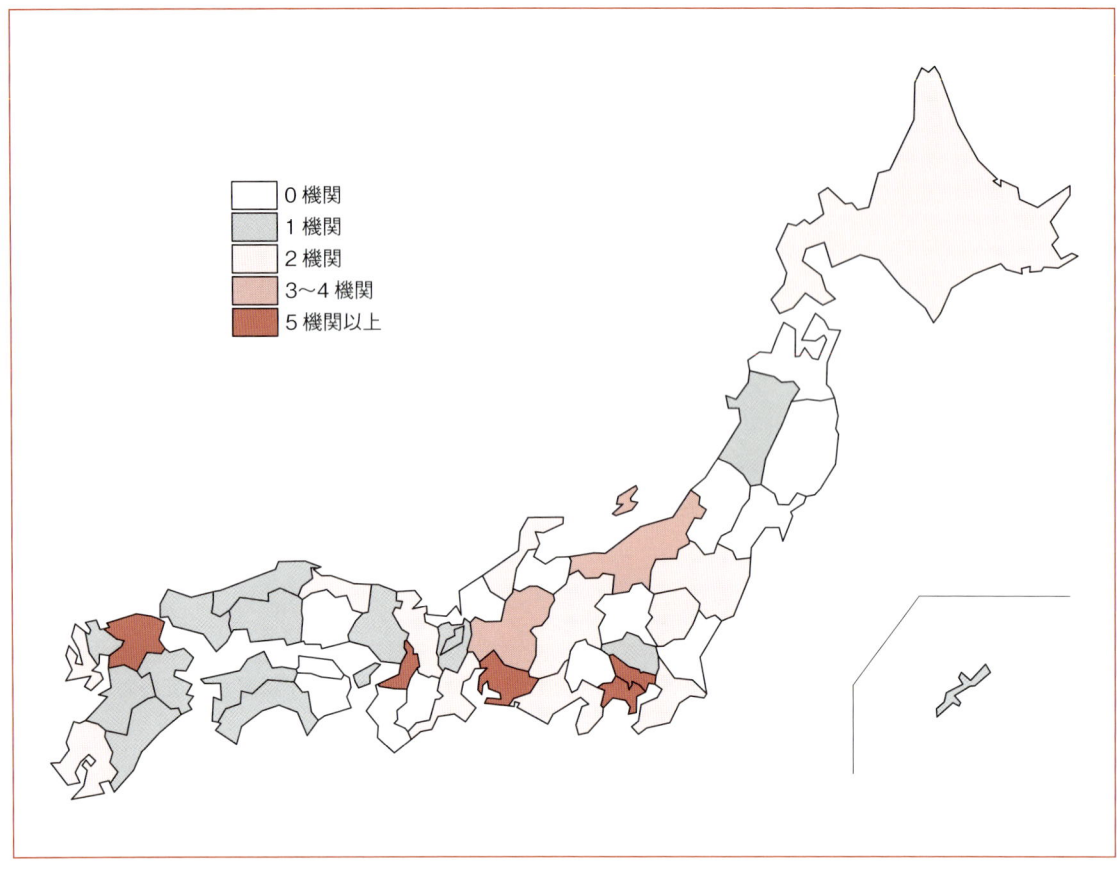

図1 日本睡眠学会により認定されている医療機関

凡例：
- 0機関
- 1機関
- 2機関
- 3〜4機関
- 5機関以上

表1 精神科が運営している睡眠障害センター 24 施設の一覧表

● 旭川医科大学医学部精神医学講座	● 滋賀医科大学精神医学講座
● 医療法人社団ウェルネス望洋台医院	● 大阪回生病院睡眠医療センター
● 秋田大学医学部附属病院精神科	● 医療法人杏和会阪南病院
● 医療法人啓人会平沢記念病院	● 上島医院
● 独立行政法人国立国際医療研究センター国府台病院精神科	● 大阪大学保健センター
● 東京慈恵会医科大学精神神経科	● 独立行政法人国立病院機構鳥取医療センター
● 医療法人社団絹和会睡眠総合ケアクリニック代々木	● 島根大学医学部附属病院
● 国立精神・神経医療研究センター病院	● 土屋医院
● 三重大学医学部附属病院精神神経科	● 高知鏡川病院睡眠医療センター
● 藤田保健衛生大学病院睡眠呼吸障害検査科	● 久留米大学医学部神経精神医学講座
● 岡田クリニック	● 医療法人眠りとこころの専門クリニック 有吉祐睡眠クリニック
● 名古屋大学医学部附属病院精神科・親と子どもの心療科	● 医療法人仁祐会小鳥居諫早病院

療に従事する人々を対象とした診断分類だが，ICSDは睡眠医療専門家向けの診断分類である．ICSDには，客観的検査であるPSGや睡眠潜時反復検査（multiple sleep latency test：MSLT）の基準が記載されている．しかし，取り上げられている疾患数が膨大なことに加え，PSG所見に重点が置かれているため，睡眠障害専門医療機関以外でこの診断基準を汎用することはかなり難がある．さらに，2014年3月に発刊されたICSD第3版では，診断基準がより客観的なデータを重視した形になってお

り，部分的に使いづらい点も存在するようである．

　各疾患の詳細は別項を参照していただきたいが，臨床場面では，確定診断，重症度と病態把握もしくは治療法選択のために PSG が用いられている．睡眠医療を専門としない一般精神科医療機関では，DSM-5 などを用いて睡眠障害をスクリーニングし，診断が困難で PSG 実施を要する場合に睡眠障害専門医療機関へ紹介するという流れが理想的であろう．

4 睡眠障害概説

　以下，精神科により運営される睡眠障害センターの診療対象になる各睡眠障害について概説するとともに，一般の精神科クリニックでの睡眠障害診断，治療上の注意点，睡眠障害専門医療機関へ紹介すべきタイミングについて言及した．

● 不眠障害

　精神科クリニックで受診頻度が最も高い睡眠障害は，いうまでもなく不眠障害である．今回の DSM-5 では不眠症状の具体的な内容に変更が加えられ，DSM-IV-TR では診断基準に入れられていた「非回復性の睡眠」つまり熟眠障害が排除され，入眠障害，睡眠維持の障害，早朝覚醒のみになった．そのため，熟眠障害を訴えた場合，呼吸関連睡眠障害や周期性四肢運動障害 (periodic limb movement disorder：PLMD) などの短時間の覚醒を引き起こす睡眠障害の可能性も考慮する必要があるだろう．病像，経過が典型的な不眠障害の場合には，睡眠衛生指導と薬物療法の併用が中心となる．睡眠衛生指導では，不眠を引き起こしている睡眠習慣を適切なものに改善させることが主体となっており，その具体例は，「睡眠障害対処 12 の指針」[2]（本書「IV．睡眠障害／ 2.不眠症の診断と治療」の表 1〈p.206〉を参照されたい）にまとめられている．これらの治療に対して抵抗性の場合には，PSG を実施できる機関に紹介し，睡眠を妨害する事象がないかどうか検索することが得策である．

　治療抵抗性不眠症の場合や睡眠薬の減薬・中止に難渋する場合には，認知行動療法 (cognitive behavioral therapy for insomnia：CBT-I)[3] が推奨される．CBT-I は，不眠を慢性化させている認知・行動・感情の問題を明らかにし，これらを変容させることで安定した睡眠の回復をもたらす．欧米では睡眠薬と同水準の効果を有することが実証されており[4]，標準的な治療法として広く普及している．睡眠薬の多剤併用が以前から問題視されていたことを受けて，2014 年 10 月より 3 種類以上の睡眠薬処方に診療報酬の制限が加えられた．このような経緯からみて，治療抵抗性不眠症ないし睡眠薬依存傾向が生じているケースでは，CBT-I の必要性が高まっていくものと考えられる．しかし，日本では CBT-I は医療保険適応を取得しておらず実施可能な施設も限定的なため，まだまだ広く普及するには時間がかかると思われる．なお日本睡眠学会では定期学術集会に際して，CBT-I の集中トレーニングのためのセミナーを開催している（詳細については，日本睡眠学会 HP www.jssr.jp 参照）．

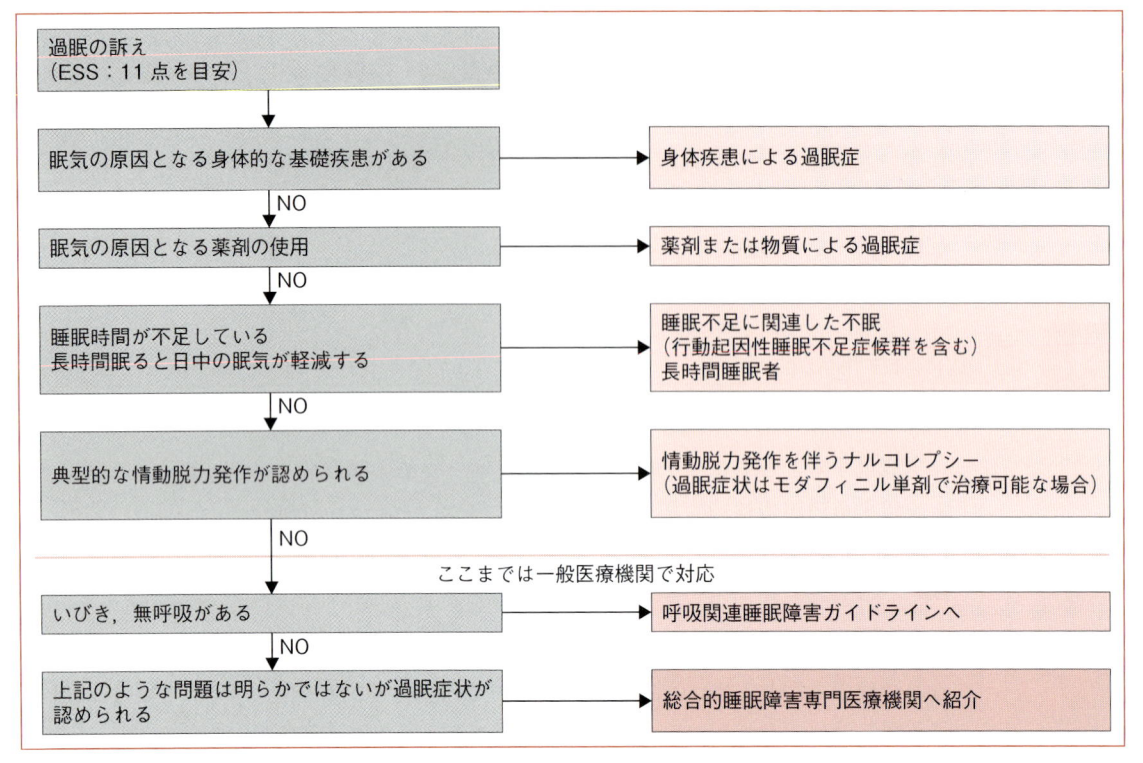

```
┌─────────────────────────────────┐      
│ 過眠の訴え                      │      
│ (ESS：11点を目安)               │      
└────────────┬────────────────────┘      
             ↓                           
┌─────────────────────────────────┐  → ┌──────────────────────┐
│ 眠気の原因となる身体的な基礎疾患がある │    │ 身体疾患による過眠症 │
└────────────┬────────────────────┘    └──────────────────────┘
             │NO                        
             ↓                           
┌─────────────────────────────────┐  → ┌──────────────────────┐
│ 眠気の原因となる薬剤の使用       │    │ 薬剤または物質による過眠症 │
└────────────┬────────────────────┘    └──────────────────────┘
             │NO                        
             ↓                           
┌─────────────────────────────────┐  → ┌────────────────────────────────┐
│ 睡眠時間が不足している           │    │ 睡眠不足に関連した不眠         │
│ 長時間眠ると日中の眠気が軽減する │    │ (行動起因性睡眠不足症候群を含む) │
│                                  │    │ 長時間睡眠者                   │
└────────────┬────────────────────┘    └────────────────────────────────┘
             │NO                        
             ↓                           
┌─────────────────────────────────┐  → ┌────────────────────────────────────┐
│ 典型的な情動脱力発作が認められる │    │ 情動脱力発作を伴うナルコレプシー   │
│                                  │    │ (過眠症状はモダフィニル単剤で治療可能な場合) │
└────────────┬────────────────────┘    └────────────────────────────────────┘
             │NO                        
─ ─ ─ ─ ─ ─ ─│─ ─ ─ここまでは一般医療機関で対応 ─ ─ ─ ─ ─ ─
             ↓                           
┌─────────────────────────────────┐  → ┌──────────────────────────┐
│ いびき，無呼吸がある             │    │ 呼吸関連睡眠障害ガイドラインへ │
└────────────┬────────────────────┘    └──────────────────────────┘
             │NO                        
             ↓                           
┌─────────────────────────────────┐  → ┌──────────────────────────┐
│ 上記のような問題は明らかではないが過眠症状が │ │ 総合的睡眠障害専門医療機関へ紹介 │
│ 認められる                       │    └──────────────────────────┘
└─────────────────────────────────┘    
```

図2 過眠障害の診断　一般医療機関
ESS：Epworth Sleepiness Scale.

(吉田　祥ほか．睡眠医療2008[9]より)

過眠障害

　不眠ほど多くはないものの，慢性的な過眠に悩んでいる者の割合は10％程度に達する[5]．ナルコレプシー，特発性過眠症の診断にあたっては，眠気を惹起する夜間睡眠妨害性の事象を把握するためのPSGと，眠気の定量評価のためのMSLTが必要になるため，これらを行える睡眠障害センターへの紹介が必要である．

　さらに，精神科クリニックでの診療において重要になるのが，過眠症状を訴える気分障害である．単極性うつ病の場合，過眠症状が30％にみられると報告されており[6]，双極性障害のうつ病相では，その頻度はさらに高くなる[7]．しかし，気分障害患者の訴える眠気は，過眠障害の訴える眠気とは違い，自覚的には眠気が存在するものの，客観的には易入眠傾向の少ない覚醒不全に近い状態である可能性も示唆されている[8]．過眠を有する症例については，治療薬による過鎮静の可能性を考慮すべきであることはいうまでもないが，症例が十分な睡眠時間を確保できているのか，不規則な睡眠パターンを取っていないか，睡眠衛生の問題がないかなどを確認しながら確定診断を進めるべきである（図2）[9]．睡眠不足により眠気が引き起こされているにもかかわらず，これを自覚・認識していない睡眠不足症候群では，過眠障害のMSLT診断基準を満たすことがあり（平均睡眠潜時8分未満），過眠障害の過剰診断とこれに伴う不適切な中枢神経刺激薬の投与に至ることがあるため，注意したい．情動脱力発作

を伴うナルコレプシーの典型例の場合，一般医での対応も可能ではあるが，発作の性状をよく見極める必要があるため，ナルコレプシーや特発性過眠症の中枢性過眠症が疑われる場合には，睡眠障害専門医療機関への受診を勧めたい．

概日リズム睡眠-覚醒障害群

若年層では，睡眠相後退型を中心に頻度が高い．注意すべきなのは，本障害では入眠困難を主訴とすることが多く，単純な不眠と誤診されやすい点である．睡眠薬で入眠させようとしても効果は一時的で根本的な治療とはなりえないので，メラトニン受容体アゴニストと高照度光療法を単独使用ないし併用し，生物時計位相を調整すべきである[10,11]．概日リズム睡眠-覚醒障害群は気分障害やパーソナリティ障害などの精神疾患に続発するケースが非常に多いのみならず，本障害自体が二次的に高頻度にうつ症状，疲労感をきたし，遅刻，欠勤，作業効率低下を含めて多大な社会機能障害をきたす[12]．このことから，概日リズム睡眠-覚醒障害群の診療にあたって，睡眠問題と精神症状両方のマネジメントが求められる．概日リズム睡眠-覚醒障害群で社会的同調が得られにくいケースでは，治療にしばしば難渋する．その場合，外来治療では治療の限界があり，入院により生活リズムを強化することが必要となる．

レストレスレッグス症候群（RLS）

安静時または夕方から夜にかけて脚の不快感が生じ，これに伴い下肢を動かしたくなる衝動感に駆られるRLSがある．DSM-5には，RLSが単独の診断カテゴリーとして記載されており，他の睡眠関連運動障害は含まれていないが，RLSの近縁疾患として，足関節を中心とした睡眠中の周期的な不随意運動を生じ，これにより睡眠が妨害されるPLMDがある．これらは厳密には神経疾患といえるが，わが国では睡眠医療を手がける神経内科医が少ないこと，RLSの不眠が重症化しやすく抑うつ症状を呈しやすいことから[13]，精神科の診療対象になることが多い．RLSやPLMDは，抗うつ薬や抗精神病薬服用によって悪化するので，その用量の調整も精神科医と睡眠診療に携わる医療機関の役割となる．

睡眠時随伴症群

高齢者の睡眠時随伴症は，レム睡眠行動障害（REM sleep behavior disorder：RBD）が大半を占める．RBDは，レム睡眠期に不快な，時には暴力的な夢を体験し，夢の中での事象が実際の行動となって現れ，大きな寝言や暴力的な運動を示す疾患である．せん妄やてんかんとの鑑別が必要となるケースもある．レム睡眠中の骨格筋抑制（atonia）の機構に障害が生じることが病態の基盤となる．したがって，PSG上でatoniaを伴わないレム睡眠（stage REM without atonia：RWA）を確認することが診断上必要である．RBDでは，パーキンソン病やレビー小体型認知症へ発展する可能性があるため，フォローが重要である[14]．

若年者の睡眠時随伴症では，多くがノンレム睡眠からの覚醒移行時期に生じる覚醒

障害（無目的に歩き回る睡眠時遊行症，恐怖や叫び声を特徴とする睡眠時驚愕症などを含む）である．これらは，成長とともに消失することが多いが，睡眠関連てんかんの一部には睡眠時随伴症と類似の症状を呈し鑑別が必要となるものがあるため，PSGにより鑑別することを勧めたい．

呼吸関連睡眠障害

閉塞性睡眠時無呼吸症候群（obstructive sleep apnea syndrome：OSAS）の診断にはPSGが必須である．そのため，一般の精神科クリニックにおいて，問診上OSASが疑われた場合には，睡眠障害専門医療機関に紹介し，診断することになる．精神科の睡眠障害センターの絶対的な適応となるのは，うつ病や他の精神疾患を合併したOSAS症例や，他の睡眠障害の合併例，OSASに伴う眠気が鼻腔持続陽圧呼吸療法などのOSAS治療により十分に軽減されないために中枢神経刺激薬投与を要するケースなどである．OSASは有病率の高いcommon diseaseであるうえに，うつ病のなかの18％程度がOSASを合併していること，また，OSASの約20％が抑うつ症状や不安障害を呈することを考えると[15]，一般の精神科クリニックにおいてもOSASの存在には常に留意すべきであろう．OSASが疑われるケースで，肥満が原因と考えられる場合には，減量を促す指導とともに，食欲，体重増加につながりやすい薬剤の用量を調整することが必要である．さらにベンゾジアゼピン系の抗不安薬ないし睡眠薬は，上気道筋活動を抑制し，その虚脱性を亢進させてOSAS病態を悪化させる可能性があるため減量を試みる必要がある点にも注意したい．

5 おわりに

現在の睡眠医療体制がOSAS診療に傾斜しがちであることは否めないが，不眠や過眠の訴えの多くは，精神科の睡眠医療専門医でないと鑑別に窮することが多いため，精神科の睡眠医療専門医のニーズはますます高い．先に述べたように，睡眠障害センターの数はまだまだ不足しているため，各地の睡眠障害センターは多くが飽和状態となっている．今後は，一般の精神科クリニックで睡眠障害のスクリーニングを行い，紹介の上で睡眠障害専門医療機関において確定診断した後に治療を開始し，症状が安定したら紹介元の精神科クリニックでフォローするという連携システムを確立することが必要である．今後，より良質な連携関係が構築され，睡眠医療がさらに発展することを期待したい．

文献

1) American Psychiatric Association. Diagnostic and Statistical Manual of Mental Disorders Fifth edition. APA；2013.
2) 厚生労働省．精神・神経疾患研究委託費　睡眠障害の診断・治療ガイドライン作成とその実証的研究班，平成13年度研究報告書．

3) Sato M, Yamadera W, Itoh H, et al. The clinical efficacy of cognitive behavior therapy for psychophysiological insomnia outpatients. Sleep 2005 ; 28 (Suppl) : A346.
4) Sivertsen B, Omvik S, Pallesen S, et al. Cognitive behavioral therapy ve zopiclone for treatment of chronic primary insomnia in older adults : A randomized controlled trial. JAMA 2006 ; 295 : 2851-2858.
5) Doi Y, Minowa M. Gender differences in excessive daytime sleepiness among Japanese workers. Soc Sci Med 2003 ; 56 (4) : 883-894.
6) Kaplan KA, Harvey AG. Hypersomnia across mood disorders : A review and synthesis. Sleep Med Rev 2009 ; 13 (4) : 275-285.
7) Akiskal HS, Benazzi F. Atypical depression : A variant of bipolar II or a bridge between unipolar and bipolar II? J Affect Disord 2005 ; 84 (2-3) : 209-217.
8) Vgontzas AN, Bixler EO, Kales A, et al. Differences in nocturnal and daytime sleep between primary and psychiatric hypersomnia : Diagnostic and treatment implications. Psychosom Med 2000 ; 62 (2) : 220-226.
9) 吉田　祥, 本多　真, 井上雄一ほか. 過眠症の診断・治療・連携ガイドライン. 睡眠医療 2008 ; 2 : 311-323.
10) Richardson GS, Zee PC, Wang-Weigand S, et al. Circadian phase-shifting effects of repeated ramelteon administration in healthy adults. J Clin Sleep Med 2008 ; 4 (5) : 456-461.
11) Chesson AL Jr, Littner M, Davila D, et al. Practice parameters for the use of light therapy in the treatment of sleep disorders. Standards of Practice Committee, American Academy of Sleep Medicine. Sleep 1999 ; 22 (5) : 641-660.
12) Abe T, Inoue Y, Komada Y, et al. Relation between morningness-eveningness score and depressive symptoms among patients with delayed sleep phase syndrome. Sleep Med 2011 ; 12 : 680-684.
13) Nomura T, Inoue Y, Kusumi M, et al. Prevalence of restless legs syndrome in a rural community in Japan. Mov Disord 2008 ; 23 : 2363-2369.
14) Sasai T, Matsuura M, Inoue Y. Factors associated with the effect of pramipexole on symptoms of idiopathic REM sleep behavior disorder. Parkinsonism Relat Disord 2013 ; 19 (2) : 153-157.
15) Ohayon MM. The effects of breathing-related sleep disorders on mood disturbances in the general population. J Clin Psychiatry 2003 ; 64 : 1195-1200.

IV 睡眠障害

2 不眠症の診断と治療

有吉 祐
有吉祐睡眠クリニック

1 不眠症の定義

　不眠を訴える人は多く，成人の3人に1人が何らかの不眠を抱えているといわれる[1]．ただし睡眠障害国際分類第2版（ICSD-2）[2]に示されている不眠症の定義は，毎晩の実際の睡眠時間の長短にかかわらず，患者自身が睡眠に対する不足感を訴え，これに関連する日中の機能障害がある状態をいう．このような定義を満たす不眠症の有病率はおそらく6%程度とされる[3]．

　DSM-5において不眠症は「不眠障害」として睡眠-覚醒障害群の最初に記されており，少なくとも1週間に3夜，3か月持続するとしている[4]．この「不眠障害」は，DSM-IVの「原発性不眠症」に相当し，ICSD-2においては精神生理性不眠症と逆説性不眠症を含んでいると考えられる．

　ICSD-2では不眠症を，①適応障害性不眠症（急性不眠），②精神生理性不眠症，③逆説性不眠症，④特発性不眠症，⑤精神疾患による不眠症，⑥不適切な睡眠衛生，⑦小児期の行動性不眠症，⑧薬物もしくは物質による不眠症，⑨身体疾患による不眠症，⑩物質あるいは既知の生理的病態によらない特定不能の不眠症（非器質性不眠症），⑪特定不能な生理的（器質的）不眠症に分ける[2]が，ここでは「いわゆる不眠症」と考えられる精神生理性不眠症を中心に述べる．

有吉　祐（ありよし・ゆう）　　　　略歴

1960年福岡県北九州生まれ．
佐賀医科大学卒後，久留米大学精神科に入局．故中澤洋一教授のもとで睡眠を学ぶ．小嶺江藤病院副院長を経て，2013年9月有吉祐睡眠クリニック開設．
医学博士．精神保健指定医．日本睡眠学会認定医．
「主治医が見つかる診療所」などのTVにも多数出演．

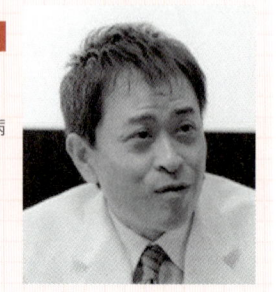

2 不眠症の診断

問診

不眠症治療の基本は睡眠衛生指導であり，初診時の問診がきわめて重要となる．不眠の訴えだけでなく，日中の機能障害の有無，不眠がいつから生じ，どのくらいの頻度なのか，原因や誘因があるのか，夜間の尿回数や再入眠困難なのかどうかを確認する．うつ病などの精神障害，疼痛などを伴う身体疾患，薬物などの影響がないかを調べる．カフェイン摂取，喫煙，飲酒量も重要である．当然だが既往歴や家族歴などの確認も怠ってはならない．

患者の生活パターンを詳しく聴取することが治療の決め手となる．何時に目が覚め，何時に床から出て，食事は何時にとるのか，仕事時間，休憩時間の内容，昼間に昼寝をしたり，横になったりすることはないのか，運動時間の有無，帰宅時間，夕食後の行動，風呂に入る時間などを細かく聴取する．特に睡眠前の行動（就床前の刺激性行為やテレビを観るなどの有無）の確認が重要である．

鑑別診断

不眠は不眠症以外の大部分の睡眠障害に認められるため，他の睡眠障害に該当しないかの鑑別が必要である．この際，不眠が入眠困難，中途覚醒，早朝覚醒のいずれが強いのかを意識しながら鑑別診断を行っていくとわかりやすい（図1）[5]．

睡眠時無呼吸症候群やレストレスレッグス症候群などの他の睡眠障害については他項で詳しく述べられているため，ここでは精神疾患に伴う不眠についてのみ記す．

慢性不眠において精神疾患による不眠症は原発性不眠症より多い[6]．とりわけ，うつ病は90％以上に初期症状として不眠が発生するだけでなく，不眠がうつ病のリスク因子として発症や再発に関与することや残遺症状として最も頻度が高いことなどが知られている[7]．うつ病は，抑うつ気分，興味の喪失以外に，無気力や罪業感，さらには不眠を含めた食欲低下，体重減少，疲労感，動悸，頭重感などさまざまな身体症状を示すのが特徴である．

うつ病のみならず，統合失調症，不安障害，パーソナリティ障害や発達障害に至るまで，すべての精神障害で不眠は高率に出現する．なおDSM-5では不眠は精神疾患や身体疾患によって引き起こされる症状ではなく，併発する独立した障害としている[4]．

3 不眠の評価

主観的評価尺度

過去1か月の睡眠と日中の機能を評価するピッツバーグ睡眠質問票（Pittsburgh Sleep Quality Index：PSQI），2週間の睡眠と日中の機能を評価する不眠重症度質問

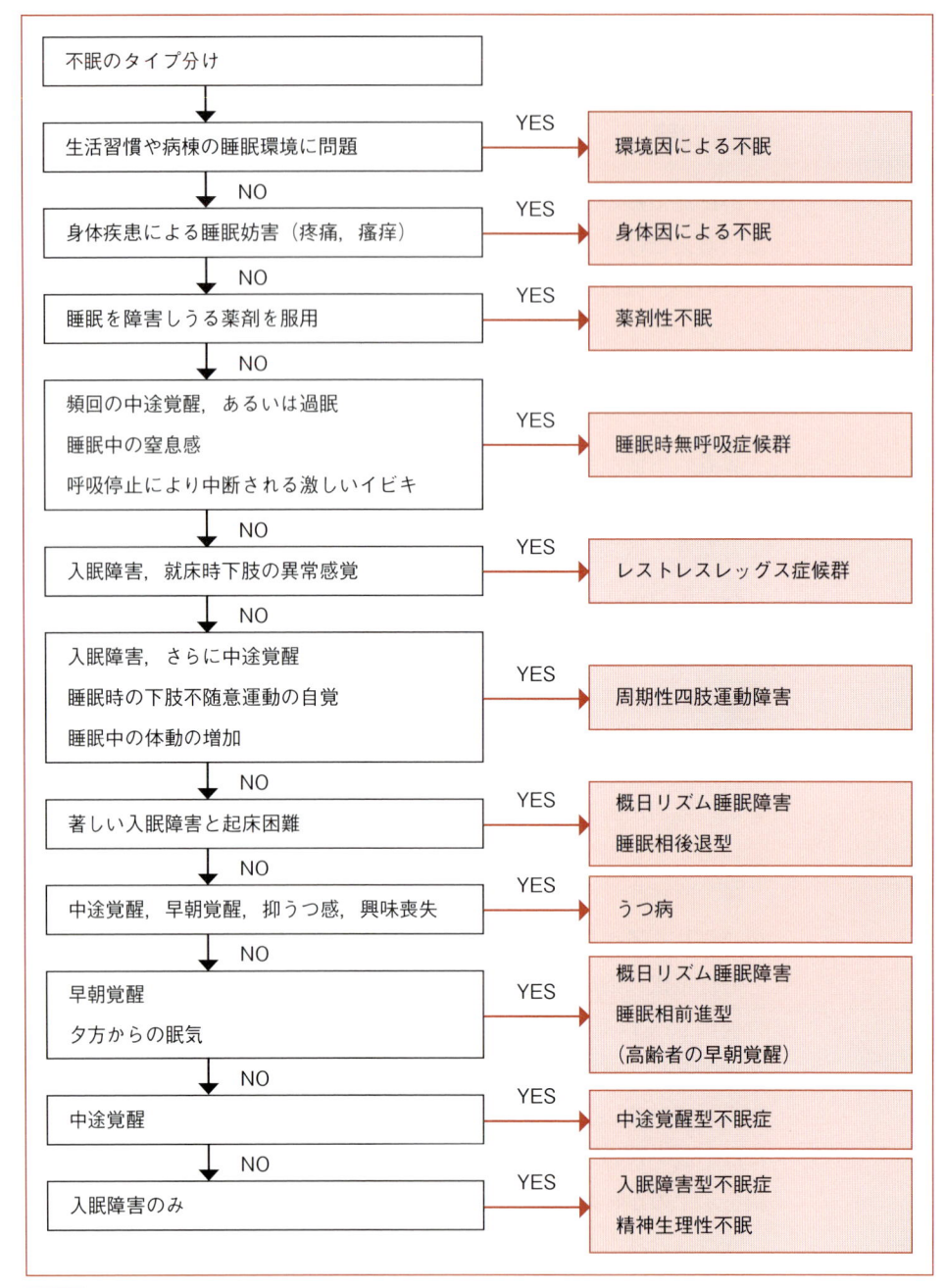

```
不眠のタイプ分け
  ↓
生活習慣や病棟の睡眠環境に問題 ──YES→ 環境因による不眠
  ↓ NO
身体疾患による睡眠妨害（疼痛，瘙痒） ──YES→ 身体因による不眠
  ↓ NO
睡眠を障害しうる薬剤を服用 ──YES→ 薬剤性不眠
  ↓ NO
頻回の中途覚醒，あるいは過眠
睡眠中の窒息感
呼吸停止により中断される激しいイビキ ──YES→ 睡眠時無呼吸症候群
  ↓ NO
入眠障害，就床時下肢の異常感覚 ──YES→ レストレスレッグス症候群
  ↓ NO
入眠障害，さらに中途覚醒
睡眠時の下肢不随意運動の自覚
睡眠中の体動の増加 ──YES→ 周期性四肢運動障害
  ↓ NO
著しい入眠障害と起床困難 ──YES→ 概日リズム睡眠障害 睡眠相後退型
  ↓ NO
中途覚醒，早朝覚醒，抑うつ感，興味喪失 ──YES→ うつ病
  ↓ NO
早朝覚醒
夕方からの眠気 ──YES→ 概日リズム睡眠障害 睡眠相前進型（高齢者の早朝覚醒）
  ↓ NO
中途覚醒 ──YES→ 中途覚醒型不眠症
  ↓ NO
入眠障害のみ ──YES→ 入眠障害型不眠症 精神生理性不眠
```

図1 不眠の診断フローチャート

「眠れない」という訴えを具体的に把握し鑑別診断をしていく．睡眠環境や現在服薬中の薬物をチェックし，各種の身体疾患や精神疾患に併発した不眠ではないかを十分検討する．また，さまざまな睡眠障害が原因となっていないか質問をしながらポイントを確認していく．

（内山 真〈編〉．睡眠障害の対応と治療ガイドライン．2012[5] より）

票（Insomnia Severity Index：ISI），直前24時間の睡眠を評価するセントマリー病院睡眠質問票（St. Mary's Hospital Sleep Questionnaire：SMH）などがある．

睡眠日誌

就床時刻，起床時刻，覚醒回数などを連日記録するとともに，睡眠-覚醒パターンを図示させる．後述する睡眠制限法を行うために，総臥床時間や睡眠効率などを記す場合もある．

アクチグラフ

手首などに装着した加速度センサーによって活動量を記録し，明るさを感知するなどして睡眠-覚醒状態を推測する．主に概日リズム睡眠障害に用いられる．

終夜睡眠ポリグラフ検査（PSG 検査）

睡眠状態を客観的に評価する唯一の方法だが，睡眠呼吸障害，中枢性過眠症，睡眠時随伴症，睡眠時運動障害の診断に主に用いられ，不眠症に用いることは少ない．第一夜効果（睡眠環境が変わることで，不眠になったりよく眠れたりする）のために睡眠状態の評価が難しいためだが，精神生理性不眠症の過小評価や逆説性不眠症の睡眠状態の誤認を証明するため，アクチグラフとともに用いられることがある．

4 不眠症の治療

非薬物療法

◆睡眠衛生指導

不適切な睡眠衛生として，①昼寝を何度もする，就床起床時刻がかなり変動する，過度に長い間ベッドの中にいる，②就寝前に，アルコールやタバコ，カフェインを含む嗜好品を習慣的に摂取する，③就床間際に精神的に刺激性のある行為，運動，もしくは感情を乱す行為にふける，④ベッドで睡眠以外の行為を行うことが多い（テレビを観る，読書をする，勉強する，軽食をとる，考えごとをする，計画を立てる），⑤快適な睡眠環境が維持できないなどがあげられる[2]．先に述べた詳しい問診によって各自の行動パターンを知り，誤った行動を正すだけでなく，睡眠に関する誤った知識や認識を正すことが治療の第一歩となる．厚生労働省が示した睡眠障害対処の12の指針（表1）[5]なども参考にするとよい．

◆認知行動療法（不眠 CBT）

睡眠薬を使わない不眠症の治療法として，また睡眠薬減量や離脱を目的とした治療法として，医師や心理士が50分のセッションを4〜8回実施することが多い．5割が改善，7〜8割には症状軽減などの効果があるとされる[8]．ここで用いられる手法は不眠の日常臨床でもしばしば取り入れられている．

• 刺激制御療法

睡眠を妨げる条件反射を消去する目的で行う．寝床を睡眠と性交渉以外の目的に使

表 1　睡眠障害対処の 12 の指針

1. 睡眠時間は人それぞれ，日中の眠気で困らなければ十分 ・睡眠の長い人，短い人，季節でも変化，8 時間にこだわらない ・歳をとると必要な睡眠時間は短くなる	2. 刺激物を避け，眠る前には自分なりのリラックス法 ・就寝前 4 時間のカフェイン摂取，就寝前 1 時間の喫煙は避ける ・軽い読書，音楽，ぬるめの入浴，香り，筋弛緩トレーニング	3. 眠たくなってから床に就く，就床時刻にこだわりすぎない ・眠ろうとする意気込みが頭をさえさせ寝つきを悪くする
4. 同じ時刻に毎日起床 ・早寝早起きではなく，早起きが早寝に通じる ・日曜に遅くまで床で過ごすと，月曜日の朝がつらくなる	5. 光の利用でよい睡眠 ・目が覚めたら日光を取り入れ，体内時計をスイッチオン ・夜は明るすぎない照明を	6. 規則正しい 3 度の食事，規則的な運動習慣 ・朝食は心と体の目覚めに重要，夜食はごく軽く ・運動習慣は熟睡を促進
7. 昼寝をするなら，15 時前の 20〜30 分 ・長い昼寝はかえってぼんやりのもと ・夕方以降の昼寝は夜の睡眠に悪影響	8. 眠りが浅いときは，むしろ積極的に遅寝・早起きに ・寝床で長く過ごしすぎると熟眠感が減る	9. 睡眠中の激しいイビキ・呼吸停止や足のびくつき・むずむず感は要注意 ・背景に睡眠の病気，専門治療が必要
10. 十分眠っても日中の眠気が強いときは専門医に ・長時間眠っても日中の眠気で仕事・学業に支障がある場合は専門医に相談 ・車の運転に注意	11. 睡眠薬代わりの寝酒は不眠のもと ・睡眠薬代わりの寝酒は，深い睡眠を減らし，夜中に目覚める原因となる	12. 睡眠薬は医師の指示で正しく使えば安全 ・一定時刻に服用し就床 ・アルコールとの併用をしない

本指針は厚生労働省の精神・神経疾患研究委託費によって，睡眠障害の診断・治療ガイドライン作成とその実証的研究班が 2011 年度に報告したものである．科学的根拠に基づく正しい睡眠知識の普及を目指したもので，睡眠衛生教育を目的に睡眠外来の現場や講演会などでも広く活用されている．

（内山　真〈編〉．睡眠障害の対応と治療ガイドライン．2012[5] より）

わない．眠くなったときのみ寝床につき，20 分以上眠れないときは一度床から離れ，眠気を感じてから再び床に戻るようにする．こうすることによって，寝床という条件刺激が睡眠という条件反応にもう一度結びつくように導く．

・睡眠制限療法

不眠症患者は長時間床の中で過ごしていることが多く，これが熟眠障害や中途覚醒の原因となる．夜の臥床時間を制限し，実際の睡眠時間とのギャップを少なくするとともに，軽度の断眠効果を利用する．

患者に 2 週間の睡眠日誌を記録させ，それをもとに臥床時間を実睡眠時間 + 30 分に設定（制限）する．5 時間を切る場合は 5 時間に設定する．睡眠効率 90% 以上を目標とするが，85% 以上を合格とし 5 日間達成できたら臥床時間を 15 分増やす．80% 以下であれば 15 分減らすなどのコントロールを行う．

・筋弛緩法

就寝前でも交感神経の緊張が亢進し，筋緊張も高い状態にあるため入眠困難となることが多い．そこで緊張している筋肉を弛緩させ，さらに全身の持続性の筋緊張を減弱させることによって，スムーズな入眠へと移行できることを学ばせる．

・認知療法

不眠には入眠時の認知活動が影響していることが指摘されている[9]．行動的手法だけで改善が認められなければ，その認知のあり方を確かめて歪みを修正する．初めに不安などの感情がどのように睡眠に結びついているのか，頭に自動的に浮かぶ考え（自動思考）などについて客観的に話し合うことで，自分の考えに距離を取れるようにし，より現実的で効果的な思考へと導く．

表2 国内で使用可能な主な睡眠薬

分類		一般名	製品名		半減期（hr）	用量（mg）
ベンゾジアゼピン受容体作動薬	非ベンゾジアゼピン系	ゾルピデム	マイスリー®	超短時間作用型	2	5〜10
		ゾピクロン	アモバン®		4	7.5〜10
		エスゾピクロン	ルネスタ®		5〜6	1〜3
	ベンゾジアゼピン系	トリアゾラム	ハルシオン®	短時間作用型	2〜4	0.125〜0.5
		エチゾラム	デパス®		6	1〜3
		ブロチゾラム	レンドルミン®		7	0.25〜0.5
		リルマザホン	リスミー®		10	1〜2
		ロルメタゼパム	エバミール®／ロラメット®		10	1〜2
		ニメタゼパム	エリミン®	中間作用型	21	3〜5
		エスタゾラム	ユーロジン®		24	1〜4
		フルニトラゼパム	ロヒプノール®／サイレース®		24	0.5〜2
		ニトラゼパム	ベンザリン®／ネルボン®		28	5〜10
		クアゼパム	ドラール®	長時間作用型	36	15〜30
		フルラゼパム	ダルメート®／ベノジール®		65	10〜30
		ハロキサゾラム	ソメリン®		85	5〜10
メラトニン受容体作動薬		ラメルテオン	ロゼレム®		1	8
オレキシン受容体拮抗薬		スボレキサント	ベルソムラ®		10	成人：20 高齢者：15

睡眠薬が効き始めるまでの時間は各薬剤で大きな差はない．効果の持続時間が異なるので半減期を参考に使い分ける．ただしメラトニン受容体作動薬やオレキシン受容体拮抗薬は，従来のベンゾジアゼピン受容体作動薬とは半減期と作用時間との関係性が異なる点に注意．また，ベンゾジアゼピン受容体作動薬においては超短時間作用型のほうが筋弛緩作用が少ないことも薬剤選択のうえでは参考になる．

（三島和夫〈編〉．睡眠薬の適正使用・休薬ガイドライン．2014[10]）より一部筆者加筆）

◆その他の非薬物療法

多くの精神科医は精神療法を不眠症患者にも行っており，多くは支持的精神療法や森田療法などを基盤としている．ベッドへのしがみつきをやめさせるなどを患者に受け入れてもらうには医師患者関係の確立が必要であり，患者が「こだわりを捨てる」のを焦らず待たねばならない．

薬物療法

非薬物療法では改善が不十分である場合，主に睡眠薬を用いた薬物療法が行われる．睡眠薬は，その化学構造により，①バルビツール酸系，②非バルビツール酸系，③ベンゾジアゼピン系，④非ベンゾジアゼピン系，⑤メラトニン受容体作動薬，⑥オレキシン受容体拮抗薬に分けられる．このうち，①バルビツール酸系と②非バルビツール酸系は依存性や呼吸抑制が強く今日ほとんど用いられない（表2）[10]．

◆ベンゾジアゼピン受容体作動薬

・種類

③ベンゾジアゼピン系，④非ベンゾジアゼピン系を総称してベンゾジアゼピン受容体作動薬ともいう．服薬してから血中濃度が最高値の半分になるまでの時間（消失半減期）によって超短時間作用型，短時間作用型，中間作用型，長時間作用型に分け，入眠困難が目立つ場合はより短いタイプを，中途覚醒や早朝覚醒などの睡眠の維持が妨げられている場合にはより長いタイプを用いることが基本とされる[10]．ただ，超短

時間作用型でも翌日1日中持ち越しを訴える患者がいるなど作用時間には個人差があるので，消失半減期はあくまでも参考にとどめたほうがよい．

• 副作用

　ベンゾジアゼピン受容体作動薬の主な副作用には，持ち越し効果，筋弛緩作用，記憶障害，奇異反応，反跳性不眠などがある．睡眠薬の効果が翌朝以降も持続する持ち越し効果と筋弛緩作用はともに作用時間の長い睡眠薬で出現しやすく，高齢者の場合骨折などに結びつくので注意が必要である．非ベンゾジアゼピン系であってもふらつきは避けられない．記憶障害は，睡眠薬の作用中に起こる一過性の健忘であるが，アルコールとの併用で出現しやすい．服用後すぐに床に就くことを徹底させる．中途覚醒時にも出現するので，夜間の摂食行動異常につながることも多い．奇異反応は睡眠薬服用により不安・緊張が高まり，興奮や攻撃性が増し錯乱状態になる．

　睡眠薬を連用して眠れてくると，睡眠薬を飲まずに寝てみようという衝動に駆られる．しかしベンゾジアゼピン系睡眠薬では，突然中断すると以前よりもさらに強い不眠が出現する反跳性不眠が起こりやすい．また休薬したことへの不安から，心因性に軽度の不眠を起こすこともある．これによってさらに不眠への恐怖が高まり長期服用につながりやすいので注意が必要である．

　ω_1選択性の強い非ベンゾジアゼピン系睡眠薬は，レム睡眠抑制作用がほとんどなく徐波睡眠を増加させ，反跳性不眠を生じにくいと考えられている[11]．

◆メラトニン受容体作動薬

　メラトニンは，松果体から主に夜に分泌されるホルモンで，MT_1受容体に結合すると眠りを促進し，MT_2受容体に結合すると睡眠と覚醒のリズムを整える．メラトニン受容体作動薬は，就寝前投薬による入眠潜時の短縮，総睡眠時間の増加のほか，少用量（1～4 mg）を習慣的就床時刻の6～7時間前に投与することで概日リズムの位相前進作用が期待される[12]．

◆オレキシン受容体拮抗薬

　オレキシンは，視床下部で産生される神経ペプチドであり，摂食行動の調節と，睡眠-覚醒の調節に重要な働きをしている[13]．オレキシン受容体拮抗薬は，オレキシンの受容体への結合を阻害し，覚醒中枢を特異的に抑制することで，脳を覚醒状態から睡眠状態へ移行させる．

　これらメラトニン受容体作動薬やオレキシン受容体拮抗薬はGABA神経系に対する直接作用をもたないため，ベンゾジアゼピン受容体作動薬と比較すると，認知機能への影響や依存性などの点でより安心して使える可能性がある．

◆薬物療法の実際

　治療開始時には非ベンゾジアゼピン系睡眠薬やメラトニン受容体作動薬，オレキシン受容体拮抗薬などのより安全性が高いと考えられる薬剤を単剤から開始するとよい．効果が不十分な場合には副作用に留意しながら睡眠薬の2剤併用を行うが，多剤・大量投与にならないよう留意する．併用薬としても非ベンゾジアゼピン系睡眠薬を優先し，それでも効果がない場合や早朝覚醒が改善しない場合などにはベンゾジアゼピ

ン系睡眠薬を用いる．

　治療開始後は必ず減薬・休薬を意識するが，離脱するためには不眠がある程度寛解している必要がある．生活習慣が是正され，こだわりが緩和され，日中のQOLが改善していれば，1～2ヵ月の症状安定を確認後減薬する．減薬の際，特に超短時間型や短時間型のベンゾジアゼピン系睡眠薬では反跳性不眠に注意し，具体的な減量法の提案をしながら漸減法を用いるとよい．また長時間作用型のベンゾジアゼピン系睡眠薬であれば隔日法が用いられることもある．

　ただし，必要以上に医師が減薬・休薬を勧めることは，患者の不安を煽りかえって不眠を悪化させるため注意が必要である．また，精神疾患や身体疾患が併発している場合には継続服用が必要な場合も多い．

　上記の睡眠薬だけでは改善が乏しい場合には，代替薬が使用されることがある．トラゾドン，ミルタザピンなどの抗うつ薬がしばしば睡眠維持困難などに併用される．また，レボメプロマジン，クエチアピン，オランザピンなどの抗精神病薬やカルバマゼピンなどの抗てんかん薬も臨床上しばしば使用されている．しかし，いずれも原発性不眠症に対しては保険適応外であり副作用も強いため一般的には推奨されていない．

5　おわりに

　精神科外来においても，まずは睡眠衛生に配慮し，非薬物療法を考慮しつつ適切な薬物療法を行うのが基本である．ただし，精神疾患の併発例が多いため難治な例も多い．症例によっては睡眠医療専門機関との連携を行うことが望まれる．

文献

1) Furihata R, Uchiyama M, Takahashi S, et al. The association between sleep problems and perceived health status. A Japanese nationwide general population survey. Sleep Med 2012；13（7）：831-837.
2) American Academy of Sleep Medicine. The International Classification of Sleep Disorders, 2nd edition. Diagnostic and coding manual. American Academy of Sleep Medicine；2005.
3) Ohayon T, et al. Epidemiological study of self-reported sleep problems among Japanese adolescents. Sleep 2004；27：973-985.
4) American Psychiatric Association. Diagnostic and Statistical Manual of Mental Disorders, 5th Edition. American Psychiatric Association；2013.
5) 内山　真（編），睡眠障害の診断・治療ガイドライン研究会．睡眠障害の対応と治療ガイドライン第2版．じほう；2012.
6) 三島和夫．高齢者の睡眠とその治療．治療 2011；93（2）：205-211.
7) 三島和夫．単極性うつ病と睡眠．睡眠医療 2007；2：13-20.
8) Morin CM, Bootzin RR, Buysee DJ, et al. Psychological and behavioral treatment of insomnia：Update of the recent evidence（1998-2004）. Sleep 2006；29（11）：1398-1414.
9) Harvey A, Sharpley AL, Ree MJ, et al. An open trial of cognitive therapy for choronic insomnia. Behav Res Ther 2007；45（10）：2491-2501.
10) 三島和夫（編）．睡眠薬の適正使用及び減量・中止のための診療ガイドラインに関する研究班．睡眠薬の適正使

用・休薬ガイドライン．じほう；2014.
11）Uchimura N, Nakajima T, Hayashi K, et al. Effect of zolpidem on sleep architecture and its next-morning residual effect in insomniac patients：A randomized crossover comparative study with brotizolam. Prog Neuropsychopharmacol Biol Psychiatry 2006；30（1）：22-29.
12）Lewy AJ, Ahmed S, Jackson JM, et al. Melatonin shifts human circadian rhythms according to a phase-response curve. Chronobiol Int 1992；9：380-392.
13）櫻井　武．視床下部に局在する神経ペプチドと睡眠・覚醒．BRAIN and NERVE 2012；64（6）：629-637.

IV 睡眠障害

3 過眠症，睡眠時無呼吸症候群，概日リズム性睡眠障害の診断と治療

田中春仁
岐阜メイツ睡眠クリニック

1 はじめに

睡眠障害国際分類第3版(ICSD-3)[1]に準拠して，その第2版(ICSD-2)[2]とDSM-5との相違を記述する．睡眠検査が実施可能な睡眠医療機関へ適宜照会を推奨する．

2 中枢性過眠症群 (central disorders of hypersomnolence)

連日7時間以上の睡眠をとっても自覚的眠気が存在する場合（エプワース眠気尺度による）を hypersomnolence（過剰眠気），また連日9時間以上の長時間睡眠の場合は hypersomnia（過剰睡眠）と定義される．DSM-IV-TRで原発性過眠症（primary hypersomnia）とされていた診断名は，DSM-5では過眠障害（hypersomnolence disorder）と変更された．

3か月以上持続して，週3回以上，眠気で社会生活に支障をきたすとき，過眠症群となる．相応の睡眠分断がなく（睡眠中のイビキや下肢のピクツキがない），または睡眠時間帯のずれ（睡眠-覚醒リズム障害）もなく，日中の眠気を主訴とする．睡眠衛生の問題（睡眠不足，寝酒など）を解消したうえに，睡眠ポリグラフ検査（polysomnography：PSG）により夜間睡眠に問題がないこと，翌日の反復睡眠潜時検査（multiple sleep latency test：MSLT）にて日中の過剰眠気を客観的に証明する．エプワース眠気尺度とMSLTの結果の相関は弱い[3]ことに注意されたい．MSLTでは，

田中春仁（たなか・はるひと）

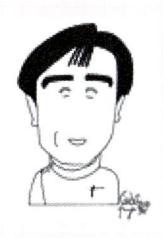

略歴

1986年岐阜大学医学部卒．岐阜大学病院第二内科入局，大阪府立羽曳野病院（現呼吸器・アレルギーセンター）呼吸器科，岐阜市民病院呼吸器・循環器科，岐阜赤十字病院呼吸器科・スリープセンター部長を経て，岐阜メイツ睡眠クリニック院長．
分担執筆に，『睡眠時無呼吸症：広がるSASの診療』（朝倉書店，2013），『特集：眠れない患者に対応する―内科医が診る不眠症』（日本医事新報社，2014）がある．

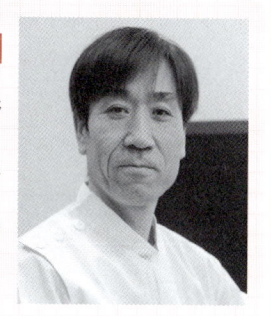

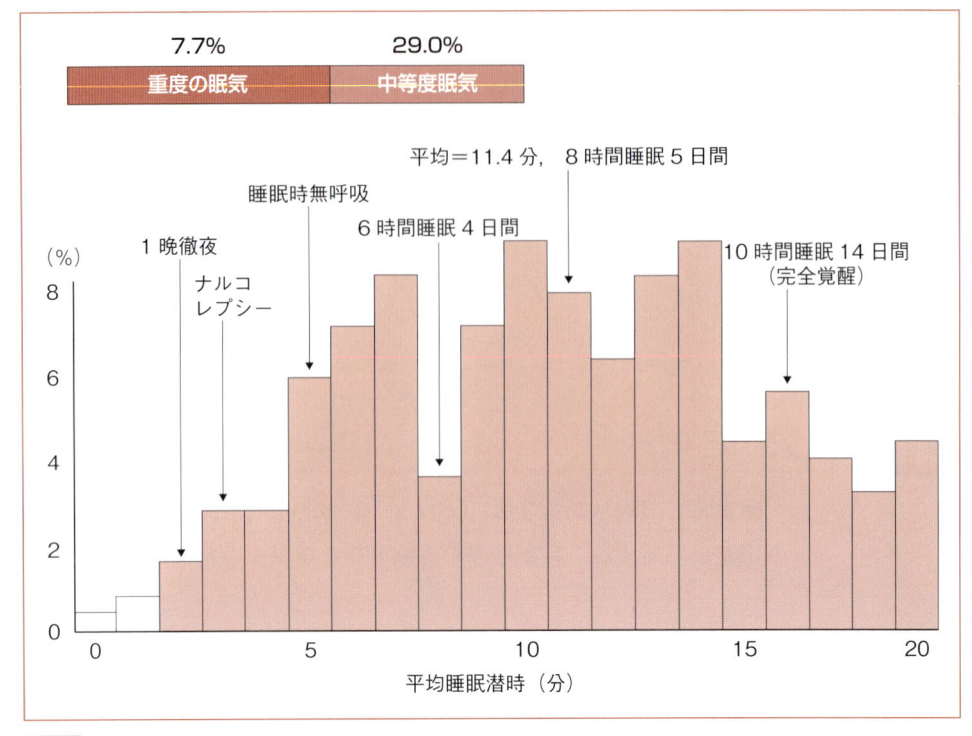

図 1 一般人口における MSLT の平均睡眠潜時の分布

(Kripke DF, et al. Arch Gen Psychiatry 2002[4] より改変)

平均睡眠潜時の 8 分を過剰眠気のカットオフ値とする[4](図 1).しかし,小児や高年齢だと平均睡眠潜時が延長することなど,その解釈には慎重さが必要である.MSLT 実施前には,精神神経薬を 2〜3 週間休止することが必要である.

ナルコレプシー タイプ 1（narcolepsy type 1）

◆診断

- 「診断・治療ガイドライン」[5]（日本睡眠学会）が作成された.
- 有病率は成書に記載してある 0.16％ という実感はない.実際は,諸外国と同じ,0.02〜0.04％ ではないかと思われる.
- 情動脱力発作があり,MSLT で複数の睡眠開始時レム睡眠期（sleep onset REM period：SOREMP）が証明される（前夜の PSG の SOREMP も数として代替可能）.
- 脳脊髄液中のハイポクレチン（オレキシン）値が 110 pg/mL または健常者の平均値の 1/3 未満である.ハイポクレチン測定は,研究機関でのみ測定されている.
- DSM-5 では,ハイポクレチン値や MSLT 所見は ICSD-3 と同じである.生物学指標が DSM-5 の診断基準に採用されたのは画期的である.また,情動脱力発作のみで診断可能である.

◆治療

- 計画的な仮眠・睡眠スケジュールを中心とする生活指導.
- 眠気に対してモダフィニルやペモリンを基準に,メチルフェニデートを適時追加使

用．情動脱力発作などレム睡眠関連症状にクロミプラミンが有効である．

● ナルコレプシー タイプ 2（narcolepsy type 2）

◆診断
- MSLT でタイプ 1 と同じ所見であるが，情動脱力発作を伴わない症例である．ハイポクレチン値はタイプ 1 を支持しない所見となる．

◆治療
- タイプ 1 と同じ．

● 特発性過眠症（idiopathic hypersomnia）

◆診断
- MSLT では複数回の SOREMP がない．または PSG にて SOREMP がない．
- 慢性的な睡眠剝奪後の 24 時間 PSG にて，総睡眠時間が 660 分以上（典型例は 12〜14 時間）ある．あるいは睡眠日誌とアクチグラフ（行動計）がこの所見を呈する．
- ナルコレプシーほどの強い眠気はない．
- 病因の解明は進展しておらず，病態生理が異なる複数の過眠症の集合体と考えられている．
- 過眠障害（hypersomnolence disorder）（DSM-5）では，連続 7 時間以上の睡眠をとっても，同日のうちに繰り返す眠気や居眠り，9 時間以上の睡眠をとっても回復感がない，急な覚醒後も，十分な覚醒を維持できないことが特徴となる．これは長時間睡眠を伴う特発性過眠症（ICSD-2）を想起させる．

◆治療
- 薬物治療としては，ペモリンとなる．モダフィニルは，現在治験中である．長時間睡眠を伴うタイプは薬剤効果が弱い．

● クライン・レビン症候群（Kleine-Levin syndrome）

◆診断
- 2 日から 5 週間持続する過剰な眠気や長時間睡眠のエピソードが，少なくとも 2 回ある．これは年 1 回，少なくとも 18 か月に 1 回は起きる．
- 認知機能障害，知覚変化，摂食異常（拒食または過食），行動逸脱（たとえば性行動過多）などが出現する．
- 思春期発症で，ストレス，睡眠不足，月経などが誘因である．エピソード時には睡眠徐波が認められ，本症は意識障害という見解もある．経過中に双極性障害や非定型精神病となることも多い．

◆治療
- エピソード予防に炭酸リチウムが使用される．

基礎疾患による過眠症

◆診断
- 内科や神経疾患（パーキンソン病，筋緊張性ジストロフィーなど）が原因である．

薬物，物質による過眠症

◆診断
- 薬物や物質摂取の日中作用や持ち越し効果，または覚醒維持作用のある薬物や物質の中止が原因である．
- 過眠症として中枢神経刺激薬を処方してはならない．

精神疾患に伴う過眠症

◆診断
- うつ病の眠気では，MSLTでの睡眠潜時の短縮は証明できない．この眠気は，疲労またはエネルギー枯渇によるもので，過眠症とはいえない．むしろ覚醒不全である．
- DSM-5では，精神疾患と過眠障害を鑑別するのではなく，併存疾患として付記する．

睡眠不足症候群（insufficient sleep syndrome：ISS）

◆診断
- 身体が必要とする睡眠時間と実際の睡眠時間との間に乖離が認められ，週末や休日の睡眠は，平日と比べて2時間程度長い．
- 思春期では，学童期と比べて睡眠-覚醒周期（睡眠開始や起床時間）が約2時間遅れる．中学生・高校生の就床時刻の後退は睡眠時間の短縮や睡眠-覚醒リズムの狂いをもたらす．この時期はナルコレプシーの好発年齢であり慎重な鑑別を要する．また就職して社会生活スケジュールから睡眠時間を確保できない20歳代前半，また仕事量の増大に伴い，30歳前後の男性の発症も目立ってくる．
- 随伴症状として，焦燥感，倦怠感，集中力の低下，意欲の低下などが出現する．このような二次症状が患者の関心事となり，根本的な原因の解明を困難とする．うつ病や他の心理的障害，そしてひきこもりにつながる．
- DSM-5の主旨からは，7時間を下回ると睡眠不足である．残念ながらDSM-5で独立した診断記載はない．

◆治療
- 「疲れたら眠ればよい」という受身的態度でなく積極的に睡眠の意義を理解すること，休日の睡眠時間確保だけでは睡眠不足は予防できないこと（"寝だめ"はできない），また蓄積した睡眠負債は，数時間から数日の睡眠時間確保だけでは改善せず2～4週間かかること[6-8]，の3点を理解させる．
- 学習方法や勤務の調整，通勤や通学方法の変更など社会スケジュールを修正する．

また日中の短時間仮眠を上手に利用する．

● 長時間睡眠者（long sleeper）

◆診断
- 対象年齢世代よりも，長時間睡眠をとる．成人では，10時間以上，小児，思春期では，該当世代よりも2時間長い場合である．通常は小児期発症であり，思春期に病像が確立する．

3 睡眠関連呼吸障害群（sleep related breathing disorders）

呼吸関連睡眠障害群（breathing-related sleep disorders）（DSM-5）では，DSM-IV-TRと異なり，PSGが診断に必須となった．精神科外来では，下記の2つが重要である．

● 閉塞性睡眠時無呼吸症候群，成人（obstructive sleep apnea, adult）

◆診断
- 閉塞性睡眠時無呼吸低呼吸（obstructive sleep apnea hypopnea）（DSM-5）と同じ．
- 症状として，①眠気，起床時の回復感の欠如，倦怠感，または不眠，②呼吸停止，あえぎ，または窒息感で中途覚醒がある，③習慣的イビキ，呼吸途絶が観察されている，④高血圧，気分障害，認知機能低下，冠動脈疾患，うっ血性心不全，心房細動，タイプ2の糖尿病など，がある．
- 上記症状があり，PSGや在宅睡眠時無呼吸検査にて閉塞性呼吸障害イベント（閉塞性や混合性，低呼吸，睡眠努力関連覚醒）が1時間に5回以上ある．または上記症状がなくても，1時間に15回以上ある．
- 不眠や倦怠感，抑うつ気分などで精神科を受診する．うつ病，統合失調症，認知症などに合併も多く，さらに睡眠導入薬などがその病像を修飾する．不定愁訴を訴えたときは，必ずイビキの有無を問診すべきである[9]（図2）．また，日本人の本症の約3割は，BMI 25以下である．つまり，やせの睡眠時無呼吸症候群があることは，忘れてはならない．

◆治療
- 減量のための運動療法・食事療法などが用いられる．
- 耳鼻科的手術，歯科的治療（口腔内歯科装具），持続陽圧（CPAP）呼吸療法．

● 肥満低換気症候群（obesity hypoventilation syndrome）

◆診断
- 併存性睡眠関連低換気-肥満低換気障害（DSM-5）．
- 肥満（BMI＞30 kg/m^2）が存在する．
- 覚醒中のCO$_2$分析（動脈，呼気終末，経皮）値が45 mmHgを超える．また睡眠中

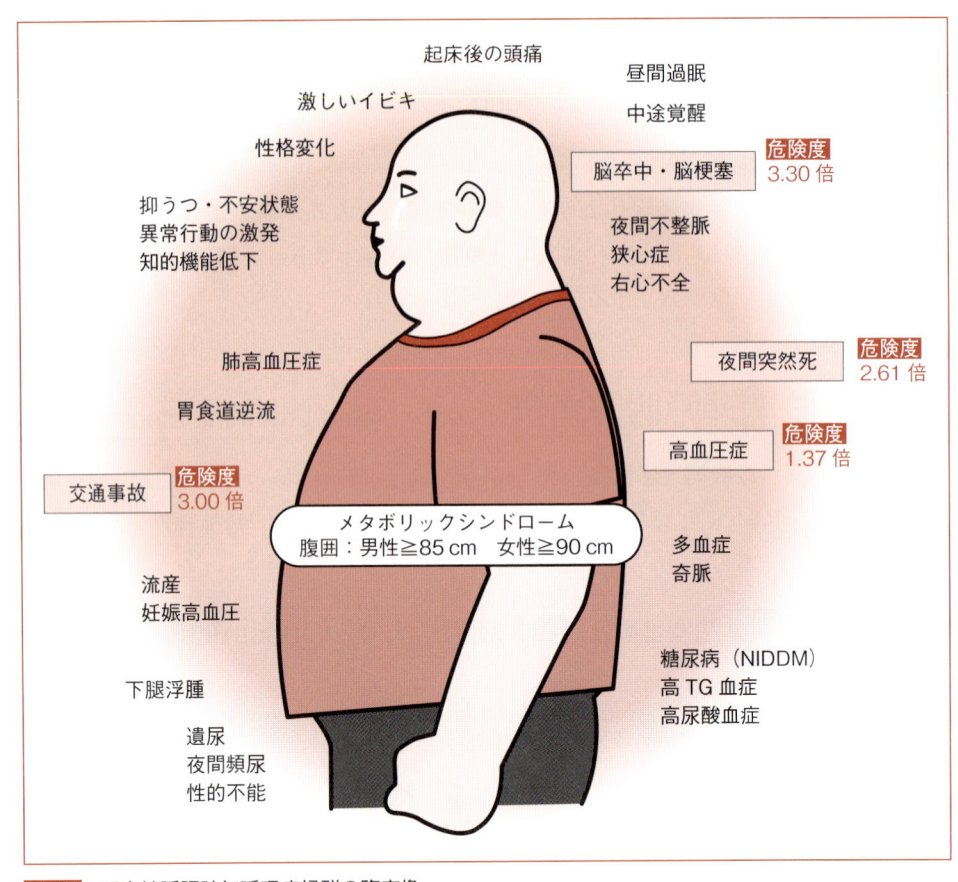

図 2 閉塞性睡眠時無呼吸症候群の臨床像

(塩見利明. 睡眠時無呼吸症候群. 2013[9] より一部改変)

のそれが 55 mmHg, あるいは覚醒仰臥位に比して 10 mmHg 以上の上昇が 10 分以上続く.
- 肥満以外の原因がない.
- イビキをかかないといっても, BMI 30 以上はこの疾患を疑うことが重要なポイントである. "太ったうつ"（薬剤副作用も含め）は, 要注意である.

4 概日リズム睡眠-覚醒障害群 (circadian rhythm sleep-wake disorders)

内因性概日時計機構の変化がある, または内因性概日リズムと個人の身体環境や社会・仕事の望ましいスケジュールとの不整合がある状態である. その結果, 不眠や日中の過剰な眠気が最低 3 か月以上持続している. DSM-5 と ICSD-3 の診断基準は内容的にはほぼ同じである (図 3).

● 睡眠-覚醒位相後退障害 (delayed sleep-wake phase disorder：DSWPD)

◆診断
- 主要な睡眠位相が著しく後退している.

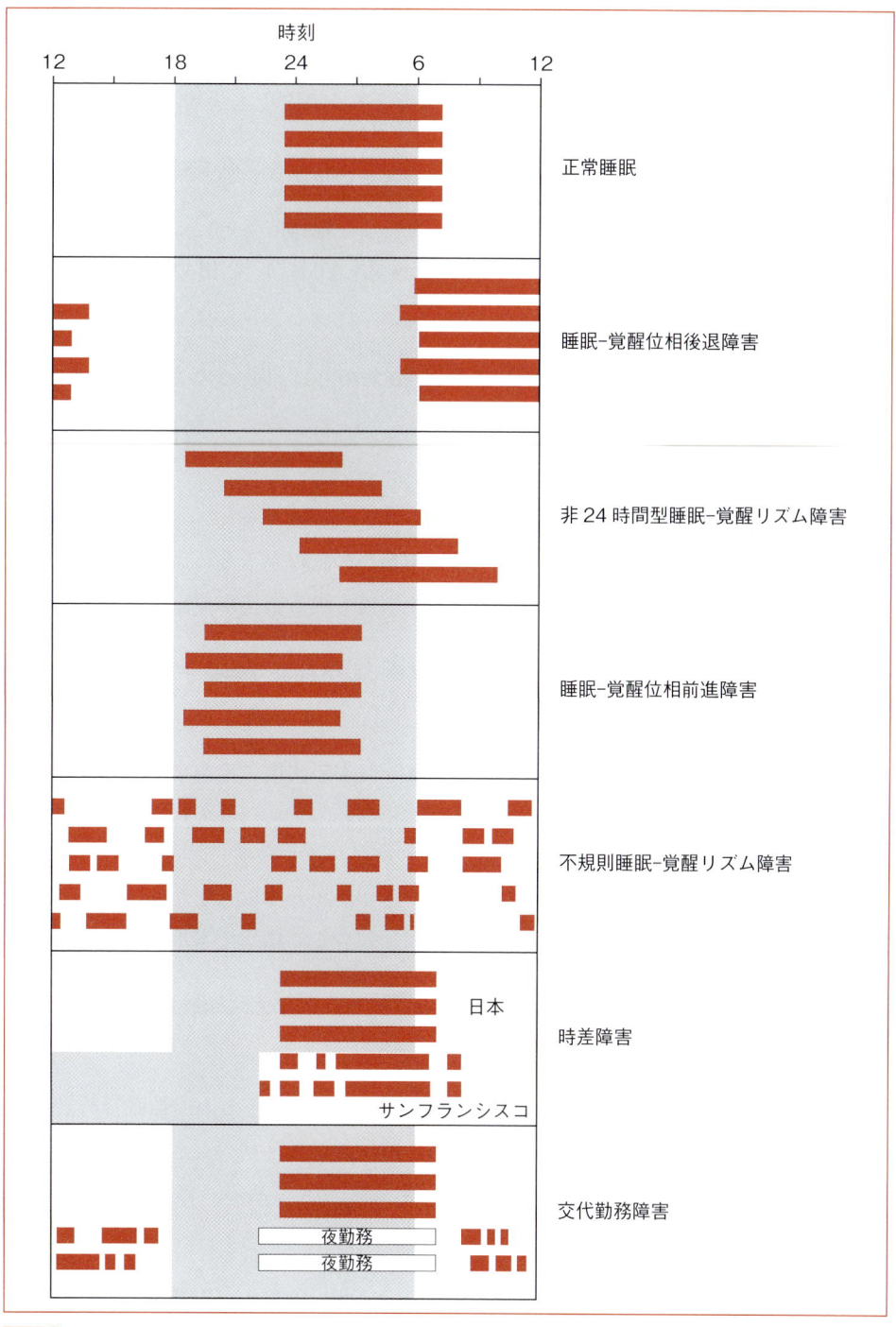

図3 各種概日リズム睡眠-覚醒障害

- 慢性不眠を訴える外来受診者の約10%はDSWPDである．家族歴が多いという事実から，疾患感受性関連遺伝子が同定されているが，その治療応用まではいっていない．
- 社会不適合性から，登校や出勤の困難となる．起床困難から不登校となっている症

217

例は，医学的原因として精神障害（社交不安障害，気分障害，統合失調症），起立性調節障害，また小児慢性疲労症候群などと診断されている．一方，概日リズム睡眠-覚醒障害の観点から病像をとらえることも大切である[10]．

◆治療
- 時間生物学的治療である朝の高照度光療法や夕方のメラトニン投与などが勧められている[11]が，十分な寛解に至らない症例も多い．このような背景から，認知行動療法（cognitive behavioral therapy：CBT）を用いる取り組みが注目されている[12,13]．

睡眠-覚醒位相前進障害（advanced sleep-wake phase disorder：ASWPD）

◆診断
- 主要な睡眠位相が著しく前進している．
- 早期就床，早朝覚醒を訴える高齢者が典型例である．中年層での有病率は約1％である．ASWPDでは，社会不適合の状況が少ないので，医療機関を受診する症例は少ない．しかし，睡眠薬や飲酒にて睡眠維持困難に対処している例もある．

不規則睡眠-覚醒リズム障害（irregular sleep-wake rhythm disorder：ISWRD）

◆診断
- 持続的または反復的に眠気と不眠が不規則に出現する．

◆治療
- 脳外傷後，神経変性疾患（アルツハイマー病，パーキンソン病など），発達障害患者は，眠気に対応しようとするが，思わず眠ってしまうこともある．不良な睡眠衛生や，施設入所者など同調因子が少ない環境でも出現する．

非24時間型睡眠-覚醒リズム障害（non-24-hour sleep-wake rhythm disorder：N24SWRD）

◆診断
- 24時間の明暗サイクルと拘束されないときの内因性概日時計機構の同調不全により，不眠や過剰な眠気がある時期と，無症状のときが交互にある．
- 試算では，全盲者での有病率は約50％である．体内時計に明暗情報が伝達されないことによる．それ以外では精神障害者が多い．

交代勤務障害（shift work disorder：SWD）

◆診断
- 通常の睡眠時間帯に，就労時間帯が重なるために，総睡眠時間の減少を伴い，不眠や過剰な眠気がある．
- 日本では，夜勤人口は約16〜20％である．そのうち，5〜38％がSWDである．SWDはうつ病の危険因子であり，双極性障害の病歴がある患者では躁転しやすい．

時差障害 (jet lag disorder : JLD)

◆診断

- 最低2時間の時差がある地域をジェット機による東西旅行した場合に出現する不眠や過剰な眠気である．
- 旅行後2日以内に出現する日中の機能低下や全身倦怠感，身体症状（頭痛，胃腸症状など）を伴う．
- DSM-5に記載はない．交代勤務者で頻回に多くの時間帯を移動する人は，時差障害と同様の影響を経験する．

◆治療

- 日本から東方向（アメリカなど）飛行のほうが西向き旅行より症状が重い．現地を想定した旅行前，機内での過ごし方，現地到着時のスケジュールにて対応する．

文献

1) American Academy of Sleep Medicine. International Classification of Sleep Disorders, 3rd edition. American Academy of Sleep Medicine ; 2014.
2) American Academy of Sleep Medicine. International Classification of Sleep Disorders, 2nd edition. American Academy of Sleep Medicine ; 2005.
3) Sangal RB, Mitler MM, Sangal JM. Subjective sleepiness ratings (Epworth Sleepiness Scale) do not reflect the same parameter of sleepiness as objective sleepiness (maintenance of wakefulness test) in patients with narcolepsy. Clin Neurophysiol 1999 ; 110 : 2131-2135.
4) Kripke DF, Garfinkel L, Wingard DL, et al. Mortality Associated With Sleep Duration and Insomnia. Arch Gen Psychiatry 2002 ; 59 (2) : 131-136.
5) ナルコレプシーの診断・治療ガイドライン http://www.jssr.jp/data/pdf/narcolepsy.pdf
6) Van Dongen HP, Maislin G, Mullington JM, et al. The cumulative cost of additional wakefulness : Dose-response effects on neurobehavioral functions and sleep physiology from chronic sleep restriction and total sleep deprivation. Sleep 2003 ; 26 (2) : 117-126.
7) Belenky G, Wesensten NJ, Thome DR, et al. Patterns of performance degradation and restoration during sleep restriction and subsequent recovery : A sleep dose-response study. J Sleep Res 2003 ; 12 (1) : 1-12.
8) Banks S, Van Dongen HP, Maislin G, et al. Neurobehavior dynamics following chronic sleep restriction : Dose-response effects of one night for recovery. Sleep 2010 ; 33 (8) : 1013-1026.
9) 塩見利明．刊行にあたって．塩見利明（編）．睡眠時無呼吸症候群—広がるSAS診療．朝倉書店；2013．pvi.
10) 田中春仁．教育現場で見逃されてきた睡眠障害，睡眠医療の最前線．カレントテラピー 2010；29：13-18.
11) Morgenthaler TI, Lee-Chiong T, Alessi C, et al. Practice parameters for the clinical evaluation and treatment of circadian rhythm sleep disorders. Sleep 2007 ; 30 : 1445-1459.
12) Lack LC, Wright HR. Clinical management of delayed sleep phase disorder. Behavior Sleep Medicine 2007 ; 5 : 57-76.
13) 田中春仁，中島　俊，梶田梨加ほか．概日リズム睡眠覚醒障害に対する診断横断的認知行動療法．睡眠医療 2014；8：411-417.

IV 睡眠障害

4 高齢者の睡眠障害——レストレスレッグス症候群，周期性四肢運動障害，レム睡眠時行動障害

中島 亨
杏林大学精神神経科

1 はじめに

　高齢者では，加齢による神経系の変化，身体合併症の増加などのために，多くの睡眠障害で有病率が増加する．不眠症の有病率が増加することはよく知られているが，その他にも若年で10〜20％の有病率を示した睡眠時無呼吸症候群も高齢者になるとその有病率は50％を超えるといわれている．ここでは，いわゆる"睡眠時随伴症"として取り扱われるレストレスレッグス症候群，周期性四肢運動障害，レム睡眠時行動障害を取り上げる．これらの疾患はやはり加齢に伴って増加するが，その病態と治療についての概説を試みたい．

2 レストレスレッグス症候群

　レストレスレッグス症候群は，①下肢優位の違和感もしくは不随意運動，②夜間の時間帯優位の症状増悪，③下肢を意図的に動かすことでの即時の症状消失，を主徴とする疾患で，日中の心身の状態が悪化し，覚醒時の疲労感や眠気などが認められる．原発性と二次性のものがあり，高齢者では身体疾患に伴う二次性のものが多い．加齢とともに有病率は増加し，全人口に対する有病率は2〜15％，高齢者での有病率は10〜35％などと報告されている．性差があり，女性で多い．次に述べる周期性四肢運動障害を85％の症例で合併する．軽症の場合，外気温との関係で症状が増悪寛解する

中島　亨（なかじま・とおる）　　　　　　　　　　　　　　　　略歴

1962年大阪生まれ．
1987年東京大学医学部卒．
精神科医として東京大学医学部附属病院，日本電信電話株式会社関東通信病院，ドイツ留学，帝京大学溝口病院，国立精神・神経センター武蔵病院を経て2002年より杏林大学医学部に勤務．現同医学部准教授．
2015年3月現在，日本催眠学会理事長，日本睡眠学会評議員，日本神経生理学会評議員をつとめる．

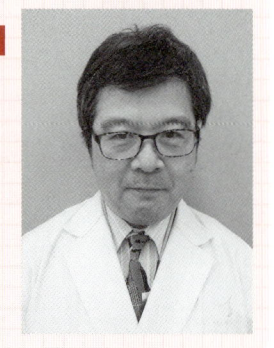

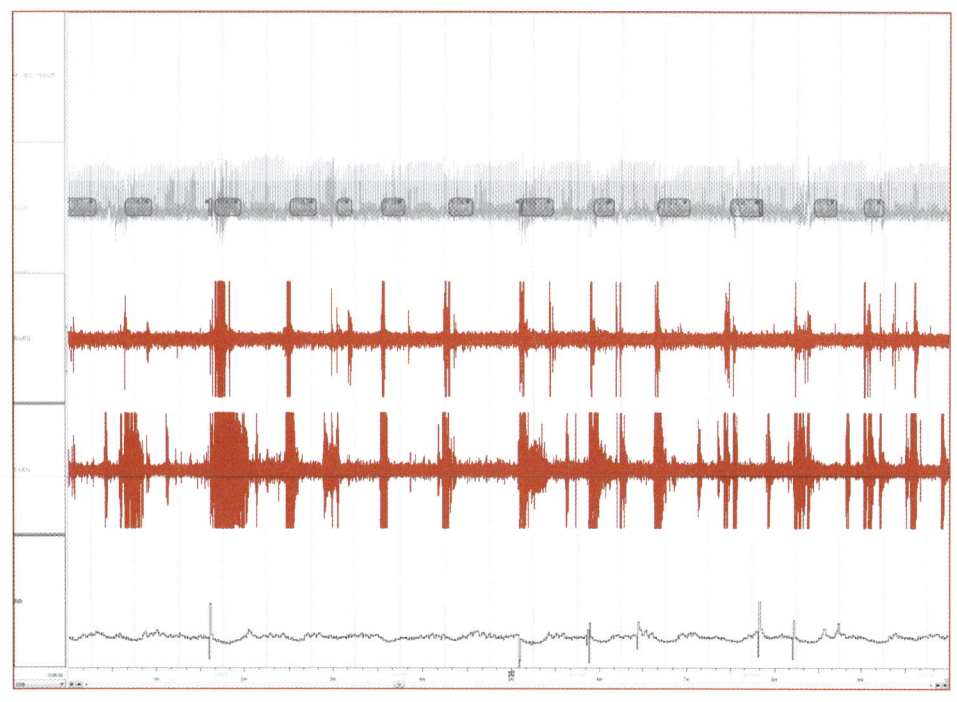

図 1 レストレスレッグス症候群/周期性四肢運動障害の60歳代女性にみられる周期性四（下）肢運動

10分間の記録で，図中2段目が心電図，3，4段目が右，左の下肢筋電図，5段目がRR間隔を示す．数十秒ごとに周期的な下肢筋電図発火がみられる．下肢筋電図発火はおよそ40秒ごとに比較的周期的に出現することがわかる．

ことがよくみられるが，症状の増悪寛解と外気温との関係は個人によって異なっており，外気が高温で改善する症例も低温で改善する症例もあり，脚の静止不能感の軽減のために冷たい廊下を夜通し裸足で歩く，といった行動を行う症例もみられる．

終夜睡眠ポリグラフ検査が行われた場合，下肢表面筋電図において入眠前に20〜40秒ごとに両側性もしくは一側性にtwitchが出現することが観察され，これを周期性四（下）肢運動と称する（図1）．

現在，レストレスレッグス症候群の原因としてドパミンA11細胞群の機能低下が考えられている．すなわち，ドパミンA11細胞群は脊髄後角へ投射し，この部位での神経興奮を調節すると考えられているが，この細胞群の機能低下のために"感覚過敏"が生じ，レストレスレッグスの状態が招来されるとするものである．

また，一部の症例では脳内の鉄が減少していることが報告されており，実際に閉経前の女性，妊娠時，慢性腎不全，慢性感染症など，鉄が減少すると考えられる場合に有病率が高いことが知られる．しかし，一般に血清鉄は正常範囲内のこともあり，貯蔵鉄を代表するフェリチンの値が体内の鉄の多寡の判定に用いられる．

鉄はドパミン産生に重要な役割を果たすことが知られており，レストレスレッグス症候群での脳内の鉄の減少がドパミン神経系の機能低下の一因ともされているが，同様にドパミン神経系の機能低下をきたすパーキンソン病では鉄の異常は報告されていないことから，実際のところは鉄の減少とレストレスレッグス症候群が関係する説明

として，ドパミン産生以外の代謝の問題があるのかもしれない．

　レストレスレッグス症候群が軽症の場合には，"自分の体のクセ"などと考え，治療がなされていないことも少なくない．軽症のレストレスレッグス症候群を無治療で経過した場合の影響は明らかではないが，睡眠不足自体と身体合併症の関係は明らかにされており，慢性的な睡眠不足から高血圧などの身体合併症が併発していることも可能性は否定できないので，身体合併症がみられる場合は，他に明らかな原因がみられなければ，症状が軽症でも治療を試みてよいと考えられる．

　一方，最も重度のレストレスレッグス症候群は，慢性腎不全で血液透析を行っている場合に認められる．この場合，患者は入眠中にまったく安静を保つことができず，ベッドに横たわっては立ち上がる，という行動を一晩中繰り返して，非常に悪い睡眠状態が連日持続することもある．しかし，睡眠時無呼吸症候群の併発例で終夜睡眠ポリグラフ検査を行って観察をすると，数十秒ごとに臥位と立位を繰り返してまったく眠れていないようにみえるものの，臥位では数十秒の間に睡眠段階2の睡眠が出現し，一晩全体としての睡眠は，若干は確保されている場合もあるようである．なお，慢性腎不全におけるレストレスレッグス症候群増悪の原因としては尿毒症性物質（毒素）の関与が考えられているが，その物質の本態は明らかにされていない．

　このように，レストレスレッグス症候群と一口で言っても，軽症の場合の予後と治療の要否については不明であり，今後研究がなされる必要があると思われるが，重症の場合は治療が必要なことは明らかであるため，レストレスレッグス症候群を疑った場合は夜間の睡眠状態を詳細に聴取する必要がある．

　しかし，一方，レストレスレッグス症候群の診断における最も大きな問題は，鑑別診断が非常に多く，しかも鑑別診断の多くは専門的な知識がなければ診断が困難なものが少なくない，ということであり，さらに高齢者においては鑑別すべき診断が実際に合併している場合もある，ということである．このような鑑別診断としては，末梢性ニューロパチー，脊柱管狭窄症，深部静脈血栓，肢端紅痛症，パーキンソン病，アカシジアなどがあげられる．

　薬物療法は主として中等症以上のレストレスレッグス症候群を対象に行われる．ドパミンアゴニストが用いられるほか，ガバペンチン エナカルビルも使用される．ほか，海外では軽症例に対してレボドパや，重症例で抗けいれん薬も用いられ，それでも改善しない場合にオピオイドを使用する．これらは腎代謝のものが多いが，ドパミンアゴニストで腎代謝ではないものとして，ロチゴチンが知られる．また，フェリチンが50 μg/dL以下の場合は鉄剤の使用も推奨されている．

3 周期性四肢運動障害

　終夜睡眠ポリグラフ検査において入眠後も周期性四（下）肢運動が認められ，夜間の頻回の中途覚醒や熟眠障害が訴えとしてみられるものがあり，これを周期性四肢運動障害という．夜間の睡眠不足のために日中には疲労感が出現する．多くの場合，患

者は周期性四（下）肢運動を自覚していないが，同衾者に依頼して観察を試みると下肢の周期的な不随意運動が観察される．また，一般に寝相の悪い症例が多く，夜中に布団を蹴っ飛ばした状態になってみたり，頻回の体動がみられたりする．レストレスレッグス症候群と同様加齢により有病率が増加し，30〜50歳での有病率は5％程度であるのに対し，65歳以上での有病率は45％以上との報告がある．レストレスレッグス症候群と異なり，性差はないとされる．また，レストレスレッグス症候群で85％が周期性四肢運動障害を合併するのに対し，周期性四肢運動障害がレストレスレッグス症候群を合併する割合は25％程度とされる．すなわち，周期性四肢運動障害ではレストレスレッグス症候群と同様の所見である周期性四（下）肢運動が認められ，レストレスレッグス症候群と同様の病態生理が存在するものと考えられる一方で，高齢者での有病率の差や有病率の性差の差異は，周期性四肢運動障害ではレストレスレッグス症候群と異なる原因が存在する可能性を示唆している．

周期性四肢運動障害の診断は，終夜睡眠ポリグラフ検査で行われる．したがって，周期性四肢運動障害が診断されるプロセスは，頻回の中途覚醒などで睡眠時無呼吸症候群などが疑われて終夜睡眠ポリグラフ検査が施行され，偶然に発見されて診断に至る場合がほとんどである．

同一の病態によるものか，周期性四肢運動障害が原因となっているかは不明であるが，夜間下肢こむら返りは比較的高率に合併するようであり，逆に夜間下肢こむら返りが単独でみられる場合，周期性四肢運動障害の存在を考えてもよいかもしれない．

薬物療法はレストレスレッグス症候群に準じ，同様の加療を行う．多くの場合，夜間の中途覚醒や日中の眠気，疲労感は加療により軽減する．

4 レム睡眠時行動障害

レム睡眠時には随意筋の筋緊張が抑制されることが知られているが，レム睡眠時行動障害では加齢により，あるいは特発性にこの筋緊張抑制が障害される．すなわち，簡単に言うと"夢を見ながら体が動く"状態になる．状態像のみをみただけでは，いわゆる"せん妄"状態との鑑別は困難なこともあるが，レム睡眠時行動障害では声をかける，身体を揺り動かすなどして，はっきり覚醒させることで通常の状態に復することから，せん妄状態との鑑別が可能である．しかし，後述するように認知症がバックグラウンドにある場合など鑑別が容易ではない場合も少なからずみられる．一般に，レム睡眠時行動障害でみられる夢には暴力的なものが多く，結果として同衾者への暴力行為がみられる，あるいは自ら器物に暴力行為をはたらいて外傷を負う，などという場合が少なくないように思われるが，体系だった調査はあまりなされておらず，実際のところは暴力的な夢を見ている症例が高頻度に外来受診をしているだけかもしれない．疫学的特徴として，レム睡眠時行動障害の9割は男性で，多くは60歳以上であるとされている．特発性のもの以外で最も多くみられる基礎疾患として，パーキンソン病，多発性硬化症，レビー小体型認知症が知られる．これらのうち，最も多い基

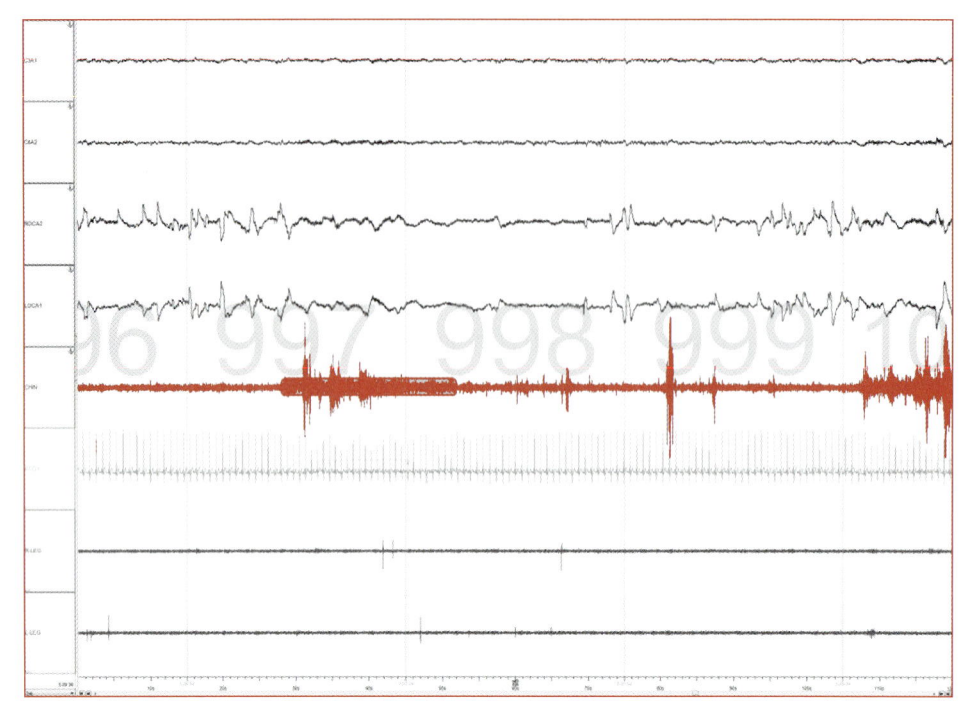

図 2 60歳代男性にみられた筋緊張抑制の不十分なレム睡眠（REM without atonia）

4分間の記録．上2段が脳波．3，4段目が眼球運動．5段目がオトガイ筋筋電図．6段目が心電図．7，8段目が下肢筋電図．レム睡眠中（急速眼球運動が見られる）にもかかわらず，ある程度の時間持続するオトガイ筋筋電図の持続的な発火が認められる．

礎疾患はパーキンソン病であり，パーキンソン病の15～47%にレム睡眠時行動障害が合併するとの報告があり，逆にレム睡眠時行動障害の40%程度でパーキンソン病やレビー小体型認知症を後に発病するとの報告もある．終夜睡眠ポリグラフ検査ではREM without atonia（RWA），あるいはStage-1 REM with tonic EMGなどと称される所見（図2）がみられ，これはレム睡眠時にみられる筋緊張抑制が障害されていることを示す所見である．

また，終夜睡眠ポリグラフを注意深く観察すると，ノンレム睡眠は問題のない睡眠であるが，レム睡眠の状態になると必ず粗大な体動を呈するに至る場合，周期性四（下）肢運動が出現することを契機としてレム睡眠状態から粗大な体動を呈する場合，元来頻回の中途覚醒が存在しており容易に粗大な体動に至る場合など，粗大な体動に至る場合にはいくつかのパターンが認められ，粗大な体動を誘発する契機となる睡眠上の問題が存在する場合もある．

また，レム睡眠時行動障害の最も軽微な形態は寝言であるが，レム睡眠時行動障害でみられる場合の寝言には特徴があり，通常の何を発音しているかわからない寝言とは異なり，はっきりとした発音で発語がなされるのが特徴である．

これらの症状の増悪要因として，最も一般的にみられるのは飲酒行動であり，レム睡眠時行動障害が存在する場合，午後以降に飲酒を行うと，飲酒量の多寡にかかわらず夜間にレム睡眠時行動障害が出現するようである．また，日中の心的ストレスも関係する場合があり，心的ストレスが強い場合にレム睡眠時行動障害の出現をみること

が多い．しかし，多くの場合レム睡眠時行動障害の夢内容と心的ストレスの内容は無関係なものであることのほうが多いようである．

　治療として，通常は薬物療法が行われるが，治療ゴールの設定をどうするかが問題となる．すなわち，夜間ある程度寝言は残存するが，粗大な体動は鎮静されて少なくとも自分および同衾者が外傷を負うことがない状態をゴールとするか，あるいはこのような寝言も含めて症状を鎮静した状態をゴールとするか，という問題である．わが国で本疾患への適応外使用が認められている薬剤はクロナゼパムであり，前者の，危険行為のない状態を治療ゴールにした場合，初期用量は 0.25 mg でも十分な場合が多いが，症状の完全な鎮静を目的とした場合には 0.5～1 mg 程度，あるいはそれ以上の用量が必要となることもある．他の睡眠時随伴症の軽症例と同様にレム睡眠時行動障害が軽症で残存した場合の身体的影響，危険な状態が起こらないこと，クロナゼパムの耐性や筋弛緩作用などの影響などを勘案して用量設定を行うことが必要であろうと思われる．

　その他，パーキンソン病を伴う場合ではレボドパ・カルビドパ，他にもプラミペキソールが有効とする報告もある．

5　認知症における睡眠時随伴症

　高齢者の臨床場面ではこれらの病態がしばしば相互に合併して出現することを少なからず経験する．認知症における睡眠時随伴症は注意すべき病態の一つである．

　軽度のレビー小体型認知症の一症候としてレム睡眠時行動障害が認められる場合，せん妄とレム睡眠時行動障害，レストレスレッグス症候群などの鑑別は非常に困難になる．たとえば睡眠時無呼吸の精査などの目的で，このような症例に終夜睡眠ポリグラフ検査を行うと，かなりの確率で夜間に電極を自分で外してしまう．しかし，電極を自ら外す直前までの記録を観察すると，周期性四（下）肢運動が出現していることを頻繁に経験し，少なからぬ症例がレストレスレッグス症候群の状態にあることがわかる．認知症やそれに伴う薬物療法などのためにこの間の記憶が残らないことから，これらの病態は入院環境などでは，"せん妄" として診断されている場合も少なくない．せん妄の際の一般的な治療ではレストレスレッグス症候群の治療とは正反対の薬理作用を有する抗精神病薬（多くはドパミンアンタゴニスト）が用いられるが，周期性四（下）肢運動に起因する夜間の頻回の覚醒や体動を抗精神病薬で加療すると，鎮静は不可能ではないものの，やや多量の抗精神病薬を必要とし，いわゆる "抗精神病薬での力責め" の状態が招来され翌日には持ち越し効果としての日中の眠気が出現し，睡眠覚醒リズムも混乱して夜間の睡眠も日中の覚醒も悪化している場合がある．パーキンソン症状が前景に出ていない場合は神経内科医と相談のうえでドパミンアゴニストを，合併症としてのパーキンソン病の加療目的ですでにドパミンアゴニストが使用されている場合はガバペンチン エナカルビルなどを試みて日中への大きな持ち越し効果なく夜間の体動が解決できる場合もあるので，このような病態がみられた場合には

一度は睡眠時随伴症を疑うことが必要かもしれない．

6 薬剤性の睡眠時随伴症

　高齢者では精神症状，神経症状に対し多様な薬剤が使用されることが多いが，このような薬剤により睡眠時随伴症が招来されることが知られている．

　メタアナリシスの結果では，レストレスレッグス症候群を誘発したとする薬物として，エスシタロプラム，fluoxetine，エルドパ・カルビドパ，ペルゴリド，L-tyrosine，ミアンセリン，ミルタザピン，オランザピン，トラマドールがあげられている．同様に，周期性四肢運動障害については bupropion，エスシタロプラム，fluoxetine，パロキセチン，セルトラリン，venlafaxine が，レム睡眠時行動障害/レム睡眠時筋緊張抑制不全についてはクロミプラミン，セレギリンがあげられている．

　また，慢性腎不全の透析に伴うレストレスレッグス症候群は1980年頃までの酢酸透析では非常に高頻度に認められたが，重炭酸透析に変化した後に頻度は大幅に低下したとされている．

7 おわりに

　以上，高齢者でみられる睡眠時随伴症について概説した．今後この分野の発展を祈念して項を終える．

参考文献

- Wolkove N, Elkholy O, Baltzan M, et al. Sleep and aging：1. Sleep disorders commonly found in older people. CMAJ 2007；176：1299-1304.
- Wolkove N, Elkholy O, Baltzan M, et al. Sleep and aging：2. Management of sleep disorders in older people. CMAJ 2007；176：1449-1454.
- Hoque R, Chesson AL Jr. Pharmacologically induced/exacerbated restless legs syndrome, periodic limb movements of sleep, and REM behavior disorder/REM sleep without atonia：Literature review, qualitative scoring, and comparative analysis. J Clin Sleep Med 2010；6：79-83.

IV 睡眠障害

5 アルコール，カフェイン，医薬品摂取に伴う睡眠障害

内山 真
日本大学医学部精神医学系

1 はじめに

アルコールやカフェインをはじめとする嗜好品や身体疾患や精神疾患の治療に用いられる医薬品が，不眠や日中の過剰な眠気，睡眠中の異常現象などをもたらすことが知られている．DSM-5[1]において，これらは物質・医薬品誘発性睡眠障害という診断カテゴリーに分類され，臨床症状から不眠型，日中の眠気型，睡眠時随伴症型，混合型の4型に分けられ，これに中毒中の発症，中断または離脱中の発症を特定するようになっている（表1）．ここでは，嗜好品による睡眠障害として，アルコールに関連した睡眠障害，カフェインによる不眠を取り上げ，医薬品による睡眠障害についてまとめる．

2 嗜好品による睡眠障害

アルコールと睡眠

多くの人が眠るためにアルコールを摂取している．2000年に日本で行った24,686人を対象とした大規模調査では，週1回以上眠るためにアルコールを摂取する人は，男性では48.3％，女性では18.3％であった[2]．

内山 真（うちやま・まこと） 略歴

1954年神奈川県生まれ．
1980年東北大学医学部卒．東京医科歯科大学，東京都多摩老人医療センター精神科を経て，1991年国立精神・神経センター精神保健研究所精神生理部室長．2000年同部長．2006年日本大学医学部精神医学系主任教授，現在に至る．

著書として，『名医が教える不眠症に打ち克つ本』（アーク出版，2010），『睡眠障害の対応と治療ガイドライン』（編集，じほう，2012），『睡眠のはなし―快眠のためのヒント』（中公新書，2014）など多数．

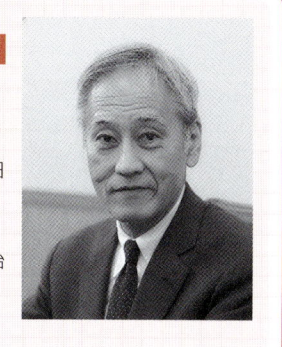

| 表 1 | DSM-5における物質・医薬品誘発性睡眠障害の診断基準 |

A. 顕著で重篤な睡眠の障害
B. 既往歴，身体診察，または検査所見から，次の（1）および（2）の両方の証拠がある．
　（1）基準Aの症状が，物質中毒中またはその直後，または医薬品からの離脱または曝露の後に生じている．
　（2）関連した物質・医薬品は基準Aの症状を生じる可能性がある．
C. その障害は，物質・医薬品誘発性でない睡眠障害ではうまく説明されない．
D. その障害は，せん妄の経過中に限って起こるものではない．
E. その障害は，臨床的に意味のある苦痛，または社会的，職業的，または他の重要な領域における機能の障害を引き起こしている．

▶いずれかを特定せよ
　不眠型，日中の眠気型，睡眠時随伴症型，混合型
▶該当すれば特定せよ
　中毒中の発症，中断または離脱中の発症

（American Psychiatric Association. Diagnostic and Statistical Manual of Mental Disorders, Fifth edition. 2013[1] より）

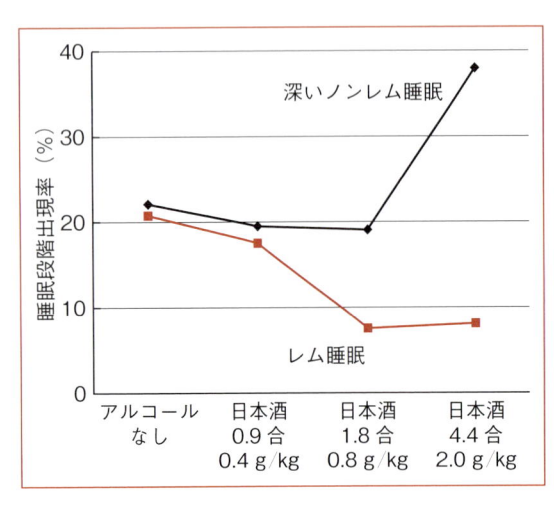

| 図 1 | アルコール摂取量と睡眠段階出現率 |

7例の健常者で就寝前アルコールを投与した際の急性効果を，深いノンレム睡眠とレム睡眠について示した．深いノンレム睡眠は1.8合までは大きく変化しないが，4.4合で倍近くまで増加する．レム睡眠は1.8合以上で半分以下に抑制される．

（金井　輝．臨床精神医学　1975[4] より改変）

　アルコールを摂取するとその鎮静作用により睡眠潜時（入眠するまでにかかる時間）が短くなるが，アルコールが睡眠経過中に代謝，排泄されてしまうため，鎮静作用が徐々に消失し，睡眠の後半では覚醒が増加する．そのためアルコールを摂取すると寝つきはよくなるが，明け方に覚醒してしまい，熟眠感が得られないことがある[3]．日本における疫学調査研究においても，入眠時のアルコール連用が中途覚醒を招く可能性が示唆されている[2]．

　睡眠脳波を用いた研究で，アルコールは通常用量で睡眠前半部のレム睡眠を抑制するが，後半で代償的増加がみられるため一晩としては大きな変化はない．アルコールの量が多い場合には，深いノンレム睡眠である深睡眠が増加し，レム睡眠は一夜を通じて減少する（図1）[4]．これを1～2週続けると，抑制されたレム睡眠はだんだんもとの水準に戻る．すなわちレム睡眠抑制効果に関して耐性が形成される．

　何らかの睡眠障害をもつ患者では，アルコール摂取により症状を悪化させることがある．睡眠時無呼吸症候群や周期性四肢運動障害では，眠前のアルコール摂取で症状が悪化するという報告がある[3]．

アルコール依存睡眠障害

　アルコール依存睡眠障害はもともと不眠の傾向にある者が，眠るためにアルコールを長期連続して使用し，アルコールを中断すると著しい不眠を認めるという睡眠障害である．アルコール依存睡眠障害はアルコール依存症と異なり，連続飲酒などの飲酒様式や身体的な健康問題，職業上の不適応，家族関係の問題はみられない．アルコールを摂取していれば，日中の社会機能に問題はなく，睡眠障害はほぼ認めないのが特徴である[5]．睡眠の前半部はアルコールの鎮静作用により安定するが，アルコールの血中濃度が低下する睡眠の後半になると中途覚醒が出現して睡眠は不安定となる．アルコールを中断すると著しい不眠を認めるため，連日眠るためにアルコールを摂取するようになってしまう[5]．

　このような患者にはアルコールが不眠の原因にもなることを説明したうえで，眠るためにアルコールを摂取するのを中止するよう指導する．昼寝を避けて，日中の活動量を増やすなどの生活指導も重要である．もともと入眠困難の訴えがある者が多いので，超短〜短時間型の睡眠薬の使用も検討する[5]．しかし，こうしたベンゾジアゼピン作動薬の睡眠薬はアルコールとの併用は奇異反応，記憶障害，呼吸障害などのリスクから禁忌であるため，一緒に使わないように厳重に注意する必要がある．投与2〜3か月後より睡眠薬は漸減し，可能であれば中止する．アルコールとの相互作用のないメラトニン受容体作動薬の睡眠薬（ラメルテオン）やセロトニン系の抗不安薬（タンドスピロン）などを使用することも有用と考えられる[3]．トラゾドンやミアンセリンなどのいわゆる鎮静型抗うつ薬も使用されることがある．

カフェインと睡眠

　カフェインはおそらく世界で最も広く使用されている中枢刺激薬である．1杯のコーヒーには通常50〜250 mg，紅茶やコーラなどにも50〜100 mgのカフェインが含まれる（表2）[6]．カフェインを経口的に摂取すると速やかに吸収され，その血中半減期は3.5〜5時間である．精神・行動面でのカフェインの効果は，精神活動の上昇感，思考の明晰感，覚醒感，不穏感などで，疲労感が抑制される一方，入眠潜時は延長する[7]．カフェインの生理学的効果には，動悸，血圧上昇，胃酸分泌の亢進，尿量の増加などがある．1日コーヒー12杯以上ないし1,500 mgと大量のカフェインを摂取すると，急性に焦燥，不安，振戦，呼吸促迫，不眠などが引き起こされる[7]．カフェイ

表2　カフェインの含有量

コーヒー1杯（標準的）	110 mg
コーヒー1杯（インスタント）	75 mg
スターバックス（ショート）	250 mg
スターバックス（トール）	375 mg
スターバックス（グランデ）	550 mg
紅茶1杯	40〜60 mg
コーラ	36〜46 mg

（Etherton GM, et al. Arch Fam Med 1993[6] より）

ンはキサンチン誘導体の一種であり，カフェインの覚醒効果は主に非選択的アデノシン受容体拮抗作用による．動物実験でアデノシンは覚醒していた時間が長くなるほど前脳で増加し，脳の疲労に応じて休息をもたらす内因性睡眠促進物質と考えられている．

急性中毒でなくともカフェインは，入眠を妨げ，睡眠時間を短縮する[8]．400 mgのカフェインを就床直前，3時間前，6時間前に投与した実験において，いずれの条件においても，入眠潜時を延長させ，浅いノンレム睡眠を増やし，深いノンレム睡眠を減少させ，睡眠時間を約1時間短縮させた[8]．就床6時間前においても，就床直前および3時間前とほぼ同じ程度の睡眠妨害効果があることが注目される．カフェインで不眠を経験したことのある人に対しては，就床6時間前からカフェインを避けるように指導することが重要である．

3 身体疾患治療薬に関連した睡眠障害

身体疾患の治療薬で睡眠障害を引き起こす薬剤を表3に示す[9]．睡眠障害を起こす頻度の高いものとしては，レボドパ，アマンタジンなどの抗パーキンソン病薬，ステロイド製剤，インターフェロン製剤などがあげられる[9]．脂質異常症治療薬やカルシウム拮抗薬などでは5％以下と頻度は低い．インターフェロンのように投与初期に不眠のみられる薬剤もあるが，慢性投与で睡眠障害が起こるものが多い[9]．

抗パーキンソン病薬として使用されるレボドパやその他のドパミン増強作用のある薬剤では不眠を生じる場合が多いが，時に日中の過眠が出現することがある．なかで

表 3 睡眠障害をもたらしうる身体疾患治療薬

	薬剤		自他覚評価
抗パーキンソン病薬	ドパミン製剤	レボドパ	不眠，過眠，悪夢（75％）
	MAO-B阻害薬	セレギリン	不眠（10〜22％）など
	ドパミンアゴニスト	プラミペキソール ロピニロール	過眠，不眠
	ドパミン放出促進薬	アマンタジン	不眠（40％）など
	抗コリン薬	トリヘキシフェニジルなど	幻覚，妄想，躁状態，不安など行動異常が認められることがある
降圧薬	β受容体遮断薬（脂溶性）	プロプラノロールなど	不眠，悪夢，倦怠感，抑うつ
	β受容体遮断薬（水溶性）	アテノロールなど	一般に脂溶性薬剤より症状は軽度
	カルシウム拮抗薬	ニフェジピン，ベラパミル	焦燥感・過覚醒など
脂質異常症治療薬		クロフィブラートなど	倦怠感，眠気
抗ヒスタミン薬	H_1受容体遮断薬 H_2受容体遮断薬		鎮静，眠気
ステロイド製剤		プレドニゾロンなど	不眠（20〜50％）
気管支拡張薬		テオフィリンなど	不眠
抗てんかん薬		バルプロ酸，カルバマゼピンなど	鎮静，眠気
その他		インターフェロン製剤，インターロイキン製剤	不眠，過眠

（井上雄一．睡眠障害の対応と治療ガイドライン第2版．2012[9] より）

もドパミン受容体作動薬であるプラミペキソールやロピニロールでは，日常活動中に突然睡眠が起こる突発性睡眠がみられることが知られており，注意が必要である[10]．

降圧薬である β 受容体遮断薬では，不眠が起こりやすいが，プロプラノロールのような脂溶性のものでは悪夢を伴うことがある[9]．

ステロイド製剤においては，副作用として抑うつ状態，躁状態，幻覚妄想状態などを呈することがあるが，不眠はこれらの精神症状の出現に先行することが多いため，精神症状の前駆症状として重要である．

4　向精神薬に関連した睡眠障害 (表4)

抗精神病薬

抗精神病薬では，第一世代，第二世代抗精神病薬ともに，主に抗ヒスタミン作用と関連し日中の眠気がみられる[11]．第一世代のフェノチアジン系薬剤，第二世代ではオランザピンやクエチアピンで眠気が強い[11]．終夜睡眠ポリグラフ研究で，オランザピンは睡眠時間を延長し，深いノンレム睡眠を増加させることが報告されている[12]．第三世代にあたるアリピプラゾールでは，抗ヒスタミン作用がほとんどないため，眠気の副作用は起こりにくいが，不眠が起こることもある[12]．

抗精神病薬は抗ドパミン作用によりアカシジアが出現したり，レストレスレッグス症候群が誘発されることがあり，こうした異常感覚により不眠が起こることがある[12]．

抗精神病薬ではフェノチアジン系の薬剤は単独，あるいはリチウムとの併用で睡眠時遊行症を起こすことが報告されている[12]．

抗うつ薬

抗うつ薬投与時の眠気は，主に中枢におけるヒスタミン H_1 受容体遮断作用によるが，セロトニン 5-HT_2 受容体遮断作用も関連していると考えられている[13]．日中に投与した場合に眠気の副作用が出現しやすい薬剤としては，三環系抗うつ薬のなかでは

表4　睡眠障害をもたらしうる向精神薬

		薬剤	症状
抗精神病薬	第一世代抗精神病薬	クロルプロマジン，ハロペリドール	眠気，レストレスレッグス症候群
	第二世代抗精神病薬	リスペリドン，オランザピン，クエチアピン	眠気，レストレスレッグス症候群
	第三世代抗精神病薬	アリピプラゾール	不眠
抗うつ薬	三環系，四環系抗うつ薬	アミトリプチリン，ミアンセリン	眠気
	SSRI, SNRI	パロキセチン，フルボキサミン，ミルナシプラン	不眠
神経刺激薬		メチルフェニデート，ペモリン，モダフィニル	不眠，興奮
睡眠薬	ベンゾジアゼピン系薬剤	トリアゾラム，ジアゼパム，フルニトラゼパム	眠気，不眠
	非ベンゾジアゼピン系薬剤	ゾピクロン，ゾルピデム	眠気，不眠

SSRI：選択的セロトニン再取り込み阻害薬，SNRI：セロトニン・ノルアドレナリン再取り込み阻害薬．

アミトリプチリン，セロトニン 5-HT$_2$ 受容体遮断作用の強いトラゾドンや四環構造をもつミアンセリンやミルタザピンがあげられる[12]．これらの薬剤は睡眠薬として，中途覚醒や熟眠障害に対してしばしば使用される．

選択的セロトニン再取り込み阻害薬（selective serotonin reuptake inhibitor：SSRI）やセロトニン・ノルアドレナリン再取り込み阻害薬（serotonin-noradrenaline reuptake inhibitor：SNRI）では不眠がみられることがある．臨床試験においては SSRI を投与されたうつ病患者の 5～35％に不眠がみられた[13]．SNRI である venlafaxine では 4～18％に不眠が報告されている[13]．健常人に投与した場合の中途覚醒の増加と総睡眠時間の減少などが終夜睡眠ポリグラフ検査を用いた研究で明らかにされている[12]．SSRI による不眠は，一部のセロトニン受容体における刺激作用と関連すると考えられており，セロトニン 5-HT$_2$ 受容体遮断作用の強いトラゾドンの眠前投与が効果的とされ，しばしば使用される．SSRI や SNRI においては，不眠の副作用があると同時にそれよりやや頻度は少ないが，眠気の副作用も報告されている[12]．

精神刺激薬

ナルコレプシーなど過眠症における日中の眠気を改善するために投与された精神刺激薬が夜間不眠を引き起こすことがある．治療目的で精神刺激薬を投与された患者の 5～15％に不眠がみられるとの報告がある[9]．特に，血中濃度の半減期が長いモダフィニルでは起きやすいため，薬物動態を考慮した服薬指導が必要である．

抗不安薬・睡眠薬

ベンゾジアゼピン系抗不安薬を日中に投与中の患者において，眠気や過鎮静がみられることがある．睡眠薬として投与している場合には，薬の効果が翌朝以後まで持続し，眠気，ふらつきなどの持ち越し効果がみられることがある[12]．半減期が長いもの，用量が多い場合にみられる．特に高齢者には転倒の原因となりうるため注意すべきである．持ち越し効果が問題となる場合には，睡眠薬を減量するか，より作用時間の短いものに変更する．

ベンゾジアゼピン系睡眠薬は，筋弛緩作用や呼吸抑制作用をもつため，かえって無呼吸を促進し睡眠障害を悪化させる．

超短時間作用型のベンゾジアゼピン系睡眠薬使用中の患者で健忘症候群が出現することが多く報告されているが，このなかには臨床的に睡眠時遊行症とよく類似した異常行動を示す症例が含まれている[12]．これらと睡眠時遊行症との異同については現在のところ不明である．

5 物質・医薬品による不眠の治療方針

　物質・医薬品による不眠が考えられる場合には，原因となっている可能性のある薬剤を特定し，減量・中止をめざす．古くは，こうした原因除去のみが強調されたが[14]，近年の続発性不眠の治療に関するアメリカのコンセンサスレポートでは，原因除去だけでは不眠は改善しない場合が多く，不眠自体が精神・身体疾患の悪化要因になることから，積極的な薬物療法や認知行動療法を導入することが推奨されている[14,15]．特に身体疾患治療薬によって不眠が生じている場合には，より睡眠への影響の少ない薬剤に変更するなど慎重な対応が求められるが，このときにも不眠に対する治療のリスクとベネフィットを考慮し，時には積極的な薬物療法や認知行動療法を導入する．

文献

1) American Psychiatric Association. Diagnostic and Statistical Manual of Mental Disorders, Fifth edition. American Psychiatric Association；2013.
2) Kaneita Y, Uchiyama M, Takemura S, et al. Use of alcohol and hypnotic medication as aids to sleep among the Japanese general population. Sleep Med 2007；8：723-732.
3) 鵜山真由美, 金野倫子, 内山　真. アルコールと睡眠障害. 治療 2012；94：510-514.
4) 金井　輝. 慢性アルコール中毒と睡眠 — 睡眠ポリグラフ的研究. 臨床精神医学 1975；4：945-950.
5) 内村直尚, 小鳥居　湛. アルコール依存睡眠障害. 太田龍朗, 大川匡子, 塩澤全司（編）. 臨床睡眠医学. 朝倉書店；1999. pp176-182.
6) Etherton GM, Kochar MS. Coffee. Facts and controversies. Arch Fam Med 1993；2（3）：317-322.
7) Nishino S, Mignot E. Wake-promoting medications：Basic mechanisms and pharmacology. In：Kryger MH, Roth T, Dement WC（eds）. Principles and Practice of Sleep Medicine, fifth edition. Elsevier Saunders；2011. pp510-526.
8) Drake C, Roehrs T, Shambroom J, et al. Caffeine effects on sleep taken 0, 3, or 6 hours before going to bed. J Clin Sleep Med 2013；9（11）：1195-1200.
9) 井上雄一. 薬原性不眠. 睡眠障害の診断・治療ガイドライン研究会, 内山　真（編）. 睡眠障害の対応と治療ガイドライン第2版. じほう；2012. pp165-168.
10) 亀井雄一. 薬剤に関連する睡眠障害. 医薬ジャーナル 2008；44：105-109.
11) 内山　真. 睡眠障害. 必須！向精神薬の副作用と対策―安全な薬物療法のために―. 臨床精神医学 2007；36増刊号：98-103.
12) Salin-Pascual RJ, Herrera-Estrella M, Galicia-Polo L, et al. Olanzapine acute administration in schizophrenic patients increased delta sleep and sleep efficiency. Biol Psychiatry 1999；46：141-143.
13) Schweitzer PK. Drugs that disturb sleep and wakefulness. In：Kryger MH, Roth T, Demen, WC（eds）. Principles and Practice of Sleep Medicine, fourth edition. Elsevier Saunders；2005. pp499-518.
14) Sateia MJ. International classification of sleep disorders-third edition：Highlights and modifications. Chest 2014；146：1387-1394.
15) NIH State-of-the-Science Conference Statement on manifestations and management of chronic insomnia in adults. NIH Consens State Sci Statements 2005；22（2）：1-30.

Ⅳ 睡眠障害

6 睡眠薬・精神刺激薬の処方のコツ
―「適正な利用法」と「スムーズな漸減〜中止法」

梶村尚史
むさしクリニック

1 はじめに

　わが国では成人の約5人に1人が何らかの不眠症状に悩み，約20人に1人が睡眠薬を服用している．一方で，日本人の約6人に1人が日中の眠気を自覚し，堪えがたい眠気に悩む人も増えている．超高齢社会，ストレス社会，24時間社会といわれる現代，さらに不眠や過眠で悩む人が増加していくことが予想される．不眠症や過眠症の治療には薬物療法と非薬物療法とがあるが，薬物療法としてはそれぞれ睡眠薬と精神刺激薬が主役となる．本項では，睡眠薬と精神刺激薬の薬理作用と特徴，適応，処方のポイントなどについて概説する．

2 睡眠薬の使い方

● 睡眠薬

　睡眠薬は，その化学構造などによりバルビツール酸系，非バルビツール酸系，ベンゾジアゼピン（BZD）系，非BZD系，メラトニン（MT）受容体作動薬，オレキシン（OX）受容体拮抗薬の6つに大別される．20世紀初頭に登場したバルビツール酸系睡眠薬やその後に開発された非バルビツール酸系睡眠薬は耐性や依存性が強く，呼吸抑制などの重大な副作用もあって，最近ではほとんど使用されることはない．BZD

梶村尚史（かじむら・なおふみ）　略歴

1955年宮崎県にて出生　1981年山口大学医学部卒，同大学神経精神医学教室入局．1990年国立精神・神経センター武蔵病院．1993年米国立精神保健研究所（NIH）に2年間留学し，1997年国立精神・神経センター武蔵病院精神科医長．2003年むさしクリニック開院，現在に至る．著書に，『起床術』（監修．河出書房新社，2004），『朝がつらいがなくなる本』（三笠書房，2007〈ベストセラー〉），『快眠力』（監修．講談社，2009），『快眠ハンドブック』（PHP研究所，2009），『毎朝スッキリ起きる技術』（監修．光文社，2010），『寝るのが怖いがなくなる本』（ワニブックス，2010），『眠りが浅いがなくなる本』（三笠書房，2011），『寝るだけ美人！上手な眠りがキレイをつくる』（こう書房，2013）がある．

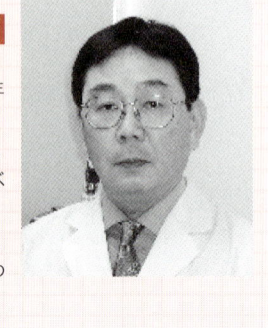

系睡眠薬は1960年代に開発され，臨床効果に優れ安全性の高い睡眠薬として頻用されてきたが，1980年代になってBZD系睡眠薬とは化学構造の異なる非BZD系睡眠薬が開発され臨床応用されている．BZD系睡眠薬と非BZD系睡眠薬とは合わせてBZD受容体作動薬と呼ばれる．MT受容体作動薬とOX受容体拮抗薬は，BZD受容体作動薬とはまったく作用機序の異なる新しいタイプの睡眠薬である（本書「Ⅳ．睡眠障害／2．不眠症の診断と治療」の表2〈p.207〉を参照されたい）．

◆ BZD受容体作動薬

　非BZD系睡眠薬は，BZD系睡眠薬と同じくBZD受容体に作用するが，催眠作用に関係した受容体（ω_1受容体）にのみ作用し，BZD系睡眠薬が有する抗不安作用や筋弛緩作用に関連した受容体（ω_2受容体）には作用しない．そのため非BZD系睡眠薬は，BZD系睡眠薬に比べて耐性や依存性のリスクが低く，脱力や転倒などの副作用もきわめて少ない[1]．

　BZD受容体作動薬は，服薬してから血中濃度が最高値の半分になるまでの時間（消失半減期）により，超短時間作用型，短時間作用型，中間作用型，長時間作用型の4つに分類される．超短時間作用型の睡眠薬は消失半減期が2〜5時間と非常に短く，翌朝の眠気やふらつきなどの持ち越し効果が非常に少ない．短時間作用型は消失半減期が6〜10時間と比較的短く，翌朝の持ち越し効果は少ない．中間作用型は消失半減期が20〜30時間であり，持ち越し効果がみられることも少なくない．長時間作用型は消失半減期が50〜100時間であり，夜間だけでなく日中にも高い血中濃度を維持することになるため，持ち越し効果が出現しやすい．

◆ MT受容体作動薬

　2010年7月から日本で使用されているMT受容体作動薬・ラメルテオンは，MT_1受容体とMT_2受容体に選択的に結合し，MT_1受容体に作用することによって入眠促進や睡眠維持を，MT_2受容体に作用することによって概日リズムを変化させる効果をもたらす[2]．ラメルテオンはBZD受容体には結合しないため，耐性や依存性，翌朝の認知機能への影響，筋弛緩作用，記憶障害，奇異反応などの副作用がほとんどない．BZD受容体作動薬と比べて催眠作用はやや弱いが，安全性は高いと考えられる．

◆ OX受容体拮抗薬

　2014年11月から日本で販売開始となったOX受容体拮抗薬・スボレキサントは，覚醒の維持に関連するOX_1受容体とOX_2受容体に拮抗薬として作用することによって，生理的な睡眠を増加させる[3]．スボレキサントもラメルテオンと同様にBZD受容体には結合しないため，反跳性不眠や退薬症候などの依存形成のリスクが低く，認知機能，筋弛緩作用，呼吸機能などへの影響はほとんどない．スボレキサントの催眠作用は，BZD受容体作動薬よりやや弱く，ラメルテオンよりも強いと考えられる．入眠困難や中途覚醒を呈する原発性不眠症への効果が期待されており，今後の臨床データの蓄積が待たれるところである．

処方のポイント

◆服薬指導

　不眠症患者では，睡眠薬に対する過剰な不安をもっている場合が多いため，睡眠薬を使用する場合にはまず睡眠薬の作用や副作用，服用時の注意事項などを丁寧に説明して，睡眠薬についての不安や誤解を十分に取り除いておくことが大切である．また不眠症患者では，眠れないあせりから早くから床に就き，遅くまで床にいることが少なくないため，就床時刻と起床時刻は必ず確認して，床上時間が適正であるかどうかをチェックすることはきわめて重要である．睡眠薬はいつもの就床時刻に服用，服用後は速やかに就床，起床時刻も変えない，30分以上の昼寝はしない，アルコールとの併用はしないことなどもきちんと指導しておく．

　睡眠薬は毎晩定期的に服薬し，安定して眠れる状態が続いたところで計画的に漸減中止することが望ましいが，不眠が連続しておらず比較的軽症の場合には頓用的な使用も可能である[4]．ただし，この場合にはゾルピデムなどの非BZD系睡眠薬に限定して使用することが推奨される．

◆睡眠薬の使い分け

　不眠は，入眠困難，中途覚醒，早朝覚醒，熟眠感欠如にタイプ分けされるが，BZD受容体作動薬は，こうした不眠のタイプによって使い分けされる．入眠困難が目立つタイプでは，超短時間作用型や短時間作用型の睡眠薬が効果的であり，翌朝の持ち越し効果などの副作用も出現しにくい．中途覚醒タイプでは，短時間作用型や中間作用型の睡眠薬が，早朝覚醒タイプでは，中間作用型や長時間作用型の睡眠薬が使用される．熟眠感欠如の場合は，ゾルピデム，ゾピクロン，エスゾピクロンなどの徐波睡眠を増加させる非BZD系睡眠薬が有効な場合がある．

　BZD系睡眠薬は催眠作用だけでなく，抗不安作用や筋弛緩作用を有するため，不安の強い患者の不眠には有効であるが，依存のリスクがあり，脱力や転倒などの副作用にも注意が必要である．一方，非BZD系睡眠薬は催眠作用に特化しているため，BZD系睡眠薬に比べて安全性に優れている．

　睡眠相後退など睡眠リズムに異常がある不眠では，ラメルテオンが第1選択薬となる．この場合，治療前入眠時刻の数時間前の投与が効果的とされ，1/2錠と1錠とで用量による効果の差はなかった[5]．また，高齢者の不眠や睡眠時無呼吸症候群など合併症がある不眠で，安全性に優れたラメルテオンが有用である．

　不眠症のタイプ・病態による睡眠薬・抗不安薬の選び方を表1にまとめた．不安や緊張が高くなく，ふらつきが出やすい患者の場合には，入眠障害であればゾルピデム，ゾピクロン，エスゾピクロンなどの超短時間作用型の非BZD系睡眠薬やラメルテオンが，中途覚醒や早朝覚醒ではクアゼパムなどの作用時間の長い睡眠薬が適応となるが，エスゾピクロンは中途覚醒にも効果が期待できる．神経症的な傾向が強く，不安や緊張が高い患者の場合には，入眠障害であればトリアゾラムやブロチゾラムなどの作用時間の短いBZD系睡眠薬が，中途覚醒や早朝覚醒ではフルニトラゼパムやニト

表1 不眠症のタイプによる睡眠薬・抗不安薬の選び方

	入眠障害（超短時間型，短時間型）	中途覚醒，早朝覚醒（中時間型，長時間型）
神経症的傾向が弱い場合 脱力・ふらつきが出やすい場合 （抗不安作用・筋弛緩作用が弱い薬剤）	ゾルピデム ゾピクロン エスゾピクロン ラメルテオン*	クアゼパム
神経症的傾向が強い場合 肩こりなどが伴う場合 （抗不安作用・筋弛緩作用をもつ薬剤）	トリアゾラム ブロチゾラム エチゾラムなど	フルトニラゼパム ニトラゼパム エスタゾラムなど
腎機能障害，肝機能障害がある場合 （代謝産物が活性をもたない薬剤）	ロルメタゼパム	ロラゼパム

＊MT受容体作動薬．

（内山　真〈編〉．睡眠障害の対応と治療ガイドライン第2版．2012[1]より）

ラゼパムなどの作用時間の長いBZD系睡眠薬が有効である．

　不眠に対する不安が非常に強く，日中にも不安や緊張感が高くなっている場合には，夕食後などにロフラゼプ酸エチルのような作用時間の長い抗不安薬を投与しておくことが有用である．うつ病に伴う不眠では，抗うつ薬のなかで鎮静作用が強く睡眠を深くする作用を有するミアンセリン，ミルタザピン，トラゾドンなどを単独あるいは睡眠薬と併用するのが効果的である．統合失調症の不眠の場合には，睡眠薬のほかにオランザピン，クエチアピン，リスペリドン，レボメプロマジンなどの抗精神病薬が使用される．

　高齢者では睡眠薬の体内蓄積が起こりやすく，睡眠薬への感受性も亢進しているため，翌日への持ち越し効果，健忘，脱力，転倒などの副作用が出やすくなる．したがって，安全性の高い非BZD系睡眠薬やラメルテオンの使用が推奨される．高齢者でBZD系睡眠薬を使用する場合には，超短時間作用型や短時間作用型などの作用時間の短い薬を成人の半量程度から使用するのが望ましい．

◆離脱法

　睡眠薬を減量・中止していく条件としては，夜間の不眠症状と日中のQOL（quality of life）障害が少なくとも1か月以上改善していること，不眠の原因となったストレスが解消されており，不眠への恐怖感が消失していることが求められる．生活習慣が安定し適切な睡眠衛生が守られていることも確認しておく必要がある．

　実際の減量法としては，1～2週毎に1/4ずつ睡眠薬を減らして，4～8週間かけて中止するのが基本とされる[4]が，できるだけ不安のないように患者と十分に相談しながら柔軟に調整していくことが望ましい．2種類以上の睡眠薬を使用している場合には，消失半減期の短い薬から減量・中止する．また，睡眠薬の減量・中止時に一時的な退薬性不眠が現れることがあるが，不眠の再発ではないことをあらかじめ説明しておく．非BZD系睡眠薬やラメルテオンでは反跳性不眠のリスクは低く退薬性不眠も数日程度で改善する．しかし，睡眠薬の減量・中止時に不眠が重症化したり数日以上にわたって持続する場合には，不眠の再燃と考えられるため，睡眠薬をもとの用量に戻して治療を継続する．

　超短時間作用型や短時間作用型のBZD系睡眠薬を使用していて減量・中止時に反

跳性不眠や退薬症候のために減薬が困難な場合には，いったん消失半減期の長い睡眠薬に置き換えてから漸減していく方法もある．

3 精神刺激薬の使い方

● 精神刺激薬

　精神刺激薬とは覚醒作用を有する薬物の総称であり，アンフェタミン，メタンフェタミンなどのアンフェタミン類，コカイン，カフェインなどのキサンチン類，ニコチン，メチルフェニデート，ペモリン，モダフィニルなどが含まれる．コカインやメタンフェタミンなどは，古くから疲労回復や娯楽目的，強壮剤としても使用されてきたが，強い中枢神経興奮作用，耐性と依存，乱用，反社会的行動や犯罪への関連性などの問題が重大であり，一般臨床で使用されることはない．現在，過眠症の治療薬として臨床的に用いられている精神刺激薬としては，ペモリン，メチルフェニデート，モダフィニルがあげられる．図1にそれぞれの薬物の覚醒効果の比較を示したが，メチルフェニデート，モダフィニル，ペモリンの順に覚醒効果が強いものと考えられる．

◆ペモリン

　1913年に開発されたアンフェタミン類とは異なる化学構造式をもつ精神刺激薬で，ドーパミンの再吸収阻害と放出促進により精神刺激作用を発現する．経口投与後，効果は60分で現れ，消失半減期は12〜16時間である．耐性や依存性のリスクは高くはないが，口渇，胃部不快感，食思不振などの副作用のほかに肝機能障害を起こす可能

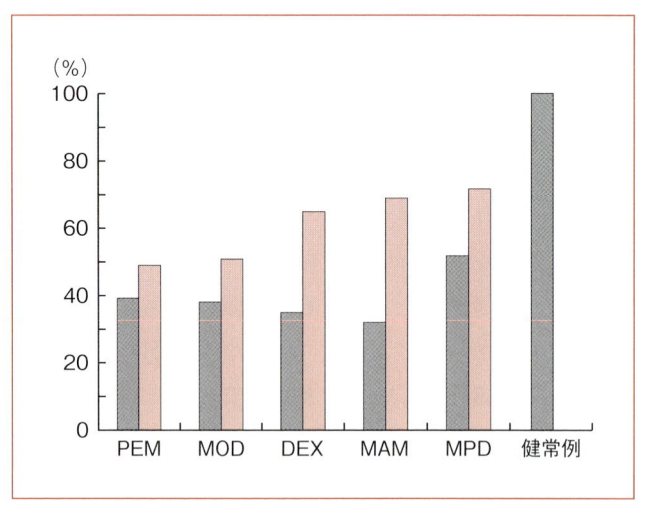

図1　精神刺激薬のナルコレプシー患者における覚醒効果の比較
睡眠潜時反復検査（MSLT）もしくは覚醒維持検査（MWT）における健常者の睡眠潜時を100％とした場合のナルコレプシー患者の睡眠潜時を薬物投与前（黒）と薬物投与後（赤）で示した．
PEM：ペモリン，MOD：モダフィニル，DEX：デキストラアンフェタミン，MAM：メタンフェタミン，MPD：メチルフェニデート．

（中島 亨．睡眠学．2009[6]）より）

性がある．1930年代以降になって，注意欠如・多動性障害（ADHD）とナルコレプシーの治療薬として使われるようになった．日本では1960年代から使用されており，特発性過眠症に認可されている唯一の精神刺激薬である．

◆メチルフェニデート

1944年に開発されたアンフェタミン類に類似した精神刺激薬で，ドーパミンを主とするモノアミンの再吸収阻害と放出促進により精神刺激作用を発現する．経口投与後，効果は30分で現れ，消失半減期は2～4時間である．耐性や依存性のリスクがあり，口渇，胃部不快感，食思不振，動悸，頭痛，焦燥感などの副作用が報告されている．当初はうつ病，慢性疲労，ナルコレプシーの治療薬として使われていたが，1960年代の初頭から，アメリカでADHDにも使用され始めた．日本では1957年にうつ病，抑うつ神経症の治療薬として認可され，1978年にナルコレプシーにも承認となったが，依存，乱用，不正譲渡などの問題から，2007年に適応症はナルコレプシーに限定され，処方は専門医のみとする登録制となった．

◆モダフィニル

1974年に開発された精神刺激薬で，ドーパミンの再吸収阻害と放出促進，ノルエピネフリンの賦活，GABA促進，ヒスタミンの遊離促進など多系統を介して覚醒作用を発揮する．経口投与後，効果発現までは1.5時間，消失半減期は10～13時間である．ペモリンやメチルフェニデートに比べて，依存や乱用のリスクは低く，動悸や胃腸症状などの交感神経賦活作用も少ないとされる．日本では2007年に発売となったが，ナルコレプシーのほかCPAP（continuous positive airway pressure）療法中の睡眠時無呼吸症候群の過度の眠気に対しても使用が認められている．

●処方のポイント

◆服薬指導

日本で精神刺激薬の処方が可能な睡眠障害としては，ナルコレプシー，特発性過眠症，過度の眠気を呈するCPAP療法中の睡眠時無呼吸症候群に限られている．したがって，精神刺激薬を処方する際には，睡眠潜時反復検査（multiple sleep latency test：MSLT）や終夜睡眠ポリグラフ検査（polysomnography：PSG）などの検査を行って，診断を確定させておかなければいけない．

治療のターゲットとなる日中の眠気は，睡眠不足や不適切な睡眠衛生などで増悪するため，十分な睡眠時間を確保し，規則的な生活習慣や適切な睡眠環境を遵守することは非常に大切である．精神刺激薬による治療はあくまでも対症療法であり，できるだけ投薬量を少なくするために，短めの仮眠をとる，カフェインを利用する，学校や仕事のない休日は休薬日を設けるなどの指導を行う．

精神刺激薬は食前に服用したほうが効果は高いが，胃腸系の副作用も出やすくなる．また，精神刺激薬を服用後，覚醒効果が発現する前に一過性に強い眠気を生じることがあるので注意が必要である．

◆**精神刺激薬の使い分け**

　モダフィニルは，メチルフェニデートやペモリンに比べ耐性や依存性のリスクが低く，交感神経系の副作用も少ないため，ナルコレプシーの過眠症状に対する第1選択薬である．消失半減期が約12時間であるため，朝1回投与が原則で，遅くとも昼までには投与する．100 mgから投与開始し，症状に応じて300 mgまで増量できる．睡眠時無呼吸症候群では，3か月以上CPAP療法を適切に行っているにもかかわらず，日中の過度の眠気がMSLTなどの客観的検査で残存する場合に，眠気の原因となる他の疾患の鑑別診断を行ったうえで投与する．

　メチルフェニデートは，ナルコレプシーの診断が確定した場合にのみ登録医によって処方が可能となる．効果の発現は早いが，持続は4時間前後と短いため1日に2～3回分割投与する．耐性や依存性の問題から，最近では副作用などで他剤の使用が困難な場合以外には主剤として使われることはほとんどない．モダフィニルで十分な効果が得られない場合に補足的あるいは頓用的に使用する．1日用量60 mgが上限であるが，できるだけ使用量を少なくすることが望ましい．

　ペモリンは，日本で特発性過眠症に認可されている唯一の精神刺激薬である．消失半減期が12時間以上であるため，朝1回投与が原則で，午後以降には投与しない．10 mgから投与開始し，症状に応じて漸増する．1日用量150 mgが上限であるが，肝機能障害を引き起こす可能性があるため，なるべく使用量を少なくし，定期的に肝機能をチェックする必要がある．

4 おわりに

　睡眠薬による治療は，十分な効果が得られた後には速やかに薬を減量・中止に導くことが目標であり，精神刺激薬による治療は，できるだけ少ない薬用量で十分な効果を発現させることが目標である．これらの治療目標を達成するためには，睡眠薬や精神刺激薬の調整はもちろんのこと，患者の睡眠状況と生活習慣を十分に把握し，睡眠衛生を適切に保たせたうえで，丁寧な服薬指導を行うこともきわめて重要である．

文献

1) 内山　真（編）．睡眠障害の対応と治療ガイドライン第2版．じほう；2012．
2) 村崎光邦．新規睡眠薬ramelteonの基礎と臨床．臨床精神薬理 2011；14：419-438．
3) 桜井　武．睡眠覚醒制御におけるオレキシン受容体の機能とオレキシン拮抗薬の作用．内分泌・糖尿病・代謝内科 2014；38（1）：60-68．
4) 三島和夫（編）．睡眠薬の適正使用・休薬ガイドライン．じほう；2014．
5) 西田慎吾，碓氷　章，中村真樹ほか．睡眠相後退症候群（DSPS）治療におけるメラトニン受容体アゴニストramelteonの有効性．精神科治療学 2014；29（4）：527-533．
6) 中島　亨．精神刺激薬．日本睡眠学会（編）．睡眠学．朝倉書店；2009．pp651-657．

IV 睡眠障害

7 薬物療法以外の睡眠障害の治療
——生活指導，精神療法，高照度光療法

堀川喜朗
久留米セントラルクリニック

1 はじめに

これまで長く不眠治療の主役を担ってきた，睡眠薬を漫然と使用することに警鐘を鳴らす「睡眠薬の適正使用と休薬のための診療ガイドライン」[1]が作成され，薬物療法の中止を見据えた不眠医療の実践が求められている．そのためには薬物に代わる治療法が施行されなければならない．

そこで本項では，筆者のような普通の（睡眠外来を専門としない）メンタルクリニックの開業医が，限られた診療時間のなかで薬物療法以外の不眠治療を実践するにはどうすればよいか，動機づけになることを念頭に置き，その概要を提示する．

2 基本的な考え方—ストレスケアの視点から不眠治療をとらえる

臨床現場では不眠を主訴として受診する症例のほとんどが，何らかの外的・内的環境の変化によって生じたストレスをきっかけとして発症しており，なおかつ初診時にすでに大半が1か月以上持続している．

この時点で不眠は情動的過覚醒がもたらす一過性のものではすでになく，眠れないことやそれに伴うQOL障害（日中の精神身体的機能の低下）がいつまで続くのかという強い不安，恐怖，緊張感自体が最大のストレスとなっており，さらに不眠が悪化する．一方で最初の不眠のきっかけとなったストレスへの対処もほとんどがなされて

堀川喜朗（ほりかわ・よしろう） 　略歴

1982年久留米大学医学部卒，同精神科医局入局．1988年父が開業した病院に勤務，病棟医長．集団での認知療法を始める．米国メニンガークリニックに短期研修．第1回全国認知療法連絡会議（於 慶応義塾大学）出席．1995年久留米セントラルクリニック開業．認知療法を取り入れたストレスケアを主とする町医者として現在に至る．

著書に，エッセイ集『私的風景「ベル フォルミュール」〜自然がくれた美しい法則〜』（パークプレイスエージェンシー，2010）がある．

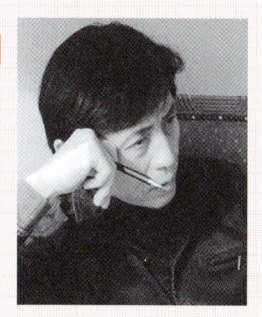

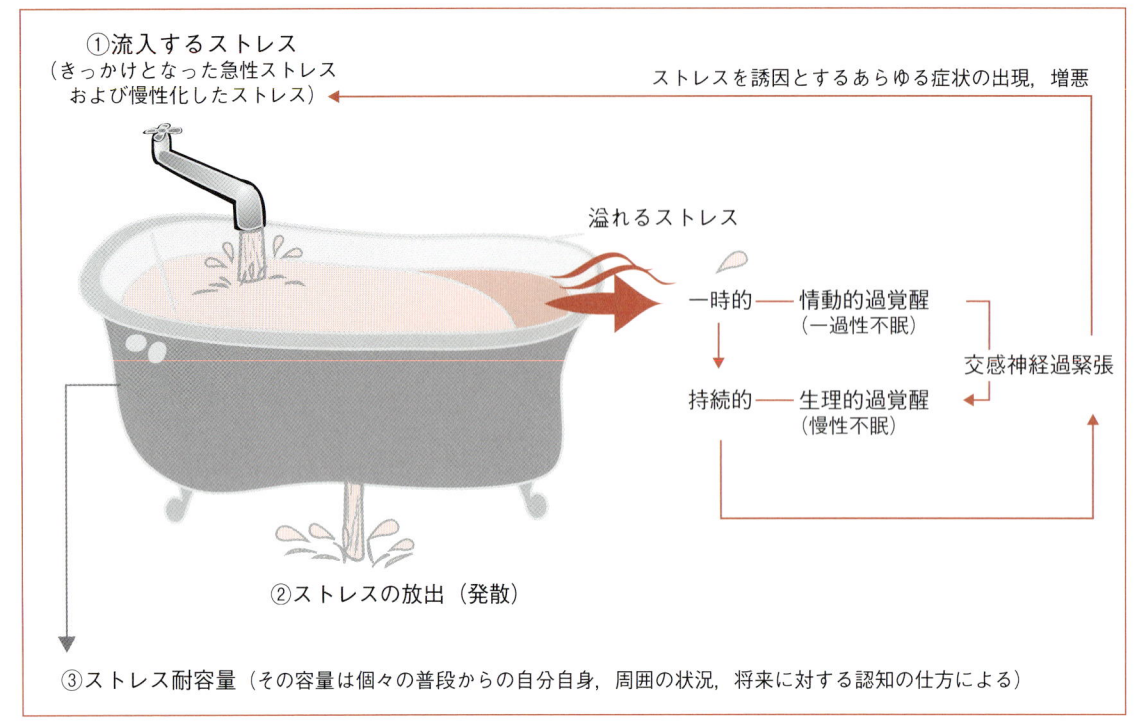

図 1　ストレスの悪循環と慢性不眠
長期にわたるストレスは，発散できる量をはるかに超えて流入し溢れ続け，結果，交感神経の過緊張を生じ，不眠もまた持続することとなり，ストレスの悪循環に取り込まれる．

いない（急性ストレスの慢性化）．

　こうしてストレスに満ちた日々の生活は，ストレスの悪循環を経て，交感神経の過緊張状態を持続させることになり，さらなる症状の悪化を生み出す（図1）．したがってこの生理的過覚醒などがもたらす「慢性化した不眠」に対する適切な治療こそが，一般のメンタルクリニックにとっては重要と考える．

　一方，ストレスがほとんどの精神疾患の症状発現の何らかの誘因となっており，受診した患者の多くはその症状が持続していることそれ自体に大きなストレスを感じている．臨床現場の医師にとっては周知のことであるが，その疾患が何であれストレスケアは，治療が円滑に進むため，また再発防止の観点からも大きな比重を占めるものと考える．

　従来，一般のメンタルクリニックにとって，不眠治療はその薬物療法がかなり効果的であるがゆえに，不眠を訴えて受診する人は最多であるにもかかわらず，いや，限られた診療時間内で最多であるがゆえに，安易に用いられてきたように思う．

　しかし，現在の不眠治療は可能な限り使用薬物の量，種類，期間を減じる方向（前出，ガイドライン）に向かっている．それができるためには薬物療法以外の不眠治療，すなわち，適切な生活指導（睡眠衛生教育，指導）と精神療法にストレスケアを組み込むことが必要と考える．

　筆者のクリニックは，たとえばブランドショップ（睡眠専門外来）ではなく，目

玉商品として「ストレスケア」を扱っている地方都市の小さな雑貨屋である．そこで気になるのは発端となったストレスに対する処理である．受診する人の多くは，結果として持続している慢性化した不眠の改善を望んでいるが，さらにその原因ととらえている長期間続くストレスの改善，対処法も，同じく強く求めているのである．

不眠治療をストレスケアの視点からもとらえようとする意図はそこにある．ストレスとうまく折り合うことができる指導ができれば，不眠症はもちろんのこと，あらゆる精神・身体的疾患の予防，あるいは慢性化，再発防止に何らか寄与するところがあり，かつ一般のメンタルクリニックにとっても，効率よい外来治療を進める一手となりうると考える．

3 生活指導（睡眠衛生教育および指導）

正しい睡眠に関する知識を患者に伝え，それをもとに良質な睡眠につながるための日常生活上の活動，環境，習慣作りをアドバイスするものである．

臨床現場では初診時に「睡眠障害対処の12の指針」（本書「Ⅳ．睡眠障害／2．不眠症の診断と治療」の表1〈p.206〉を参照されたい）を患者に配布すると効率よく指導でき，その質問に簡潔に適切に答えることで，よい治療関係，アドヒアランスにつながるものと考える．ここではその意図で一部の項目に説明を加え，表1にストレスケアの視点からの生活指導を記した．

◆**睡眠時間は人それぞれ，日中の眠気で困らなければ十分**

睡眠時間や入眠時刻には執着しないことを強調する．不眠恐怖につながる恐れがあるからである．日中のQOL障害がなければ（症例によっては就労中のストレスなどによる過度な緊張のため，眠気は自覚できずに作業効率が著しく低下しているものもある）個人の主観でよい．同じ人でも日照時間の影響で夏至に向かって睡眠時間は短く，冬至に向かって長くなる．また，入眠時刻は個々のもつ体温のリズム，特に早朝，最低体温が出現する時刻の差によって早い人は朝型，遅い人は夜型となる．

◆**眠たくなってから床に就く，就床時刻にこだわりすぎない**

とらわれ・こだわりの類いは，リラックスとは対極にあり入眠にはよくない．長期にわたり，就床しても眠れない体験をすると条件づけが起こり，床に就くとかえって

表1 ストレスケアの視点から—持続する不眠の原因になっている長期化したストレスへの対処について

1．ストレスの排除にこだわらず，受けるダメージを最小限にする
　①日常生活上の工夫：ストレスは日々のもの．可能なケアも日々のうちに
　　・仕事上のストレスで悩んでいる人に：帰宅後の生活の場をアロマや音楽で快適な環境に
　　・家庭内のストレスで悩んでいる人に：一人になれる入浴時間を大切にしてリラックスを
　②ストレスに満ちた日常を非日常なイベントでリセット：自らを無期懲役の囚われ人にしないこと
　　・できれば1週間に一度休日の半日間をめどに快適な非日常的空間を（近場の日帰り温泉など）
　　・少なくとも1週間に半日は家庭からの解放を（買い物の代わりに喫茶店でゆっくりお茶でも）
2．実体よりストレスを大きくとらえすぎていないか冷静なときを選んでチェック
　①マイナス思考になりすぎていないか
　②違うとらえ方はできないか

眠れなくなる（条件不眠）．これを改善するためには，認知行動療法（刺激制御療法）が有効である．

◆光の利用でよい睡眠

睡眠・覚醒のリズム（他に自律神経系，内分泌ホルモン系，免疫代謝系，体温など）は，脳の視床下部，視交叉上核にある体内時計によって制御されている．しかしこの時計の内因性リズムは1日約25時間で地球の24時間の自転周期より長い．このずれを修正する刺激を同調因子といい，食事や運動，社会的（仕事，学校）因子などがあるが，最も重要な因子は光である．特に朝の屋外の日光が体内時計を1日24時間に同調させるのである．屋内でもその光を室内に取り入れればよい．日中の光は眠気をとる作用があり，起床直後の強い光は生体リズムを早め，入眠前の強い光は遅らせる．したがって夜間にコンビニなどの強い光を浴びるのは避けたい．

◆昼寝をするなら，15時前の20〜30分

「高校生における昼寝（午睡）の効果」[2]を調べた研究では「15分間のうつぶせの昼寝を特に"週3回以上"実施すると午後の眠気の軽減，授業への集中，学習効果や体調維持につながるだけでなく，昼間の活動性が向上し，夜間の就寝時刻が一定となり熟睡感が増し，目覚めも改善し，朝の起床時刻も一定となった」と報告している．この結果は，臨床の現場でもおおいに活用できる．学生に限らず，慢性の睡眠不足を感じて受診する就労者の多くは，午後11時頃帰宅し，午前7時頃には出勤するという．実質，睡眠時間に充当できるのは4〜5時間であり，不眠解消のための工夫もままならない．このような人でも昼休みに短時間，昼寝をするだけで，QOL障害を防ぐことができ，なおかつ，夜間の睡眠の質向上が期待できる．実際，アドバイスすると，20分程度の昼寝で，短すぎると感じている睡眠時間に対してのこだわりや不安が軽減し，日中の活動もしやすくなった，という症例は多い．ただし，30分以上昼寝をすると深い眠り（徐波睡眠の3，4段階）が出現するため，目覚めたときに睡眠慣性が強まり，かえって眠気や疲労は増加する．注意が必要であり，目安は弱年者で20分以内，高齢者でも30分以内である．ちなみにうつぶせで寝ると，臥床するより深い眠りに移行しにくいため，好都合と思われる．また，15時以降の昼寝は短時間でも夜間の入眠が悪くなるので避けるべきである．

4 精神療法

主な対象は前述した「慢性化した不眠」である．薬物治療でひとまず不眠が軽減した後の施行が効率的である．

● 精神生理性不眠（条件不眠）に対して

◆認知行動療法

睡眠に対する正しい知識をもとに，不眠につながっていた（負の）行動パターンに気づかせ，良眠を得るための新たな行動や習慣づけを徹底させる指導法である．寝室

表2 睡眠スケジュール法の手順

1	ここ2週間の平均睡眠時間を計算し，寝る時間を設定する（5時間未満の場合は，5時間に設定）
2	起床時間を決めて，毎日その時間には起きる
3	起床時間から平均睡眠時間を引いた時間を就寝時間にする
4	ベッドに横になるのは眠くなったときか，設定した就寝時間になったときだけにする
5	約15分たっても寝つけないときは，ベッドを出る．リラックスできることをし，再度眠くなったらベッドに入る
6	寝ること以外の活動でベッドを使わないようにする
7	眠くても日中や夕方の昼寝は避け，いつも通りの生活（仕事，趣味，日課など）を続ける
2〜7を1週間続ける	
8	1週間にわたって床上時間の85%以上寝られたら，睡眠時間を15分増やし，2〜7を続ける

(岡島 義ほか．睡眠医療 2009[3]より)

が眠れない所という負の条件づけにつながる刺激（連想や習慣，行動）を一切取り除くための指導法である「刺激制御療法」と，床の上で過ごす（床上）時間と実際の睡眠時間との乖離を少なくしていくことで，良眠を得ようとする「睡眠制限法」があるが，双方とも一般のクリニックでの施行は，時間の上でも困難と思われる．しかし最近では，両技法を組み合わせた睡眠スケジュール法がより効果が高いことが示されており（表2）[3]，施行は可能になってきた．

● 持続するストレスによる慢性不眠に対して

たとえば職場でのいじめや家庭内での孤立など，いつ終わるとも知れないストレスは，発散できる量をはるかに超えて流入し続け，耐容量をしのぎ，溢れ続ける結果，交感神経の過緊張を生じ，不眠も持続することとなる（図1）．

◆認知療法[4]

薬物療法で睡眠がほぼ安定し，生活指導も十分行き届いた頃から施行する．自己の認知の偏り，歪みに気づかせ，ストレスの対象に対して実体以上に大きくとらえすぎていないか検証する．そのうえで，別のとらえ方を示しつつ，認知の歪みによるマイナス思考を修正していく．

これにより，ストレスの流入量はさらに少なくなり，また，ストレスの耐容量も大きくなると思われる．しかし，目的はあくまでストレスの排除ではなく（不可能である），上手にストレスと付き合うための対策を共同作業で見つけることである．

5 高照度光療法

睡眠と覚醒のリズムを制御している体内時計の最も強い同調因子である光を利用した治療法である．2,500〜10,000ルクスの人工的な高照度光を用い，概日リズムの位相を前進あるいは後退させることで，概日リズム障害や高齢者の睡眠障害（極端な早寝早起きによるQOL障害）を治療するものである．

6 その他の非薬物療法

漸進的筋弛緩療法

交感神経の過緊張による筋緊張を部位別に順番にほぐし，良眠につなげる．

自律訓練法

自己暗示で心身の緊張をほぐし入眠をよくする．
ちなみに筆者は頸肩部の筋弛緩法と腹式呼吸を取り入れている．

7 おわりに

紙数の都合上，本文では掲載できなかったが，何より森田正馬という先達の凄味を感じずにはおれない．その治療法はこの章のすべてに通じている．100年も前のことだ．「眠ろうと思うな．一晩中起きていて不眠を観察してやろうと努力せよ」と彼は不眠症の患者に命じた[5]．

　　眠れぬ夜　やがて天窓から渡る白い光が
　　　　傍らの壁に葉影を揺らす．　今宵は寝待ちの月．

文献

1) 三島和夫（編）．睡眠薬の適正使用・休薬ガイドライン．じほう；2014．
2) 内村直尚．高校生における昼寝（午睡）の効果．睡眠医療 2011；5：439-441．
3) 岡島　義，井上雄一．慢性不眠症に対する認知行動療法の歴史と現状．睡眠医療 2009；3（4）：529-534．
4) 大野　裕．はじめての認知療法．講談社現代新書；2011．
5) 帚木蓬生．生きる力　森田正馬の15の提言．朝日新聞出版；2013．

参考文献

- 内山　真（編）．睡眠障害の対応と治療ガイドライン第2版．じほう；2012．
- 渡辺範雄．心と体が生まれ変わる最高の睡眠．成美堂出版；2014．

心に残る症例

周期性傾眠症の例

飯島壽佐美
秋田回生会病院

1. はじめに

　私が睡眠研究を始めたのは，卒後7年目で，大阪大学医学部精神医学教室の副手（当時，無給だが授業料を払う必要はなかった）として，菱川泰夫講師（当時，現秋田大学名誉教授）が統括していた「脳波研究室」に所属する少し前であった．最初の学会発表と研究論文は，ナルコレプシー患者が呈する自動症様症状に関するものであった．翌年に，大学の助手（今の助教）になるときに，先輩から，「研究室にある，周期性傾眠症患者のデータがいまだまとめられていないので，君がまとめ役を果たすように」と言われ，断ることもできずに同意した．しかし，当時は患者を診たこともなく，研究室は，睡眠時無呼吸症候群，老人の夜間せん妄，変性性神経疾患患者のせん妄，アルコール症患者の振戦せん妄などの終夜睡眠ポリグラフの記録とその判読に力を入れていた時期であり，周期性傾眠症患者のデータ整理はなかなか進まなかった．しかも，かなりまれな疾患である周期性傾眠症の症例経験を積むには年月を要した．

　それでも，コツコツとやっているうちに，先輩たちから，「周期性傾眠症ではないか」と症例の紹介が来るようになっていった．紹介患者のうちの半分近くは，周期性傾眠症ではなく狭義の精神障害と診断されたが，次第に症例数が増えてきて，本疾患への理解と興味が深まりつつあった時期に経験したのが，今回紹介する症例であり，本疾患の病態の解明を目指しての研究を始めるきっかけを作ってくれたのである．

飯島壽佐美（いいじま・すさみ）　　　　　　　　　　　　　　　　　　　略歴

1946年兵庫県神戸市に生まれる．1971年大阪大学医学部医学科卒．同大学医学部精神医学教室，医療法人平和会吉田病院精神科，星ヶ丘厚生年金病院神経科などを経て，1984年秋田大学医学部精神科学講座講師，後に助教授，1992年秋田大学医療技術短期大学部作業療法学科教授，1996年秋田県精神保健福祉センター所長，1997年秋田県立リハビリテーション・精神医療センター副所長，2007年医療法人回生会秋田回生会病院副院長，2009年同院長，現在に至る．
共著者として，『睡眠障害』（南光堂，1982），『臨床薬物治療学体系』（情報開発研究所，1987），『睡眠の病態（精神科MOOK21）』（金原出版，1988），『睡眠学ハンドブック』（朝倉書店，1994），『臨床精神医学』（南山堂，1996），『臨床精神医学講座13　睡眠障害』（中山書店，1999），『知っておきたい痴呆患者の診断・治療・介護と社会の対応』（真興交易医書出版部，2000），『精神保健福祉白書2010年版』（2009），『精神保健福祉白書2011年版』（2010）〈以上，中央法規出版〉がある．

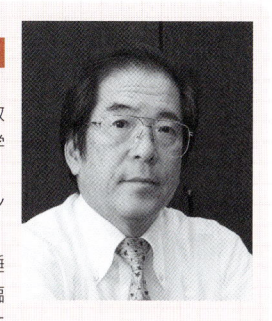

2. 症例提示

初診時，中学1年生，女児．

個人歴 3人姉妹の第3子．満期安産，発育に問題はなく，学業成績は中の上．
既往歴 著患の既往はないが，3歳時に一時的に夜驚がみられた．
病前性格 明るく，優しくて思いやりがある．友人は多かった．
病歴

●初回入院まで

　中学1年生の1月に初潮があった．半月後の2月に，2回目の月経が始まったが，同時に風邪をひいていた．その日から，終日眠気を訴えて，眠って過ごすことが3日間続いた．自然に軽快し，通学も再開した．その後も，毎月同様の過眠状態を，月経中やその前後に繰り返したが，過眠状態の出現時期が月経の開始と一致したのは初回だけであった．精神衛生センター（当時）に相談したが，紹介されて，大阪大学医学部付属病院神経科精神科外来を，母親とともに受診した．

　精神神経学的に異常は認められず，臨床症状から，周期性傾眠症が疑われ，次に過眠状態が出現したときに，入院による検査をすることになった．

　中学2年生の2月に歯科治療を受けたが，その直後に，再び過眠症状が発現したので，精査のために入院した．このときに，筆者が主治医となり，この症例と初めて出会った．

●入院時の状態

　過眠が始まって3日目，つまり，第3病日の入院であった．起きている場合でも，眠そうにしており，無欲状で，不安気で，自分から話すことはほとんどなかったが，質問には応じ，見当識の障害は認められなかった．自由に過ごせる時間帯にはほとんど布団をかぶって寝て過ごしたが，排泄には自分から起きて用を足していた．勧められると食事を摂ったが，普段よりも少ない量であった．

　理学的，神経学的所見に異常はなく，髄液検査，頭部CT検査を含めた検査では，異常を認めなかった．脳波所見については，後述する．

●入院後の経過

　入院翌日の第4病日以後からは，徐々に，日中に起きて過ごす時間が長くなっていき，言葉数も増えていった．看護師や主治医に甘えたりすることが多少みられたが，逸脱行為はみられなかった．入院8日目（第10病日）の夜には，通常よりも短い睡眠時間で熟眠し，翌朝には，元来の，明るく，快活で素直な女児に戻った．過眠を特徴とする病相期は10日間で終了した．

　過眠期の患者は，毎日，レポート用紙にメモを書いていた．その一部を図1に示した[1]．第5病日のメモでは乱雑な書字が目立つが，第9病日では，ていねいで読みやすい字になっている．内容をみると，「これよりよくなったので…」と，自分が正常な状態に戻ったと書いている．しかし，過眠期から回復した後の患者は，メモを書いていたことを思い出せないと述べた．

| 第5病日 | 第9病日 |

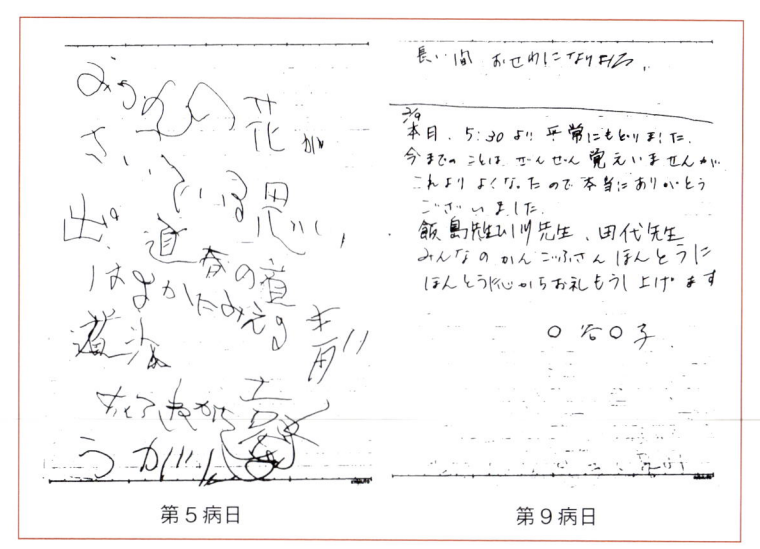

図1 症例のメモ
症例が第5病日（左）と第9病日に書いたメモの一部を示す．狭義の傾眠期に書かれた左側のメモでは書き方が乱雑であるが，回復期に書かれた右側では字が比較的に丁寧に書かれている．「平常にもどりました」との記載があるが，病相終了後の患者にみせても「メモを書いていたこと自体を思い出せない」と述べた．

(飯島壽佐美. 大阪大医誌 1985[1] より)

● 脳波所見

過眠期と過眠期終了後に記録した臨床脳波の一部を並べて図2に示した[1]．傾眠期の脳波（図2左）では，健常期の記録と比べると，基礎波が緩徐化しており低振幅徐波の混入がみられた．傾眠期における基礎波の緩徐化という脳波所見は，すべての自験例で認められた．

● 退院後の経過

退院後は，直ちに復学し，無事に卒業した後も順調に成長した．社会人となった後にも，何度か，過眠期が生じて，短期間の検査入院をしたが，次第に病相期の頻度は低下していった．

3. 病態解明に向けての考察

本症例は，ほぼ典型的な「周期性傾眠症」と考えられる．ただ，私が経験した他の症例や文献（高橋康郎[2] 他）の症例と少し異なる特徴がある．それは，病相期（過眠期，傾眠期などと表現される場合が多い）の発現の直前に認められる誘因についてである．本疾患の例では，風邪をひいた，旅行に出た，激しい運動をしたなどの，身体的ストレスとでもいえるような誘因に引き続いて病相期が出現する場合が多い．

本症例でも，風邪ひきや歯科治療が契機となったことがあったが，初期には，月経がより強く関連していたという特徴がみられた．

本症例を経験したことで，いくつかの疑問が生じてきた．そのなかで，具体的に取り

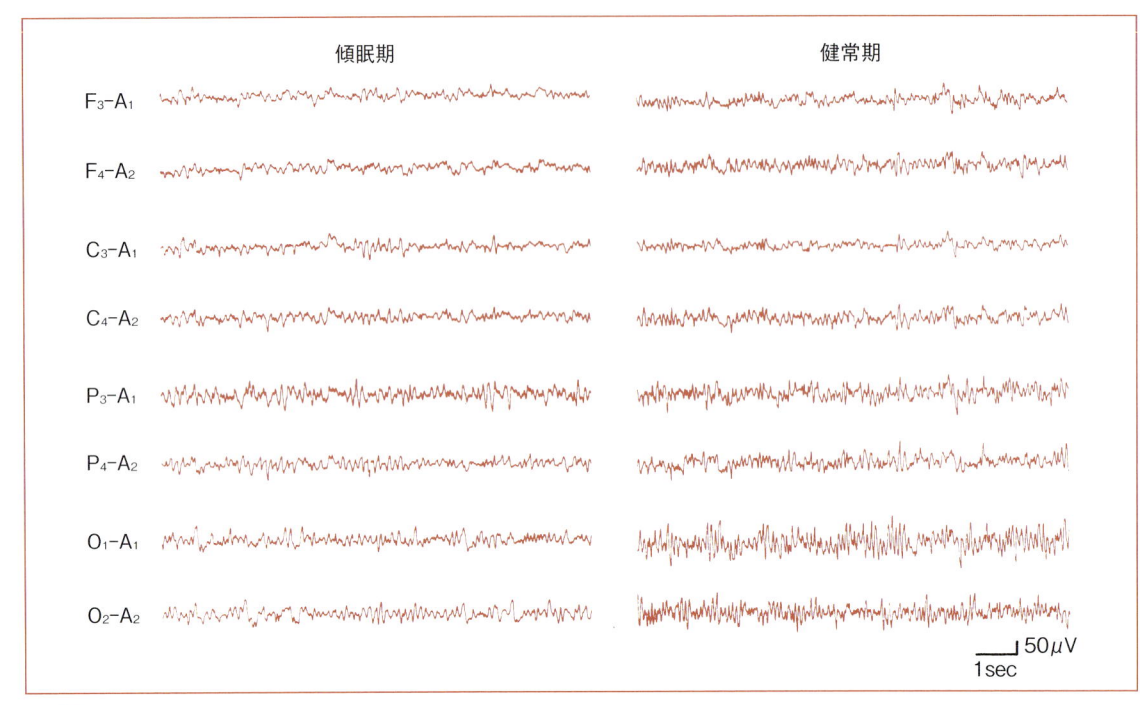

図 2 症例の臨床脳波記録

14歳の女性患者の傾眠期（左側）と健常時（右側）の脳波記録．傾眠期においては，基礎律動が健常時に比べて不規則で遅く，低振幅徐波の混入がやや多い．

(飯島壽佐美．大阪大医誌　1985[1] より)

組む課題を，次のAB2つに絞った．

●A　本当に「過眠症」というべきなのか？ それを，客観的に判断できる方法はないのか？

この課題については，①睡眠充足法で，健常対照者と比較する，②過眠（傾眠）期に，数日間の連続睡眠ポリグラフ検査を行うことで検証できると考えた．

①において，患者6人（過眠期と，症状のない時期の両方で）と，健常対照者18人を対象に，24時間にわたって，好きなだけ眠ってよいという条件で眠るという睡眠充足法で睡眠ポリグラフを記録して比較した．検査室には，外界の音や光が入らないように工夫を施した．健常対照者として，健常で年齢相応な，看護師，看護学生，高校生，計18人に依頼した．

結果は予想外であった．患者の過眠期における総睡眠時間は，間欠期に比べると優位に延長していたが，健常対照者との差が2時間以上もあり，有意に短かった．しかも，睡眠構造において有意差が認められ，浅い睡眠の比率が高く，深いノンレム睡眠の比率が大きく低下していた．

②では，本症例とは別の17歳の女性例であるが，過眠期の第2日目から連続6日間にわたって，睡眠ポリグラフ記録を行った．睡眠充足法ではなく，通常の病棟生活の明暗条件下で，個室で生活してもらった．テレメーター（脳波や筋電図信号を無線で送信

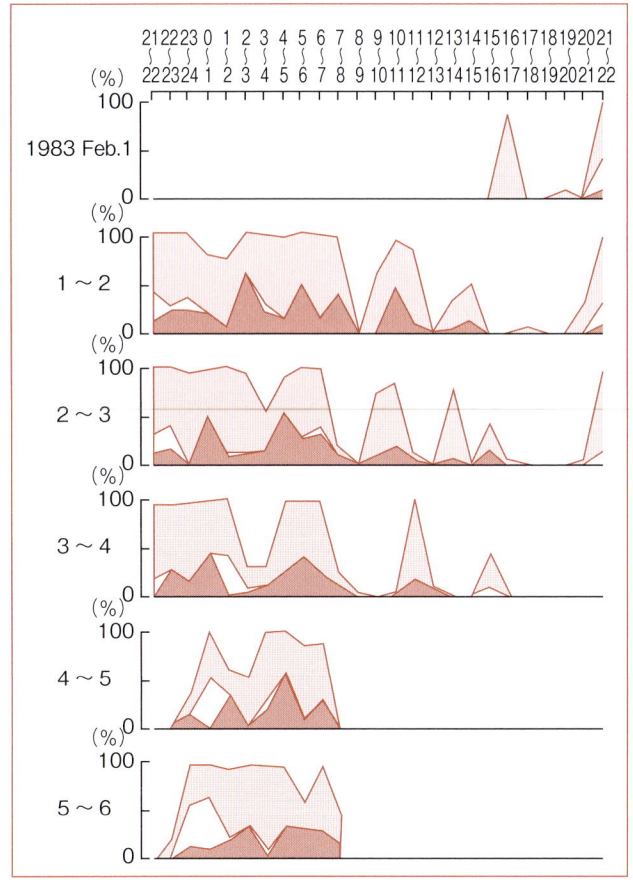

図 3 周期性傾眠症患者に施行した連続睡眠ポリグラフ記録

17歳女性患者の狭義の過眠期の第1日目午後から回復期にかけて、テレメーターを用いて延べ6日間ポリグラフを連続記録した．横軸は1日の各時間帯を示し、縦軸には各時間帯の睡眠量を百分率で示した．アミの部分が浅いノンレム睡眠、色の部分がレム睡眠、間にはさまれた白い部分は深いノンレム睡眠を表している．記録第2, 3日には日中の睡眠時間が多いが，その翌日からは日中の睡眠時間が減少し，回復期にあたる記録第5日以後は、日中にはまったく睡眠をとっておらず、夜間の睡眠時間も短くなっている．1つの病相期においても、時期によって1日の睡眠時間が大きく異なることが明瞭に示されている．

（飯島壽佐美．睡眠障害．1999[3] より）

する装置）と多用途脳波計を用いて記録した．この方法を取ることにより、患者は自由に動くことができ、記録することによる病室生活への妨げを最小限にとどめることができた．入浴や洗面時に電極の張り替えを行ったが、それ以外に、「イライラしてしまって」と、電極を勝手にはがすことが2度あったが、いずれも覚醒時であったので、睡眠記録の解析に支障をきたすことはなかった．この症例の睡眠経過を図3に示した[3]．

記録を開始した入院日（第2病日）からの4日間が最も過眠が強かった時期であり、睡眠時間はかなり増加していた．ただし、深いノンレム睡眠は減少していた．続く2日間では、夜間しか眠らず総睡眠時間の増加はなく、夜間睡眠中の深いノンレム睡眠が増加していた．患者は、「周囲がスクリーンの向こうにあるような感じがする」「ぬいぐるみを抱いていないと不安だ」と訴えるなど、精神症状は残っていた．入院後7日目にはまったく症状がみられなくなっていた．同じ病相期内であっても、日によって傾眠の強さも精神症状も大きく変化することを示す結果であった．

もう1例においても、4日間の連続睡眠ポリグラフ検査を行ったが、同様の睡眠経過が記録された．

以上に述べた，睡眠ポリグラフを用いた研究成果，臨床脳波所見，そして，過眠期中の体験についての記憶障害などの特徴的な臨床症状などを総合的にとらえると，周期性傾眠症患者が呈する病相期の本態は覚醒障害であり，その結果として臥床時間が増加し，二次的に睡眠時間の延長が生じるのだと考えられた．

● B 以前から，間脳下垂体系の機能に障害があるとの仮説があるが，それを検証することを進められないか？

結論からいうと，この課題の解明はあまり進まなかった．これまでに7人の患者で，睡眠中の成長ホルモンとコルチゾールの分泌パターンの測定と，下垂体刺激ホルモンを用いての負荷テストを施行した．睡眠中の成長ホルモン分泌のピークが入眠初期の深いノンレム睡眠期に一致しないという異常なパターンを呈した症例が複数確認されたが，特徴的な傾向を同定するには至らなかった[4]．

負荷テスト時のホルモン分泌反応においても，正常とは異なる反応の出現が認められたが，本疾患に共通する特徴をとらえるに至ることはできなかった．

負荷テストの実施と成績の評価を難しくした要因の一つは，検査を行った患者には，何故か，女性，しかも，未成年を含む若年者が多く，月経周期が一定しない場合が多かったことがあげられる．患者の協力と家族の理解のもとに実施できた貴重な成績であるのに，十分な結果を得られなかったことは残念であり，申し訳なく思う次第である．

関連すると思われる，印象的な経験を別の女性患者から聴取できた．最終受診後，過眠期は出現せず，めでたく結婚することになった．ところが，新婚旅行の日が月経中になると予想されたため，避妊用のピル使用を開始したところ，十数年ぶりに過眠期が発現したというのである．幸いなことに，過眠症状が以前よりも軽かったために，大事には至らずに済んだとのことであった．

4．おわりに

周期性傾眠症の病態解明はまだ遠い先のことになると思われ，治療法もいまだ確立していない．文献で有効であったとされる治療法を試みたこともあるが，ほとんどの例では病相期が「不定期」に繰り返されること，頻回に繰り返されることが少ないことなどのために，効果判定が困難と判断され，実施をためらう場合が多かった．過眠期の発現が，年齢を経るに従って低頻度になるという自然経過が認められることが，唯一不幸中の幸いといえるかもしれないが，患者と家族にとっては，人生を変えてしまいかねない重大な病気であることに変わりはないのである．

[診断名について]

この小論では，「周期性傾眠症」を診断名として使用させていただいたが，その理由は，私自身が最もなじんで用いてきたこと，本疾患についての最初の論文を著したKleineが，"periodishe Schlafsucht（訳語として，周期性傾眠症）"と表現していたこと，さらに，わが国で包括的かつ詳細な臨床研究を報告した，高橋康郎先生の論文[2]のタイト

ルにも「周期性傾眠症」が使われていたからである．近年の国際睡眠障害診断分類では，「反復性過眠症（recurrent hypersomnia）」と表現されている．

ただ，「周期性」という語では，症状が一定の周期で出現するかのような印象を与えてしまうおそれがある．実際に，一定した周期で病相期が出現することは，月経に伴って出現する例に限られるので，反復性のほうが適しているかもしれない．

また，「月経に伴って過眠を繰り返す症候群」が，「反復性過眠症（recurrent hypersomnia）」とは別に分類されていることには，筆者は釈然としないものを感じている．

文献

1) 飯島壽佐美．周期性傾眠症の精神生理学的研究．大阪大医誌 1985；181-192．
2) 高橋康郎．周期性傾眠症の臨床的研究．精神経誌 1965；67：853-889．
3) 飯島壽佐美．反復性過眠症．臨床精神医学講座　第13巻　睡眠障害．中山書店：1999．pp197-208．
4) Hishikawa Y, Iijima S, Tashiro T, et al. Polysomnographic findings and hormone secretion in patients with periodic hypersomnia. In：Koella WP（ed）. Sleep 1980. Karger；1980. pp128-133.
5) Kleine W. Periodishe Schlafsucht. Mschr Psychiat Neurol 1925；57：285-320.

IV. 睡眠障害

エッセイ

メラトニンと睡眠──特に「メラトニン受容体同定」と「ラメルテオン（ロゼレム®）」について

海老澤　尚
横浜クリニック

1. はじめに

　メラトニンは主に松果体で産生されるホルモンだが，睡眠を誘発し，睡眠覚醒リズムを変化させる作用がある．わが国ではメラトニン受容体作動薬ラメルテオンが不眠症治療薬として販売され，日常臨床の場で広く用いられている．メラトニン受容体作動薬は「不眠症治療薬（睡眠薬）」のカテゴリーで販売されているが，ベンゾジアゼピン系など他の睡眠薬とは異なる作用機序をもつ．また，その効果は投与量のほか，投与時刻の影響を強く受けるなど，他の睡眠薬にない使用上の特徴がある．

2. メラトニンおよびその受容体研究の歴史

　メラトニンは睡眠との関連がよく知られているが，最初は，オタマジャクシの表皮細胞（メラニン細胞）の色を薄くする物質として発見された．McCord らは 1917 年，ウシ松果体の抽出液をオタマジャクシの水槽に加えると，表皮の色が薄く変化したと報告した．それから約 40 年後の 1958 年，イェール大学の皮膚科医・研究者だった Aaron B Lerner らはメラニン細胞の色を薄くする物質を 200,000 個のウシ松果体から精製し，メラトニンと命名した．そしてさらに約 40 年を経た 1994 年，ハーバード大学の Reppert らによってまずオタマジャクシのメラニン細胞（メラトニンを精製した Aaron B Lerner のご子息であり当時イェール大学の皮膚科医・研究者だった Michael R Lerner から提供された）から，次いでヒトからもメラトニン受容体遺伝子が単離された．遺伝子が単離されたことで，ヒトの膜表面型メラトニン受容体は，MT_1（Mel1a）受容体と MT_2（Mel1b）受容体の 2 種類があることが判明した[1-3]．メラトニンの精製には，当

海老澤　尚（えびさわ・たかし）　略歴

1959 年兵庫県生まれ．
1984 年東京大学医学部卒．内科で 1 年研修の後，東京大学病院精神科，財団法人東京都神経科学総合研究所，米国ハーバード大学医学部リサーチフェロー，埼玉医科大学講師，東京大学大学院客員准教授，東京警察病院神経科部長，メディカルケア虎ノ門副院長を経て，2015 年 3 月より横浜クリニック院長．
分担執筆として『睡眠学』（朝倉書店，2009）などがある．

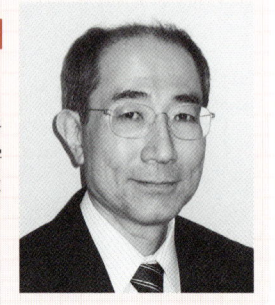

時Lerner研究室に留学していた高橋善弥太，森　亘の2人の日本人が大きく貢献した[4,5]．高橋氏は上記のMcCordらの1917年の論文（当時においても約40年前の埋もれた論文だった）を図書館で再発見してメラトニン精製プロジェクト開始のきっかけを作ったという．メラトニン受容体遺伝子の単離では，Reppert研究室に留学中だった海老澤 尚（筆者）が中心になって実験を行った[2,3]．

　余談だが，初めてメラトニン受容体遺伝子の単離成功を発表したのは，1994年1月のGordon Research Conference（Pineal Cell Biology）だった．Lab ChiefのReppert博士からは，サプライズ発表をしたいので自分が発表するまで他の参加メンバーに口外しないように，悟られないため笑みも浮かべないようにと指示された．そのため，発表前夜のディナー会場で，他の研究室のポスドクたちから研究の進捗状況を聞かれた際，誤魔化すのに苦労した．Reppert博士の口頭発表後に，筆者がポスターを貼り出してその前に立っていると，多くの参加メンバーが集まって祝福してくれた．その晩はメラトニン・松果体研究の中心的存在であるNIHのDavid Klein博士のディナーテーブルに招かれ，研究のことや，日本での筆者の指導者でありKlein博士のライバルだった出口武夫博士（当時（財）東京都神経科学総合研究所，現在故人）の近況の話などをした．一躍スターになった気分だった．しかしその4か月後，別の体内時計の学会でポスター発表した際は，論文の出版前だったにもかかわらず，メラトニン受容体遺伝子単離の情報は口コミで同じ分野の研究者たちに広まっており「過去のこと」としてほとんど関心を寄せる人はおらず，ポスターの前に立ち止まる人もいなかった．研究者たちの関心はすでに「次」に移っていた．

　さらに，日米で医薬品として初めて認可されたメラトニン受容体作動性不眠症治療薬ラメルテオンは日本の製薬会社で開発された．メラトニン研究の節目には日本人が大きな役割を果たしている．

3. メラトニンの睡眠に対する効果

　メラトニンの合成量・血中濃度は体内時計にコントロールされて夜間に上昇し，昼間は低下する．この日内変動は睡眠の有無にかかわらず生じ，光が当たらない（恒暗）条件下でも生じる（図1）[6,7]．

　0.1～10 mgのメラトニンを日中（内因性のメラトニンがほとんど分泌されない時間帯），外部からヒトに投与すると眠気が生じる[8,9]．内因性メラトニンが高値になる夜間に投与しても眠気の誘発（増加）作用は著明ではないとされる[9]．

　メラトニンは体内時計にも作用する．午後から夜の前半にかけての（内因性のメラトニンが増加するより前の）時間帯に投与すると睡眠覚醒リズムが前進（投与前よりも早い時刻に入眠・覚醒）し，明け方（内因性のメラトニンが減少し始める頃）に投与すると睡眠覚醒リズムが後退（投与前より遅い時刻に入眠・覚醒）する（図2）[7]．通常の睡眠覚醒

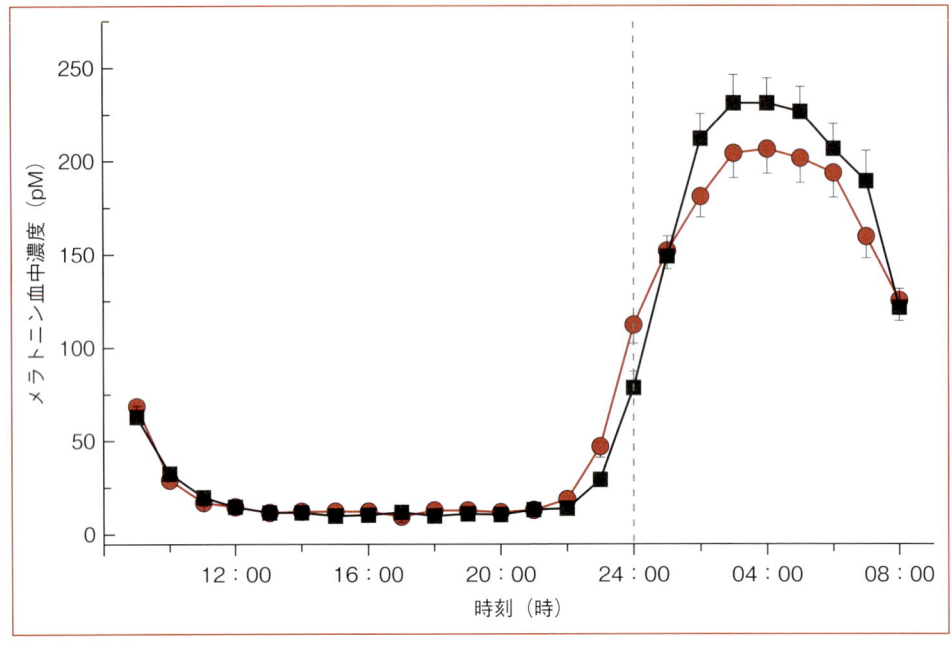

図1 メラトニン血中濃度の日内変動

対象被験者は計90人（平均年齢23歳）の男性．通常の睡眠をとっている場合（■），およびコンスタントルーチン法（CR：被験者を眠らせない）の条件下（●）．普段の起床時刻を8時にそろえて表示されている．

(Zeitzer JM, et al. Sleep 2007[6]より)

リズムを維持している人の場合，メラトニンを17時から20時頃（普段の入眠時刻の5～7時間前）に投与した場合に睡眠覚醒リズムの前進が最大になるとされている[7]．

睡眠相後退症候群は，睡眠覚醒リズムが遅れるために望ましい時刻より遅い時間帯に入眠・起床を繰り返す（典型例では明け方まで眠れず，昼頃まで起きられない）疾患だが，メラトニンを普段の入眠時刻の1.5～9時間前に投与すると睡眠覚醒リズムが前進し，症状が改善する[10,11]．0.3 mgから10 mgとさまざまな投与量が試されているが，適切な投与量についての検討は十分に行われていない[10]．MT_1受容体，MT_2受容体に対するメラトニンのKi（受容体への親和度，値が低いほど親和度が高い）は0.23～1.5 nM程度[1,3]である．内因性のメラトニンは，夜間ピーク時に0.2～0.7 nM程度（加齢とともに低下する）の血中濃度に達する[12]ので，十分MT_1/MT_2受容体を活性化すると考えられる．外部からメラトニンを投与する場合は，0.1～0.3 mg程度で生理的なピーク値と同等の血中濃度に達する[8]．メラトニンの半減期は10～60分と短いので，投与時刻の選定が重要である．

体内時計の中枢がある視交叉上核にメラトニン受容体が多く発現しており，メラトニンによる睡眠の誘発や睡眠覚醒リズムを前進・後退させる作用を媒介していると考えられている．当初はMT_1受容体を介して眠気誘発作用が，MT_2受容体を介して睡眠覚醒

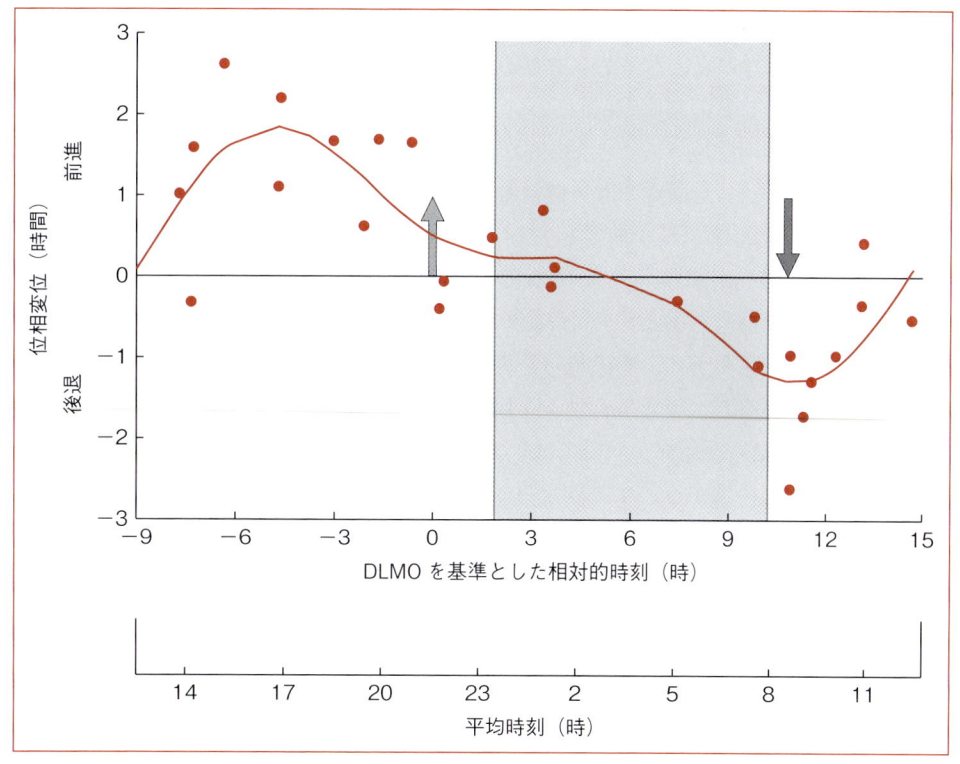

図2 3 mg のメラトニンを経口投与した場合の体内時計に生じる変化（メラトニンの投与時刻と，それにより生じた概日リズムの前進・後退［位相変位］をプロットしたもの）

上向きの矢印は被験者のメラトニン血中濃度が増加し始める平均時刻（DLMO）を，下向き矢印はメラトニン血中濃度が低下する平均時刻を，2本の縦線の間が平均睡眠時間帯を表す．（DLMO を基準 [0時] とした相対的時刻は，個人間の概日リズムのばらつきを補正できるとして，しばしばヒトの概日リズム研究で使われる）．

（Burgess HJ, et al. J Physiol 2008[7] より）

リズムを前進・後退させる作用が生じると考えられたが，最近では，睡眠覚醒リズムへの作用には MT_1，MT_2 双方の受容体が関与していると考えられている[13]．

生理的条件下でのメラトニンの作用は明らかになっていないが，睡眠や睡眠覚醒リズムを安定させているのではないかと推測される．

4. メラトニン受容体作動薬ラメルテオン

メラトニンは睡眠相後退症候群やジェットラグ症候群（いわゆる［時差ボケ］）などの，睡眠覚醒リズムの異常がかかわる睡眠障害の治療に有効である．しかし，発見されてから長い年月を経ており，特許を取得することが困難なために大規模な治験が行われず，医薬品として認可されていない（アメリカではサプリメントとして販売されている）．日常診療で使えるメラトニン受容体作動薬の登場が待たれていたところ，MT_1/MT_2 受容体作動薬であるラメルテオンが日本の製薬会社によって開発された．

不眠症患者に対しラメルテオンを就寝直前に投与すると，入眠潜時（眠りに入るまでの時間）の短縮などの改善がみられる[14,15]．ラメルテオンはベンゾジアゼピン系と異

なり，投薬を中止した際の反跳性不眠や離脱症状が認められず，乱用・依存性も認められないことが特徴とされる[14-16]．

ヒトの睡眠覚醒リズムを前進させるには，メラトニンと同様[7]，入眠時刻の5〜7時間前に投与すると効果的と考えられる[17-19]が，十分な検討はされていない．投与量を検討した研究では，健常者を対象に1，2，4 mgのラメルテオンを投与した場合は睡眠覚醒リズムが前進したが，8 mg投与では有意な前進が認められなかったという[18]（4 mg，16 mgのいずれでも睡眠覚醒リズムが前進したという，少数被験者を対象とした報告もある[17]）．5時間の時差がある地点を移動した被験者を対象に1，4，8 mgのラメルテオンを投与した場合，1 mg投与の場合のみ寝つきがよくなったという報告がある[19]．ラメルテオンはMT$_1$受容体，MT$_2$受容体の双方と強く結合し，Kiは0.014 nM（MT$_1$受容体），0.11 nM（MT$_2$受容体）程度である[20]．しかし，8 mgのラメルテオンを投与すると1時間足らずで血中濃度が20 nM程度という高値に達する[21]．ラメルテオンの半減期は約1〜2時間とメラトニンより長く，またその代謝産物もメラトニン受容体作動性活性をもつうえラメルテオンよりさらに半減期が長い[21]．したがって高用量のラメルテオンを投与すると，睡眠覚醒リズムを後退させる夜の後半〜明け方の時間帯[7]までメラトニン受容体作動性活性が血中に残存し，リズムの前進作用が弱められる可能性が指摘されている[18]．ラメルテオンを睡眠覚醒リズムの修正目的で用いる場合の適切な使用法についてさらなる研究の進展が望まれる．ただし，添付文書上の効能・効果は「不眠症における入眠困難の改善」，用法・用量は「就寝直前に8 mg」なので注意が必要である．

ラメルテオンは2005年にアメリカで，2010年に日本で不眠症治療薬として承認された．欧州では副作用のリスク（特に65歳以上の高齢者でうつ病のリスクを上げるなど）と比較して睡眠障害の改善効果が少ないとして認可されず，開発が断念された[22]．一方では，睡眠相後退症候群を併発した気分障害の治療に用いると，睡眠覚醒リズム障害の改善とともに気分も安定し，社会復帰が容易になることはしばしば経験される[23,24]．投与によって得られる睡眠および睡眠覚醒リズムの改善と，うつ病などのリスクを上昇させる可能性の双方を念頭におき，添付文書の記載に注意しながら個々のケースで使用法を検討することが現時点では必要と考えられる．

ラメルテオンの特徴を理解し，有効性・安全性に留意して使用することが望まれる．

文献

1) Reppert SM, Godson C, Mahle CD, et al. Molecular characterization of a second melatonin receptor expressed in human retina and brain : The Mel1b melatonin receptor. Proc Natl Acad Sci U S A 1995 ; 92（19）: 8734-8738.
2) Ebisawa T, Kame S, Lemer MR, et al. Expression cloning of a high-affinity melatonin receptor from Xenopus dermal melanophores. Proc Natl Acad Sci U S A 1994 ; 91（13）: 6133-6137.
3) Reppert SM, Weaver DR, Ebisawa T. Cloning and characterization of a mammalian melatonin receptor

that mediates reproductive and circadian responses. Neuron 1994 ; 13 (5) : 1177-1185.
4) Barchas JD. Aaron Lerner : Perspectives and lessons learned from the melatonin days. J Invest Dermatol 2007 ; 127 (9) : 2085-2089.
5) Lerner AB, Case JD, Takahashi Y, et al. Isolation of Melatonin, the Pineal Gland Factor That Lightens Melanocytes1. J Am Chem Soc 1958 ; 80 (10) : 2587.
6) Zeitzer JM, et al. Plasma melatonin rhythms in young and older humans during sleep, sleep deprivation, and wake. Sleep 2007 ; 30 (11) : 1437-1443.
7) Burgess HJ, Revell VL, Eastman CI. A three pulse phase response curve to three milligrams of melatonin in humans. J Physiol 2008 ; 586 (2) : 639-647.
8) Dollins AB, Zhdanova IV, Wurtman RJ, et al. Effect of inducing nocturnal serum melatonin concentrations in daytime on sleep, mood, body temperature, and performance. Proc Natl Acad Sci U S A 1994 ; 91 (5) : 1824-1828.
9) Wyatt JK, Dijk DJ, Ritz-de Cecco A, et al. Sleep-facilitating effect of exogenous melatonin in healthy young men and women is circadian-phase dependent. Sleep 2006 ; 29 (5) : 609-618.
10) Morgenthaler TI, Lee-Chiong T, Alessi C, et al. Practice parameters for the clinical evaluation and treatment of circadian rhythm sleep disorders. An American Academy of Sleep Medicine report. Sleep 2007 ; 30 (11) : 1445-1459.
11) Mundey K, Benloucif S, Harsanyi K, et al. Phase-dependent treatment of delayed sleep phase syndrome with melatonin. Sleep 2005 ; 28 (10) : 1271-1278.
12) Nair NP, Hariharasubramanian N, Pilapil C, et al. Plasma melatonin--an index of brain aging in humans? Biol Psychiatry 1986 ; 21 (2) : 141-150.
13) Tosini G, Owino S, Guillaume JL, et al. Understanding melatonin receptor pharmacology : Latest insights from mouse models, and their relevance to human disease. BioEssays 2014 ; 36 (8) : 778-787.
14) Bellon A. Searching for new options for treating insomnia : Are melatonin and ramelteon beneficial? J Psychiatr Pract 2006 ; 12 (4) : 229-243.
15) Kuriyama A, Honda M, Hayashino Y. Ramelteon for the treatment of insomnia in adults : A systematic review and meta-analysis. Sleep Med 2014 ; 15 (4) : 385-392.
16) Johnson MW, Suess PE, Griffiths RR. Ramelteon : A novel hypnotic lacking abuse liability and sedative adverse effects. Arch Gen Psychiatry 2006 ; 63 (10) : 1149-1157.
17) Richardson G, et al. Evaluation of circadian phase-shifting effects of ramelteon in healthy subjects. Chronobiol Int 2005 ; 22 (6) : 1271-1272.
18) Richardson GS, Zee PC, Wang-Weigand S, et al. Circadian phase-shifting effects of repeated ramelteon administration in healthy adults. J Clin Sleep Med 2008 ; 4 (5) : 456-461.
19) Zee PC, Wang-Weigand S, Wright KP Jr, et al. Effects of ramelteon on insomnia symptoms induced by rapid, eastward travel. Sleep Med 2010 ; 11 (6) : 525-533.
20) Miyamoto M. Pharmacology of ramelteon, a selective MT1/MT2 receptor agonist : A novel therapeutic drug for sleep disorders. CNS Neurosci Ther 2009 ; 15 (1) : 32-51.
21) Pandi-Perumal SR, Spence DW, Verster JC, et al. Pharmacotherapy of insomnia with ramelteon : Safety, efficacy and clinical applications. J Cent Nerv Syst Dis 2011 ; 3 : 51-65.
22) http://www.ema.europa.eu/docs/en_GB/document_library/Application_withdrawal_assessment_report/2010/01/WC500064663.pdf, https://www.takeda.co.jp/news/2011/20111007_4832.html
23) 吉原　慎, 吉澤　門, 白田　朱. 症例報告　気分障害を伴う概日リズム睡眠障害に対してramelteonが著効した1例. 精神神経学雑誌 2014 ; 116 (9) : 746-751.
24) 小林　中. 症例報告　うつ病に伴う概日リズム睡眠障害（CRSD）にメラトニン受容体作動薬（ラメルテオン）が有効であった一例. 睡眠医療：睡眠医学・医療専門誌 2014 ; 8 (1) : 81-84.

エッセイ

睡眠-覚醒とオレキシン
——ナルコレプシーからスボレキサントへ

本多 真
東京都医学総合研究所睡眠障害プロジェクト

1. はじめに

　覚醒性オレキシン神経系の発見と，その低下がナルコレプシーの病態基盤として同定されたことにより，睡眠研究は大きく進展し，睡眠-覚醒の調節のモデルが提唱され，さらにオレキシン受容体阻害薬という新たな作用機序の不眠症治療薬の開発にもつながった．

2. ナルコレプシーとは

　ナルコレプシーは会話中，歩行中，入学試験中でも眠りこんでしまう強烈な過眠症状と，情動脱力発作という不思議な症状を中核症状とする．情動脱力発作とは大笑いや気分の高揚など強い感情の動きを契機に覚醒中に筋緊張がごく短時間突然喪失する症状である．また患者の約 8 割に金縛り（睡眠麻痺）や寝入りばなの生々しい悪夢体験（入眠時幻覚）がある．このほかナルコレプシーでは肥満，基礎代謝低下，体温調節異常といった身体症状や，意識障害を基盤とした自動症・自生思考といった精神症状の合併も多い[1]．情動脱力発作や睡眠麻痺はレム睡眠発現異常が背景にありレム睡眠関連症状とも呼ばれる．ナルコレプシーの病態指標として脳脊髄液中のオレキシン濃度の顕著な低下（オレキシン欠乏）があることが確立され，ナルコレプシーの多彩な症状の多くがオ

本多　真（ほんだ・まこと）　略歴

1989 年東京大学医学部医学科卒．1989 年東京大学医学部附属病院精神神経科，1997 年東京都立松沢病院精神科，1998 年医学博士号取得（東京大学）．2001 年スタンフォード大学ナルコレプシー研究センター，2003 年東京都精神医学総合研究所睡眠障害研究部門部門長，2005 年同研究所睡眠障害研究プロジェクト　プロジェクトリーダー（改組）を経て，2011 年東京都医学総合研究所・精神行動医学研究分野・睡眠障害プロジェクト・プロジェクトリーダー（研究所統合・改組），現在に至る．

経歴について：もともと精神科臨床医．スタンフォード大学睡眠研究所への留学後，睡眠研究の世界に入る．現在は神経研究所附属晴和病院，睡眠総合ケアクリニック代々木にて睡眠専門外来（過眠症を中心とする）をしながら，東京都医学総合研究所にてナルコレプシーに焦点をあてた研究を進めている．

共著書として，『シリーズ脳科学 6　精神の脳科学』（東京大学出版会，2008），『脳科学辞典』（bsd.neuroinf.jp/wiki/, 2012）などがある．

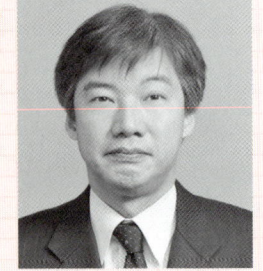

レキシン欠乏で説明可能となっている．睡眠障害国際分類第3版[2]では診断基準の中心に位置づけられている．しかしナルコレプシーの動物モデルとは異なり，ヒトではオレキシン自体やその受容体に疾患関連の遺伝子異常は存在せず，なぜオレキシン産生細胞が消失するか未解明である．

一方，ナルコレプシー患者のほぼ100%が白血球の血液型であるHLA-DR2（血清型）をもつことが本多 裕らによって発見され[3]，その後HLA遺伝子型（DQB1*06:02）がナルコレプシー最大の遺伝因子であることが判明している．HLAとの関連から，直接的な証拠はないものの，オレキシン産生細胞消失は自己免疫による傷害であるとの仮説が信じられている．6か国のデータを用いて，ナルコレプシーとオレキシン欠乏の関連をまとめた報告[4]に基づいて計算すると，情動脱力発作がありHLA-DQB1*06:02をもつナルコレプシーの94.7～98%（アメリカのみ低値で92.5%）がオレキシン欠乏を伴う．HLA遺伝子型とオレキシン欠乏には密接な関連があることを示すものである．HLAの病態機序との関連が未確立であることから，ここではオレキシン神経系の機能低下に焦点をあてて述べたい．

3．ナルコレプシーの状態不安定モデル

睡眠-覚醒という状態特異的に活性が高まる神経細胞の一群を睡眠中枢・覚醒中枢と呼ぶ．主要な経路を図1に示した．特に視床下部は前部に睡眠中枢（腹外側視索前野），後部に覚醒中枢（オレキシン産生細胞とヒスタミン細胞）が局在し，これらが相互に抑制性の入力を行うことに基づいて視床下部が睡眠-覚醒のスイッチをなすというモデルが提唱されて，現在広く受け入れられている（図2）．いったん覚醒が生じると，覚醒中枢からの抑制性入力が増えるため睡眠中枢の活性は低下し，それに伴って睡眠中枢か

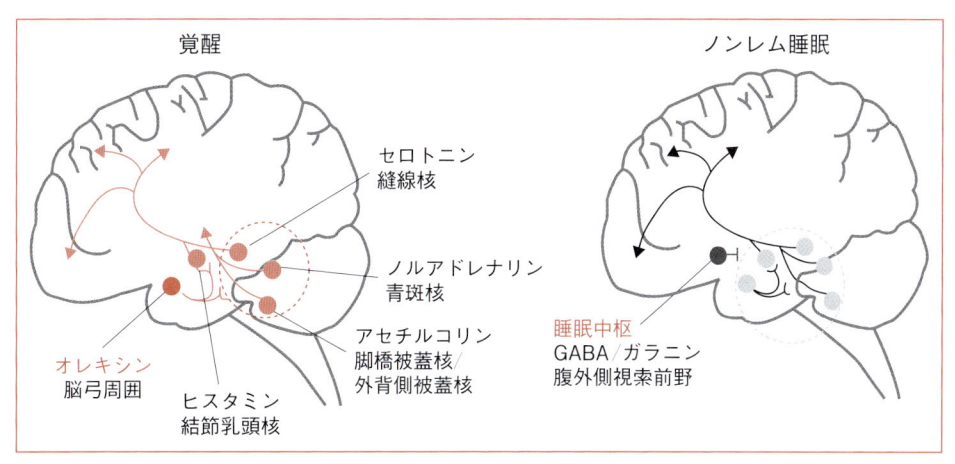

図1 睡眠と覚醒の神経調節

覚醒中はオレキシン系，モノアミン系の覚醒神経が活発に活動し大脳皮質を目覚めさせる．
アセチルコリン系は，覚醒時だけでなくレム睡眠中にも活動するものがある．
ノンレム睡眠中は視床下部前部に存在する睡眠中枢が活動し，覚醒神経の活動を抑制することで大脳皮質を眠らせる．

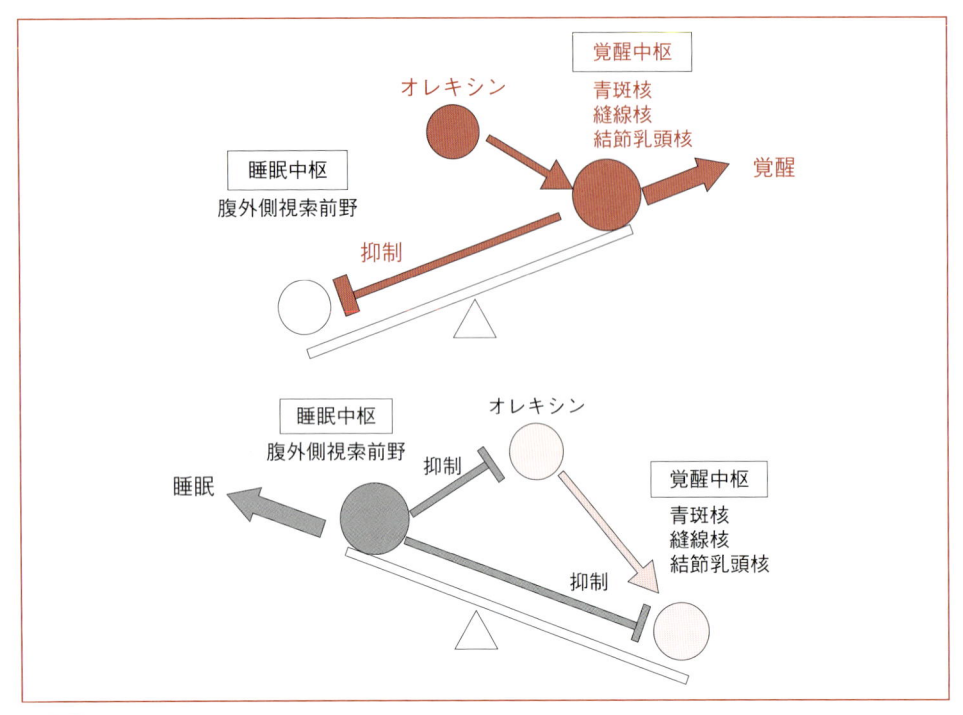

図 2 睡眠-覚醒スイッチモデル

覚醒中枢と睡眠中枢は相互に抑制性の入力をすることに基づいて考案された，睡眠-覚醒スイッチのモデル．このモデルでオレキシンは覚醒状態を安定させ継続させる役割を果たす．オレキシンが消失するナルコレプシーでは，覚醒維持ができず頻回に居眠りが生じること，またスイッチが安定しないため，睡眠と覚醒の中間であるねぼけ状態が持続し，レム睡眠関連症状が生じることが説明できる．

(Super CB, et al. Hypothalamic regulation of sleep and circadian rhythms. Nature 2005 ; 437 : 1257-1263 より改変)

ら覚醒中枢への抑制性入力が減るため，覚醒中枢がますます活性化し安定し，睡眠と覚醒の中間となるねぼけ状態は持続しないことをモデル化している．これはいったん起きると簡単に眠り込むことはなくなり，いったん眠ると多少の物音では目覚めないことなどをうまく説明する[5]．このモデルのなかでオレキシンは切り替えスイッチを覚醒側に押して覚醒状態を安定化させる役割をもつ．

　オレキシン産生細胞が変性消失するナルコレプシーでは，このスイッチの働きが悪くなる「状態不安定化」がその病態であるとの仮説が提唱されている．まずオレキシン産生細胞の消失で覚醒状態の維持が難しくなるため，覚醒が分断化して頻回の居眠りが生じることが説明できる．また睡眠-覚醒スイッチの不安定化は，睡眠と覚醒が容易に移行しやすくなり，ねぼけ状態が持続しやすいことにつながる．特にレム睡眠と覚醒の間の易移行性によって，レム睡眠の構成要素である筋弛緩が覚醒や半覚醒中に出現すると考えれば，情動脱力発作や睡眠麻痺といったレム睡眠関連症状の病態もうまく説明される．なおマウスモデルでの検討では，オレキシン産生細胞の95％以上が脱落した段階で脱力発作が生じるとされており[6]，少しでもオレキシン産生細胞が存在すれば睡眠-覚醒状態の安定化がもたらされるのかもしれない．

4. オレキシン1受容体とオレキシン2受容体

　オレキシンはペプチド性の神経伝達物質である．オレキシンの脳室内投与などの動物実験からは摂食，自律神経系，内分泌系，報酬系など多彩な作用が示されてきたが，オレキシンの機能の中心は覚醒維持作用と考えられている．オレキシンは前駆体であるプレプロオレキシンが翻訳後に分解・修飾を受けて，同じ分子数のオレキシンA，オレキシンBという2つの活性をもつペプチドとなる．オレキシンには2つの受容体があり，オレキシンBはオレキシン2受容体に高い親和性をもつことが知られる（図3）．オレキシン産生細胞は視床下部に局在するが，その神経線維は小脳以外の中枢神経全般に投射され，特に覚醒性神経系の起始核に密に分布する．覚醒神経核に発現するオレキシン受容体にも特徴があり，オレキシン1受容体と2受容体は異なる機能を果たすと想定されてきた．

　遺伝性イヌナルコレプシーの原因がオレキシン2受容体の変異であることから，ナルコレプシーの病態や睡眠-覚醒制御にはオレキシン2受容体機能が重要と考えられ

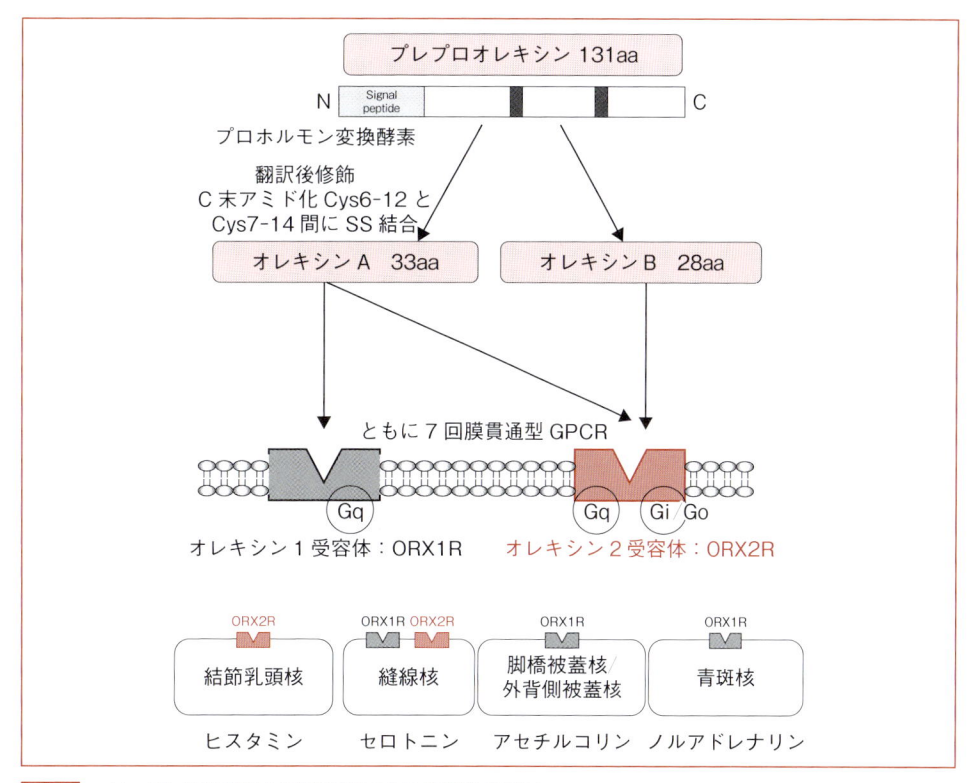

図3 オレキシン神経系と覚醒神経による受容体の違い
オレキシンAとBは前駆体が翻訳後に分解・修飾されて活性ペプチドとなる．オレキシン1受容体と2受容体があり，オレキシンA，Bの親和性が異なる．オレキシン神経は脳内に広く分布するが，オレキシン受容体は部位特異性があり，覚醒神経核に発現する受容体のタイプにも特徴がある．

る．実際オレキシン2受容体欠損マウスでは軽度の脱力発作や中等度の睡眠-覚醒分断化がみられるが，オレキシン1受容体欠損マウスには脱力発作はなく，ごく軽度の睡眠-覚醒分断化が生じるにとどまる[7]．ただオレキシン1,2受容体の二重欠損マウスは，さらに重度の睡眠-覚醒分断化と脱力発作がみられることから，2種の受容体の役割に共通した部分もあると考えられる．最近オレキシン1,2受容体の二重欠損マウスの背側縫線核でオレキシン2受容体を回復させると，脱力発作が抑制されること，青斑核でオレキシン1受容体を回復させると覚醒の分断化が減少されることが示された．ナルコレプシーの病態に神経核特異性とオレキシン1,2受容体の違いが関与することを示唆する内容である[8]．

　もしオレキシン神経系の過活動が原因となる不眠症があるなら，オレキシン神経系のもつ覚醒作用を阻害することが治療薬になりうる．不眠症のマーケットは大きいため，オレキシン神経系の発見後すぐにオレキシン受容体阻害薬の開発が始まり，多くの化合物が検討されてきた[9]．このなかでオレキシン1受容体阻害薬は睡眠誘導作用はほとんどないことが示され，現在は薬物乱用やパニック障害などへの適応が検討されている．オレキシン2受容体阻害薬は単独で睡眠増加作用をもつが，睡眠構築を大きく変えない特徴がある[9]．ただ現在までに臨床研究に進んだのは2つの受容体をともに阻害する二重オレキシン受容体阻害薬のみである．第3相試験ですぐれた睡眠促進作用を示した almorexant[10] は，重篤な副作用のため開発が中止され，初めて治療薬として認可されたのがスボレキサントである．

5．スボレキサントの臨床研究

　スボレキサントの第3相試験は二重盲検プラセボ対照法で日本を含む世界各国の計170の施設で行われた．対象は不眠症患者でスボレキサント低用量（20/15 mg）服用が493人，高用量（40/30 mg）服用が770人，プラセボは計767人で，平均年齢55〜57歳，65歳以上高齢者が4割である．3か月間のスボレキサント服用による効果と副作用が詳細に報告されている[11]．有効性のエンドポイントは睡眠日誌を用いた主観的な睡眠潜時，中途覚醒時間と，終夜睡眠ポリグラフ検査（polysomnography：PSG）による客観的な睡眠潜時や中途覚醒時間である．ベースラインでは睡眠潜時は主観評価もPSG評価も1時間を超え，中途覚醒時間もPSG評価で2時間と不眠症の特徴が確認されたが，スボレキサント服用によりPSG評価で睡眠潜時（0.3〜12.1分）と中途覚醒時間（16.6〜31.1分）が短縮し，入眠促進と睡眠維持作用が示された．5％以上にみられる副作用は眠気，鼻炎，頭痛で薬剤関連の重大な副作用はないことが確認されている．オレキシン受容体阻害薬の最大の懸念はナルコレプシー症状，特に情動脱力発作の誘発であるが，これは実薬服用1,263人中1人もみられなかった．上述の動物実験から考えると，オレキシン神経伝達が95％以上阻害されなければ，情動脱力発作は生じないのかもしれない[6]．他のレム睡眠関連症状については，睡眠麻痺4人，入眠時と出眠時幻覚が3人にみられている．スボレキサント40/30 mg服用例では中止

後の反跳性不眠がありうるが，離脱症状は増加せず，また数字符号置換検査（Digit Symbol Substitution Test：DSST）による認知機能検査により，翌朝の持ち越し効果は認められないことが示されている[11]．

スボレキサントはGABA_A受容体阻害作用をもつベンゾジアゼピン系・非ベンゾジアゼピン系睡眠薬とは異なり，筋弛緩作用や呼吸抑制作用もないため睡眠時無呼吸症候群や慢性閉塞性肺疾患でも使用できることや，睡眠中に顕著な覚醒刺激があっても覚醒できることという興味深い特徴もある．2014年11月末から世界に先駆けて日本で販売が開始された．

6．オレキシン受容体阻害薬の今後の課題

オレキシン受容体阻害薬の長期服用によりオレキシン受容体の発現が，代償性の増加を示すか廃用性の減少を示すか不変なのか，今後の課題である．もう一点，メラニン凝集ホルモン（melanin-concentrating hormone：MCH）神経賦活によるレム睡眠増加作用は，MCH神経から放出されるGABAがヒスタミン神経を抑制することが原因と報告される例[12]のように，共存する神経伝達物質が重要な作用を示す場合がある．オレキシン産生神経細胞にもダイノルフィンやニューロテンシンが共存し，グルタミン酸の共存も想定されているため，オレキシン受容体を介さない機能は受容体阻害薬によって増強されるかもしれない．こうした点に留意したうえで，スボレキサントの臨床経験を蓄積すること，特にどのような不眠症のタイプに有効なのかを明らかにすることが重要と考えられる．

なおナルコレプシーの治療としては，オレキシン受容体作動薬の開発が望まれるが，開発を行う製薬会社はない．ただ2009年に柳沢らによりオレキシン2受容体作動薬の特許が申請されており，臨床応用につながる薬剤開発の進展が望まれる．

文献

1) 本多 真．ナルコレプシー．臨床精神医学 2014；43：989-994．
2) American Academy of Sleep Medicine. International Classification of Sleep Disorders, 3rd edition；ICSD-3. American Academy of Sleep Medicine；2014.
3) Juji T, Satake M, Honda Y, et al. HLA antigens in Japanese patients with narcolepsy. All the patients were DR2 positive. Tissue Antigens 1984；24：316-319.
4) Han F, Lin L, Schormair B, et al. HLA DQB1*06:02 Negative Narcolepsy with Hypocretin/Orexin Deficiency. Sleep 2014；37：1061-1068.
5) 本多 真．ナルコレプシーと睡眠制御機構．加藤忠史（編）．精神の脳科学．東京大学出版会；2008．pp221-261．
6) Tabuchi S, Tsunematsu T, Black SW, et al. Conditional ablation of orexin/hypocretin neurons：A new mouse model for the study of narcolepsy and orexin system function. J Neurosci 2014；34：6495-6509.
7) 桜井 武．オレキシンによる睡眠と覚醒の制御．蛋白質核酸酵素 2007；52：1840-1848．

8) Hasegawa E, Yanagisawa M, Sakurai T, et al. Orexin neurons suppress narcolepsy via 2 distinct efferent pathways. J Clin Invest 2014 ; 124 : 604-616.
9) Equihua AC, De La Herran-Arita AK, Drucker-Colin R.Orexin receptor antagonists as therapeutic agents for insomnia. Front Pharmacol 2013 ; 4 : 163.
10) Brisbare-Roch C, Dingemanse J, Koberstein R, et al. Promotion of sleep by targeting the orexin system in rats, dogs and humans. Nat Med 2007 ; 13 : 150-155.
11) Herring WJ, Connor KM, Ivgy-May N, et al. Suvorexant in Patients with Insomnia : Results from Two 3-Month Randomized Controlled Clinical Trials. Biol Psychiatry 2014.
12) Jego S, Glasgow SD, Herrera CG, et al. Optogenetic identification of a rapid eye movement sleep modulatory circuit in the hypothalamus. Nat Neurosci 2013 ; 16 : 1637-1643.

V

認知症

V 認知症

1 精神科クリニックにおける認知症診療の現状と課題

植木昭紀
うえき老年メンタル・認知症クリニック

1 はじめに

　超高齢社会を迎え認知症疾患への医療需要が高まり大きな課題になっている．認知症疾患において早期発見，早期治療が重要であり，疾患によっては，その発症や進行を遅らせ，介護負担を軽くできる可能性も拡大してきている．認知症の医療，保健，福祉だけでなく，介護を支援するための介護保険制度や成年後見制度の利用にも精神科医療の関与する機会が確実に増えているが，認知症に特化した精神科クリニックは非常に少ない．

　筆者のクリニック（当クリニック）は兵庫県の南東部の阪神地域の中間に位置する西宮市の南部の市街地にあり，公共交通機関や道路網が整備されている．兵庫県の厚生統計の高齢者保健福祉関係資料[1]によれば，2014年2月1日現在の兵庫県の人口は約555万人，65歳以上の高齢者の占める割合は25.3％と高齢化は全国的にみて平均的である．当クリニックのある西宮市の65歳以上の高齢者の占める割合は21.2％で，兵庫県の41市町のなかで40位と高齢化は比較的進んでいない．当クリニックの近隣には，200床以上のいわゆる総合病院，専門性の高い診療を受けもつ中小の一般病院に加え，さまざまな標榜科の診療所が多数あり，医療供給体制は充実しているが，老年精神科を標榜し，認知症疾患を対象に精神科医療を提供しているのは当クリニッ

植木昭紀（うえき・あきのり） 　略歴

1959年兵庫県生まれ．1983年兵庫医科大学卒．1983〜84年同病院臨床研修医．1988年兵庫医科大学大学院医学研究科内科系（精神科神経科学）修了．同大学精神科神経科学講座助手．1991年スウェーデン王立カロリンスカ研究所組織学神経生物学客員研究員．1993年兵庫医科大学精神科神経科学講座講師，2001年同准教授．2011年より，うえき老年メンタル・認知症クリニック院長．
専門領域は老年精神医学とくに認知症疾患．

共著書として，『臨床精神医学講座S9 アルツハイマー病』（中山書店，2000），『よくわかるアルツハイマー病―実際にかかわる人のために―』（永井書店，2004），『看護のための最新医学講座第2版第13巻 認知症』（中山書店，2005），『老年医学の基礎と臨床第2巻 認知症学とマネジメント』（ワールドプランニング，2009）がある．

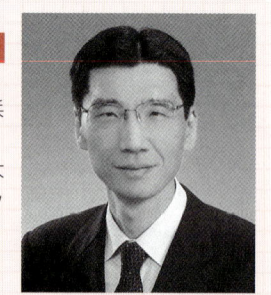

クだけである．

2 診療の流れ

　当クリニックでは1人あたりの診療時間を初診の場合1時間，再診の場合15分を目安として予約制で診療しており，月曜日から金曜日までの間で初診患者と再診患者を併せて約80人しか予約することができない．

　当クリニックを初めて受診する場合は，患者は説明困難な場合が多く経過や状況をよく知る家族が付き添う必要があるため，家族がクリニックに電話し精神保健福祉士（PSW）と相談のうえで予約日時を決定している．さらに予約してから初診日までかなりの日数があるため，家族や介護者へ問診票を郵送し，初診日に記入したものを持参してもらう．問診票には患者，家族や介護者が生活するうえで困っている内容と発現時期といった現病歴，診察を依頼する理由，患者の既往歴，治療を受けている疾患や薬の投与内容や遵守状況，家族歴，学歴，婚姻歴，病前性格，独居や同居といった生活形態，介護保険の申請状況，要介護度，サービスの内容，介護者の続柄やかかわり方といった介護状況について記載してもらう．さらに認知機能障害や日常生活動作能力障害，認知症の行動・心理症状を示唆する情報を得るための質問事項もある．

　初診日はPSWが問診票の記載内容を確認し，不備があれば聴取する．診察は問診票に従って精神，身体の状況を確認しながら患者の面接，改訂長谷川式簡易知能評価スケール，Mini-Mental State Examination，神経学的診察を実施する．紹介医からの診療情報提供書（紹介状），血液検査や画像検査などの結果を持参した場合には，それらを考慮するが，通常は血液検査，脳波検査，頭部CTやMRI，脳血流SPECT，MIBG心筋シンチグラム，ドパミントランスポータースキャンといった画像検査のなかから必要な項目を選び近隣の協力病院に依頼する．さらにウェクスラー記憶検査改訂版やウェクスラー成人知能検査第III版などの操作や処理が複雑な神経心理検査は当クリニックの臨床心理士が行う．

　通常，初診から1，2か月後に検査結果を総合的に判断して診断し，検査所見，診断および治療方針を患者，家族，介護者に説明する．治療に際して，患者，家族，介護者と相談し，当クリニックに通院しながら投薬を受けるか，かかりつけ医など他の医療機関に通いながら当クリニックで症状の経過をみていくかを決める．また紹介医は当然であるが，かかりつけ医や介護支援専門員（ケアマネージャー）などへ情報提供，介護保険主治医意見書の作成を行う．

3 診療統計

　2011年1月11日の診療開始から2014年3月31日までに当クリニックで行った電話相談や診療の実績を紹介する．

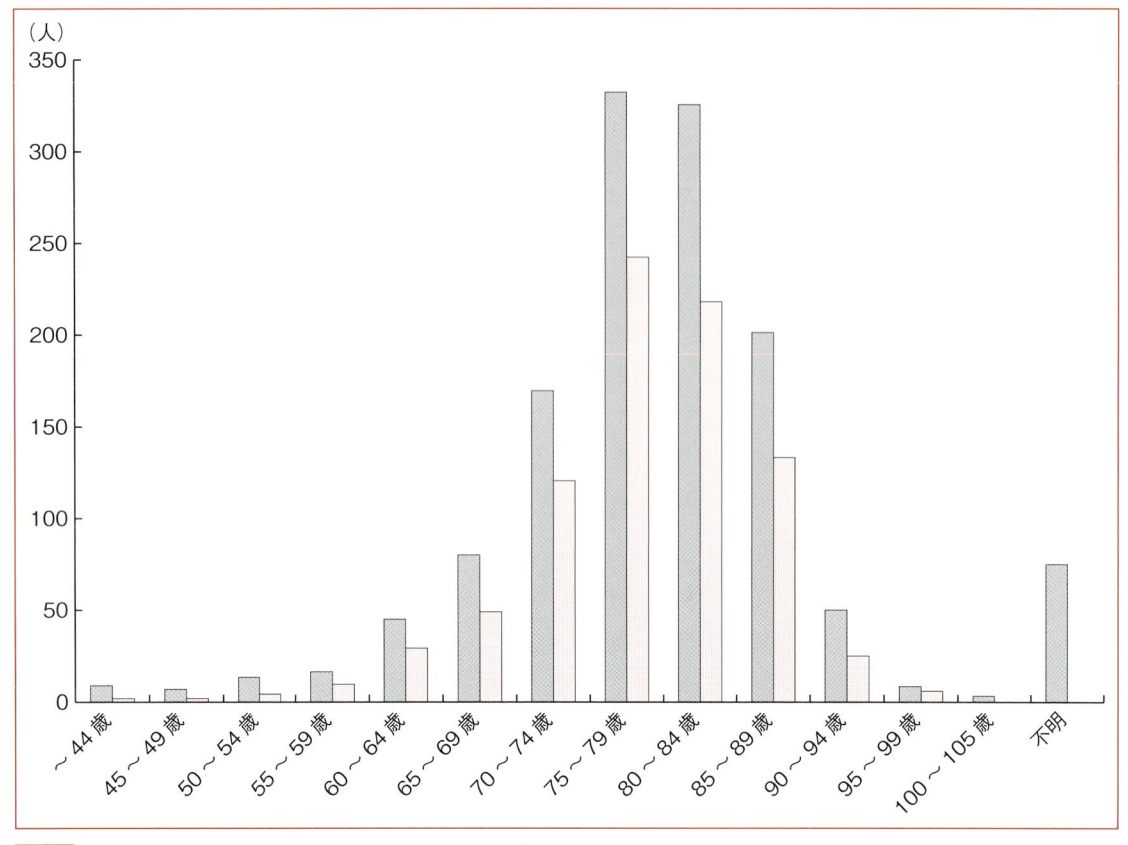

図 1 受診相談の対象者（■）と受診者（■）の年齢分布

電話相談

　電話相談の対象者は1,315人で，受診相談の対象者の64.7％が女性，65歳から74歳までが18.8％，75歳から84歳までが49.7％，85歳から94歳までが18.8％と老年中期が多数を占めていた（図1）．

　対象者の居住地は当クリニックのある西宮市で全体の51.8％を占めていた．

　対象者と相談者の続柄は，子が53.3％，配偶者が25.6％，対象者と介護者の続柄は，子が37.4％，配偶者が30.9％で，いずれの場合も子と配偶者で多数を占めていた．

　電話相談に至った経路は，医療機関から紹介されたというのが最も多く，全体の45.4％を占めていた．またインターネットのホームページや刊行物をみてというのも20.2％と少なくなかった．その他，介護支援専門員・保健師・看護師からの情報や知人・親族から勧められたというのもあった．

　電話相談の内容は認知症の診断と精査に関することが圧倒的に多く，全体の79.1％を占めた．次が認知症の行動・心理症状の治療に関することで17.0％であった．具体的な症状は，認知症の中核症状は除外して，最も厄介で対処が難しいと分類される刺激性や攻撃性が多数を占めた．介護保険や成年後見制度に関することはそれぞれ1.0％，0.6％と非常に少なかった．

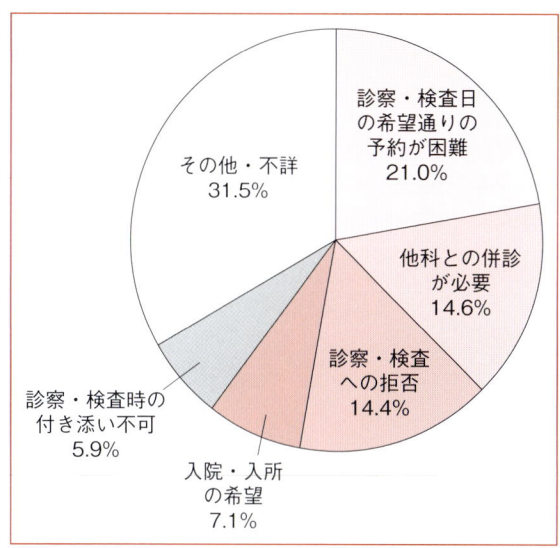

図2 相談者492人の受診に至らなかった理由

受診相談があったものの実際に受診に至らなかったのは492人と多く，さまざまな理由があるが，大まかには，「診察や検査日の予約が希望通りにとれない」「身体科での治療が併せて必要であるまたは優先する」「対象者が診察や検査を拒否する」「病院への入院や施設への入所を希望している」「診察や検査に際して家族が付き添えない」というものであった（図2）．

診療の実績

相談対象者のなかから実際に受診したのは823人であった．相談から受診までの平均日数は2011年1月11日から2011年3月31日までの受診者では14.3日，2011年4月1日から2012年3月31日までの受診者では15.3日，2012年4月1日から2013年3月31日までの受診者では31.2日，2013年4月1日から2014年3月31日までの受診者では31.9日と年々延長した．

受診者は女性が66.3％を占め，65歳から74歳までが20.3％，75歳から84歳までが55.4％，85歳から94歳までが18.7％で，相談対象者と同様の傾向であった（図1）．医療機関からの紹介が54.2％と多くを占めていたが，その3/4の41.4％が紹介状をもっていた．

紹介元の診療科の62.8％は内科であったが，より専門的な診断と治療を求めて紹介されることもあり，精神科と心療内科からの紹介が14.1％，神経内科からが9.4％と少なくなかった．

受診者823人に1,029の身体疾患が合併しており，高血圧症などの心・血管系疾患が30.2％と最も多く，次いで糖尿病，脂質異常症などの代謝系疾患，骨粗鬆症などの筋・骨格系疾患が多かった（図3）．

受診の目的の83.6％が診断であった．そのなかの紹介状をもつ者は約1/3の32.3％であった．また投薬されている者は3.8％とほとんどなく，症状に気づいてから紹介まで時間があまり経過していないことがうかがわれた．さらに診断後に紹介元に戻す

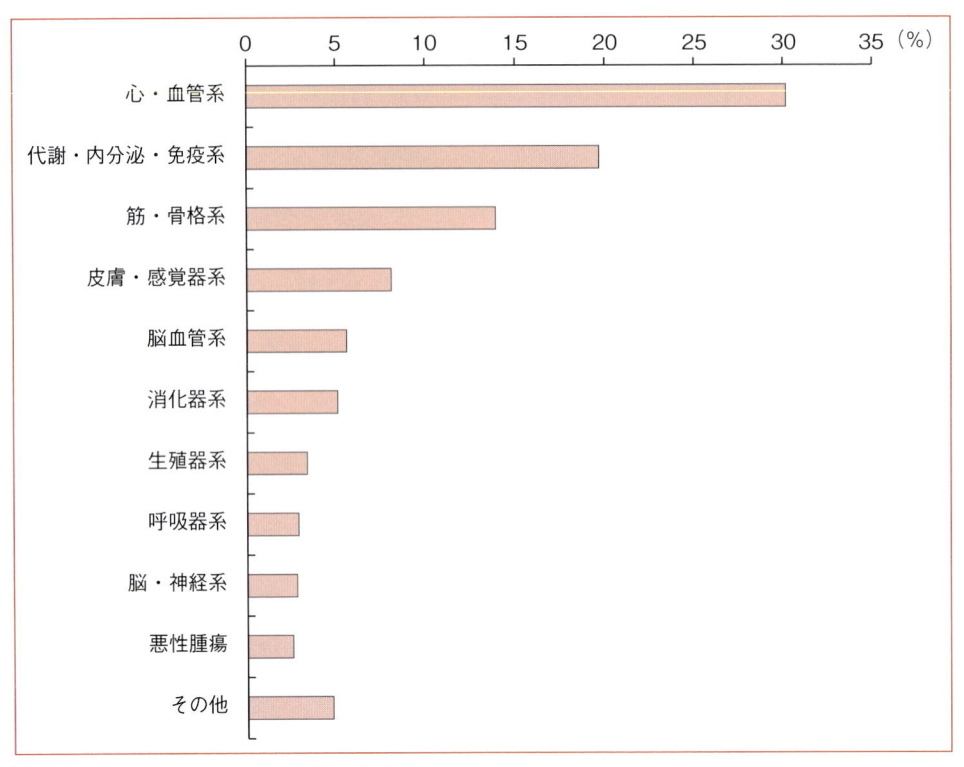

図3 受診者にみられた身体合併疾患（重複あり）

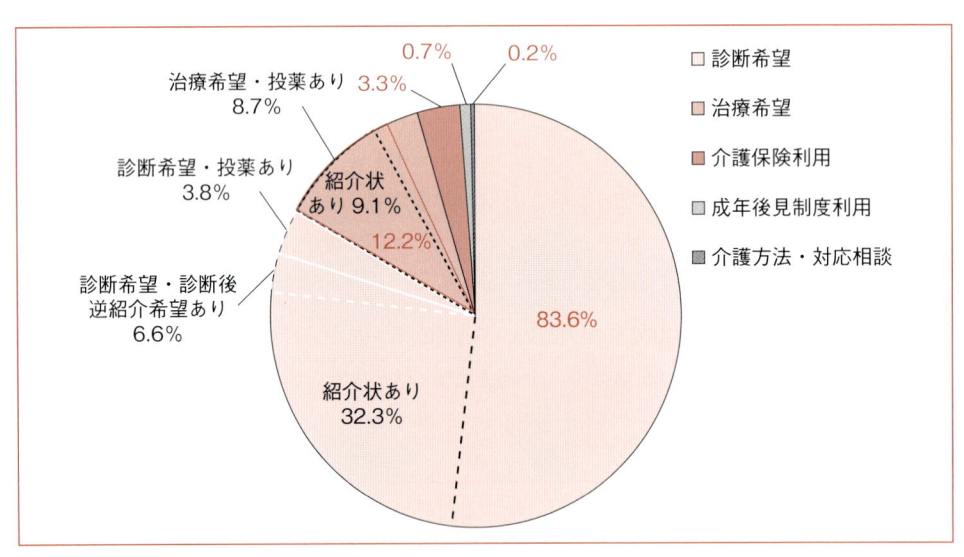

図4 受診者823人の受診目的

逆紹介を希望するのは6.6%とわずかであった（図4）.

臨床診断について823人の受診者の8割が認知症であった．認知症疾患のなかではアルツハイマー型認知症が最も多く，続いてレビー小体型認知症，脳血管性認知症，前頭側頭型認知症などが，また認知症のほかには感情障害，神経症性障害などがあった（表1）.

認知症と診断した653人の重症度をClinical Dementia Ratingで分類すると重度が

表 1　受診者の疾病分類

認知症（100%）	653 (79.3%)
アルツハイマー型認知症 (73.2)	478　(58.0)
レビー小体型認知症 (11.6)	76　(9.2)
脳血管性認知症 (7.5)	49　(5.9)
前頭側頭型認知症 (2.5)	16　(1.9)
複数の病因による認知症 (2.1)	14　(1.8)
正常圧水頭症 (1.1)	7　(0.9)
慢性硬膜下血腫 (0.5)	3　(0.4)
嗜銀顆粒性認知症 (0.5)	3　(0.4)
皮質基底核変性症 (0.5)	3　(0.4)
進行性核上性麻痺 (0.3)	2　(0.2)
クロイツフェルト・ヤコブ病 (0.1)	1　(0.1)
ヘルペス脳炎 (0.1)	1　(0.1)
軽度認知障害	58　(7.0)
認知症以外の神経系の疾患	8　(1.0)
感情障害	43　(5.2)
神経症性障害	30　(3.6)
統合失調症	11　(1.4)
妄想性障害	11　(1.4)
せん妄	5　(0.6)
アルコール依存	4　(0.5)
計	823 人 (100%)

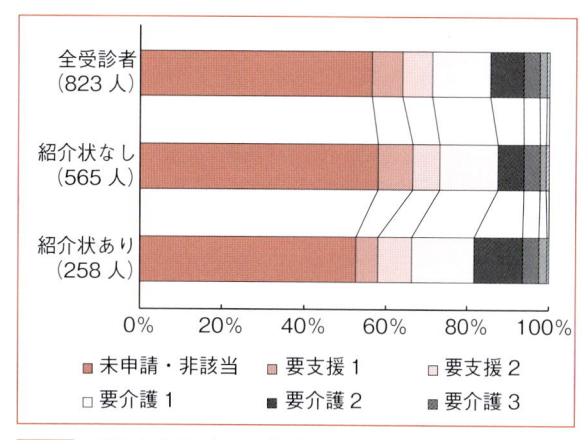

図 5　受診者 823 人の要介護度

9.7％，中等度が 35.9％，軽度が 54.4％であった．また紹介状のある 258 人と紹介状のない 565 人で比較すると，重度がそれぞれ 13.5％，8.0％，中等度がそれぞれ 38.8％，34.5％，軽度がそれぞれ 47.7％，57.5％と，紹介状のある認知症のほうがより重症であった．

当クリニックを初めて受診した際に要支援や要介護区分の認定を受けているのは受診者の 358 人，43.4％で，要介護区分 1 が多くを占めていた．紹介状のない患者は紹介状のある患者に比べ未申請・非該当が多く要支援や要介護区分が低く判定されている傾向であった（図 5）．当クリニックで状態区分変更申請を勧め意見書を作成した 154 人のなかで 1 段階区分が上がるのが多かった．しかし紹介状のある患者では，紹介状のない患者と比べ区分が 2 段階以上に上がることが多く，高く区分変更される傾向であった（図 6）．

初診から 3 か月後の時点で受診者 823 人のうち 79.6％が当クリニックへの通院を継続していた．紹介元，紹介元以外へ転院したのはそれぞれ 10.6％，9.8％とわずかであった．

4　今後の課題

当クリニックのように認知症を専門として診断と治療を完全予約制で行う場合，受診者が増えるに従って初診では予約してから受診までにかなりの待ち日数が生じてくることは想像にかたくない．現に再診患者が増えることによって延長してきている．さらに疾患や病状などによっては早急に対処する必要があり，当クリニックでは PSW が受診のトリアージ作業を行っている．受診後の患者や家族とは介護認定手続

V. 認知症

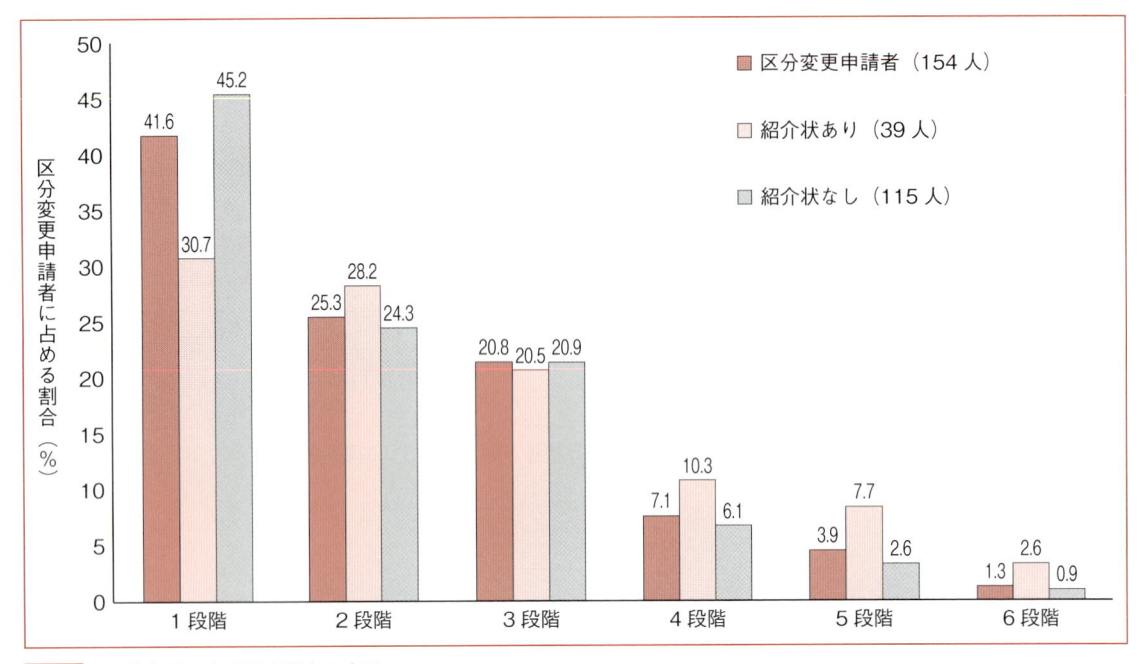

図6 区分変更による要介護度の上昇

きの説明や病院や入所施設の紹介といった社会福祉援助や地域包括支援センターや介護支援専門員との情報交換を行う．さらに相談窓口としてPSWが専従することによって家族や介護者だけでなく介護支援専門員などが躊躇せず医師と連絡をとることができ危機介入にも迅速に対応できる．

当クリニックでは認知症と加齢によるもの忘れや軽度認知障害，その他の精神疾患との鑑別，認知症の原因疾患の診断，認知症疾患の治療，認知症疾患の予後や将来予測される症状や出来事に関する情報の取得を希望しての受診が多数を占め，認知症患者が8割を占めていた．その大部分が軽度から中等度で，変性性認知症疾患，特にアルツハイマー型認知症であった．このことは認知症を専門とするクリニックの本来的状況であり，その能力が十分発揮できる課題である．さらにインターネットや刊行物から情報を得て当クリニックを知った家族や介護者が少なくないことは，地域住民への認知症の啓発活動の重要性を実感させる．しかし少数ではあるが認知症の行動・心理症状への対応や在宅介護が難しく病院への入院や施設への入所を積極的に考慮せねばならない場合があった．当クリニックのように無床クリニックでは早急な対処や入院加療が必要な場合に備えての精神科病院など有床の医療機関との連携，家族や介護者が介護に行き詰まり心身ともに疲弊している場合に備えての地域包括支援センターといった公的機関との協力が重要であると考えられる．また家族からの相談があっても患者が受診を拒否する，高齢者の単身または核家族世帯で仕事や病気のため家族の付き添いができない場合に備えて，訪問診療や訪問看護，薬剤師による指導によって在宅のまま治療する，生活面での助言を行う，家族からの介護に関する相談を受けられる体制を整えていくことが必要と思われる．

高齢者では身体疾患をもつことが多く，老年期特有の多疾患性を示す．せん妄のよ

うに身体合併症が精神症状を引き起こすことがある．受診相談を受けても診察に至らなかった理由として身体疾患の治療を優先すべきということが比較的多かった．さらに受診患者の多くが身体疾患をもち，身体科，主に内科で，治療を受けていた．認知症の場合には身体合併症をうかがわせる訴えが乏しいことや曖昧であることが少なくないことからも，身体疾患に関する注意深い観察が要求される．そのため身体科との密な連携を築いておく必要がある．また，当クリニックでは慢性進行性の認知症患者が大部分を占め，当クリニックに受診した患者の8割近くが継続して通院している．認知症医療においては患者の治療だけではなく認知症の行動・心理症状の発現予防のための心理・環境要因の調整，家族や介護者の心身の健康と家族機能の維持も求められ，家族や介護者の面接の時間も必要である．そのため完全予約制の診察にすることによって，期待される医療内容に割り当てる時間を確保している．しかし通院を継続する患者数が膨大になれば，その確保は困難になる．そのためにも医療機関相互の連携が課題である．

　当クリニックを初めて受診する人のなかの4割程度しか要支援や要介護認定を受けていなかった．また要支援状態区分や要介護状態区分の変更のため意見書を作成したところ，すべての例において状態区分がより重度に変更になった．紹介状のある患者のほうが，ない患者に比べ，認知症が重度で，認定を受けている割合が多いにもかかわらず，状態区分が高くなく，区分変更申請を行うと区分の上昇が大きい傾向があった．このことは紹介元の医師による認知症の記述が十分でないために状態区分が適正に判定されていないことをうかがわせた．介護保険において医学的な情報は医師が記載する意見書からしか得られず，認知症に関しては生活機能や行動・心理症状に関する詳細な情報を記載することはもちろん，医師は介護支援専門員を中心とした介護に携わる人たちと密に連携し適切な時期に迅速に必要なサービスを提供できるように協力や情報提供を行わなければならない．単身世帯でも住み慣れた地域で生活を続けていくために，また高齢者核家族世帯では配偶者や子の介護負担を軽減するために，さらに治療のためにも有用な介護保険サービスの利用を積極的に勧めることが重要である．認知症施策推進5か年計画（オレンジプラン）[2]では，かかりつけ医の役割として認知症の早期発見がいっそう推進されるだけではなく地域の認知症介護サービス諸機関との連携が期待されている．かかりつけ医に認知症の関心と理解を促すため，患者とその家族や介護者の同意のもと，かかりつけ医に診断や治療だけでなく介護や社会資源の利用の情報を定期的に提供することが必要である．

文献

1) 兵庫県．平成26年高齢者保健福祉関係資料．2014.
   http://web.pref.hyogo.jp/hw07/hw07_000000012.html
2) 厚生労働省認知症施策検討プロジェクトチーム．認知症施策推進5か年計画（オレンジプラン）．平成24年9月5日．
   http://www.mhlw.go.jp/stf/hondou/2r9852000002j8dh-art/2r9852000002j8ey.pdf

V 認知症

2 認知症の分類と診断

尾籠晃司
福岡大学医学部精神医学

1 認知症の概念

　認知症は「いったん正常に発達した知的機能が持続的に低下し，複数の認知障害があるために社会生活に支障をきたすようになった状態」と定義される．もともとの知的機能よりも低下することが重要であり，テストで何点だからというような絶対的，定量的な判断はできない．「複数の認知障害」の意味するところは，記憶の障害は必須で，加えて理解，判断など他の認知機能も障害されるというふうに理解されてきた．しかし，新しい診断基準であるDSM-5[1]における認知症の定義は「1つ以上の認知領域（複雑性注意，実行機能，学習および記憶，言語，知覚-運動，社会的認知）において，以前の行為水準から有意な認知の低下があり，毎日の活動において認知欠損が自立を阻害する状態」とされており，記憶の障害は必須とはされなくなっている．認知症の概念が少し広がったことになるが，実用上大きな差はないと思われる．

　認知症の診断に最も重要であるのは，もともとのその人の知的レベルと比べて明らかに低下していることを証明することであり，本人のもともとのレベルを学歴，職歴などから推定して，現在の能力と比べて判定する作業を行う．

2 認知症の分類

　認知症の原因疾患の分類としては，脳血管障害，神経変性疾患，それ以外の疾患に分けることが一般的である．本項では，実際の診断をするにあたってどのようなこと

尾籠晃司（おごもり・こうじ） ─ 略歴

1958年福岡市生まれ．1983年九州大学医学部卒．九州大学病院精神科で研修後，九州大学脳研病理およびミュンヘン大学神経病理にて認知症の病理学的研究を行った．1991年より九州大学精神科，2003年より福岡大学精神科で認知症の臨床に従事している．准教授．

共著書として『内科医のための認知症診療はじめの一歩』（羊土社，2014），『精神科薬物治療−こんなときどうするべきか』（医学書院，2015）がある．

表1 DSM-5における認知症（major neurocognitive disorder）の分類

- アルツハイマー病による認知症
- 前頭側頭型認知症
- レビー小体型認知症
- 血管性認知症
- 外傷性脳損傷による認知症
- 物質・医薬品誘発性認知症
- HIV感染による認知症
- プリオン病による認知症
- パーキンソン病による認知症
- ハンチントン病による認知症
- 他の医学的疾患による認知症
- 複数の病因による認知症
- 特定不能の神経認知障害

を考えながら進めるべきかを念頭において認知症の分類と診断について述べたい．

まず，診断において重要なのは，認知症以外の疾患を除外することである．従来，認知症は不可逆的な疾患とされ，可逆的な病態は"認知症様状態"と呼ばれてきたが，これらの病態も分類のなかに入れたほうが実際的であるため，可逆的な病態も含めて分類する．新しいDSM-5においては認知症に相当する概念としてmajor neurocognitive disorderという用語が用いられているが，これも可逆的な病態を含む考え方である．よって本項における分類はDSM-5の分類を用いた．DSM-5に示されている分類を表1に示す．

DSM-5の認知症の診断分類にはもう1つ大きな利点がある．従来，認知症の診断基準については体系立ったものがなく，各原因疾患についてそれぞれ別の専門グループが作ったものが用いられてきた．それぞれの診断基準の整合性を保ちつつ，認知症の原因疾患全般にわたって作成された診断基準はこれまでなかった．DSM-5の認知症関連に関する記述は，これらの各原因疾患の診断基準の内容を採用しながら，DSM-5という体系のなかに組み込んでおり，今までにない新しい試みである．従来のDSMにおいてはアルツハイマー型認知症と血管性認知症（vascular dementia：VD）以外の疾患に関する記述は非常に簡略であり，実用性に乏しかったが，DSM-5においてはこれまでより詳細な内容となっており，使う価値があると考えられる．採用されている各疾患の診断基準は，それぞれ国際的な研究グループにより検討され改訂を重ねられてきた内容であり，信頼性は高いと考えられる．

3 認知症の診断

認知症以外の疾患（せん妄，知的障害，うつ病）の除外

せん妄は意識障害であり，意識障害のない認知症とは区別することが重要とされているが，臨床においてはきれいに区別できないことが多く，実際は認知症に重なったせん妄が一番多い．せん妄をみたら常に認知症が基礎にないかどうか考える必要があるが，せん妄の原因については身体疾患や薬物などを検討する必要がある．

知的障害との鑑別は生活歴，特に学歴と職歴を聞くことが重要である．認知症と診断したが，実は軽度知的障害の人の正常老化であるという場合が時にみられる．スクリーニングテストで記憶はそう悪くないが計算ができないなどの場合は，もともとの能力が低いことを疑う必要がある．

表2　問診票により確認すべき事項

- もの忘れがある（同じことを繰り返し聞いたり，昨日のことをすっかり忘れるなど）
- 日付や曜日がわからない
- 迷子になったことがある
- 以前のように家事や仕事ができない（料理，買い物，通帳管理が難しいなど）
- 性格が変わってきた
- 幻覚（あるはずのないものが見えるなど）や妄想（「ものを盗られた」などと言う）がある
- 既往歴として，脳卒中，精神科受診歴，向精神薬の服用，てんかん，梅毒，胃腸の手術の有無
- 睡眠，食欲の変化の有無
- 飲酒歴：1日（　　）合，（　　）年間
- 最終学歴：（　　）中学，高校，大学
- 職歴：（　　）歳まで（　　）で働いた
- 家族状況（表を用いて記入）：
- 趣味は何か，最近はしているか：（　　）（している　していない）
- 症状はいつ頃からあるか
- 経過は徐々に起こったか，急に起こったか
- 症状の変動の有無（良くなったり悪くなったりするか）

　認知症とうつ病との鑑別はしばしば難しく，経過をみる必要があることが多い．特にレビー小体型認知症（dementia with Lewy bodies：DLB）の初期にみられるうつ状態はうつ病との鑑別は不可能なことが多く，初老期以降のうつ病においては常に認知症への移行を考えつつ治療していく必要があるといえる．

認知症の診断に有用な問診票の利用

　面接に先立ち，情報を包括的に収集するために，また診察時間を短縮するために，問診票の利用が有用である．家族から本人の前では言いにくいような情報がある場合も多いが，問診票により本人に知られず伝えることができる．問診票の内容は，記憶障害を中心とした認知機能障害や性格変化，BPSD（behavioral and psychological symptoms of dementia；認知症の行動・心理症状）があるかないか，そしてそれらの経過について確認することを目的として，なるべく簡単に答えられるように作っておく必要がある．既往症，服薬している薬，学歴，職歴，現在の生活状況などについての情報も得るようにする．必要な項目を表2にまとめた．

スクリーニングテスト

　スクリーニングテストの結果は医療者の間の共通言語としての役割もあるため，何らかのテストをぜひやっておきたい．長谷川式認知症スケール（Hasegawa's Dementia Scale-Revised：HDS-R）またはMMSE（Mini-Mental State Examination）が一般的に用いられている．どちらも記銘力，見当識など認知症の基本的な症状を10分程度でチェックすることができ，普通に話を聞くより効率的に症状把握ができるため，認知症の診察に欠くことができないものといえる．これらのテストに加え，症例に応じて時計描画検査，立方体模写，手指構成（逆キツネ，ハト）など視空間機能を調べる課題を付け加えることで，ほとんどの症例に関して診断に必要な評価ができる．認知症の初期には3単語の遅延再生，時間見当識の設問がまずできなくなることが多い．

HDS-RやMMSEのスクリーニングテストには教科書などにカットオフ値が記載されているが，カットオフ値以上の点数であってもまったく安心はできない．HDS-Rで満点であっても認知症といえる状態がありうるからである．高度な知的機能があり，それを要求される仕事をしている人では認知症の初期において仕事上問題が生じていてもHDS-Rは満点ということがある．そのような症例はさらに詳細な評価が必要になるが，包括的な記憶検査であるウェクスラー記憶検査（WMS-R）や知能検査であるウェクスラー知能検査（WAIS-R，WAIS-III）などを用いる．たとえばWMS-Rにより，記憶力の低下がみられたり，WAIS-IIIで知能の各要素のばらつきがみられたりすることが示されれば診断に役立つ．

● 画像検査

画像検査は認知症の原因診断には不可欠なものといえるが，これを行えば診断が確定するというような絶対的なものではない．画像検査はあくまで補助検査であり，診断は症状，経過を含めて総合的に行うべきことを認識しておく必要がある．

画像検査を行う第一の目的は，脳血管障害などの器質的な病変の有無を評価すること，また，慢性硬膜下血腫や正常圧水頭症などの治療可能な疾患を除外することにある．

近年，画像診断においては画像統計解析の手法を用いた新しい評価法が開発され一般に用いられている．MRIにおいては健常者データベースと比較して萎縮の程度を判定するVSRADというソフトウェアが松田ら[2]によって開発された．海馬傍回の萎縮の程度がZスコアとして自動算出される．Zスコアのみを重視して診断に用いることは危険であるが，参考とするには便利な指標である．同一例の経過観察においても有用である．Zスコアが2.0以上であれば有意の萎縮といえるが，半数近くのアルツハイマー型認知症ではスコアが2.0未満であり，一方健常高齢者でもスコアが2.0以上の症例が数％あることを知っておく必要がある．

SPECTにおいても松田ら[3]の開発したeZISというソフトウェアを用いて健常者データベースとの比較を行い，血流低下部位を明らかにすることができる．初期のアルツハイマー病（Alzheimer disease：AD）において血流低下のみられる部位については所見が明らかになってきており，DLBについても特有の所見が指摘されるなど診断的有用性が増してきている．各疾患における画像所見に関しては別稿[4]にまとめているので参照いただきたい．

4 認知症の原因疾患

認知症と診断できたら次はその原因疾患の検索を行うことになる．原因疾患には多くのものがあるが，外来精神科で主に検討するべき疾患は表3に示す疾患と思われる．鑑別診断のために必要な検査を表4に示す．まず，採血検査にて鑑別できるものがいくつかあり，それらは治療可能な疾患であるため，以下の検査を行う．甲状腺機

表 3 外来精神科で鑑別すべき認知症の原因疾患	表 4 認知症の診断において行うべき検査
1. 脳血管障害（血管性認知症） 2. 神経変性疾患 　● アルツハイマー型認知症 　● レビー小体型認知症 　● ピック病（前頭側頭型認知症）など 3. その他の原因疾患 　● 甲状腺機能低下症 　● ビタミン B_{12} 欠乏 　● 進行麻痺（梅毒） 　● 慢性硬膜下血腫 　● 正常圧水頭症	● スクリーニングテスト 　長谷川式認知症スケール（HDS-R） 　または Mini-Mental State Examination（MMSE） ● 血液検査（大球性貧血の有無など） ● 血液生化学検査（肝機能，腎機能，血糖，脂質，CRP など） ● 甲状腺機能検査（freeT₄，TSH） （以下は必要に応じて） ● 血清梅毒反応 ● ビタミン B_{12} ● 頭部 CT（または MRI）

能検査，血液検査，血液生化学検査はぜひ行ったほうがよい．必要と考えれば血清梅毒反応，ビタミン B_{12} も検査する．甲状腺機能低下症により認知症の状態を起こすことがまれにあるため freeT₄，TSH を測定しておく．進行麻痺は梅毒による認知症であり，疑われる症例については血清梅毒反応を行う．治療可能な疾患であるため忘れてはならない．ビタミン B_{12} 欠乏症による認知症は胃切除後のビタミン B_{12} 吸収障害の状態などにみられる．この場合同時に大球性貧血が現れていることが多い．

　他に治療可能な認知症として正常圧水頭症がある．認知症に加え，特有の歩行障害と失禁を認める．MRI で特徴的な所見を認めれば，脳神経外科にて手術の適否の検討をする必要がある．慢性硬膜下血腫も頻度の高い疾患であるため疑われる場合は画像診断が必須である．慢性硬膜下血腫はさらに認知症の経過中にも合併しやすい疾患であるため，常に注意しておく必要がある．以下に DSM-5 の分類に従って主要な疾患の診断について説明するが，診断後は患者，家族に対しては診断名を告げるのみでなく，どのように説明するかが非常に重要である．説明を聞く人の理解力，知識に応じた説明が必要である．

アルツハイマー病（AD）による認知症

　AD は認知症の半数以上を占め，最も多い認知症である．その症状は，記憶障害，見当識障害から始まり，視空間失認や構成失行を伴うことが多い．易怒性や自発性低下がよくみられ，もの盗られ妄想もよくみられる．初期にはうつ状態がみられることもある．MRI ではびまん性の大脳萎縮を認め，シルビウス裂の拡大や，側脳室下角の開大が所見としてあげられるが，初期には萎縮が明らかでないことも多い．SPECT では側頭，頭頂葉の血流低下が特徴的である．これらの画像所見は必ずみられるというわけではなく，高齢になるほど典型的な所見を認めにくい．画像所見は決して絶対的なものではなく，たとえば，萎縮がないので AD が否定されるなどということは決してないので注意を要する．

　AD の診断は病理学的にしか確定はできないため，臨床診断は他の疾患を除外することが重要である．DSM-5 の診断基準にも，「進行性で緩徐な認知機能低下があって，他の神経変性または脳血管疾患などはない」ということが条件とされている．認知機能検査により認知機能の低下を確認し，脳画像検査，血液生化学検査などによって，

脳血管障害および全身性疾患の除外を行う．除外すべき疾患は数多くあるが，外来精神科で気をつけるべき疾患は表3に示したものである．ADに疾患特異的な症状があるわけではなく，画像所見についても例外が多いため，診断は総合的に行う必要がある．ADの診断に必要なのはそれ以外の原因疾患に関する知識，そして認知症様の状態を呈する疾患に関する知識ともいえる．

ADという疾患は一般人には重篤なイメージでとらえられがちであるが，認知症の大部分はADであること，ADは特別な疾患ではなく，初期は症状が軽いことなどを患者や家族には説明しておく必要がある．

前頭側頭型認知症（前頭側頭葉変性症：FTLD）

ADと鑑別を要する疾患に従来のピック病を含む概念である前頭側頭葉変性症（frontotemporal lobar degeneration：FTLD）[5]があるが，近年臨床的にはFTLDの用語の代わりに前頭側頭型認知症（frontotemporal dementia：FTD）を用いるようになっている．FTDの3つのサブタイプは行動障害型前頭側頭型認知症（behavioural variant of FTD：bvFTD），意味性認知症（semantic dementia：SD），進行性非流暢性失語（progressive non-fluent aphasia：PNFA）に分けられている．

主要なタイプであるbvFTDは人格変化，反社会的・脱抑制的言動で問題になることが多い．意欲低下のため，うつ病と間違われることもある．無関心，共感欠如が目立ち，病識は欠如している．比較的初期から失禁がみられる．常同行動もみられ，介護に苦労することが多い．ADと対照的に記憶，視空間機能は比較的保たれる．MRIでは前頭側頭葉の萎縮，SPECTでは前頭側頭葉の血流低下をみることが多い．運動ニューロン疾患を伴う症例も時々みられ，三山病と呼ばれる．bvFTDの診断基準は2011年に改訂され[6]，その内容はDSM-5にも取り入れられている．診断基準の要点のみを表5に示すが，詳しい説明は別稿[7]を参照いただきたい．

SDは左側頭葉の限局性萎縮を認め，記憶障害はさほどないのに日用品の名前が出てこない，聞いた言葉の意味がわからないなど語義失語の症状が顕著である．進行するとbvFTDと同様の精神症状を認める．ADと間違って診断されている場合がある

表5 行動障害型前頭側頭型認知症（bvFTD）の国際診断基準（2011年）の要点

possible bvFTD
以下の行動/認知の症状（A〜F）のうち3つ以上を認める．
A. 早期からの行動の脱抑制（以下のうち1つ以上を認める）．
　　社会的に不適切な行動，マナーや礼儀の喪失，衝動的，短絡的，または不注意な行動
B. 早期からの無関心または無気力（以下のうち1つ以上を認める）．
　　無関心（動機，意欲，興味の消失），無気力（行動の開始の減少）
C. 早期からの共感または感情移入の欠如（以下のうち1つ以上を認める）．
　　他者の要求や感情に対する反応の減少，社会的な興味や他者との交流または人間的な温かさの減少
D. 早期からの保続的，常同的，または強迫的/儀式的な行動（以下のうち1つ以上を認める）．
　　単純な繰り返す動き，複雑な強迫的または儀式的な行動，常同言語
E. 口唇傾向や食行動変化（以下のうち1つ以上を認める）．
　　食嗜好の変化，過食，飲酒・喫煙量の増加，口唇探索（物品を口で探る）または異食症（食べられないものを食べる）
F. 神経心理学的プロフィール：記憶や視空間機能の相対的保持と実行/生産的な機能の障害（以下の3つすべてを認める）．
　　実行機能の障害，エピソード記憶が比較的保たれる，視空間機能が比較的保たれる

（Rascovsky K, et al. Brain 2011[6]より）

表 6 レビー小体型認知症の臨床診断基準の要点

1. 中心的特徴（診断に必須）
   a. 進行性の認知機能障害（初期には目立たないことがある）
2. 中核的特徴（2つ満たせば probable DLB，1つ満たせば possible DLB）
   a. 注意や覚醒レベルの変動を伴う認知機能の変動
   b. 現実的で詳細な内容で，繰り返し現れる幻視
   c. パーキンソニズムの出現
3. 示唆的特徴（中核的特徴1つ以上＋示唆的特徴で probable DLB，中核的特徴なし＋示唆的特徴1つ以上の場合は possible DLB）
   a. レム睡眠行動障害（RBD）
   b. 抗精神病薬に対する感受性の亢進
   c. SPECT や PET で大脳基底核のドパミントランスポーター取り込み低下
4. 支持的特徴（通常存在するが，診断的特異性は説明されていない）
   a. 繰り返す転倒や失神
   b. 一過性で原因不明の意識障害
   c. 自律神経障害
   d. 幻視以外の幻覚
   e. 系統化された妄想
   f. 抑うつ状態
   g. CT/MRI で内側側頭葉が比較的保たれる
   h. SPECT/PET で後頭葉のびまん性取り込み低下
   i. MIBG 心筋シンチグラフィで取り込み低下
   j. 脳波で徐波化および側頭葉の一過性鋭波

(McKeith IG, et al. Neurology 2005[9] より)

ので注意を要する．PNFA は頻度が少なく，しかも多様であるため，ここでは説明を省略する．SD と PNFA についても新たな診断基準[8]が作成されているが，古い診断基準[5]のほうが実用的と思われる．これらの疾患は古典的なピック病として記載されていた疾患概念を現代の知見に基づいて分類したものである．精神症状の評価に関しては精神科医の力が最も発揮される疾患である．

レビー小体型認知症（DLB）

DLB の症状は AD とパーキンソン病の症状が混ざったような症状であるが，病理学的にも両疾患の特徴が混在するような所見である．病理組織学的にレビー小体を大脳に多数認める症例の臨床的再検討から，他の疾患から臨床的にも区別されるようになり，診断基準も作成されている[9]．その要点を表6に示す．臨床症状は幻視，パーキンソニズム，認知機能の変動などが特徴的である．画像検査では，SPECT にて後頭葉の血流低下を認めることが特徴的である．DLB では精神症状が著明なことが多いが，症状に対して抗精神病薬を用いた際にパーキンソニズムなどの副作用が出やすいことが特徴であり，治療が困難である．レム睡眠行動障害も特徴の1つである．臨床的にこの疾患をうまく他の疾患と区別し，本疾患に応じた対応をしておくことが重要である．また，認知症のみでなく，従来難治性のうつ病や妄想性障害，老年精神病などの診断で治療されていた症例にもこの疾患が含まれていることに注意が必要である．

血管性認知症（VD）

VD は AD に次いで多いとされてきた疾患であり，AD との鑑別は重要である．

VDは急激な発症，階段状の悪化などの経過，局所神経症候などによりADとは区別できるとされているが，実は徐々に進行し，神経学的異常のみられない症例も多いため，画像検査なしでのADとの鑑別は困難である．頭部CTまたはMRI検査は診断に必須である．ただし，最近は脳血管障害を伴うADがかなりの頻度であることが指摘されている．脳血管障害があれば直ちにVDと診断するのではなく，その部位と範囲を十分考慮したうえでVDの診断は下す必要がある．

外傷性脳損傷による認知症

交通事故などによる頭部外傷に基づく認知機能低下であるが，病歴により診断は容易である．精神科においては診断よりも精神症状に対する治療を求められることが多い．

物質・医薬品誘発性認知症

アルコール，睡眠薬，抗不安薬，抗精神病薬，抗コリン薬などを用いている場合，認知機能低下を起こすことがある．また，認知症がある場合にこれらの物質・薬物を用いることにより認知症の程度が実際よりさらに重度にみえる場合があることも多い．これらの物質・薬物に関しては受診時に必ず確認が必要である．

HIV感染による認知症

通常，病歴から診断は容易である．注意力の低下，情報処理速度の低下，実行機能障害などが目立つ「皮質下型」の認知症とされている．

プリオン病による認知症

急速に進行する認知症の場合考慮する必要がある．頭部CTでは通常異常はなく，血管性の認知症は否定される．MRIの拡散強調画像にて大脳皮質，基底核，視床などに高信号域を認める．これはほぼ疾患特異的といえる所見であるため診断的意義が大きい．この検査により診断はかなり確実にできるので，この疾患が疑われる場合はこの検査を行うことが重要である．

パーキンソン病による認知症

すでにパーキンソン病の診断が確定された患者に起こる認知症であり，外来精神科に受診することはあまりない．前述のDLBと同様に対応することになる．

ハンチントン病による認知症

運動症状が出ていれば外来精神科を受診することはまずないが，まれに種々の精神症状で精神科を受診することがある．家族歴，つまり両親のどちらかにこの病気があることを確認することが診断において重要である．

● 他の医学的疾患による認知症

脳腫瘍，硬膜下血腫，正常圧水頭症，低酸素脳症，内分泌疾患，感染性疾患，栄養疾患，免疫疾患，肝不全，腎不全，代謝性疾患，神経疾患などが含まれる．

正常圧水頭症は治療が可能な認知症の代表として，最近よく話題になる．脳室が拡大するとともに認知症，歩行障害，尿失禁の3徴を呈する疾患で，シャント術によって治療が可能である．認知機能障害は集中力が低下し，ボーとした感じになり，意欲や自発性も低下する．記憶障害は比較的軽度である．歩行障害は小刻みで開脚したすり足歩行である．排尿については頻尿，尿意切迫，尿失禁がみられる．特徴的な脳室の拡大をCT検査またはMRI検査で確認する．頭部MRIの冠状断像で，脳室が拡大するとともに高位前頭葉円蓋部のくも膜下腔の狭小化を認める．疑われた場合はタップテスト，シャント手術の検討をするため，専門医への紹介が必要である．

他の変性疾患として，以下の疾患を考慮する必要がある．進行性核上性麻痺は転倒を繰り返す場合，検討する必要がある．皮質基底核変性症はADとの鑑別が困難なことが多いが，片方の手がうまく使えないなどの運動症状がある場合に検討する必要がある．嗜銀顆粒性認知症や神経原線維変化型認知症は後期高齢者の認知症のかなりの割合を占めるという指摘がされているが，その臨床診断はまだ専門医にとってさえ困難であり，今後の課題とされる．現在ADと診断している症例のなかに，このような疾患も含まれているということを知っておく必要がある．

5 おわりに

認知症の診断に関して外来精神科において行うべきことを解説した．特に初期の認知症の診断を遅らせないことが重要である．画像診断における進歩はあるが，診断は総合的に行うことが重要である．認知症は頻度の高い疾患であり，外来精神科医の役割が期待されるが，必要に応じて専門医との連携をとって診断・治療にあたることが重要と考えられる．

文献

1) American Psychiatric Association／日本精神神経学会（監），髙橋三郎ほか（訳）．DSM-5　精神疾患の診断・統計マニュアル．医学書院；2014．
2) 松田博史．MRI標準データベースを使用したアルツハイマー型痴呆の早期診断を考える．老年精神医学雑誌 2005；16：38-44．
3) Matsuda H, Mizumura S, Nagao T, et al. Automated discrimination between very early Alzheimer disease and controls using an easy Z-score imaging system for multicenter brain perfusion single-photon emission tomography. Am J Neuroradiol 2007；28：731-736.
4) 尾籠晃司，高野浩一，桑原康雄．画像診断．浦上克哉（編）．内科医のための認知症診療はじめの一歩．羊土社；2014. pp115-136.
5) Neary D, Snowden JS, Gustafson L, et al. Frontotemporal lobar degeneration：A consensus on clinical diagnostic criteria. Neurology 1998；51：1546-1554.

6) Rascovsky K, Hodges JR, Knopman D, et al. Sensitivity of revised diagnostic criteria for the behavioural variant of frontotemporal dementia. Brain 2011 ; 134 : 2456-2477.
7) 尾籠晃司, 飯田仁志. 前頭側頭葉変性症 (特集 認知症の原因・予防から診断・治療まで) ―（代表的な認知症の診療). 臨牀と研究 2014 ; 91 : 908-913.
8) Gorno-Tempini ML, Hillis AE, Weintraub S, et al. Classification of primary progressive aphasia and its variants. Neurology 2011 ; 76 : 1006-1014.
9) McKeith IG, Dickson DW, Lowe J, et al. Diagnosis and management of dementia with Lewy bodies ; Third report of the DLB consortium. Neurology 2005 ; 65 : 1863-1872.

V 認知症

3 認知症のメンタルヘルス
——認知症の心理社会的経過と対応

高橋幸男
エスポアール出雲クリニック

1 はじめに

　超高齢社会が到来し認知症は増加の一途である．今や認知症の人は462万人，予備軍といわれる軽度認知障害の人が400万人とされ，高齢者の実に4人に1人が認知症やその予備軍である．

　こうした状況のなかで，2012年9月に厚生労働省は，「認知症施策推進5か年計画（オレンジプラン）」を公表し推進させてきたが，今後の認知症対策は「国家戦略」として展開されることになる．そこでは「認知症の人の意思を尊重し，できるだけ入院は短く，住み慣れた地域で長く支援していくこと」を目指しており，なかでも早期発見・早期対応が強く求められている．

　オレンジプランでは，認知症医療に関しては，専門医が少ないこともあってかかりつけ医に期待が寄せられている．しかし，かかりつけ医の認知症対応力はいまだ不十分である．一方精神科は，認知症専門医ではなくても本来認知症を診る診療科であり，BPSD（behavioral and psychological symptoms of dementia；認知症の行動・心理症状）への対応は得意な領域である．そうであれば，認知症医療におけるメンタルクリニックの役割は明瞭である．早期の正しい認知症の診断は当然であるが，診断した後の対応がより重要で，長期的な精神科らしいかかわりが求められるだろう．

高橋幸男（たかはし・さちお）　　略歴

島根県出雲市出身．
1974年東北大学医学部卒．岩手県立南光病院，鳥取大学医学部付属病院に勤務した後，島根県に帰り，隠岐島で3年間離島の精神科医療を行う．その後，島根県立湖陵病院を経て，1991年，医療法人エスポアール出雲クリニックを開業．
1993年重度認知症患者デイケア（通称・小山のおうち），1999年精神科デイケア（通称・ピノキオ），2006年には高次脳機能障害デイケア「きらり」，同年，介護保険として小規模多機能型居宅介護施設「おんぼらと」，認知症高齢者グループホーム「おちらと」を併設した．
重度認知症患者デイケア（小山のおうち）の実践活動により，第96回日本精神神経学会・精神医療奨励賞を受賞．
著書に『輝くいのちを抱きしめて』（日本放送出版協会，2006），『認知症はこわくない』（NHK出版，2014）ほか．

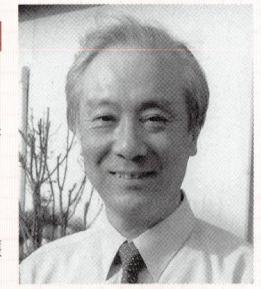

その際，重要な視点は，認知症のメンタルヘルスである．これまでの認知症医療は，脳疾患として脳科学的なとらえ方が主流であり，治療的にも薬物療法など生物学的対応が中心であった．しかし，今や認知症の人が不安やつらさを抱えていることは多くの認知症の当事者の発言[1,2]からも明らかであり，認知症を生きる人を診る精神科医療へのニーズは高いはずである．BPSDへの対処は当然だが，"悩める人"としての認知症の人や家族のメンタルヘルスにかかわることは必須であり，さらにいえば住み慣れた地域で認知症の人や家族が安心して暮らせるためにも，多機関・多職種の人たちと連携した地域生活支援の役割を担うことも期待されていると思う．

　認知症のメンタルヘルスを考えるためには，認知症の人はどんな思いで暮らしているのか，あるいは，認知症を病むことによって身近な人や周囲との間でどういう事態が起きているのかなどについても詳しく知る必要があるだろう．

　本項では，"悩める"認知症の人の心のうちを明らかにするとともに，BPSDの発生機序の理解にも役立つ，認知症を病むことの心理社会的経過について述べ，それに基づいたメンタルクリニックとしての筆者らの実践の一端を示したい．

2 "悩める"認知症の人の不安やつらさの内実

　筆者らは，1993年から著しいBPSDをもつ認知症の人を対象とする重度認知症患者デイケア（以下デイケアと記す）を開いてきたが，集団精神療法を行うなかで，認知症の人たちの言葉（つぶやきや手記）に注目し，どんな場面での言葉なのかを記録し続けてきた．そうして集まった多くの言葉から認知症の人たちのつらくて不安な心のうちや生きざまなど多くのことを知ることができた[3]．

　認知症の人たちの不安やつらさなどについては，前述したように多くの当事者が詳しく述べているが，認知症の人たちは，記憶障害や実行機能障害など，それまでできたことができなくなること（中核症状）に戸惑い，嘆き，不安やつらさを感じている．落ち込み，自信をなくす人も珍しくはないのである．

　しかし，筆者と出会った多くの認知症の人たちの言動を受け止めてみると，認知症の人たちがそれ以上につらく感じていることがある．それは認知症の進行とともに，自分と身近な周囲の人たちとの関係性が，認知症になる前とは違った状況になることだった．多くの認知症の人が思い悩んでいたが，特にBPSDのある人たちはその傾向が顕著であった．

　たとえば，毎日置手紙を書き，「帰らしていただきます」と言って家を出ようとすることでデイケアに通うようになったアルツハイマー型認知症の老婦人のことである．当初から自分のもの忘れに対して絶望的な不安を述べていたが，デイケアが終了し家に帰る時間になると，しばしば「独りぼっちだから」とつぶやいた．家に帰れば敬老精神が豊かで愛情のある息子夫婦や孫に囲まれた生活があるはずなのに，まるで家族がいないかのような訴えであった．

　他にも，家族に囲まれているのに，「寂しいですわ」とうめくようにつぶやく人た

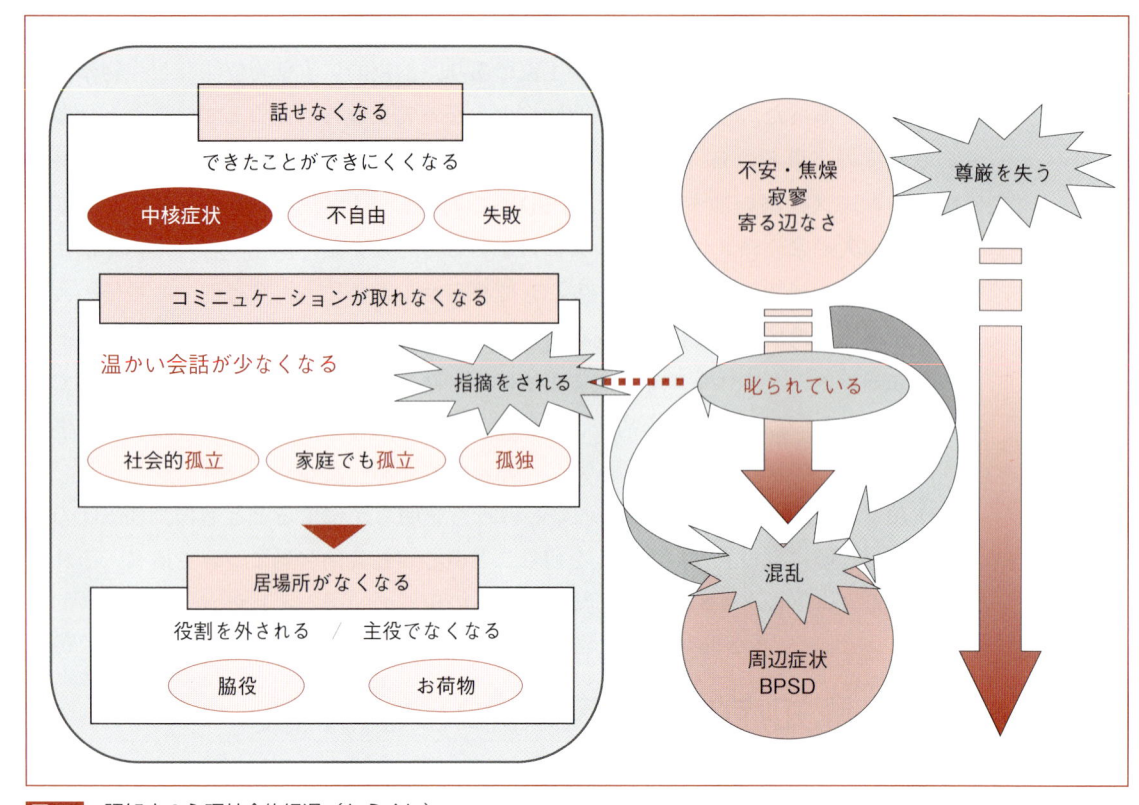

図 1 認知症の心理社会的経過（からくり）

ちがいたが，このような事例を経験すると，認知症という病を負うことは身近な人とのつながりをなくすことであり，それが認知症の人の不安やつらさを増幅させているのではないかと思うようになった．

3 認知症を病むことの心理社会的経過[4,5]（"からくり"）（図1）

臨床的気づきとともに多くの認知症の人たちの言葉を整理すると，認知症が進行する経過には，認知症を恐れマイナス視する"恍惚の人"的認知症観の存在と，それに基づいて周囲の人が認知症の人に取る対応があり，それに対する認知症の人自身の体験反応のありようをみることができた．そうした心理社会的な経過は多くの事例に共通して認められる特徴があったが，筆者らは，そのような心理社会的経過を"からくり"と呼ぶことにした．認知症の人の不安やつらさを理解し，BPSDの成り立ちや対処の仕方を含め，認知症の人や家族のメンタルヘルスを考える際の大切な視点となるので，以下に述べておく．

●「わからない人」とみなされ，つながりをなくし寄る辺がなくなる

認知症を発症すると，中核症状のために生活上の不自由や失敗を経験するようになるが，最も大きな不自由は，言葉をタイミングよく使えなくなることであろう．認知

症の人は，発言しようとして言葉の想起がしにくくなり，話そうとした内容を思わず忘れてしまうことも多くなって，ほとんどが他者との会話についていけなくなる．周囲との会話の場面について「自分が追われているような気がする」「今，今とせかされると困る」と手記に綴った認知症の人がいた．家人や友人に気楽に話す（相談する）こともできず，言葉が少なくなって，中核症状の進行によるつらさや不安とともに急速に孤立感・孤独感を抱くようになる．

言葉がスムーズに話せなくなると，コミュニケーション能力が低下し，周囲の人たちに認知症になったとみなされる頃には，多くの場合友人付き合いや近所付き合いがなくなっていく．認知症の人自身も「こんな自分の姿はほかの人には見せたくない」などの思いもあってひきこもりがちになり，社会的なつながりは急速に失われるのが普通である．"社会的死"という言葉を使った人もいる[6]．

このような状況は家庭においても認められる．家族の団欒のなかにいても，認知症の人は自発的に話すことが少なくなり，口数が減ってくる．自ら話さなくなった認知症の人を，家族は「（ぼけて）わからなくなった」と思ってしまい，多くの場合認知症の人に話しかけるなど，会話に誘うことをしなくなる．話しかけても見当違いの答えが返ってくるようになると，ほとんどの場合家人と認知症の人とのさりげない会話は激減する．認知症の人にとっては，家族の会話を聞いてはいても，話題に参加できなくて，「蚊帳の外」体験が多くなり，相手にされず一人取り残された感じをもつようになる．家族のなかにいても孤立感・孤独感が日々募っていき，気がつくと認知症の人にとっては，愛しい家族とともにいても寄る辺ない状態になっているのである．寄る辺ない認知症の人が「独りぼっち」「寂しい」などとつぶやく．

そうした状況に加えて，認知症の人は認知症のかなり早い段階から「できない人」とみなされ，公私とも役割を奪われやすい．家での"上座"という役割や立場を追われる認知症の人も少なくないが，多くの認知症の人にとって自らの家でさえ安心できる居場所ではなくなる可能性がある．

● 寄る辺なくなった認知症の人は "叱られる" ストレスを負う

身近な人とのつながりをなくし寄る辺ない存在になった認知症の人にどう接するかは最も大切な課題である．しかしほとんどの場合，周囲の人はそうした状況を理解していない．逆に認知症の人にとってはつらい対応をしてしまう．特に愛情豊かな家族ほど「認知症になってほしくない」との思いが強く，中核症状としての言葉や行為のささいな失敗を，病であると黙って受け止めることができないようにみえる．早期から悲しんだり，いらだったりしながら，励まし・願望や批判を込めて，「違うでしょ」「こうするんでしょ」などと言い，「しっかりしてよ」と，こと細かく指摘するのが常となる．

筆者らの経験では，認知症の経過において，認知症の人よりも介護する側の焦りやいらだちのほうがより強くなりやすい．何か月もたつと，多くの場合は，眉間に皺を寄せ認知症の人を励まし注意するようになる．BPSDのある認知症の人が，そのよう

な介護する人の対応について「叱られている」と表現したが，多くの認知症の人に確かめると，BPSD が出現するかなり前から，すでに「叱られる」という思いをもつようになることもわかった．さらに「なぜそんな怖い顔をしているのか」と家人に向かってつぶやいた認知症の人がいたが，家人には"叱っている"ことも"怖い顔"も多くの場合意識にはない．

● 誰もがはまりやすい，BPSD 発現に至る"からくり"

　認知症という脳に病をもった人は，寄る辺ない状態で「叱られ（続け）る」というストレスに耐えられない．叱られるいわれがないというかのごとく，「何も悪いことはしていない」と必死に訴える人がいた．また理由もないのに叱られ責められてばかりいるからか，「自分はいらない存在だ」と嘆き，「死んだほうがいい」とつぶやく人もいた．「どこかに捨ててくれ」とか「殺してくれ」と叫ぶ人もいた．

　多くの人が叱られ続けることで急速に自尊心を低下させるが，笑顔をなくし表情が硬くなるようになれば要注意である．不安や緊張がいちだんと強まり，周囲のちょっとした言葉や態度が契機となって，本格的な BPSD につながりやすいからである．BPSD は認知症の人の異常体験反応であるが，どのような BPSD につながるのかは，性差や性格，家族関係のありようなどをみれば，ある程度予想がつく．

　実際に本格的な BPSD が出現すると，家族の戸惑いは大きく，対応疲れと緊張のなかでいらだち，認知症の人への叱責が強まることになる．結果的に BPSD のさらなる悪化につながるという悪循環に陥る．認知症の人はもちろんだが，介護者はだれにも相談できず，どうしていいかわからず，虐待をしてしまうこともあり，介護に疲れ果て，うつ状態に陥る場合も少なくない．

　以上に述べた"からくり"の典型はアルツハイマー型認知症でみられたが，認知症の種類や，家族関係の善し悪しを問わず"からくり"にはだれもがはまりやすい．"からくり"にはまって BPSD を呈した事例は枚挙にいとまがないが，"からくり"を知ることで，BPSD の発生機序が理解でき，BPSD への対処の仕方や BPSD を予防し減らす道が開けるのである．

4　認知症の人と家族のメンタルヘルスと対応[7]

　認知症になっても住み慣れた地域で安心して暮らせるためには，認知症の人のつらさや不安をできるだけ少なくする必要があるが，周囲の人が孤独で寄る辺ない認知症の人にどう寄り添うかが問われる．メンタルクリニックの役割はそれを見守り支えることだ．

　"からくり"からいえる大切な対応について述べる．ひとつは，認知症の人と身近な人のつながりを大切にすることである．身近な人とつながっていれば，認知症を自覚して不安になっても何とかなるものである．もし"からくり"の初期であれば，先々つながりを失わないようにする必要がある．すでに"からくり"にはまり寄る辺ない

状態の認知症の人にとっては，つながりを取り戻すことが重要である．その場合，認知症の人は自分から行動できないので，家族など身近な人の対応が何よりも大切になる．認知症の人の心（不安，焦燥があり，孤独で，寂しく，寄る辺ない）を理解し，認知症の人とのつながりを取り戻し，認知症の人にとって頼りがいのある存在に戻る必要がある．

　具体的には，認知症の人との会話を大切にする．周囲の人が笑顔で，感謝の言葉を忘れずに話しかけるのである．声をかけてもらえるということは，認知症の人にとっては自分を大事にしてくれるという思いにつながる．ごく初期には普段の内容でもよいが，少しもの忘れが多くなった場合は，季節のことなどさりげない話題から始めて，認知症の人にとっての懐かしい昔話とか過去の自慢話・苦労話などを話題にしたほうがいい．写真を用いるのもよいであろう．認知症がかなり進行している場合，言葉のキャッチボールはしにくくなるが，一方的な話しかけであっても，認知症の人にとってはうれしいことであり，十分意味がある．たとえば写真をもとに若かった頃の夫婦の思い出話を聞くようになり，会話にはならずとも笑顔がみえるようになった事例などを経験するとうれしくなる．

　次に大切なことは，家族など身近な人が中核症状を可能な限り受け入れ，励ましや願望の指摘を少なくする必要がある．一緒に暮らす家族は，愛する人が認知症になることを認めたくないのは当然であるが，指摘を減らす（叱られない）だけで穏やかになった認知症の人が何人もいる．叱られないということは，認知症の人の尊厳を守ることにもつながる．

　さらには，認知症の人は，まだできること（仕事，話すこと，歌うこと，踊ることなど）がたくさんある．できることはしてもらうように働きかけることは，役割意識をもつことにつながるが，その際できたことは称賛することも重要で，認知症の人の自信につながる．

　しかし，それらを家庭で行うことは現実には難しい場合が多いだろう．デイケアや介護保険のデイサービスを利用するなど，他人の力を借りることが大切になる．そこで，認知症の人ができることを支援し，自信を取り戻せるようなケアがなされればいうことはない．認知症の人の穏やかさがさらに増すであろう．

　ちなみに，そうした施設は，普通は，指摘されること（叱られること）なく全面的に受け入れてくれる人（スタッフ）に囲まれているから，認知症の人の安堵感につながるのである．その上，うれしいことにスタッフが何かと声もかけてくれる．また他の利用者を見て自分と同じような人がいるということも自分だけではないという安心感につながる．当初は行きたくないと言っていた人が数回も行けば，家にいるよりも気分がいいと感じ，迎えのスタッフを待つようになることも珍しくない．

5 まとめに代えて

　メンタルクリニックとして認知症の人や家族に対するメンタルヘルスの重要性を述べ，認知症の心理社会的経過（"からくり"）の有用性を示し，対応方法について述べた．"からくり"は，家族など周囲のかかわりのほうが重要であり，家族の負担が大きいように思われるであろうが，認知症の人が穏やかになることで家族の負担が軽くなるのである．

　ところで，"からくり"は，BPSDのある認知症の人の言葉から導かれたものであるが，従来から指摘されているようにBPSDのない認知症の人たちが全体の1割から2割はいる．そういう認知症の人たちの実態は明らかにされていないが，"からくり"から推察すると，認知症になっても，家人とのつながりが失われず，「叱られる」度合いが少ない人たちではないかと思われる．おそらく，家人の"恍惚の人"的認知症観が強くないのだろう．

　また，"からくり"は，家族と同居している場合を述べたものであるが，一人暮らしの高齢者の場合は，多少状況が違う．一人暮らしは，もともと孤独には慣れているうえに，中核症状による不自由に対しても，周囲から励ましや願望の指摘をされることはかなり少なく，「叱られる」というストレスは小さいのである．実際に，筆者の臨床感覚では，家族と同居している場合と比べて，一人暮らしの場合のほうがBPSDも少なく程度も軽い．興奮や暴力は明らかに少なく，介護拒否や「帰る」妄想，人物誤認妄想，もの盗られ妄想や嫉妬妄想なども多くないし，あっても程度が軽い．一人暮らしだと極端な介護拒否例などがクローズアップされやすいが，一人暮らしをしている人のほうが，公的サービスを受けやすく，人とのつながりが生まれやすいように思える[8]．

　最後に，薬物療法について述べておく．認知症の人と家族との葛藤が抜き差しならぬ場合や激しいBPSDを示す場合，それに家族が介護疲れで疲弊している場合などは，当然薬物療法を行う．しかしその場合も認知症の人の混乱の鎮静化を図りながらも，さらなる悪化を起こさないためにも"からくり"を理解した対応が重要なことに変わりはないのである．

　メンタルクリニックの認知症医療の実践は期待が大きいと思う．

文献

1) 中村成信．ぼくが前を向いて歩く理由―事件，ピック病を越えて，いまを生きる．中央法規出版；2011．
2) 佐藤雅彦．認知症になった私が伝えたいこと．大月書店；2014．
3) 高橋幸男．認知症高齢者への集団精神療法（生活リハビリ活動）．精神臨サービス 2007；7：403-406．
4) 高橋幸男．認知症はこわくない．NHK出版；2014．
5) 高橋幸男．妄想はどんなときに生じるか―BPSDの対応を再考する．精神科治療学 2014；29（8）：1011-1016．
6) Sweeting H, Gilhooly M. Dementia and the phenomenon of social death. Sociol Health Illn 1997；19（1）：93-117．

7) 高橋幸男. 外来診療における医師に必要な「まなざし」. 木之下 徹（専門編集）. スーパー総合医 認知症医療. 中山書店；2014. pp301-306.
8) 高橋幸男. 独居認知症高齢者のBPSDへの取り組み方. 認知症介護研究・研修センター（監）. 認知症地域ケアガイドブック―早期発見から看取りまで. ワールドプラニング；2012. pp138-144.

V 認知症

4 認知症のデイケア，認知症介護者の支援，成年後見制度，終末期医療

宋　仁浩
北山通ソウクリニック

1 認知症のデイケア

　現在，保険診療として，精神科専門療法料のなかで，"重度認知症患者デイ・ケア"が，認められている．ここでいう重度とは，中核症状の重症ではなく，著しい精神症状の存在，すなわちいわゆる BPSD（behavioral and psychological symptoms of dementia），周辺症状が強いことを指す．

● 認知症の治療とは

　ここで，まず押さえねばならないのは，精神医療は，認知症の何を治療しうるのかという点である．

　表1は，加齢による通常のもの忘れと，認知症を比べたものである．私なども，最早メモ帳がなければ生きていけないが，自分の記憶力の概要はおおむね把握できており，メモをつけることでカバーができている．これに対して認知症のもの忘れは，ある日突然，圧倒的な落差でやってくる．自分がどれほど忘れているのかが全くわからない．懸命に，自らのもの忘れを低く値踏みしようとし，自分がなくしたのではなく介護者が盗ったと考えることで整合性と内的秩序を保とうとするとき，周辺症状としての「もの盗られ妄想」が，形づくられていく．

　小澤[1]は，中核症状としての失見当識，健忘などの不自由に対する対処行動から，周辺症状が生ずると明確に述べ，図1のように表している．

　すなわち，赤色で示した部分は，治癒するのであり，**中核症状のうち廃用**（まだ機

宋　仁浩（そう・いんの） 　　　略歴

1961年韓国済州島出身の両親のもとに大阪市に生まれる．
島根医科大学卒．京都大学精神科，岩倉病院等を経て，2000年京都市左京区に，北山通ソウクリニックを開設．精神科一般外来と同時に重度認知症デイケアを立ち上げる．

共著書として，『東アジアのウフカジ（大風）』（かもがわ出版，2011）などがある．

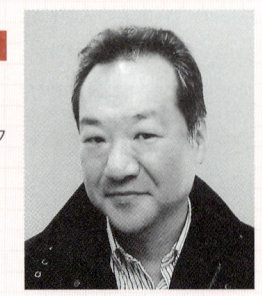

表1　良性健忘と悪性健忘

良性健忘	悪性健忘（認知症）
体験の一部を忘れる	体験したこと自体を忘れる
進行しない〜ゆるやか	進行が早い
見当識障害はない（時，場所，人）	見当識障害がある
自覚している（もの忘れのサイズを）	自覚できない
日常生活に大きな支障はなし	日常生活に支障あり
幻覚妄想状態はない	幻覚妄想状態・作話・徘徊がある

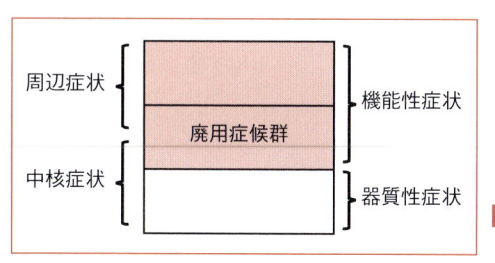

図1　症状と構造
（小澤　勲．痴呆老人からみた世界．1998¹⁾より）

能できる脳機能が，不適切な対処のため，機能していない）と，周辺症状，BPSDは，適切な支援の手があれば，治るのである．

もの盗られ妄想の構造

最もわかりやすい，もの盗られ妄想の構造にふれておきたい．
ここで症例を1つ紹介する．

◆症例

79歳，女性，アルツハイマー型認知症．

東京生まれ，東京育ち．女学校卒業後会社勤め．同僚であった夫が京都転勤となるのを機に25歳で結婚．夫の実家に嫁ぐ．娘2人をもうける．習慣の違いにとまどいながら，よく気のつくきちんとした嫁として仕える．外面はよく，他人には優しかったが，2人の娘の躾には厳しかった．X−7年，夫が癌で死去．娘2人は近くに嫁しており，夫の死後一時次女と同居を試みるが，折り合えず，すぐ別居．以後独居．

X年5月，胸が苦しい．長女が家に留守中に入っては，おカネや小物を盗っていく，不安でたまらないと初診来院．

時間の見当識障害，不安傾向，うつ状態，もの盗られ妄想があり，アルツハイマー病の発症が強く疑われた．

本人の許可をとり，娘たちに連絡．翌々日に来院してもらう．娘たちにはアルツハイマー病の始まりが疑われることを話し，生活歴を聴取．「もの盗られ妄想」は本来面倒見のよい自らを恃む人が，老いを受け容れられず，喪失感を攻撃性で埋めるときに起きる．そこにあるのは混乱と安全保障感の喪失であり，安心できる居場所を獲得すればなくなる旨を告げ，当院の重度認知症デイケアを勧める．本人には活動性維持のためのリハビリと話し，納得してもらう．

もの盗られ妄想の病前性格と治療

●もの盗られ妄想と病前性格
役割に生きてきた人（最も典型的なのは）
几帳面，律儀，仕事熱心，徹底的，頑固，勝ち気，負けず嫌い，人の評価に気をつかう精力性優位
波瀾万丈の人生を自分の力で乗り切ってきた人
↓
老いを自己親和的に受け入れることを拒否
役割に生きてきた（…としての私）
外面はよいが内面は悪い
面倒見られが悪い
↓
喪失体験（配偶者の死など）
↓
発症

●もの盗られ妄想の治療
① 治療が要請される時
　行動の自由さえ奪ってしまう混乱から彼らは脱却，しかし，孤立
② ストーリーを読む
　繰り返し語られる円環状の言葉を心を込めて聞く
　時間の中に配列し直す，訂正はしない
　夜叉の面持ちの下の寂寥とよるべなさ
③ 責任の所在追及からの解放
　責任の所在をいったん棚上げできる場面を作る
　閉じた系（家庭）を開く
　棚上げできる場へ誘い出す（デイケア）
　「誰の世話にもならん」⇔ 切迫した思いで助けを求めている
　救助信号は閉じた系（家庭）のなかでは，責任の所在が問われ，ヒエラルキーにおける位置が問われている場では受けとめがたい
　いったんのるとなぜその場に来るのかを問わなくなる
④ 喪失感を受け止める
　馴染みの喪失 → 新たな馴染みの場に置き換える
　記憶は失われても思いは届く
　場の形成（他所で難渋する攻撃性の強いケースでも重度認知症デイケアでは…妄想が消退する）
⑤ 攻撃性を受け止める
　依存する――される（家庭）
　↓
　介護を受ける――提供する（デイケア）
　もの盗られ妄想は妄想とはいえ作話的
　責任の所在が問題にならず，喪失感と攻撃性の相克に悩まずにすむ状況さえ用意できれば，よくなる
　きわめて状況依存的

（小澤 勳．痴呆老人からみた世界．1996[1] より抜粋）

　　X 年 6 月デイケア導入．開始時の問題として，腐るほど食べものを買い集める，銀行でお金が引き出せず娘宅へ銀行から連絡が入る，近所のスーパーで小銭の支払いがうまくできないことがあり，当時長女が本人に知らせずに郵便通帳を管理していた．また週末に 4,000 円を食卓の上など本人の目のつくところに置いていた．朝，デイケアの迎えに行くと，机上に「年金を分けてほしいのなら言ってほしい」と長女宛の手紙があった．しばしばお金をなくしては，「盗った」と電話で長女に訴え補充することが続いていた．鍵屋を自分で呼び，鍵を勝手に替え，その鍵をなくして家に入れなかったりすることもあった．デイケア開始当初は，涙ながらに「お金がない」と執拗に訴えていた．通所開始後，まず鍵は鞄の把手にくくりつけることにした．食事，猫の餌は現物で置くようにし，現金を置くことをやめてもらった．X 年 7 月頃から「お金がない」の訴えは時々になり，穏やかにデイケアの場に馴染む．X 年 12 月，もの盗られ妄想は消失，娘たちとの関係もすっかり改善した．

◆考察

小澤[1]は，もの盗られ妄想と病前性格に着目している．典型的には「役割に生きてきた人」であり，几帳面，律儀，仕事熱心，徹底的，頑固，勝ち気，周囲の評価に気をつかう精力性優位の人である．この症例もそれにあたる．東京との文化の違いにとまどいながらも懸命に「できた嫁」を演じた人である．また外面はよいが内面はよくない，面倒見はよいが，面倒見られることは居心地の悪い人でもある．本人にとって娘は，外に出しても恥ずかしくないよう厳しく躾ける存在であった．閉じた系（家庭）にあっては「いつから親に意見できるくらい偉くなったのか」というヒエラルキーが問われ，自分がなくしたのでなければ，お前が盗ったとしかならない．これが責任の所在を棚上げできるデイケアに安全な居場所を確保したとき，妄想は消失したのである．技術論的なことを言えば，現金を目につくところに置けば，当然物騒だとしまってしまう．そしていったんしまえば，その場所を忘れる…食事などは現物支給とした．お金は不恰好なことをしないための道具なのであって，綻びに継ぎをあてるがごとき支援をすれば，道具へのこだわりは消える．また鍵は鞄の中にしまえばもう探せないので把手にくくりつけた．もの忘れがあっても適切な支援を受ければ，普通の日常が送れると合点がいったとき，病態の否認である妄想は消失した．

重度認知症デイケアは，文字通りBPSDと廃用の治療の場として機能する．

四大認知症の特徴とケアの違い

次に，これまでの当院の重度認知症デイケアの経験から四大認知症の特徴とケアの違いについて考察する（表2, 3）．

サリバンが，統合失調症という生き方（the way of life）を唱えたように，認知症という生き方があると，小澤[2]は強調する．では，認知症という生き方を考えるうえで，その発症によって脅かされる実存的危機とは何か．

アルツハイマー型の人は，失見当識として初めに時を失う．少し前のことも忘れている自分の前に，他者はあっと言う間に通りすぎていく．さらに，あるときまでの過去の連続的記憶と，その先の島状断片（強い印象に残った出来事だけが場面として残る）と，今この瞬間とを，つないで生きている．フェイル[3]は，心の目（思い出）によって，彼らは物事を判断すると語る．提供すべきは，回想を混じえた彼らのペースで流れてゆく，ゆったりとした触れ合いの時である．

脳血管型の人は，我を失う．怒りが怒りを呼び，とめどなく泣けてくる．話しているうちに，考えは逸れ，千々に乱れ，まとまらなくなる．提供すべきは，静かな環境で，理解，表現の弱点を補いゆっくりと教えてくれる補助自我である．

表2にみる通り，アルツハイマー型の人は，最もデイケアにのりやすく，集団のなかでドラマ的に盛り上げるのがよい．

これに対して，脳血管型の人は，スタッフの一人が信頼できる存在（補助自我）として情意・言動の調整を図り，暖かくもてなす．基本的に1対1の対応が必要であり，はっきり覚醒して（意識レベルが変動しやすい）機嫌のよいときには，集団へ誘導，

表2 アルツハイマー型認知症と脳血管性認知症のケアの違い（室伏，一部小澤改変）

アルツハイマー型認知症	脳血管性認知症
馴染みの仲間を通して（仲間的，ふさわしい状況の設定のなかで，自己存在の不安・喪失の解消）	知己の1対1の関係を通して（個別的，特定のよい人間関係のなかで，状況不安・反応の解消）
気軽に受け止めて指導を（困らせないように，暖かく保護するよう，馴染みになる）	気をつかって対応して，誘導を（こじらせないよう，暖かくもてなすよう，頼りになる）
接触・行動をともにするなかで，自己意識化を（仲間のなかで，そのペースにのせ，自分でやらせて，楽しいなかで指導）	情意・言動の調整化を図る（個別的に，静かに，自我が拡散しないように，落ち着いたなかで誘導）
非論理的思考（矛盾の不在）と感性的判断なので（理屈による説得ではなく，心・気持ちでわかる，納得を図る─馴染み感の利用）	自己本位で抑制の障害のある短絡判断なので（対抗的でなく，状況転換のなかで，説明的に了解を図る─信頼感の利用）
簡単にパターン化して，繰り返し教える（日に新たに，身近にして，覚えるように─老人のペースに合わせて）	理解・表現の弱点を補い，ゆっくり教える（機に応じ，感情を安定させ，わかるように─老人のペースを作って）
放置しないこと（茫乎・自失傾向が強い）（不安を安心に，不定の位置を定住へ）	寝込ませない（心身の廃用性低下が強い）（不満を満足に，不安定状況を安定へ）
共同性に偏した生き方，「私たち」の世界→仲間と一緒に，盛り上げる雰囲気，ドラマ的に，説得より納得	個別性に偏した生き方，「私が」の世界→個別的に，静かに落ち着いて，現実的・理論的に

（小澤 勲ほか．物語としての痴呆ケア．2004[2]より）

表3 前頭側頭型認知症とびまん性レビー小体病のケアの違い（宋）

前頭側頭型認知症	びまん性レビー小体病
いつも同じ居場所を通して（影響されやすく，容易に注意が逸れ，他者の都合を測れないので，逸脱と障壁の解消）	知己の1対1の関係を通して（個別的，特定のよい人間関係のなかで，状況不安・反応の解消）
気軽に受け止めて指導を（あっさりと，次の場面へうつす）	包み込むように，誘導を（暖かい，頼りになる，大丈夫感覚を育む）
侵襲的でない関係のなかでマイペースの日常を（個別の作業，決まった役割，自己完結的秩序を提供）	意識変容を容易にきたす（幻視，錯視，人，場所の誤認）ので，覚醒度の確保を．身体接触も有効．昼寝，状況転換を．
抑制を欠き影響されやすい瞬間的判断なので（後追い，フォローをする．対抗的とならないよう，行き届いた無関心）	離人感，疎外感，猜疑的な短絡判断なので（包み込むように，そのときの相手の感情に合った言葉かけを）
はじめはバリエーションが少なく労せずできることから，興味，活動の場を広げる（興味のもてる作業の習慣化）	理解・表現の弱点を補い，ゆっくり教える
放置しないこと（無為となる）	寝込ませない（カチンカチンに固まる）
我が道をゆく→静かに落ち着いて，周囲と齟齬をきたさないように	ただ一人，異界へ異界へと追いやられる（自分だけが置き去りにされる）一傍に人がいて，頼っていいと思える場所の確保

場に参加してもらうように配慮する．

　前頭側頭型の人は，他者を失う．周囲の状況をうまくフィードバックできず，衝動的に動く（『我が道をゆく行動』）逸脱行動（万引きや痴漢行為になったりすることも）のために，他者が慌てて遮切り続ける．往々にして懇々と説教されるが，相手が怒っていることはわかっても，何故そんなに怒るのかがわからない．さながら，他者は障害物と化す．提供すべきは，侵襲的でない他者との関係，マイペースの日常である．逸脱行動については，そのつど注意するが，くどくどと説教せず，あっさりと次の場面へ誘導する．アルツハイマー型の人のようには集団を好まないが，決まった役割，同じ居場所，自己完結的秩序を場のなかで得る．

　びまん性レビー小体病の人は，場所を失う．ありありとした幻視を訴えるが，統合失調症の幻聴と違い，しばしばこれを，自我異和的なものととらえる．すなわち，意識が呆としてくると，空間に幻視が現れるため，「今，自分が変だから変なものが見える」ととらえたりできることがある．当然，離人感を伴う．どの場所でも，自分だ

けが遠ざけられ，異界へ追いやられるが如しである．提供すべきは，信頼できるスタッフとの1対1の関係のなかで，傍らに頼れる人がいる確かに安心できる居場所である．脳血管型のケアに準ずるが，頑固者で意地張りの脳血管型の人と比べ，レビー小体病の人は，心細がりで寂しがりな印象があり，より包み込むような，大丈夫感覚を育むような対応が必要である．

デイケアの受け容れのなかで，BPSDの形をとって苦闘していた葛藤が，共感的に昇華されるとき，彼らは家庭でも穏やかとなっていく．

2 介護者の支援

精神科医がまず成すべきことは，状態像（精神病理学的な）を指し示すことと，対処法をともに考えることである．診察室を訪れる前に往々にして介護者は疲れ切っている．前医では，器質的障害の病像とこれからいろいろなことができなくなることくらいしか話されていないことも珍しくない．ここで患者の病前性格，生育歴をきちんと聞く．人が変わったような攻撃的言動の根底のよるべなさ，彼らの人生の満たされなかった欲求が，このような形で出ていること，適切に接すれば，廃用とBPSDは消退することを解説できれば，初診は成功である．小澤[4]は，周辺症状のなかにこそ守り育むべき葛藤があると述べている．こうありたい自分と今の自分とのギャップ，苦闘，これまでの人生と彼らが大切にしてきたものが見えれば，状態像と対処法はみえてくる．

間違いの指摘・訂正を，介護者がしないことも大切である．自らのもの忘れの巨大さに脅え，懸命に周囲のせいにして秩序と整合性を守ろうとしている者に，必要なのは，訂正ではなく，基底にある葛藤を見据え，暖かい言葉かけをすることである．

デイケアとは，スタッフが船頭を務める自助グループにほかならない．家族にも自助グループは不可欠である．次にすべきことは，「認知症と家族の会」（高見国生代表）への参加を勧めることである．共感と「気づき」の場として，自助グループに勝るものはない．家族も患者も，同じ仲間の話を共感的に聞くなかで，自らの問題が見え，対処法がわかる（「気づき」）．

最後に疾病教育の書としては，『認知症とは何か』[4]を勧めている．

3 成年後見制度

2000年4月1日から，現行制度が施行された．後見と保佐について表4にまとめる．

後見・保佐より軽い程度の障害は，補助となる．補助は前二者と違って，**本人の申立てまたは同意が前提**となる．重要な財産行為は，自分でできるかもしれないが，できるかどうか危惧があるので，本人が代わってもらうことにした場合である．同意権・取消権の賦与とその範囲は裁判所が決める．代理権も裁判所が認めれば与えられるとされているが，このように曖昧な規定であり，補助制度は，実態としてはほとんど用

表 4 後見と保佐

	後見	保佐
対象となる人の障害の程度	自己の財産を管理処分することができない程度に判断力が欠けている（日常的に必要な買い物も自分でできず，誰かに代わってもらう必要がある）	自己の財産を管理処分するには常に援助が必要な程度で判断力が不十分（日常的に必要な買い物程度はかろうじてできる．不動産，自動車の売買等，重要な財産行為はできない）
後見人・保佐人の権限	財産管理についての全般的な代理権・取消権	同意権（本人が行う重要な財産行為は，保佐人の同意を要する） 取消権（保佐人の同意を得ずに行った重要な財産行為の取消）
	（日常生活に関する行為を除く）	
		裁判所が認めれば代理権も与えられる
資格等の喪失	医師，税理士等の資格，会社役員，公務員などの地位を失う	

いられていない．

4 終末期医療

　中核症状の根治が望めず，進行性の病気であることを考えれば，認知症自体が，このようにとらえられてしまうのであろうか．正直この項目の意味にとまどった．ただほとんど発語がなくなるほど進んだ最後の段階でも，それまでによい関係を築けていれば，家族は当人のちょっとした仕草，表情にも疎通を保つことができる．この段階の認知症の人と家族を観るとき，聖なるものにふれる思いがする．

　一方，さまざまな合併症のターミナルは悩ましい．最近も胃瘻で悩んだ．もともとその家族は，しないと決めていた．しかし，嚥下は悪いが全身状態はよく，発語は少ないが笑顔は多い．認知症が最重度で，本人の意志が確認できない．結局，まだ別れを受け入れられず，胃瘻を選ばれたが，回復せず，亡くなった．

　このようなケースの場合，どちらを選んでも家族に割り切れなさが残りかねない．さまざまな可能性を提示，問題を整理して，家族を支持，決断を待つ．ともに悩むことが，事後の家族の後悔を少なくするのではないか．

文献

1) 小澤　勲．痴呆老人からみた世界．岩崎学術出版社；1998.
2) 小澤　勲，土本亜理子．物語としての痴呆ケア．三輪書店；2004.
3) ナオミ・フェイル．バリデーション―認知症の人との超コミュニケーション法．筒井書房；2001.
4) 小澤　勲．認知症とは何か．岩波書店；2005.

V 認知症

5 アルツハイマー型認知症，レビー小体型認知症の薬物療法——認知症治療薬の特徴と利用法

北村ゆり
菜の花診療所

1 アルツハイマー型認知症におけるChE阻害薬の役割

　抗うつ薬や抗不安薬と比較するとコリンエステラーゼ阻害薬（ChE阻害薬）の効果は実感しにくく，「効いているのか？」という声はたびたび聞かれる．しかし図1のごとくChE阻害薬の投与の有無は，短期的な認知機能の改善のみでなく，長期的な経過を変化させ，要介護状態に至る時期を遅延させる[1]．したがってなるべく早期から，継続してChE阻害薬による治療を行うことが必要である．

● 3つのChE阻害薬の相違と使い分け

　ドネペジル，ガランタミン，リバスチグミンという3つのChE阻害薬はコリンエステラーゼを阻害し，アセチルコリンを増加させるという共通の作用をもっているが，その薬物としての構造，投与方法はもちろん，アセチルコリン以外の各種神経伝達物質に対する働きは大きく異なる（表1，図2，3）[2-10]．

◆ドネペジル

　半減期が長く，一日1回経口投与であり，服薬管理は最も簡便である．万一服薬の抜けがあった場合でも，1，2日は効果が残存している．

　自発性，活動性の改善が最も強い．しかし逆に前頭葉機能低下が強い症例で，前頭葉症状（脱抑制，易怒）の悪化を引き起こす場合があり，前頭葉機能低下が強い症例では増量に注意が必要である．

北村ゆり（きたむら・ゆり）　　略歴

1963年高知県生まれ．
1990年高知医科大学卒．同年高知医科大学神経精神医学教室入局．老人病院，老人保健施設，特別養護老人ホーム等の勤務を経て，2000年認知症の方が気軽に受診できることを目指して菜の花診療所を開設．2014年には370人の新たな認知症の方が受診．

共著書として，『認知症でお困りですか？』（南山堂，2013）がある．

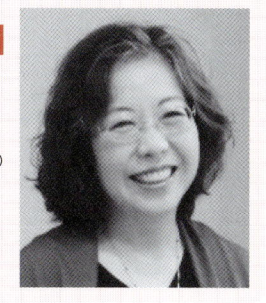

V. 認知症

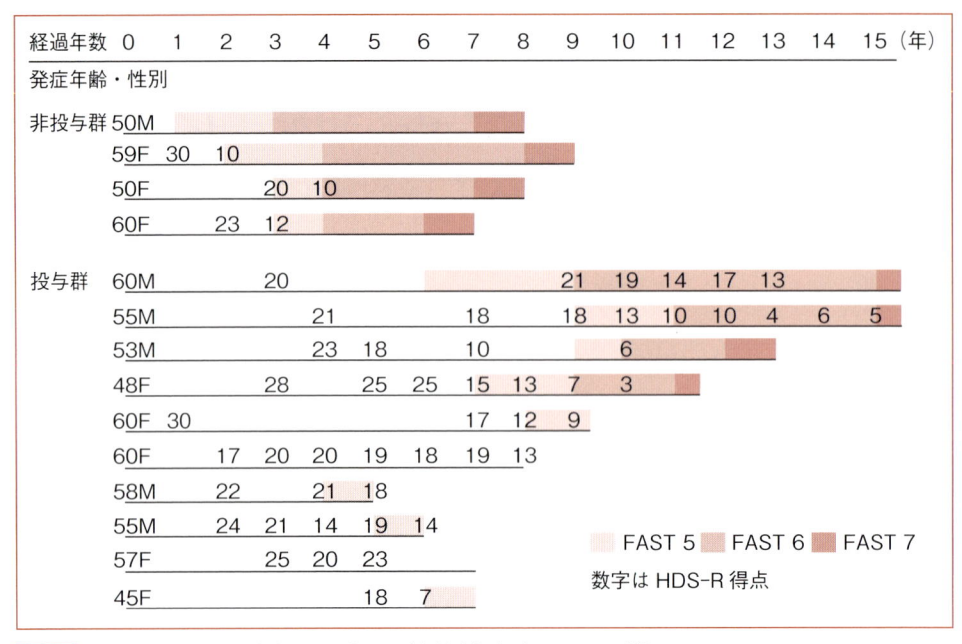

図1 ドネペジル投与の有無とFAST 5（中等度）以上になった時期

HDS-R：長谷川式認知症スケール．

（真田順子．高知市医師会医学雑誌 2012[1]より）

表1 コリンエステラーゼ阻害薬の比較表

一般名	ドネペジル塩酸塩	ガランタミン臭化水素塩	リバスチグミン
製品名	アリセプト®	レミニール®	イクセロン®パッチ リバスタッチ®パッチ
主な副作用	悪心，嘔吐，下痢	悪心，嘔吐	適応部位の皮膚症状
適応重症度	軽度～高度	軽度～中等度	軽度～中等度
剤形	錠剤，口腔内崩壊錠，細粒，ゼリー錠	錠剤，口腔内崩壊錠，液剤（分包，瓶）	貼付薬
用法用量	軽～中等度：1日1回3mgより開始，1～2週後に5mg 高度：1日1回5mgで4週間以上経過後，10mgに増量	1日2回1か月ごとに8mgずつ漸増，維持量：16，または24 mg	1日1回経皮，1か月ごとに4.5mgずつ漸増，維持量：18mg，維持量に達するまでは適宜増減可能
最高血中濃度到達時間（hr）	3.00±1.10（5mg）	約1.0（8mg）	約8（18mg）
血中半減期（hr）	89.3±36.0（5mg）	9.4±7.0（8mg）	除去後約3.3（18mg）
代謝経路	肝代謝	肝・腎代謝	エステラーゼにより分解（肝代謝）
血漿タンパク結合率	92.6%	17.8%	約40%
CYP代謝酵素	3A4，2D6	3A4，2D6	CYPによる代謝はわずか

CYP：シトクロムP450．

（各添付文書，インタビューホームより）

◆ガランタミン

　半減期が短く，一日2回の服用が必要であり，服薬管理は注意が必要である．

　ニコチン性アセチルコリンレセプターに対するAPL（allosteric potentiating ligand）作用（ニコチン性アセチルコリンレセプターに対する増強作用）により，各種神経伝達物質の放出を促進するため，さまざまな精神作用を有する．抑うつや不安，焦燥を伴う早期のアルツハイマー型認知症が落ち着くこともよく経験するが，特に前頭葉機能低下が強い症例においては，脱抑制，易怒の改善が期待できる．

図 2 現在承認されているコリンエステラーゼ阻害薬

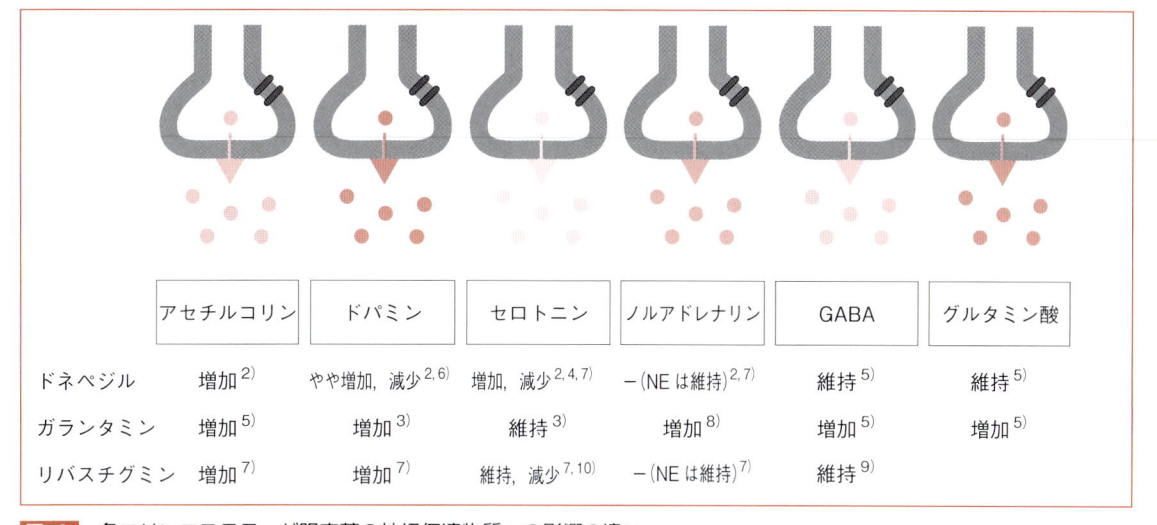

図 3 各コリンエステラーゼ阻害薬の神経伝達物質への影響の違い

	アセチルコリン	ドパミン	セロトニン	ノルアドレナリン	GABA	グルタミン酸
ドネペジル	増加[2]	やや増加,減少[2,6]	増加,減少[2,4,7]	－（NE は維持）[2,7]	維持[5]	維持[5]
ガランタミン	増加[5]	増加[3]	維持[3]	増加[8]	増加[5]	増加[5]
リバスチグミン	増加[7]	増加[7]	維持,減少[7,10]	－（NE は維持）[7]	維持[9]	

2) 日本薬剤師研修センター. 新薬承認情報集. 1999.
3) Yano K, et al. Br J Pharmacol 2009.
4) Shearman E, et al. Brain Res Bull 2006.
5) Santos M, et al. Mol Pharmacol 2002.
6) Zhang I, et al. Mol Pharmacol 2004.
7) Liang Y-Q, et al. Acta Pharmacol Sinica 2006.
8) Sharp BM, et al. J Pharmacol Exp Ther 2004.
9) Trabace L, et al. Brain Res 2000.
10) Kornum BR, et al. Brain Res 2006.

◆リバスチグミン

　貼付剤であるため血中濃度の変動が小さく，血中濃度のピークが低く，その分副作用の発現は最も少ない．また万一副作用が発現した場合にも，薬剤を剝がすことによって薬物は血中から速やかに消退するため，安全性は高い．

　しかし貼付部位の発赤や腫脹の出現の可能性はあり，予防的にヒルドイド®などで皮膚を保湿していくことが望ましい．

　唯一ブチリルコリンエステラーゼに対する阻害作用を有するため，アセチルコリンの分解に対するブチリルコリンエステラーゼの比重が大きくなる，より進行した症例において有効であることがある．

　このように 3 つの ChE 阻害薬は異なる特徴を有しており，1 剤を使用してみて効果不十分，または副作用が生じた場合には，速やかに他の ChE 阻害薬に切り替えることが必要である．

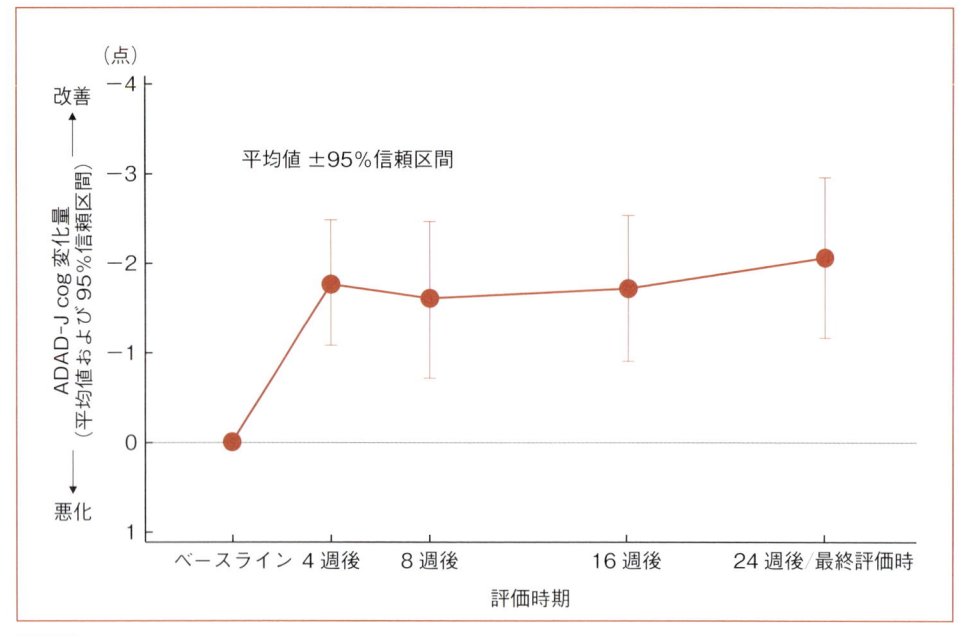

図4 ガランタミンへの切り替えによるADAS-J cogの変化（n=100）

（高橋長秀ほか．老年精神医学雑誌 2014[11]より）

切り替えのタイミング

　各ChE阻害薬の効果をどのタイミングで判定し，他剤に切り替えるかは，本当に頭を悩ませる問題である．ChE阻害薬では投与初期に明らかな改善を示さなくても，年単位で観察すると進行抑止の効果が認められることがあり，従来私は，少なくとも半年から1年間症状・認知機能の状態を観察し，機能が維持されていたら効果あり，悪化していたら無効と判定していた．しかしChE阻害薬は基本のアセチルコリンに対する作用は同じであるが，APL作用，ブチリルコリンエステラーゼ阻害作用などそれぞれ異なる特徴をもっており，ある薬で効果不十分であった症例が切り替えによって，明らかな治療効果を示すことがある．たとえばドネペジルが効果不十分であった症例をガランタミンに切り替えたところ，多くの症例で認知機能の改善を認めたという報告がある（図4）[11]．これはすべての薬相互で期待できる変化であり，切り替えに躊躇すべきではない，ということである．

　現在，私は以前よりかなり早い段階で効果判定を行う．つまり各薬剤を維持量まで増量し，1，2か月たったところで効果判定を行い，十分な変化が現れていなければ，他の薬剤に変更する．つまり早ければ投与開始後3か月，遅くても6か月後には効果の判定を行い，その薬剤を継続するか切り替えるか判定している（図5）[12]．

効果判定の仕方

　何を基準に効果判定を行うかは本当に難しく，いろいろな意見がある．もちろん投与開始前後で認知機能検査を行い1つの判定の参考にすることも重要だが，最も重要

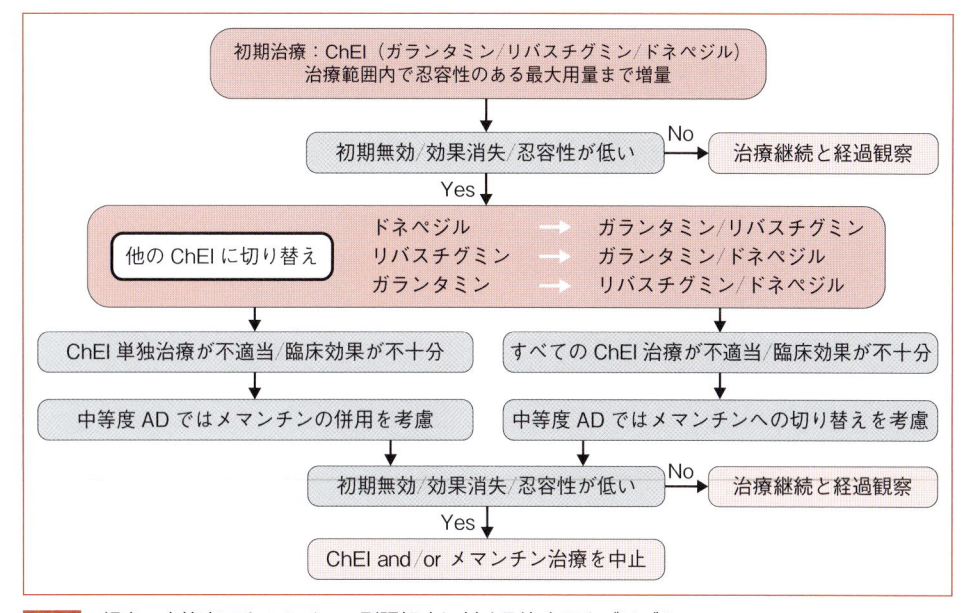

図5 軽度〜中等度アルツハイマー型認知症に対する治療アルゴリズム
ChEI：コリンエステラーゼ阻害薬，AD：アルツハイマー型認知症．

(Farlow MR, et al. Am J Med 2007[12]）を一部改変）

なのは家族を中心とする介護者の意見である．ADL（activities of daily living）を含め日常の様子を詳しく聞き取り，服用前後で比較するわけだが，もっと簡単に服用によってよくなったと思うか，悪くなったと思うかと尋ねることもある．私自身は廃用性機能低下の防止のためにも認知症の方がどちらかといえば元気で活動的になることを目標に治療するが，その方の生活環境や介護環境によっては元気なことが問題になる場合もある．また認知症の方は医師の前では頑張って最もよい状態をみせる．したがって日常の様子をよく知る家族や介護スタッフの意見は，重要である．

切り替えの仕方（図6）

　副作用が理由の場合には，まずその副作用消失後，次の薬を開始することになる．リバスチグミン，ガランタミンといった半減期の短い薬剤からの切り替えであっても副作用消失後数日間の休薬期間をもつようにしているが，特に半減期の長いドネペジルからの切り替えでは，1〜2週間のwash outが必要である[12]．しかし，その休薬期間を長くしすぎることは望ましくない．長期間の未治療期間ができると，これまで継続してきた治療の効果が半減してしまうからである．たとえばドネペジルでは6週間以上休薬すると，再開しても継続して服用しているレベルには戻らないといわれている．

　効果不十分・効果減弱による切り替えの場合には，切り替えはもっと簡単である．特に休薬期間は必要でなく，前薬投与の翌日から次の薬の開始が可能である．

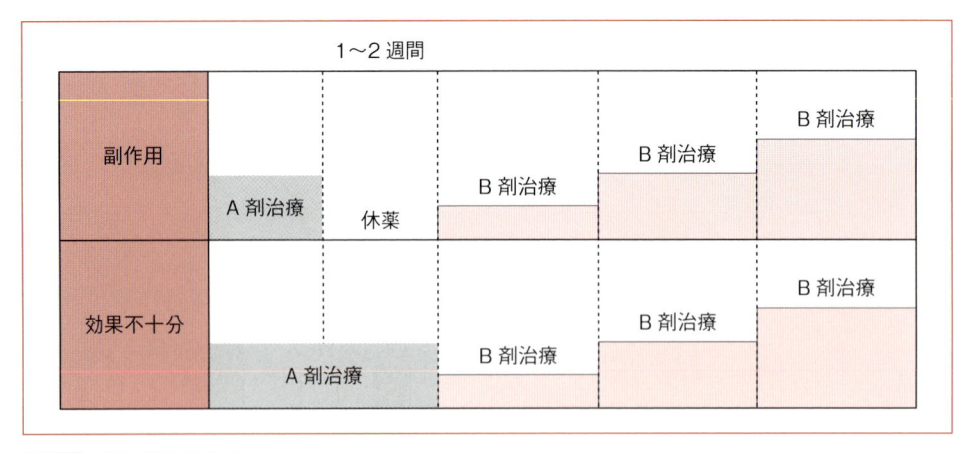

図6 切り替えの方法

(Farlow MR, et al. Am J Med 2007[12] より作成)

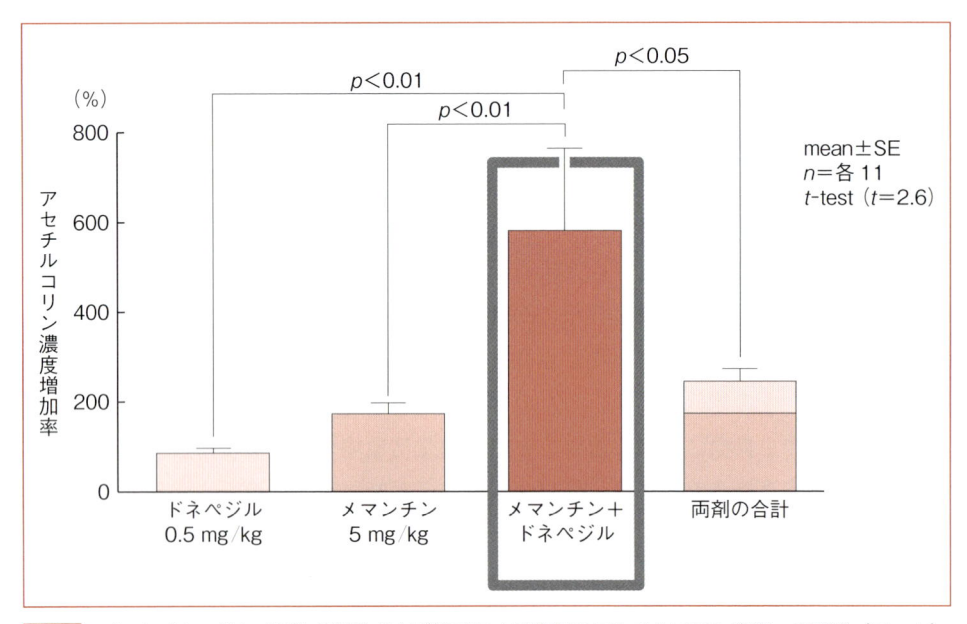

図7 メマンチン, ドネペジルの単独および併用による海馬のアセチルコリン濃度への影響（ラット）
雄性 Wistar ラットを用いて, 麻酔下でメマンチン 5 mg/kg, ドネペジル 0.5 mg/kg, またはメマンチン 5 mg/kg ＋ドネペジル 0.5 mg/kg を単回腹腔内投与し, ラット海馬内に埋め込んだ微小透析プローブを用いてアセチルコリン濃度を測定した.

(Ihalainen J, et al. Neuropharmacology 2011[13] を一部改変)

メマンチンの作用と臨床的な効果

メマンチンはグルタミン酸による過剰な NMDA（N-methyl-D-asparate）受容体の活性化を抑制することで神経細胞を保護し, 記憶・学習機能を改善させる, ChE 阻害薬とは異なる機序の薬である. 短期的な認知機能に対する効果は, ChE 阻害薬より弱いが, グルタミン酸による神経細胞死を減少させると考えられている.

図7のように ChE 阻害薬と併用することによって, アセチルコリンを相乗的に増加させることが報告されており, 基本的には ChE 阻害薬と中等度以降に併用するこ

とが非常に有効な薬剤である[13]．

　興奮や易怒などのBPSD（behavioral and psychological symptoms of dementia；認知症の行動・心理症状）を軽減し，穏やかにする効果もたびたび見られるが，時に副作用の眠気によって穏やかになったように見えているだけで，眠気のために認知機能が低下している症例もあるため，BPSDを標的とした使用は慎重であるべきである．また，鎮静方向とは逆にメマンチンの服用によって興奮する症例があるが，これはChE阻害薬と併用することによってアセチルコリンが増加しすぎ，興奮が生じたものと考えられる．

　特にChE阻害薬と併用した場合に，ふらつきや眠気の出現がみられることがあるが，漸増期間を延長することによって頻度は減少する．また，重症度によっても副作用の出現の仕方は変化し，1年前には眠気が強くメマンチン10 mg/日までしか服用できなかった症例が，1年後にはまったく問題なく20 mg/日服用できるようになることがある．

2　レビー小体型認知症の薬物療法

　アルツハイマー型認知症以上にアセチルコリンが減少しているレビー小体型認知症においては，ChE阻害薬が非常に有効であり，薬物療法の第1選択である．

● ChE阻害薬

　幻視などのBPSDに対する効果が目立ち，注目されがちであるが，より重要なのは認知機能の改善と認知変動の改善である．患者自身が「靄が晴れた」と表現することがあるように，認知機能はアルツハイマー型認知症の場合と比較して改善が大きく，認知変動の底が浅くなる．これによって転倒を含めて日常生活におけるミスが減少する．したがって幻視などの減少のみを指標にし，ChE阻害薬を少量投与にとどめず，服用可能な最大量まで増量することが望ましい．心配される増量によるパーキンソン症状の悪化は，ほとんどみられない．

● 精神症状に対する薬物療法

　夜間の幻視，不穏に対して睡眠薬，抗精神病薬を使用せざるをえないことがあるが，転倒や過鎮静の危険は常に考慮しなければならない．日中の覚醒レベルを上げる工夫や，錯視を少なくするために周囲を片づけたり，照明を調節することが優先される．
　抑肝散，抑肝散加陳皮半夏は，幻視や易怒，興奮にたびたび有効である．しかし過鎮静や，低カリウム血症の出現には注意が必要である．
　ラメルテオンは中途覚醒や寝起きの悪さなど，睡眠障害の初期にたびたび有効であり，レム睡眠行動異常の改善も期待できる．
　睡眠薬はなるべく超短時間型のものにとどめ，それだけでは十分な睡眠が得られない場合にはクエチアピンの併用が有効であり，中長時間型睡眠薬に変更するより安全

である．

アルツハイマー型認知症と同じく ChE 阻害薬が薬物療法の第 1 選択であり，切り替えが時に有効であることも同様であり，適応外使用ではあるが切り替えも時に考慮すべきである．

文献

1) 真田順子．アルツハイマー病の新治療薬の使い分けと併用について．高知市医師会医学雑誌 2012；17(1)：88-96.
2) 日本薬剤師研修センター新薬承認情報集（1999）
3) Yano K, Koda K, Ago Y, et al. Galantamine improves apomorphine-induced deficits in prepulse inhibition via muscarinic Ach receptors in mice. Br J Pharmacol 2009；156（1）：173-180.
4) Shearman E, Rossi S, Szasz B, et al. Changes in cerebral neurotransmitters and metabolites induced by acute donepezil and memantine administrations：A microdialysis. Brain Res Bull 2006；69（2）：204-213.
5) Santos M, Alkondon M, Pereira EF, et al. The nicotinic allosteric potentiating ligand galantamine facilitates synaptic transmission in the mammalian central nervous system. Mol Pharmacol 2002；61（5）：1222-1234.
6) Zhang I, Zhou F-M, Dani J-A. Cholinergic drugs for Alzheimer's disease enhance in vitro dopamine release. Mol Pharmacol 2004；66（3）：538-544.
7) Liang Y-Q, Tang X-C. Comparative studies of huperzine A, donepezil, and rivastigmine on brain acetylcholine, dopamine, norepi nephrine, and 5-hydroxytryptamine levels in freely-moving rats. Acta Pharmacol Sinica 2006；27（9）：1127-1136.
8) Sharp BM, Yatsula M, Fu Y. Effects of galantamine, a nicotinic allosteric potentiating ligand, on nicotine-induced catecholamine release in hippocampus and nucleus accumbens of rats. J Pharmcol Exp Ther 2004；309（3）：1116-1123.
9) Trabace L, Coluccia A, Gaetani S, et al. In vivo neurochemical effects of the acetylcholinesterase inhibitor ENA713 in rat hippocampus. Brain Res 2000；865：268-271.
10) Kornum BR, Weikop P, Moller A, et al. Serotonin depletion results in a decrease of the neuronal activation caused by rivastigmine in the rat hippocampus. Brain Res 2006；1073-1074：262-268.
11) 高橋長秀，高橋昌義，朱　年亮ほか．ドネペジル治療で効果不十分であったアルツハイマー型認知症に対するガランタミン臭化水素酸塩の有効性及び安全性の検討．老年精神医学雑誌 2014；25（1）：70-85.
12) Farlow MR, Cummings JL. Effective pharmacologic management of Alzheimer's disease. Am J Med 2007；120：388-397.
13) Ihalainen J, Sarajärvi T, Rasmusson D, et al. Effects of memantine and donepezil on cortical and hippocampal acetylcholine levels and object recognition memory in rats. Neuropharmacology 2011；61：891-899.

V 認知症

6 軽度認知障害（MCI）の診断と治療

宇野正威
オリーブクリニックお茶の水

1 はじめに

　認知症をきたす脳疾患の多くは，その初期が非常に緩やかに進行するため，発症の時期をとらえにくい．特に，認知症の60％以上を占めるアルツハイマー病（Alzheimer disease：AD）は，初期症状が記憶力低下であり，健常高齢者もしばしば体験する忘れっぽさとの鑑別が困難なことがある．認知症は数年～10年の経過で認知機能の低下が重篤になり，自立性を失うため，早期に診断し，進行をできるだけ遅くする対応が求められる．そのため，正常から認知症の移行過程である軽度認知障害（mild cognitive impairment：MCI）の診断と治療についての関心が近年非常に高くなった．

　MCIはすべての認知症性脳疾患の発症前からごく早期までを表す状態であるが，その概念と診断基準については，ADの早期診断研究の過程で生まれてきたものである[1]．そこで，ADに進行する確率の高いamnestic MCI（aMCI）を中心に，その概念，診断と治療について述べることとする．

2 ADの進行経過とMCI

　ADの進行経過は，初期，中期，後期に分けられる[2]．初期は顕著な記憶障害を呈

宇野正威（うの・まさたけ） 略歴

1960年東京大学医学部医学科卒．東京大学医学部精神医学教室入局．東京都精神医学総合研究所副参事研究員，東京都立松沢病院部長を経て，国立精神・神経センター武蔵病院部長（1994年，"もの忘れ外来"を創立）．1998年同病院（現；国立精神・神経医療研究センター病院）副院長．2001年吉岡リハビリテーションクリニック（もの忘れ外来）院長（認知リハビリテーションとして"臨床美術"を行う），東北福祉大学客員教授，日本臨床美術協会副理事長．2015年オリーブクリニックお茶の水顧問医師，現在に至る．
主な著書として『もの忘れは「ぼけ」の始まりか』（PHP新書，1997），『「もの忘れ」の処方箋』（NHK出版，2003），『こころ輝く世界―アートセラピーを楽しむアルツハイマー病の人々』（遥書房，2004），『認知症読本―発症を防ぎ，進行を抑え，地域で支える』（星和書店，2010），『臨床美術―認知症医療と芸術のコラボレーション』（金剛出版，2014）など．

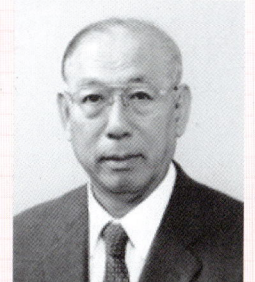

認知症とせん妄の鑑別 [Column]

　高齢者は，呼吸器系，泌尿器系疾患などの感染症，循環障害，睡眠導入薬や抗うつ薬などの薬物によって，軽度の意識混濁をきたしやすい．その際，注意を持続することが難しく，最近の出来事の記憶は障害され，時間・場所見当識も低下する．会話はとりとめなく，行動もまとまらない．この状態をせん妄（delirium）と呼び，しばしば認知症と混同される．しかし，せん妄は，通常数時間から数日間で発症し，症状が日により，また1日のうちでも時間により変化しやすい．一般に，夕方になると意識の曇りが強まる．

　軽い意識混濁のため，うとうととしている場合と，意識混濁を基礎に幻覚（特に幻視）・妄想が出現し，不安と恐怖を伴い，興奮状態となることがある．一般に，昼間は傾眠状態で夕方から夜間にかけて精神症状が活発になることが多い．そのため，うとうととしている状態（傾眠状態）は hypoactive delirium，精神運動性興奮のみられる状態は hyperactive delirium とも呼ばれる．

するが，他の認知機能はほぼ正常範囲であり，日常生活は少しの援助があれば可能である．中期に入ると，他の認知機能も低下し，日常生活上しばしば混乱をきたす．後期に入ると，認知機能の低下が著しく，日常生活に全面的介護を必要とする．

　Reisberg[3]は，認知症症状の観察と社会・家庭生活上の機能低下の両面から検討し，FAST（Functional Assessment Staging）を作成し，認知症を正常（FAST 1）から高度AD（FAST 7）まで7段階に区分した．FAST 1は正常，FAST 2は軽度の記憶機能低下であり，以前からよく知っている人の名を度忘れするなどと忘れっぽさを訴えるが，社会生活上の問題はない．FAST 3に至って，明らかな認知機能の低下，特に記憶障害が出現する．大事な約束を何度も忘れた，先ほど紹介された人の名を思い出せないなどの症状がみられる．社会生活上も問題があり，仕事の場の同僚は仕事の能率の低下に気づいている．Reisbergはこの段階を境界状態とし，MCIにほぼ相当する．この段階は数年続き，FAST 4（軽度のAD）に入ると進行は早まり，数年〜10年でFAST 7の段階にまで至る．

　FAST 3の症状はADの非常に初期の特徴をとらえているが，他の認知症疾患では，言語や複雑な行為遂行で障害が始まることも多い．ADも進行とともに，認知機能が全体に低下する．そこで，Hughesら[4]は，より広い範囲の認知機能を含む評価尺度（Clinical Dementia Rating：CDR）を作成し，認知症症状を総合的に把握しようとした．CDRは，記憶，見当識，判断と問題解決，社会参加，家庭生活と趣味，セルフケアの6項目からなり，各項目の重症度を，0（なし），0.5（疑い），1（軽），2（中），3（重）の5段階に分ける．そして，それらを総合して，認知症の重症度を，認知症なし（CDR 0），認知症疑い（CDR 0.5），軽度認知症（CDR 1），中等度認知症（CDR 2），重度認知症（CDR 3），のいずれかに評価する．MCIはCDR 0.5にほぼ相当する．aMCIでは，記憶についてのみCDR 1〜2で，他の項目はCDR 0のことが多い．

高次脳機能障害

Column

　高次脳機能障害は，比較的限局された脳損傷に起因する認知機能の障害を示し，失語，失行，失認，遂行障害などがある．これらは，精神・神経機能全体が重度に侵される dementia と対比されてきた．しかし，認知症性脳疾患の症状と病態機序が解明されつつあることを背景に，DSM-5[6]は，認知症性脳疾患の示す症状群を dementia から Neurocognitive Disorders に発展させた．この概念では，高次の脳機能である6認知領域のいずれかがあるレベル以下にまで低下したとき，神経認知障害群とする．

　①複雑性注意：持続性注意，分配性注意，選択性注意，処理速度，②実行機能：計画性，意思決定，ワーキングメモリーなど，③学習と記憶：即時記憶，近時記憶（自由再生，手がかり再生，再認記憶を含む），④言語：表出性言語（喚語，流暢性，文法，および構文を含む）と受容性言語，⑤知覚・運動：視知覚，視覚構成，知覚-運動など，⑥社会的認知：情動認知と心の理論．これら6領域は同等に扱われる．

　Major Neurocognitive Disorder（認知症）は，6認知領域のうち，1つ以上の認知領域において，重度の認知力低下があり，その低下は生活の自立性を妨げるものである．

　Mild Neurocognitive Disorder（軽度認知障害）は，6認知領域のうち，1つ以上の認知領域において，軽度の認知力低下があり，その低下は自立を妨げるほどではない．

　なお，厚生労働省が取り組んでいる「高次脳機能障害」は，交通事故などの脳外傷や脳出血，脳腫瘍を原因として発症した精神・神経機能障害を表す．全体の94％が脳血管障害と脳外傷，脳腫瘍を原因としており，記憶力の低下や性格の変化など，障害部位によってさまざまな症状を示す．それらのリハビリテーション，生活訓練，生活支援に関連して，行政的に定義された概念である．

3 MCI の症例と概念

● 症例提示

　A さん．女性，69 歳（文献2）より改変して引用）．

　夫の経営する会社で長く経理の仕事をしている．67 歳頃からもの忘れを自覚するようになった．夫から頼まれた用件をメモにとるが，それを見てもどのような話であったのか，正確に思い出せなくなった．長年行ってきた経理もまとまりにくくなった．しかし，日常的な買い物，食事の支度などには問題はない．MMSE（Mini-Mental State Examination）は 28 点，長谷川式は 29 点であったが，ウェクスラー記憶検査法改訂版（WMS-R）の論理的記憶（物語再生）の遅延再生に問題があり，課題である文章を 20 分後にはほとんど憶えていなかった．MR 画像検査では，海馬領域の萎縮はないが，SPECT 検査では後部帯状回と楔前部の血流低下がある．話し方も，その内容もまだしっかりしており，認知症とはいえないが，将来 AD に移行する可能性が高い．

● MCI の診断基準（Petersen）

　認知症に類似しているが，認知機能低下が軽度で，家庭生活がほぼ自立している病像は，age-associated memory impairment（AAMI），cognitive impairment, no dementia（CIND）などの用語で表現されてきた．そして，AD の発症前を表す用語として MCI の概念が，Petersen らによって提唱された[1]．その診断基準は，

① もの忘れがあると感じている（記憶愁訴がある），
② 記憶検査では，同年代の人たちと比べ，明らかに記憶力が低下している（平均値の 1.5 SD〈標準偏差〉以下），
③ 日常生活動作（ADL）はほぼ普通に行っている，
④ 全体的な認知機能は正常で，理解力・判断力は保たれている，
⑤ 認知症とはいえない，

である．この基準を満たす人たちを，長期間追跡調査すると，1 年後にはその 10～15％が，4 年後には約半数が症状が進行し，AD などの認知症に移行した．

● MCI 概念の拡大

認知症発症前のごく初期の症状は，基礎疾患により違いがあるため，MCI の概念と診断基準などについては異論が多い．そのため，ストックホルムにおいて，MCI をテーマとした国際シンポジウムが開かれ，MCI の診断基準として次のような枠組みが勧告された[5]．

① 正常でも認知症でもない（DSM-IV，ICD-10 の認知症の基準を満たさない），
② 本人や家族から認知機能の訴えがあり，客観的な方法により認知機能低下の証拠がある，
③ 基礎的 ADL は保たれ，手段的 ADL（IADL）の障害はあってもごく軽度である．

主症状は必ずしも記憶障害には限られず，言語，視空間認知など他の認知領域でもよい．そして，amnestic か non-amnestic か，single domain か multiple domain かで 4 つの subtype に分ける．したがって，MCI は必ずしも AD につながる前臨床状態でなく，血管性認知症（VaD），レビー小体型認知症（DLB），前頭側頭型認知症（FTD）など他の認知症性脳疾患に進展しうる前駆状態である．この概念は，DSM-5[6] のなかの，Mild Neurocognitive Disorders につながる．

4 MCI の診断と問題点

MCI の臨床と研究には上記の診断基準が用いられることが多いが，標準化された操作法はできていない．そのため，MCI の有病率と発症率，および aMCI から AD への移行については，研究報告ごとの差が大きい[7]．ここでは主に aMCI の診断と問題点を中心に述べる．

● 全体的認知機能と神経心理学的検査

全体的認知機能の評価尺度としての MMSE では，その cut-off を 24 以上とする報告が多い[8]．しかし，MMSE スコアは，年齢や教育レベルによって変化するため，一概には決めにくい．筆者が吉岡リハビリテーションクリニックにおいて追跡調査した

23症例（65〜81歳）では，MMSE 24〜29（平均26.1）であった．

aMCIの診断の際は，ADに特有の近時記憶障害を検出するため，WMS-Rの，特に論理的記憶の遅延再生を検討する．記憶障害には，想起障害と記銘障害があり，ADではエピソード記憶の取り込みの障害を特徴とする．その診断のためには，エピソード記憶のパラダイムである論理的記憶の直後再生と遅延再生の落差を検出することが有力な指標である．われわれのMCI症例では，課題の文章25語句のうち，遅延再生の正答は0〜4語であった．

他の認知機能全般については，主にウェクスラー成人知能検査法改訂版（WAIS-R）を用いることが多い．MCIの人たちは，WAIS-Rのほとんどの下位項目で正常範囲であるが，短期記憶の障害を反映して，算数の下位項目には障害が出やすい．

日常生活動作（ADLとIADL）

知的行為は，自分の置かれている状況を見極め，何をなすべきかを判断し，行為を完了することで表現される．したがって，その機能低下は，まず社会生活，次いで家庭生活のなかに表現される．ADLは手段的ADL（IADL：金銭管理，服薬管理，食事の支度，買い物，外出，電話の操作など）と基礎的ADL（衛生，更衣，排泄など）に分かれる．ADLの評価には，Disability Assessment for Dementia（DAD）[9]が便利であり，日常生活に表現される知的機能の程度がよくわかる．Petersenの基準③では「日常生活には支障がない」とされているが，IADLを詳しく調べると，aMCIにはIADLの少なくとも一つで問題がある[10]．われわれの症例では，aMCIから初期ADにかけて，金銭管理と服薬管理に問題を抱えていることが多い[2]．

画像診断

AD早期から，海馬傍回前方の嗅内野皮質は障害されており，aMCIの段階ですでに40％程度の神経細胞の減少がみられるという．MR画像のVBM（voxel-based morphometry）でも，この部位の萎縮が検出される．さらにPET/SPECTの画像統計解析法により，帯状回後部や楔前部での血流と糖代謝低下がaMCIの段階からみられる．なお，帯状回後部よりは，頭頂葉皮質の血流や代謝の低下がある場合のほうが，ADへ移行する可能性が高い．また，ADへの移行例は，MCIの段階ですでに前頭葉皮質や内側側頭部，帯状回後部〜楔前部の萎縮が強いという報告もある[11]．

5 MCIの有病率と進行

MCIの有病率は，その診断基準が操作的に統一されていないため，多岐にわたる．Gerstenckerら[12]は，最近の2報告（①75歳以上；MCI 25.2％，aMCI 15.4％，②60歳以上：MCI 16.6％，aMCIその半数以下）をもとに研究上の問題点を論じている．一つは各種検査成績のcut-offの決め方であり，他は日常生活機能の正常範囲のとらえ方である．これらが統一されないと国際比較が難しい．日本では，2010年度の厚

> **Column**
>
> ## 初期アルツハイマー病のBPSD
>
> 　認知症は認知機能障害に加えて，さまざまな精神症状や行動異常を認め，それらは認知症の行動と心理症状（behavioral and psychological symptoms of dementia：BPSD）と総称される．これらは認知機能の低下を基礎に，心理的・社会的要因が関与して生ずる症状である．ADのBPSDは，初期から中期に進行するとその頻度が非常に高くなる．後期に近くなると，特に不安と焦燥が著しい．一方，初期AD（MMSE 25以上）のBPSDについては，NPI（Neuropsychiatric Inventory）＊で評価した研究によると，軽うつ症状と軽不安症状がみられるという[25]．自験例では，BPSDを伴うaMCIは少なく，初期ADでは，うつ症状よりはアパシーの目立った症例が多い．妄想（盗られ妄想と被害妄想）は少ないが，あれば一見理詰めで介護者を追及するため対応に苦慮することがある．なお，うつ症状に関しては，血管性認知症の初期には非常に多く，またレビー小体型認知症の前駆症状としても現れやすい．
>
> ＊NPI：妄想，幻覚，興奮，うつ，不安，多幸，無為，脱抑制，易刺激性，異常行動の10項目を重症度と頻度で評価する．

生労働省の調査[13]によると，認知症総数約440万人，65歳以上の高齢者の15％，MCIが高齢者の13％，約380万人に上ると推定されている．

　Petersenら[14]は，最近Alzheimer's Disease Neuroimaging Initiative（ADNI）の研究の一環として，MCIをより厳密に規定し，ADへの進行について報告した．①記憶機能低下を自覚すること，②MMSE 24〜30，③CDR；記憶の項は0.5以上で，全体としてCDR 0.5，④WMS-Rの論理的記憶の遅延再生障害：教育年齢ごとに規定，⑤全体的認知機能と生活機能についてはほぼ正常，という条件である．この条件で診断したMCI症例398人について3年にわたって追跡したところ，1年に16.5％の割合でADに進行したという．

6　MCIに対する対応：生活習慣

　MCIへの対応は，認知機能低下の進行を抑え，生活機能の低下を防ぐことである．生活習慣のあり方はその両者にとって重要である．

● 食生活

　食生活と認知症発症のリスクとの相関から，魚はADの発症リスクを抑制し，緑色野菜とアブラナ科野菜は認知機能の低下を抑えることは知られている．しかし，個々の食材より食事パターンとの関係のほうが重要と考えられ，地中海食がADとMCIのリスクを減じ，MCIからADへの進行を抑制すると報告された[15]．Guら[16]は，特定の料理パターンではなく，どのような食材がAD，MCIのリスクを減じるかを，地域高齢者の通常の食事の内容から追跡調査し，ADに関係のあるω-3，ω-6系不飽和脂肪酸，飽和脂肪酸，ビタミンE，ビタミンB_{12}，葉酸などの含有量との関係で解析した．そして，サラダドレッシング，ナッツ，魚，家禽の肉，アブラナ科野菜，緑色

野菜を多く摂ること，一方，脂肪分の多い乳製品と肉，内臓，バターは少なく摂ることを勧めている．

　日本の食事は，もとは米を中心にして魚介類や野菜をたくさん摂取するパターンであり，1980年頃には栄養バランスの優れた日本型食生活であったという．しかし，その後，脂質の過剰摂取，野菜の摂取不足など栄養の偏りがみられるようになった．脂質からはエネルギー量の20〜25％を摂るのが適切とされているが，厚生労働省の2007年調査によれば，脂質摂取のエネルギーは25％未満の人の比率が減り，30％を越えた人の比率が漸増している．この趨勢が生活習慣病，さらには認知症の予防にマイナスの影響を与える危惧がある．

レジャー活動

　レジャー活動を積極的に続けることは認知症予防に役立つことを示す研究は多い．Bronx Aging Study[17]では，趣味活動を知的活動6項目（「ボードゲームとトランプ」「楽器演奏」など）と身体活動11項目（「ダンス」「散歩」など）に分け，5年以上にわたって調べた．知的な趣味活動のなかで，「ボードゲームやトランプ」を頻繁（週3回以上）に楽しんでいる群は，ほとんどしない群と比べると発症リスクが1/4に低下した．「楽器演奏」を頻回に楽しむ群は1/3に，ダンスは1/4に低下した．全体として，身体活動より知的活動のほうが認知症予防に有効であり，趣味活動をほとんど毎日のように行うと，認知症予防の効果が出るようだ．同じ縦断研究のなかで[18]，aMCIについても，レジャー活動の頻度が多いほど，その発症リスクが低かった．

社会的活動

　社会的活動への参加と社会的ネットワークを利用することが認知症のリスクを減ずることは，多くの縦断研究から示唆されている．Hughesら[19]は，地域に住むMCI高齢者を3年以上にわたってフォローし，認知症に進行した群とMCIレベルを維持した群と比較しながら，彼らの社会的活動への関与と認知症への進行を解析した．社会的活動は，教会・礼拝所への参加，家族的行事への出席，社会的行事（友人や老人クラブへの訪問），仕事ないしボランティア活動に分けられた．これらの社会的活動とADへの進行との関係を調べると，MCIのレベルを保った群では，参加した社会的活動の種類とその頻度が高かった．仕事，特に集団のなかで仕事をすることとボランティア活動に積極的に参加することが有意義であった．

　しかし，社会的活動への参加と認知機能の低下の抑制との関係は単純ではない．MCIが進行していくと，社会参加が，結果として，減少するととらえることもできる．すなわち，社会的活動のレベルとMCIからADへの進行の割合の関係は両方向性である．社会的活動の治療的意義を明らかにするには，長期のフォローアップ研究と，その間の介入研究が必要なのであろう．

7 MCIへの薬物療法と認知リハビリテーション

薬物療法

ADの薬物療法としては，ドネペジル，ガランタミン，リバスチグミンとメマンチンが認可されている．そのうち，ドネペジルとガランタミンについては，MCIに対する一時的効果が報告されているが，1年以上の経過ではコントロール群との差はみられない．その薬物メカニズムはADの病的過程の進行を遅くすることは考えがたい．また，ビタミンE，非ステロイド抗炎症薬などについても，その進行抑制効果に否定的である[20]．

身体活動と知的訓練

運動の習慣が認知症発症のリスクを低めるという報告は多いが，身体活動が発症したADの進行速度を遅らせるという確かな証拠があるわけではない[21]．一方，運動と知的な活動を同時に行うとaMCIの人たちの知的機能が改善すると，Suzukiらが報告している[22]．運動教室グループはエアロビクスやデュアルタスクトレーニング（学習課題をしながら運動する）を行う．対照群は健康講座を受けるグループである．1年間の追跡では，運動教室グループは，論理記憶の直後再生や言語流暢性について，対照群と有意の差で改善がみられたという．

知的活動の訓練により，MCIの進行を遅らせる試みは多数報告されているが，無作為化比較対照試験（RCT）は少なく，介入方法がさまざまであるため，メタ解析によって効果が確認されているわけではない[23]．その総説によると，記憶訓練は，その訓練自体の成績は上がるが，記憶機能全体に効果が及ぶことはない．一方，認知機能のいくつかの領域を含む知的活動を，コンピュータソフトを用いて訓練したところ，知的機能と社会的機能にある程度の効果があったという．前者はMMSE，レーブン色彩マトリックス，喚語テストなどで，後者はGDS，ADL，NPI（Neuropsychiatric Inventory）などで評価されている．しかし，訓練期間が数週間から数か月であり，効果が一時的の可能性を否定できない．MCIからADへの進行は3年で約半数であるので，進行を抑制できるかどうかは，それに見合う長期の追跡が必要であろう．

8 おわりに

認知症をできるだけ早期に，MCIの段階で診断し，自立性を失わないように対応することはこれからの認知症医療の基本であろう．しかし，現在の薬物には期待できず，非薬物的介入も直接的にはその進行を修飾できない．もっとも，認知症への心理社会的治療法の主たる目標はQuality of Life（QOL）を高めることである[2]．そのなかの，刺激に焦点を合わせたアプローチの一つである芸術療法は，直接知的機能の賦活を目指さないが，彼らのQOL，特に心理的well-beingに働きかける．

美術の専門家とコラボレーションして行っている臨床美術[24]は，MCIと認知症の人たちが，絵画と工作などを通じて自分を表現し，他者とコミュニケーションする場である．美術活動中，彼らは制作活動に集中し，楽しそうな笑顔，満足そうな表情を示す．そのような感情面への効果は，活動場面だけでなく，ある程度日常生活全体にも及んでいるようだ．これは美術の制作活動そのものだけでなく，美術活動が患者の社会参加の場になっていることも重要な要因と思われる．美術に限らず，何らかの創作的な知的活動を楽しみながら，生きがいをもち，より高いwell-beingのなかで生活してもらうことが，現在のところ彼らの精神力を高め，認知機能低下を防ぐ意味をももつ対応であろうと思う．

文献

1) Petersen RC. Mild cognitive impairment as a diagnostic entity. J Internal Med 2004；256：183-194.
2) 宇野正威．認知症読本―発症を防ぎ，進行を抑え，地域で支える．星和書店；2010.
3) Reisberg B. Dementia. Asystematic approach to identifying reversible causes. Geriatrics 1986；41：30-46.
4) Hughes CP, Berg L, Danziger WL, et al. A new clinical scale for the staging of dementia. Br J Psychiatry 1982；140：466-572.
5) Winblad B, Palmer K, Kivipelto M, et al. Mild cognitive impairment-beyond controversies, toward a consensus：Report of the International Working group on Mild Cognitive Impairment. J Intern Med 2004；256：240-246.
6) 日本精神神経学会（監修），髙橋三郎，大野　裕（監訳）．DSM-5　精神疾患の診断・統計マニュアル．医学書院；2014.
7) Ganguli M. Guest Editorial. The unbearable lightness of MCI. Int Psychogeriatrics 2014；26：353-359.
8) Stephan BCM, Minett T, Pagett E, et al. Diagnosing mild cognitive impairment（MCI）in clinical trials：A systematic review. BMJ Open 2013；3：e001909, 1-8.
9) 飯島　節．Disability assessment for dementia（DAD），Alzheimer's disease cooperative study-activities of daily living（ADCS-ADL）．日本臨床 2011；69（増刊号8 認知症学上）：471-474.
10) Hughes TF, Chang CH, Bilt JV, et al. Mild cognitive deficits and everyday functioning among older adults in the community：The Monongahela-Youghiogheny Healthy Aging Team（MYHAT）Study. Am J Geriatr Psychiatry 2012；20：836-844.
11) 松田博史．画像診断：形態・機能画像．朝田　隆（編）．軽度認知障害．中外医学社；2007.
12) Gerstenecker A, Mast B. Mild cognitive impairment：A history and the state of current diagnostic criteria. Int Psychogeriatrics 2014；5：1-13.
13) 厚生労働省．認知症高齢者の現状（平成22年）
http：//www.mhlw.go.jp/stf/houdou_kouhou/kaiken_shiryou/2013/dl/130607-01.pdf
14) Petersen RC, Aisen PS, Beckett LA, et al. Alzheimer's disease neuroimaging. Initiative 2010；74：201-290.
15) Scarmeas N, Stern Y, Mayeux R, et al. Mediterranean diet and mild cognitive impairment. Arch Neurol 2009；66：216-225.
16) Gu Y, Nieves JW, Stern Y, et al. Food combination and Alzheimer disease risk：A protective diet. Arch Neurol 2010；67：699-706.
17) Verghese J, Upton RB, Katz MJ, et al. Leisure activity and the risk of dementia in the elderly. N Engl J Med 2003；348：2508-2516.
18) Verghese J, LeValley A, Derby C, et al. Leisure activities and the risk of amnestic mild cognitive

impairment in the elderly. Neurology 2006 ; 66 : 821-827.
19) Hughes TF, Flatt JD, Fu B, et al. Engagement in social activities and progression from mild to severe cognitive impairment : The MYHAT study. Int Psychogeriatr 2013 ; 25 : 587-595.
20) Cooper C, Ryan Li, Lyketsos C, et al. A systematic review of treatments for Mild Cognitive Impairment. Br J Psychiatry 2013 ; 203（3）: 255-264.
21) Farina N, Rusted J, Tabet N. The effect of exercise interventions on cognitive outcome in Alzheimer's disease : A systematic review. Int Psychogeriatr 2014 ; 26 : 9-18.
22) Suzuki T, Shimada H, Makizako H, et al. Effects of multicomponent exercise on cognitive function in older adults with amnestic mild cognitive impairment : A randomized control trial. BMC Neurology 2012 ; 12 : 128.
23) Gates N, Sachdev PS, Singh MAF, et al. Cognitive and memory training in adults at risk of dementia : A systematic review. BMC Geriatrics 2011 ; 11 : 55.
24) 宇野正威，芸術造形研究所（編）．臨床美術：認知症医療と芸術のコラボレーション．金剛出版；2013．
25) Cummings JL. Neuropsychiatric symptoms. In : Petersen RC（ed）. Mild Cognitive Impairment. Oxford University Press ; 2003. pp41-61.

V 認知症

7 脳血管性認知症，認知症を伴うパーキンソン病

井上尚英
相生リハビリテーションクリニック
新王子病院

1 脳血管性認知症

● 概念

脳血管性認知症（vascular dementia：VaD）は，1894年にBinswangerが脳動脈硬化症によって認知症が起こることを提唱して以来注目され，一つの疾患単位として認められてきた．その後，VaDは，脳梗塞，脳出血，くも膜下出血に加えて，脳循環不全，低灌流，白質病変などさまざまな脳血管障害（cerebrovascular disorder：CVD）に起因する認知症の総称であり，アルツハイマー病（Alzheimer disease：AD）と違ってきわめて不均一な病態の集合である[1]とされている．

VaDは認知症の2割程度を占め，ADに次いで多い認知症である．近年はADに対する有病率は低下している．

認知症の原因となる血管病変には虚血（梗塞）と出血があるが，大部分は虚血性病変（多発性脳梗塞）によるものである．成因は多様で，老年者では高血圧症や糖尿病のような動脈硬化を促進する疾患（血栓と出血），および心房細動（塞栓）が圧倒的に多い．

● 分類

VaDは，NINDS-AIRENの診断基準[2]では以下のように分類されている．

井上尚英（いのうえ・なおひで） 略歴

1939年福岡県生まれ．
1964年九州大学医学部卒．神経内科医として，産業医科大学神経内科助教授，同大学環境中毒教授，九州大学衛生学教授を経て，2010年相生リハビリテーションクリニック神経内科部長を務める．

主な著書として，『生物兵器と化学兵器』（中公新書，2003），『緑の天啓』（海鳥社，2012）がある．

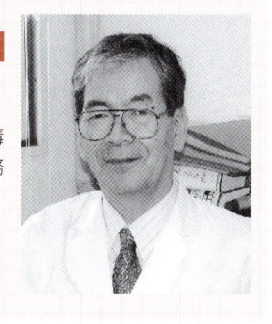

◆**多発梗塞性認知症**

　皮質，皮質下領域を含む多発性梗塞による認知症である．主幹動脈のアテローム変性，心原性塞栓症によるものが多く，急性発症で，段階状悪化を呈しやすい．認知症に加え，局所神経症状（失認，失行，麻痺など）をきたす．

◆**戦略的な部位の単一病変による認知症**

　認知機能に関連した部位の単一梗塞による認知症である．海馬，視床，側頭葉，前頭葉の梗塞で発症する．特に優位側の記憶に重要な部位に生じた単一病変による認知症であるが，VaD の数％を占めるにすぎない[3]．

①皮質性：角回症候群（流暢性失語，失読，失書），後大脳動脈領域梗塞（海馬梗塞を含む．興奮，幻覚，視覚障害），前大脳動脈領域梗塞（帯状回を含む．無為，失効，超皮質性運動性失語，意識障害）などの梗塞がある．

②皮質下性：視床梗塞（意識障害，運動失調），内包膝部梗塞（傾眠，自発性低下）などの梗塞がある．

◆**小血管病変性認知症**

　穿通枝などの小血管の虚血性病変による認知症である．ラクナ梗塞などの小血管性認知症は，VaD の約半数を占め，最も多い病型である[3]．

①多発性ラクナ梗塞による VaD：ラクナ梗塞は基底核，白質，視床などに多発し，片麻痺や仮性球麻痺（構音・嚥下障害）などを伴いやすい．

②ビンスワンガー病：大脳白質に広範な梗塞・不全軟化を生じて起こる．症状は緩徐であるが進行性である．記憶力は比較的保たれるが，遂行機能障害，思考緩慢，抑うつ，感情失禁，仮性球麻痺，パーキンソン症状，過活動膀胱（頻尿・尿失禁）などを伴いやすい．

◆**低灌流性 VaD**

　心停止やショック状態などの全身的な循環障害，内頸動脈などの閉塞により脳の低灌流により起こる．虚血になりやすい分水嶺領域や虚血に対して脆弱な海馬，大脳皮質，基底核が障害される．

◆**出血病変による VaD**

　中等大以上の大きな脳内出血（特に視床，前頭葉皮質下），慢性硬膜下出血，くも膜下出血により生じる．高齢者に多いアミロイドアンギオパチーによる多発性皮質下出血も含まれる．

　最近の Kalaria[4] の分類では，6つの亜系が示されている（図1）．I：複数の大梗塞（多発梗塞性認知症），II：白質病変を含む多発性小梗塞および多発性微小梗塞，III：単一梗塞，IV：低灌流，V：脳出血，VI：AD の病理を有する CVD という項目を追加し，AD と CVD との関連性を明記していることが注目される．

🟠 臨床的特徴

　臨床的特徴症状[5]として，VaD の基本形では，記憶障害，意欲障害，知能障害，注意・集中力障害などがみられるが，一般に認知症の程度は軽く，判断，理解，常識，

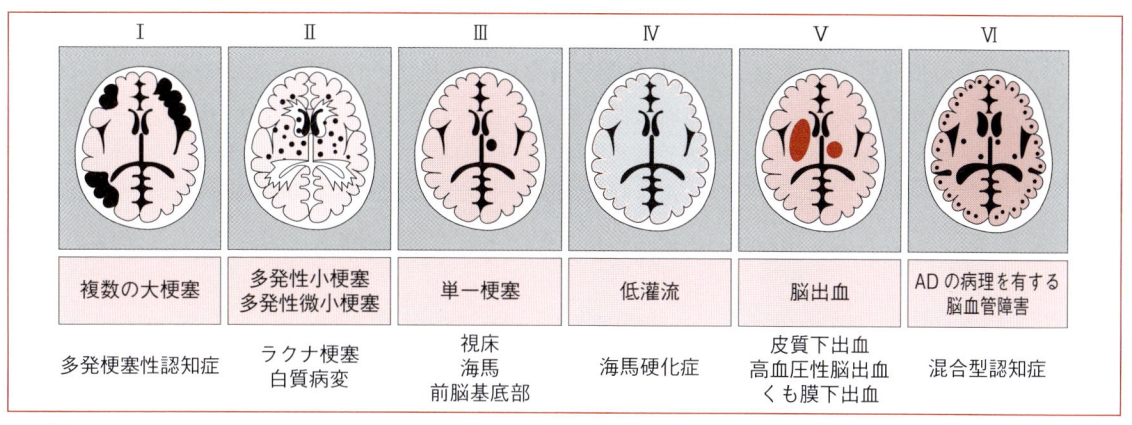

I	II	III	IV	V	VI
複数の大梗塞	多発性小梗塞 多発性微小梗塞	単一梗塞	低灌流	脳出血	ADの病理を有する脳血管障害
多発梗塞性認知症	ラクナ梗塞 白質病変	視床 海馬 前脳基底部	海馬硬化症	皮質下出血 高血圧性脳出血 くも膜下出血	混合型認知症

図1 脳血管性認知症の最近の分類

(Kalaria RN, et al. J Neurol Sci 2004[4] より)

知識などの障害は少ないのが普通である（まだら認知症）．動揺しやすい感情，易怒，涙もろさ，感情失禁などの感情障害，人格の保持，自己洞察や対人関係のよさ，病識の存在，睡眠障害，夜間せん妄なども本症の特徴である．

より多くみられる白質型，なかでもビンスワンガー型では，症状の特徴は，性格変化，比較的高度の認知症，言語障害，一過性の失語，失行，高血圧症，球麻痺などで，末期にはADと類似の高度認知症を示す．高血圧症を伴うことが多いが，時には伴わないこともあり，その際は診断が非常に困難となる．

診断と経過

VaDの診断は，臨床的に認知症が存在し，臨床像や画像所見からCVDの存在を確認し，さらに両者のあいだに因果関係が存在するものと定義される[2]．

VaDは，脳梗塞，白質病変，脳出血，くも膜下出血などさまざまな血管病変が原因となり，傷害された脳の容積，障害部位，障害部位の数，障害の程度も異なることから，その症状，経過は多様である．

VaDの経過は特徴があり，いわゆる段階的に進行することが多い．つまり，ある段階の認知症の状態にしばらくとどまり，また急速に悪化してより悪い段階に至り，ある段階でそこでしばらくその認知症の状態にとどまり，また急激に悪化してより悪い段階に至り，そこで暫時安定し，また急に悪くなるといった経過である．したがって，治療の効果によっては，軽度の段階にとどまり悪化しないこともありうる．

VaDを悪化させる病態として，合併症（心不全，腎不全），中毒（降圧薬，心疾患治療薬），うつ病がある．

予後は，血管性疾患の状態，脳梗塞の部位などによって影響される．

予防と治療

予防対策として，脳梗塞に対しては血圧管理や抗血小板薬，抗凝固薬の投与を行う．CVDの危険因子として高血圧症，糖尿病，脂質代謝異常があるのでそれに対する

普段からの加療が大切である．

血管性パーキンソニズムを伴う場合，レボドパが有効なことがある．VaDでは早期から運動機能や嚥下機能の低下をきたしやすいため，適切なリハビリテーションと廃用症候群の予防が重要である[6]．

嚥下機能の低下は，誤嚥性肺炎の原因となるため，口腔ケアや嚥下リハビリテーションを行い，接触時の姿勢や食形態に注意する必要がある．

2 パーキンソン病

概念

パーキンソン病（Parkinson disease：PD）は，1817年にParkinsonによって明らかにされた疾患で，高齢者に多く認められる慢性進行性の疾患である．有病率は，人口10万人に対して約100人の割合で多い．有病率は増加の傾向がある．

初発症状は，振戦が最も多く，次いで動作緩慢，歩行障害である．

動作緩慢，振戦，筋固縮，姿勢反射障害を四大徴候とする．振戦は安静時にみられることが特徴的である．とりわけ動作緩慢は，日常生活を阻害する最も大きな要因の一つである．この際は，随意運動はゆっくりとしか遂行できず，動作の開始に時間がかかる．いずれ手の細かな動作が困難となってくる．

姿勢反射障害も日常生活に大きな支障をきたす．歩行時に突進現象をきたし，転びやすくなる．最初は，後方に転倒しやすくなる．

近年これらの運動症状（パーキンソニズム）に加えて，便秘などの多彩な非運動症状がしばしばみられることがわかってきた．近年は，患者の高齢化に伴って，認知症の存在がとりわけ問題となってきている．

図2にPDにみられる症状[7]を示す．PDの症状は実に多彩である．治療薬によってジスキネジアなどの運動合併症，下肢浮腫，行動異常，日中過眠，突発性睡眠などが起こる．

一般的には，図3に示すように，経過とともに，うつ，便秘，起立性低血圧，排尿障害などの自律神経症状の発現，動作緩慢，振戦や歩行障害などのパーキンソニズム，認知機能障害，アパシー，さらに幻覚・妄想が起こるようになり，明らかな認知症が出現してくる．嗅覚障害が強いほど，認知機能障害が起こる可能性が大きいという報告[8]もなされている．

ここでいう認知機能障害とは，軽度認知障害（mild cognitive impairment：MCI）をいう．この際は認知症は認めず日常動作は正常であるが，主観的なもの忘れを訴え，年齢に比して記憶力が低下した状態をいう．

PDに認知症を合併する率は経過とともに増えるため，長期経過の例では大多数で認知症を伴い，認知症はPDの症状の一つといえる．

認知症を伴うパーキンソン病（Parkinson disease with dementia：PDD）とレビ

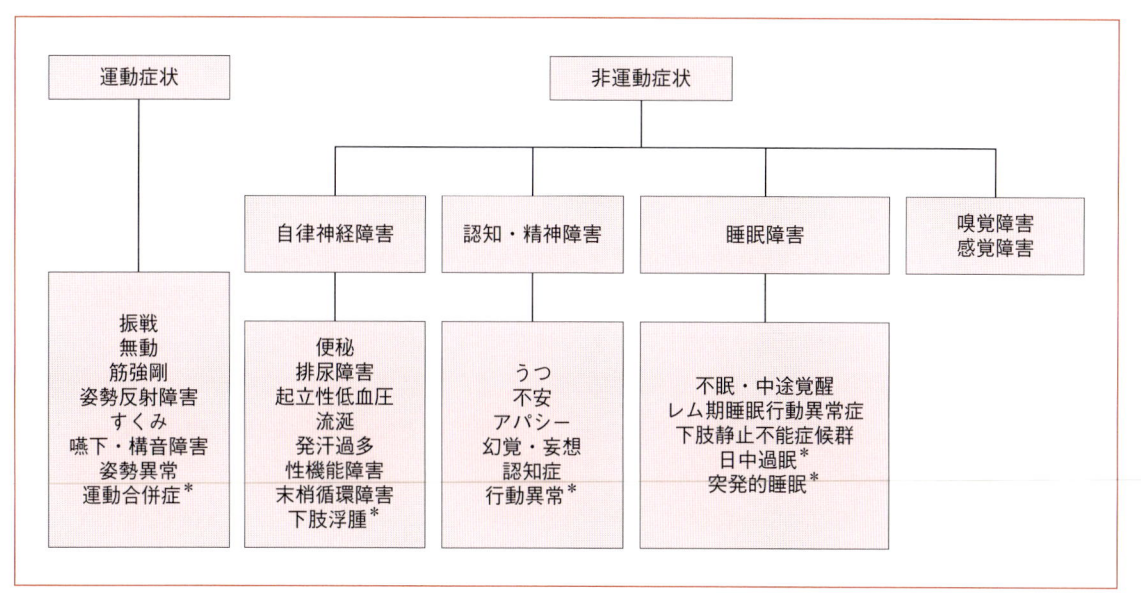

図 2 パーキンソン病の諸症状

＊主として抗パーキンソン病薬による.

（柏原健一．認知症ハンドブック．2013[7] より）

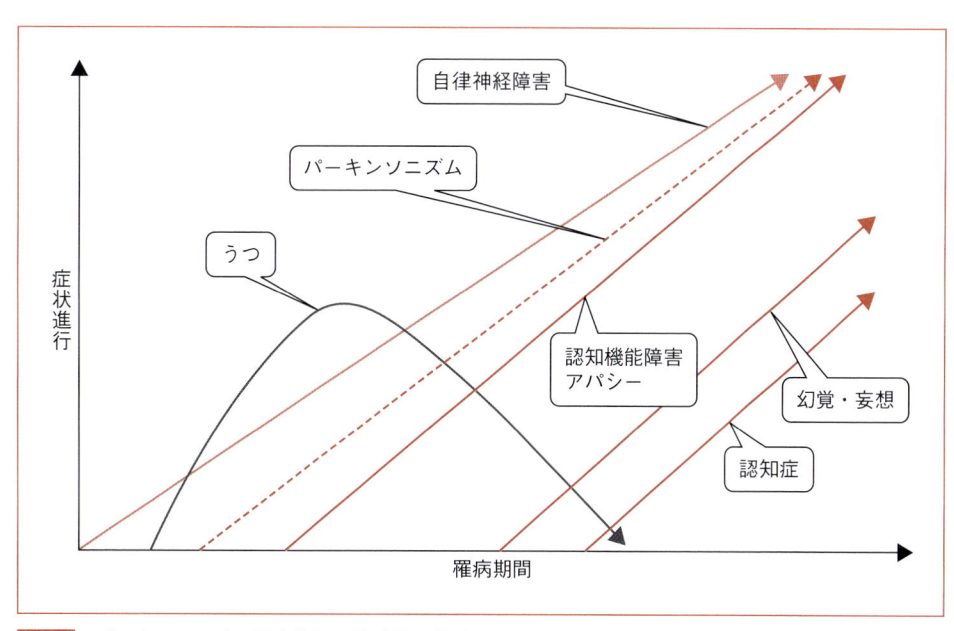

図 3 パーキンソン病の罹病期間と諸症状の推移

（柏原健一．認知症ハンドブック．2013[7] より）

レビー小体型認知症（dementia with Levy body：DLB）は，臨床像と脳の病理学的変化において類似しており，現在のところ臨床経過の違いのみが相違点とされている．すなわちPDの運動症状で発症し，その後認知症を呈するのがPDDで，認知症で発症しその後PDの運動症状を伴うのがDLBである．したがって，PDDとDLBは同一の疾患の異なる臨床表現型であると考えられる．便宜上「1年ルール」により区別し

ており，運動障害が認知症や幻覚・妄想に1年以上先行して出現したものがPDD，認知症，幻覚・妄想が1年未満ないし先行して生じたものがDLBである．

病理学的には，PDDとDLBとは区別できない．

● 臨床症候

Parkinsonの原著には知能は侵されないと記載されてきたが，薬物療法の進歩によってPDの予後が改善し，ほぼ天寿をまっとうするまで生存が可能な患者が増えてくると，認知機能低下が決してまれではないことがわかってきた．

認知症の発現に至るまで追跡していくと，全経過の頻度では80%にも及ぶとされている．認知症の発現率では，多くの横断的調査では一般に15〜20%程度といわれている．

PDの知的障害の特徴は，遂行能力の低下といわれ，計画だった行動を遂行することの障害，次から次へと異なった概念を思い浮かべることの障害，視空間を正しく認知することの障害が主であり，記憶力の低下は遅れて出現する．そのためexecutive dementiaという言葉がしばしば，PDの認知症を表す言葉として使用される[9]．

またPDでは一部の患者に，認知症に至る前段階で何らかの認知機能の低下がみられ，特に遂行機能と視空間機能といった記憶以外での認知機能の低下を示す例が多いことも特徴的である[10]．

● 診断

頭部MRI検査は，PDD，DLBともに特徴的な所見がみられず，正常圧水頭症，VaDをきたす疾患やADを除外するために有用である．

その他に，DLBではPDと同様にMIBG（meta-iodobenzylguanidine）心筋シンチグラフィでの取り込みの低下がみられるので診断に有用である．

● 治療

PDの諸症状に対しては，レボドパが有効であることはいうまでもない．

3 進行性核上性麻痺

● 概念

進行性核上性麻痺（progressive supranuclear palsy：PSP）は1964年にSteeleらによって初めて報告された疾患である．一見PDとよく似た症候を示す慢性進行性の疾患である．発病初期にはPDとの鑑別が困難なこともある．

PDに比して有病率は低く人口10万人に対して約6人であり，PDの約1/25とされている．

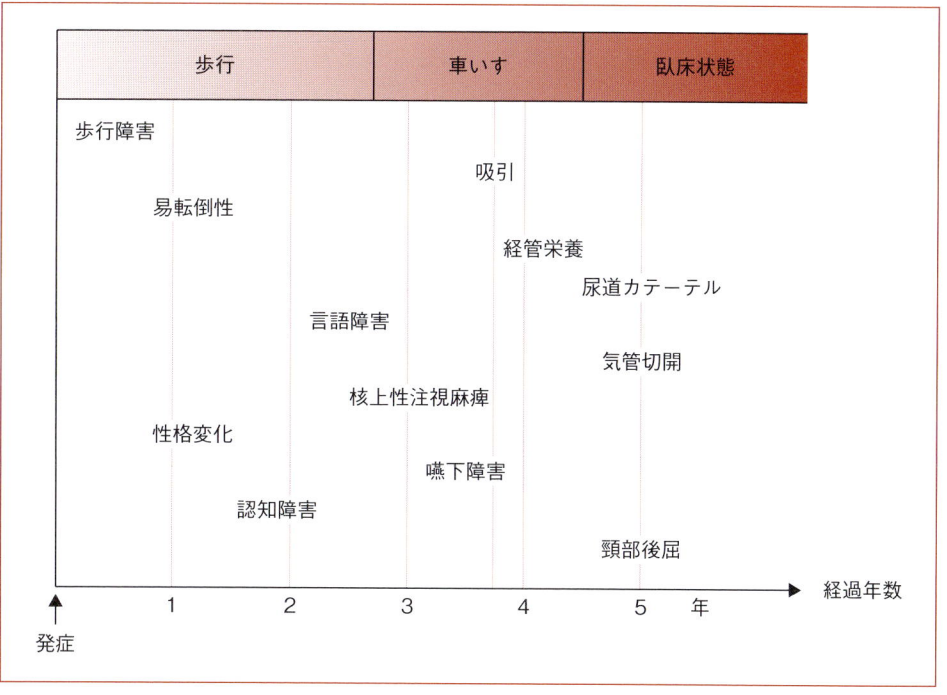

図4 進行性核上性麻痺症状の発現経過

(池田研二. 認知症診療マニュアル 2010[13] より)

臨床症候

　本疾患では，初発症状は歩行障害が圧倒的に多い．下方への眼球運動障害のため下方を見ることができず，よく転倒する．後方へもよく転倒する．転倒しやすくなったとして受診することが多い．PSPの主要徴候は，垂直方向への眼球運動障害，体幹，特に頸部に強い動作緩慢，姿勢反射障害である．PSPでは，眼球運動障害のため無表情の仮面様顔貌，言語障害（小声），嚥下障害がPDよりも早くから出現してくる．いつも閉眼する開眼失行を呈することもある．進行期となると，頸部は後屈し，四肢の屈曲拘縮をきたし，歩行が困難となる．

　PSPでは認知症も決してまれではない．症状がある程度進行してから出現する．皮質下性認知症の特徴を示す．発病から5～6年たつと皮質下型の認知症を呈してくることが少なくない．すなわち，最初は記憶力低下よりも失念が目立ち，何か聞かれてすぐに思い出せなくても，何かの折にふうっと思い出す．また質問を理解するのに時間がかかるbradyphreniaが特徴的である[11]．

　Albertら[12]は，PSPの臨床の特徴として，①健忘（十分時間をかければ思い出す），②思考の緩慢，③人格・気分の変化（アパシー，うつや，易刺激性），④獲得した知識を操作する能力の障害をあげ，皮質下性認知症と命名した．

検査

　PSPではMRI検査で第三脳室の拡大や中脳被蓋の萎縮が特徴的である．また，ハ

ミングバードサイン（ハチドリのくちばしに似た所見）を見ることがある．
MIBG心筋シンチグラフィは，PDと異なり，正常である．

経過・治療

PSPでは一般にPD治療薬はあまり有効ではない．

症状はPDより進行が速い．平均で発病2.7年で車いす生活となり，4.6年で寝たきりとなり，罹病期間は5〜9年である．症例によっては10年以上生存することはまれではない．

図4にPSPの症状の発現経過を示す[13]．

文献

1) 山崎貴史, 長田　乾. 血管性認知症. 内科 2012；109（5）：789-795.
2) Roman GC, Tatemichi TK, Erkiniyuntti T, et al. Vascular dementia : Diagnostic criteria for research studies. Report of the NINDS-AIREN International Workshop. Neurology 1993；43：250-260.
3) 佐村木美晴, 山田正仁. 血管性認知症. 医学と薬学 2012；(2)：203-209.
4) Kalaria RN, Kenny RA, Ballard CG, et al. Towards defining the neuropathological substrates of vascular dementia. J Neurol Sci 2004；226：75-80.
5) 松下正明. 痴呆を主とする疾患. 脳血管性痴呆, 多発硬化性痴呆. 平山恵造（編）. 臨床神経内科学. 南山堂；2006. pp240-243.
6) 富本秀和. 血管性認知症の診療. 臨床と研究 2014；(7)：41-45.
7) 柏原健一. レヴィ小体型認知症. 仲嶋健二ほか（編）. 認知症ハンドブック. 医学書院；2013. pp575-583.
8) Baba T, Kikuchi A, Hirayama K, et al. Severe olfactory dysfunction is a prodromal symptom of dementia associated with Parkinson's disease : A 3 year longitudinal study. Brain 2012；135：161-169.
9) 水野美邦, 服部信孝. パーキンソニズムを主とする疾患. 1. 孤発性Parkinson病. 水野美邦（編）. 神経内科ハンドブック. 鑑別診断と治療. 医学書院；2010. pp939-984.
10) 森　秀生. パーキンソン病. 辻　省次（編）, 河村　満（責任編集）. 認知症―神経心理学的アプローチ. 中山書店；2013. pp230-237.
11) 水野美邦. 進行性核上性麻痺. 8. 錐体外路系疾患. 平山恵造（編）. 臨床神経内科学. 南山堂；2006. pp333-334.
12) Albert ML, Feldman RG, Willis AL. The subcortical dementia of progressive supranuclear palsy. J Neurol Neurosurg Psychiatry 1974；37：121-130.
13) 池田研二. 皮質基底核変性症と進行性核上性麻痺. 認知症診療マニュアル 2010；72（Suppl 6）：390-394.

心に残る症例

心に残る認知症症例

小阪憲司
ヒルデモアクリニック医庵 センター南

1. はじめに

　筆者は今までに三つの認知症を発見し，報告した．そこで心に残る患者というと，やはりその発見のきっかけとなった症例である．しかし，古い症例は，臨床的記載が必ずしも詳しくはないので，比較的臨床経過が詳しく，神経病理学的に診断できた症例について記載することにする（ただし，症例については，本人が同定されないように，内容を適宜変更してある）．

2. レビー小体型認知症（DLB）

　筆者は，1976年以降の一連の報告[1-9]で，大脳皮質から脳幹まで（さらに自律神経系にも）広範にレビー小体が発現する特有な認知症を報告し，それらを「びまん性レビー小体病（diffuse Lewy body disease：DLBD）」として報告し[5]，それが1995年の第1回国際ワークショップで議論され，その結果が1996年に「dementia with Lewy bodies」として報告されるに至った[9]．レビー小体型認知症（dementia with Lewy bodies：DLB）は現在では認知症の約20%を占め，「第二の認知症」と呼ばれるようになり，最近特に注目されてきている．筆者は1990年の論文[6]でDLBDを「通常型」（多少ともアルツハイマー病変が併存するもの）と「純粋型」（アルツハイマー病変が併存

小阪憲司（こさか・けんじ）　略歴

1965年金沢大学医学部卒，1966年名古屋大学医学部精神神経科，1975年東京都精神医学総合研究所，1977～78年ドイツMax-Planck精神医学研究所客員研究員，1991年横浜市立大学医学部精神医学教室教授，1996年附属浦舟病院院長を兼務，2003年横浜市大名誉教授，福祉村病院院長，2005年聖マリアンナ医学研究所所長，2007年横浜ほうゆう病院院長を経て，2011年5月よりメディカルケアコート・クリニック院長，2014年7月より現職．
主な著書に，『ウエルニッケ・コルサコフ脳症』（星和書店，1984），『老化性痴呆の臨床』（金剛出版，1988），『大活字版最新認知症はここまで治る・防げる』（主婦と生活社，2006），『トーク認知症―臨床と病理』（2007），『レビー小体型認知症の臨床』（2010）〈以上，医学書院〉，『知っていますか？レビー小体型認知症』（2009），『レビー小体型認知症の介護がわかるガイドブック』（2010），『「パーキンソン病」「レビー小体型認知症」がわかるQAブック』（2011）〈以上，メディカ出版〉，『認知症の防ぎ方と介護のコツ』（角川マーケティング，2011），『プライマリケア医の認知症診療入門セミナー』（新興医学出版社，2011），『第二の認知症―増えるレビー小体型認知症の今』（紀伊国屋書店，2012），『レビー小体型認知症の診断と治療』（harunosora，2014）などがある．

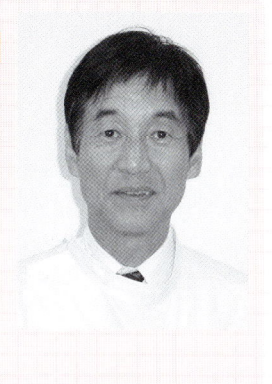

しないもの）に分類したが，ここではその2型の症例をあげる．

● **症例A：通常型のDLB例**

　死亡時71歳の男性．几帳面で真面目な人．有名大学を卒業し，大手の企業に就職し，重役を務めた．67歳時，退職問題で保険会社とちょっとしたトラブルがあり，それを苦にして不眠・抑うつが出現し，精神科を受診し，うつ病と診断され，治療を受けたがよくならず，閉居する傾向が続いた．そのうち，幻視や被害的な内容の妄想が出現し，自殺企図もあり，紹介されて某精神科病院へ入院し，筆者が主治医となった．軽度の記憶障害があるが，認知症はみられなかった．妻によると，50歳代後半頃から，夜中に大声で叫んだり，布団の上でバタバタ手足を動かすこと（レム睡眠行動障害）も時々みられたという．「男の人が何人か座敷に座っていて，こちらをじーっと見ている」という幻視があり，「何をしているのだ」と聞いても答えなかったという．「あの人たちは自分が悪いことをしたので，自分を監視しているのだ」と解釈し，罪業・被害妄想があり，「ぼけてしまいました．なんとか治してください」と訴え，自ら入院を希望した．入院後しばらくは，「皆から犯人扱いされている」と，被害的で，「お前のために恥ずかしい目にあっている」という幻聴もあり，悲観的で，抑うつ的であった．入院後は明らかな幻視はなかったが，「（他の入院患者が）自分を見張っている」と被害的なところもあった．そのうち幻聴や妄想は消失し，軽い人格レベルの低下がみられた．軽度の手指振戦・筋固縮がみられたが，一過性で，退院となった．退院後外来通院をしていたが，無表情・動作緩慢がみられ，軽い人格レベルの低下もみられた．全体として，経過は比較的安定していたが，ある日，妻から様子がおかしいとの連絡があり，往診したところ，尿閉があり，元気がないので，近くの病院に入院してもらい，急性腎不全と診断された．入院後，環境の変化と関連して夜間せん妄がみられ，上肢の筋固縮，手の振戦がみられた．そのうち，嚥下性肺炎を併発し，急死した．剖検により，大脳皮質から脳幹にレビー小体がたくさんあり，軽度のアルツハイマー病変も併存し，通常型のDLBと診断された（図1左）．

● **症例B：純粋型のDLB例**

　死亡時48歳の女性．真面目で几帳面な人で，子どもも大きくなり，某会社に勤務していた．40歳頃から無口になったことに夫が気づいていたが，夫によると，最近夜中に大きい声の寝言が時々あり，起こすと，「仕事で同僚を叱っている夢を見ていた」とか「怖い夢を見ていた」と説明したという．42歳頃から，勤務途上に時々転ぶことがあることに気づかれたが，そのまま放置していた．まもなく，手の振戦，小股歩行などが出現し，神経内科を受診したところ，パーキンソン病と診断され，レボドパが投与され，それらの症状は軽快した．服薬を続けていたが，43歳頃から再び歩行障害が出現し，抗パーキンソン病薬が増量されたが，そのうち，もの忘れが目立つようになり，さらに「死んだ子の顔が見える」「窓から猫が入って来て，私の化粧品を盗んでいく」といった幻視とそれに基づく被害妄想が出現した．元気がなく，ぼーっとしているときがあったり，割合はっきりして動きもよいときもあった．45歳時，ADL（activities of daily

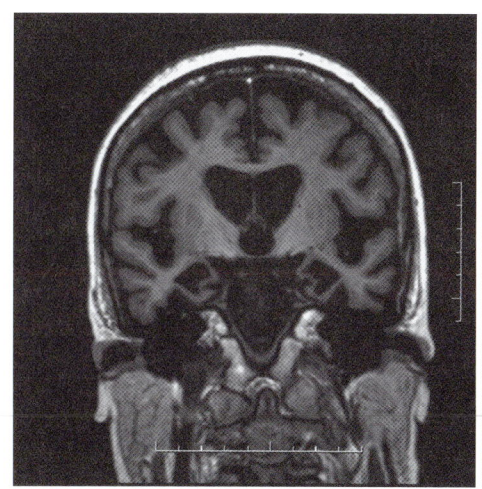

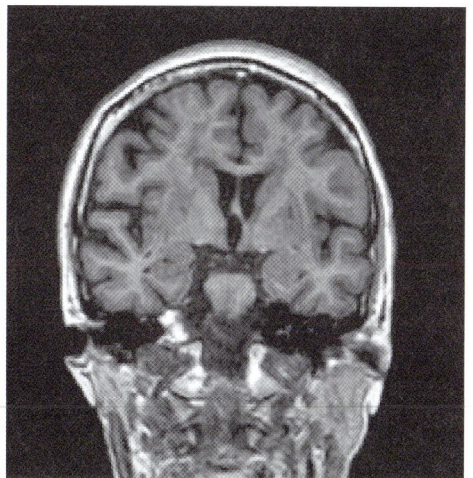

DLB（通常型）　　　　　　　　　　　　DLB（純粋型）

図1 レビー小体型認知症（DLB）のMRI像

living）が低下し，日常生活に支障が起こるようになり，46歳時，紹介されて筆者がいた病院に入院となった．当時は，パーキンソン症状が目立ち，構音障害・流涎・嚥下障害もみられ，記銘・記憶障害・失見当識もあり，認知症が明らかで，起立性低血圧，便秘などが目立ち，臥床していることが多くなり，48歳時，急死した．剖検により，アルツハイマー病変はなく，脳幹・大脳皮質に多数のレビー小体があり，さらに自律神経系にもレビー小体がみられ，純粋型DLBと診断された（図1右）．

3. 石灰沈着を伴うびまん性神経原線維変化病（DNTC）

筆者は1994年に石灰沈着を伴うびまん性神経原線維変化病（diffuse neurofibrillary tangles with calcification：DNTC）という疾患概念を提唱し[10]，1973年にその最初の症例を「分類困難な初老期痴呆症の1剖検例」として報告した[11]．DNTCは，アルツハイマー病（AD）とピック病（PD）の特徴を併せもち，さらにファール病に相当する石灰沈着を併せもつ興味深い症例[12-14]で，日本では26剖検例が報告されており，21例の臨床報告例もみられるが，欧米ではごくまれにしか報告されておらず[15]，欧米では見逃されているものと思われる．

● 症例C

死亡時54歳の女性．47～48歳頃から，春になると易怒的となり，特に動機がないのに，勤務先を飛び出し，徘徊や投身自殺企図を繰り返していた．53歳の春にも同様のことがあり，勤務先を首になり，某老人ホームに入所した．54歳時，「肺病になるといかんから」と拒食したり，「肺病をうつすと迷惑をかける」「みんなが私を嫌がる」などといって不穏になり，ホームを飛び出そうとしたり，自殺を企図したりするため，精神科病院に入院した．

入院時，身体的にも神経学的にも異常はなかったが，病識が悪く，「体の中に虫がつ

いて，体の中で虫がツクンツクンするので，ご飯が食べられん」「虫がツクンツクンしだすとみんなに迷惑をかける」「喉や皮膚を虫がツクンツクンと傷つける」「父が肺病で死んだで，わしも肺病でないか」などと訴え，体感幻覚，心気妄想があるらしかった．認知症があり，詳細な面接はできなかった．血液梅毒反応が陽性であったが，その他の身体的検査には異常はなかった．

　入院後しばらくは終日自室で横臥しており，他患と交流もなく，無口で，拒食気味であった．作業・レクリエーションにも消極的であった．記憶障害・失見当識が目立ち，「もの忘れ」については一応自覚していた．1か月ほどすると，幻覚・妄想はほとんど消失し，横臥していることも少なくなったが，動作は緩慢であった．そのうち，構音障害が気づかれ，もの忘れも目立った．入院2か月頃には，無為で不整・不潔で，無言，拒否的となった．そのうち，「みんなにいじめられる」「死にたい」と言って，不穏で，紐で首を吊ろうとしたりするようになった．当時，仮面様顔貌，軽度の筋固縮，手指振戦，腱反射亢進，ホフマン/トレムナー反射がみられ，動作緩慢，構音障害も目立った．認知症も目立ち，病識も欠如していた．そのうち落ち着きなく，廊下を徘徊し，脱衣・破衣行為，自殺企図を繰り返し，「死ぬ，死ぬ」と常同的に言い，絶えず独語があるが，構音障害や了解不能な内容のため内容は不明であった．入院4か月後には，逆に無為・無欲で，終日横臥し，ほとんど無言となった．下肢の腱反射が亢進し，足クローヌスが認められ，まもなく亜昏迷状態となり，入院5か月後に気管支肺炎で死亡した．脳画像では，前頭・側頭葉萎縮が目立ち，基底核・歯状核に左右対称的に石灰沈着がみられた．全経過7～8年．臨床診断は初老期認知症．

　神経病理学的には，側頭葉の限局的萎縮があり，大脳に広範に神経原線維変化があり，さらに基底核や歯状核の左右対称性の石灰沈着があり，筆者が1994年に提唱した「diffuse neurofibrillary tangles with calcification（DNTC）」と診断できた（図2）．

4．辺縁系神経原線維変化型認知症（LNTD）

　筆者ら[16,17]は1997年に主に後期高齢者にみられ，記憶障害で発症し，いわゆるamnestic MCI（mild cognitive impairment）で経過し，緩徐に記憶障害とそれに基づいた失見当識が進行するが，認知症は高度になることはなく，人格レベルも比較的保たれ，CTやMRIでは海馬領域に限局した萎縮がみられるが，アルツハイマー型認知症のように脳全体には萎縮が目立たず，神経病理学的には海馬・海馬傍回に限局して多くの神経原線維変化がみられ，神経細胞の脱落もみられるが，老人斑はまったくみられず，大脳には目立った変化を示さない後期高齢者の2症例を報告し，それを辺縁系神経原線維変化型認知症（limbic neurofibrillary tangle dementia：LNTD）と名づけて報告した．以前に筆者は「MCIとLNTD」についての特集[18]を精神医学に組んだこともある．同じような症例を山田[19]は1996年にsenile dementia of the neurofibrillary tangle typeと名づけて報告した．

　ここでは，筆者らが経験したLNTDの症例を示すことにする．

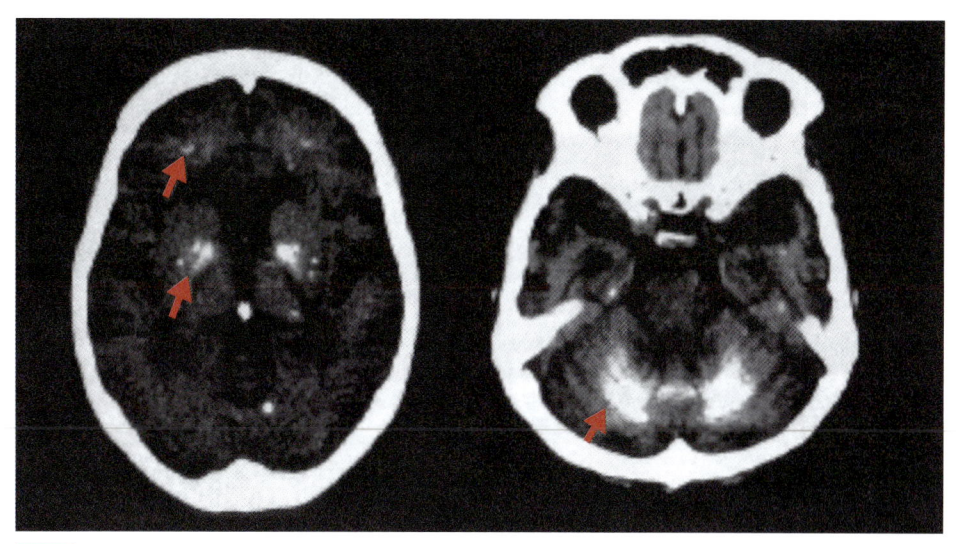

図2 石灰沈着を伴うびまん性神経原線維変化病 (DNTC) のCT像

●症例 D

　死亡時94歳の女性．75歳時に夫が死亡したため老人ホームに入所したが，この頃には認知機能には問題なかった．84歳時，白内障の手術を受けたが，その後，視力障害が悪化したため，ホームでの生活に支障があり，独居生活も困難なため，長男宅に移った．しかし，その後，まもなくして被害的になり，嫁に暴力をふるうようになり，某精神科病院に入院となったが，短期間で症状は軽快し，認知症もないため退院し，子どもの家を転々とした．しかし，真面目で頑固な性格のため，どの嫁ともうまくいかず，視力障害もあり，老人ホームも見つからず，結局88歳時にF老人病院に入院となった．当時は短期記憶障害は明らかで，HDS-R（改訂長谷川式簡易知能評価スケール）は17/30点と低下していたが，ADLは簡単な介助のみでほぼ保たれており，その他の認知機能には目立った変化はなかった．接触性は保たれ，礼節もほぼ保たれ，一見よいおばあちゃんという感じがあった．見当識は障害されていたが，失語・失行・失認などはみられず，神経学的にも問題なく，内科的にも目立った異常はみられなかった．その後もほぼ同じような状態で，話しかけるとニコニコしており，礼節は割合保たれていたが，93歳時には歩行が不安定となり，車いすを使用することになった．その後，体力が徐々に低下し，寝たきりの状態となり，声掛けには応じるが，徐々に反応が鈍くなり，94歳時に肺炎で死亡した．CT検査では，海馬の萎縮が明らかであった（図3）が，脳全体としてはほぼ年齢相当の萎縮がみられた．剖検により，脳重量は900gと全体に小ぶりな脳であるが，海馬と海馬傍回の萎縮があり，そこに多数の神経原線維変化がみられ，神経細胞の脱落も目立つが，老人斑はまったくみられず，他の大脳皮質には目立った異常は見出されず，LNTDと病理診断された．

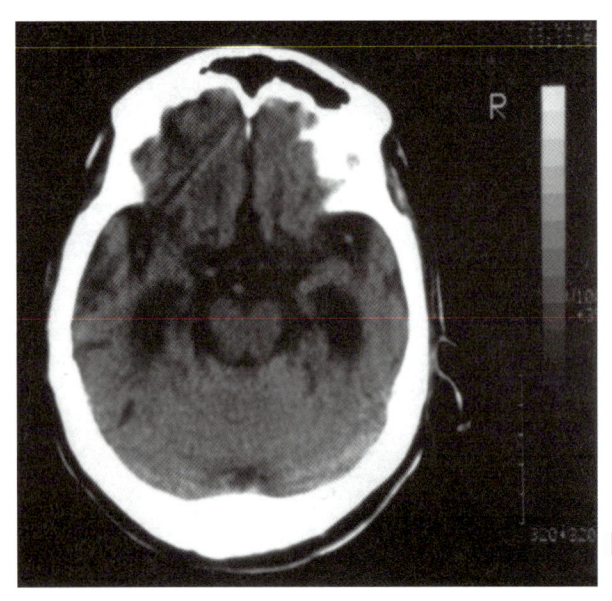

図3 辺縁系神経原線維変化型認知症(LNTD)のCT像

5. おわりに

　以上，DLBの通常型と純粋型の症例，DNTCの症例，LNTDの症例を提示したが，特にDLBについては頻度が高く第二の認知症と呼ばれるようになり，最近注目されるようになった．DNTCやLNTDについては，まだよく知られていないが，特にLNTDは後期高齢者に発症しやすく，認知症が比較的軽く，よくアルツハイマー型認知症と誤診されていることが多いように思われる．日頃の臨床のなかで，よく注意してみていれば，これらの認知症は区別できるものであり，注意深い臨床像の把握が重要であり，画像はあくまでも補助診断であることに留意しなければならないことを強調しておきたい．

文献

1) Kosaka K, Oyanagi S, Matsushita M, et al. Presenile dementia with Alzheimer-, Pick- and Lewy body changes. Acta Neuropathol 1976 ; 36 : 221-233.
2) Kosaka K. Lewy bodies in cerebral cortex ; Report of three cases. Acta Neuropathology 1978 ; 42 : 127-134.
3) Kosaka K, Mehraein P. Dementia-Parkinsonism syndrome with numerous Lewy bodies and senile plaques in cerebral cortex. Arch Psychiat Nervenkr 1979 ; 226 : 241-250.
4) 小阪憲司, 松下正明, 小柳新策, Mehraein P. Lewy小体病の臨床病理学的研究. 精神経誌 1980 ; 82 : 292-311.
5) Kosaka K, Yoshimura M, Ikeda K, et al. Diffuse type of Lewy body disease. A progressive dementia with numerous cortical Lewy bodies and senile changes of various degree. A new disease? Clin Neuropathol 1984 ; 3 : 185-192.
6) Kosaka K. Diffuse Lewy body disease in Japan. J Neurol 1990 ; 237 : 197-204.

7) Kosaka K. Dementia and neuropathology in Lewy body disease. Parkinson / Alzhiemr Digest 1993 ; 6 : 5-6.
8) Kosaka K. Behavioral and psychological symptoms of dementia (BPSD) in dementia with Lewy bodies. Psychogeriatrics 2008 ; 8 : 134-136.
9) McKeith I, Galasko D, Kosaka K, et al. Consensus guidelines for the clinical and pathological diagnosis of dementia with Lewy bodies (DLB). Neurology1996 ; 47 : 1113 -1124.
10) Kosaka K. Diffuse neurofibrillary tangles with calcification : A new presenile dementia. J Neurol Neurosurg Psychiatry 1994 ; 57 : 594-596.
11) 小阪憲司, 柴山漠人, 小林 宏ほか. 分類困難な初老期痴呆症の一剖検例. 日本精神神経誌 1973 ; 35 : 18-35.
12) Kosaka K, Ikeda K. Diffuse neurofibrillary tangles with calcification in a non-demented woman. J Neurol Neurosurg Psychiatry 1996 ; 61 : 116.
13) Shibayama H, Kobayashi H, Nakagawa M, et al. Non-Alzheimer, non- Pick dementia with Fahr's syndrome. Clin Neuropathol 1992 ; 11 : 237-250.
14) 小阪憲司. 石灰沈着を伴うびまん性神経原線維変化病. Clin Neurosci 2001 ; 19 : 510-511.
15) Ukai K, Kosaka K. Diffuse neurofibrillary tangles with calcification (DNTC : Kosaka-Shibayama's disease) in Japan. (投稿中)
16) Kosaka K, Iseki E, Odawara T. Limbic neurofibrillary tangle dementia. Brain Pathol 1997 ; 7 : 1114.
17) Kosaka K, Iseki E. Recent advances in dementia research in Japan. Non-Alzheimer-type degenerative dementias. Psychiat Clinic Neurosci 1998 ; 52 : 367-378.
18) 小阪憲司. なぜ今 MCI と LNTD か？ 精神医学 2006 ; 48 (5) : 547-550.
19) Yamada M, Itoh Y, Otomo E, et al. Dementia of the Alzheimer type and related dementias in the aged : DAT subgroups and senile dementia of the neurofibrillary tangle type. Neurology 1996 ; 16 : 89-98.

V．認知症

エッセイ

老いのソウロロギー（魂学）と認知症の臨床

山中康裕
京都ヘルメス研究所
京都大学名誉教授

1．はじめに

　筆者に，編者 原田誠一先生からじきじきに本書の原稿依頼が来た．とても光栄で嬉しいことだが，筆者の外来経験は，名古屋時代の大学病院での《老人ジャリ外来》（同僚がジョークで名付けた，私の老人・児童外来の呼称）の9年間と，京都の町中で12年間だけ従事した外来診療と，ある精神科・内科病院の高齢者外来デイケアに数年間かかわった経験があるだけなので固辞したが，それでも何か書いてほしいと懇請され，やむなく引き受けた．しかし，依頼書が送られてきてみると，標記のようなタイトルが付されているではないか．そういうことなら，筆者にも一文書くだけの資格はありそうだと取りかかった．

　筆者が『老いのソウロロギー（魂学）』（有斐閣）なる一書を上梓したのは1991年のことであった．*Soulologie* などという語は聞いたことがない，というのが一般だろう．当然である．これは筆者の造語だからだ．しかも，精神病理学者の木村 敏氏に，英語とギリシャ語をチャンポンにした造語などおかしい，とすら言われたこともある．しかし，日本語の《心・精神》にあたるギリシャ語は *psyche* か *noos* だが，前者にはすでに *psychology*（心理学）なる既成のまったく別の意味の述語があり，後者には Viktor Emil Frankl による造語 *Noogene-Neurose*（精神因性神経症）があって，それらとは区別して，日本語で《魂学》の意味で造語したかったので，仕方なく，英語で《魂》を表す《soul》を用いたにすぎない．軽い冗談だと思ってもらってもよい造語なのだ．だっ

山中康裕（やまなか・やすひろ）　　　　　　　　　　　　　　　略歴

1941年名古屋市生まれ．
1971年名古屋市立大学大学院医学研究科卒，医学博士．
名古屋市立大学医学部助手，講師，南山大学文学部助教授を経て1980年京都大学教育学部助教授，1995年同教授，2001年同学部長・研究科長，2005年同大学退職，京都大学名誉教授．

主要著書に『少年期の心』（中公新書，1978），『老いのソウロロギー（魂学）』（ちくま学芸文庫，1998），「山中康裕著作集・全6巻」（岩崎学術出版社，2004）ほか多数．

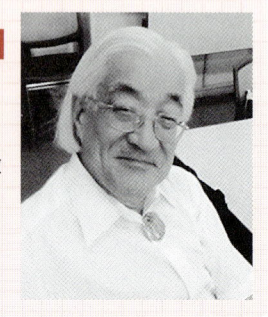

て，アカデミックな学問で《魂》など取り扱う対象でないと一笑に付されること必定だからである．でも，そうした方面に興味をもたれる読者があったら，最後に掲げる文献を手に取ってくだされればよいのだが，まずそんな御仁はいないだろうから，ここに簡単にエッセーの形でふれておくことにしたい．

●

　筆者の老人臨床（Geronto-soulological Clinic），特に認知症を中心とするそれは，なんとも他の方には珍妙に見えるに違いない．なぜなら，私の考えでは，「認知症に効く薬などない」のだし，そもそも，「認知症は病気ではない」からだ．それではお前の考えを述べろと言われれば，「認知症は人間のとりうる一つのあり方にすぎず，老化の一形態にすぎない」のであって，およそ「治す」という範疇には入らない．これは，私の敬愛するスイスの碩学 Guggenbühl-Craig A の『老愚者』の考えと軌を一にする．特に，現代にあって，《生きがい》をなくした人々のとる一様態なのだ．

　しかし，彼らの存在をそのままで認めれば，困るのは周囲で，特に家族，就中その連れ合いや子らが，もろにその生活の著しい制限を受けざるをえないので，丁度，これが子どもだったら，多動児とかの今でいう発達障碍と同じく，病気ではないが，「他者が困る生き方をとる人びと」の一群なのである．

　よって，私は，彼らに薬を飲ませようとは思わない．ただし，眠れないことを本人自身が訴えればもちろんのことだが，まず，そういうことはないので，周りの人が要求する場合，睡眠薬を処方することはありうる．しかし，脳代謝促進薬とか，鎮静薬とかは，私は通常処方しない．脳代謝を促進してどうしようというのか？　鎮静とは精神活動を抑え込むということであり，それは，生きる力を制限することであって，本人にとっては何らプラスにはならないからだ．でも，先にふれたように，一緒に住む人たちの生きる活動を大幅に制限するので，やむをえず，そうしたものを最少限に使うのにすぎない．

●

　上の段落に書いたことは，『老いのソウロロギー（魂学）』には一切書いてない．そこに書いたのは，彼ら認知症老人たちが，どういうときに「目の色が輝き」，どういうときに「いきいきさを取り戻すか」について述べたのだった．その最たるものの一つが，《歌を唄う》ことなのである．今度上梓した，私の最新著『心理臨床プロムナード―こころをめぐる13の対話』（遠見書房，2015）の，鶴見俊輔先生との対話（あれは，私がまだ京都大学の助教授時代に，先生自らがインタビューに来てくださって，先生ご自身が編集長を務められていた『思想の科学』に載せてくださったものの再録）をお読みくださると幸甚である．そこには，老人たちの生き生きとした姿の描写が書かれているからだ．むろん，先の『老いのソウロロギー（魂学）』のほうがなおよい．などといっても，本書の読者は決してそんなものはお読みにはならないだろうから，いくつか描出してみることとする．ただし，きちんと言っておかねばならないが，彼ら老人たちの「日常性がきちんと保たれている」ことが大前提なので，その身体管理や衛生管理などがきちんとなされていることが必要条件である．よって，看護師や精神保健福祉士の方々と

のタイアップは必然であり，それらを維持するための医療側の基盤も無論のこと保障されていなければならない．

　要するところ，筆者の老人臨床は，《歌》に始まり，《布コラージュ》や，そういう適切なスペースがあれば，《園芸療法》や《フィンガーペインティング》（まかり間違っても，彼らにいわゆる絵画療法はしない．なぜなら，彼らの無力さや崩れかかっている姿が無残にも露わとなるだけだから）など，各人の興味や嗜好性に応じて展開することが多い．今は，外来業務にはついていないので，これらは，病棟の入院患者の方々に行っているにすぎないが，一言でいえば，「無用な延命などには一切，手を貸さない」し，「彼らが自らの死をいかにして，従容として受け入れていかれるか」に真摯に真剣にかかわっている，と言って過言でないのだ．

◉

　上に約束したことを，ここで果たそう．

　私が，彼らと《歌》を唄う場合の鉄則は，彼らの出身地や生活史のなかで彼らが生きた時代や場を彷彿とさせる歌を見つけ出し，それを《唄う》のである．たとえば，患者が新潟県出身の人であれば，まず，「佐渡おけさ」を唄う．

　　♪はァーぁ，佐渡ォーえーェー，佐渡ォーえーとォ，草ァ木ィもーなァびィくゥーよ，
　　アリャサ，佐渡ォーはーぁ，四十九ゥー里ィ，波ィのォー上ェーぇ，アリャサ

　これだけで，彼らの目は，それまで虚ろで，どこに焦点が当たっていたかわからないようだったのが，きらッと輝き出すことがあるのだ．驚いたことに，今まで自分の名も言えず，隣にいた奥さんやお嫁さんの名すら言えなかった人の口が開き，

　　♪佐渡ォーはーァ，いーよォーいーかァ，住ゥみィーよォーいーかァ，アリャサ
といった歌詞すら飛び出してくることもあるのだ．

　無論，この伝で，長崎の人なら「島原地方の子守歌」や「長崎の鐘」，佐賀なら「箪笥長持ち歌」，福岡なら「黒田節」や「炭坑節」，熊本なら「五木の子守歌」や「おてもやん」，鹿児島なら「鹿児島おはら節」，宮崎なら「椎葉ひえつき節」…と，そこの民謡や子守歌や流行歌を唄うし，ご当地ソングを唄うこともある．ついて来られた家族の方は，ほとんど吃驚されること必定なのである．

　「あれまァ，おじいちゃんが，こんなにいい顔したこと，最近まったくなかったし，歌なんて唄えるってこと，まったく知りませんでしたァ」と，ほとんど驚嘆なのである．当然，二人とも，それまでの緊張や落胆が緩み，表情も和やかになって，周囲の空気が一変する．

◉

　《布コラージュ》とは，藤井智美氏の発案になるもので，彼女の提唱したこの方法に私が命名した．ハガキ大の画用紙か，私の場合だと，Ａ４の半分の大きさのコピー紙に，あらかじめ用意した7～8枚の端切れ布から，3～4枚を選んでもらい，それを彼らの希望通りに治療者が鋏で切って，それを紙の上に重ねてもらい，気に入った形ができたら，それを糊で定着させる．これは，老人臨床には実にぴったりの方法であり，決して

箱庭からの派生だったりなどでなく，だから通常の《コラージュ療法》などとは一線を画す，まったく独自な方法なのだ．

　これだと，先に上に書いたような描画での《上手—下手》とか，《形の崩れ》とかいった要素がまったくないし，布はお好みなので，どなたにも安心してやってもらえてよい．布に触れているうちに，浴衣や着物の思い出が出てくることもある．しかも，それを診察室の壁に貼ってみんなの前に飾ってあげてもよいし，ご自身に持ち帰ってもらって，好きなところに貼ってもらっても喜ばれること必定である．

●

　《フィンガーペインティング》とは，ファンタジーグループを指導していた樋口和彦の提唱になるもので，名のごとく，指に絵具を付け，好きなように大きな模造紙の上に自由に表現する方法で，最近では岡田 敦による適切な紹介がある．

　これなら，先に書いたような絵画だと露呈する《形の崩れ》とかがまったくないし，しかも，大きな画面への表現であるため，先の《布コラージュ》とは一味違った効果があり，特に，エネルギーのあり余っている人には格好のものとなる．何人かのグループで取り入れると普通の認知症の方々によい方法である．ただし，当然ながら，手が汚れるので，ちょっとよそ見していると，自身の着物から服からいっぱいべったりと付いてしまうので，よほどの用心が必要だし，終わった後も，手洗いなど幾分面倒が伴うので，先にもふれた，エネルギーレヴェルの高い人への適用に限定するか，グループに用いた場合のほうがよいかもしれない．

●

　《園芸療法（Horticultural Therapy）》は，診療所や病院や老健施設などの敷地に余った土地がある場合，しかも，水はけがよく日照条件がよい場所に限るが，時々，実際に土を耕し，種蒔きをしたり，水遣りをしたり，収穫したりと，いわば大地と水と太陽と空気の四大が相手の作業なので，人間にとって根源的なとてもよい方法なのだ．これまた，世話する人の側に特別の面倒が加わるが，高齢者や認知症の方々にとっては，体を動かしての作業なので，心身にとってとてもよい方法であることは一目瞭然であろう．

2. おわりに

　編者の要請に応じて以上のような，およそ通常の治療とはとても異なって見える，かれら認知症の人たちにとっては，とても親しめる，しかも根源的な方法を2，3描出してみた．何らかの参考になれば幸甚である．

参考文献

- 山中康裕．老いのソウロロギー（魂学）．有斐閣；1991（文庫版：ちくま学芸文庫；1998）
- Guggenbühl-Craig A. Die närrischen Alten, Betrachtungen üeber moderne Mythen. Schweizer-Spiegel；1986／山中康裕（監訳）．老愚者．新曜社；2007．

- 神谷美恵子．生きがいについて．みすず書房；1980．
- Frankl V. Ärztliche Seelsorge. Grundlagen der Logotherapie und Existenzanalyse. Fischer TB；1987．
- 山中康裕．老いと死の自己実現．山中康裕著作集　第3巻　たましいと癒し．岩崎学術出版社；2002．
- 藤井智美．布コラージュ法の提唱．芸術療法；2012．
- 岡田　敦．表現療法としてのフィンガーペインティング．椙山女学園大学研究論集 2006；第37号（人文　科学篇）：67-88．
- 吉長元孝，塩谷哲夫，近藤竜良（共編）．園芸療法のすすめ．創森社；1998．
- 山中康裕．心理臨床プロムナード—こころをめぐる13の対話．遠見書房；2015．

索引

和文索引

あ
青い鳥症候群 118
アクチグラフ 205
アスペルガー障害 11
アディクション 96
アトモキセチン 27
アルコール依存睡眠障害 229
アルコールと睡眠 227
アルツハイマー型認知症 287,295,298
アルツハイマー型認知症の
　薬物療法 301
アルツハイマー病 280,309,329

い
いじめ 14,94,102,114
依存症 96
遺伝要因 63
意味性認知症 281
医療情報の聴取 42
インターネット使用行動 96

う
ウェクスラー記憶検査 279
ウェクスラー記憶検査法改訂版 311
ウェクスラー成人知能検査法改訂版 313
ウェクスラー知能検査 279
うつ病 51,84,203,277
　　思春期の―― 84
うつ病性障害 164
運転免許 176,184
　　てんかんと―― 144

え
エトスクシミド 161
エピジェネティクス 63
エプワース眠気尺度 211
園芸療法 337
遠城寺式発達検査 42

お
オペラント条件 97

オレキシン 212,260
オレキシン受容体拮抗薬 208,235
オレキシン受容体阻害薬 264
オレンジプラン 275,286

か
介護支援専門員
　（ケアマネージャー） 269
介護者の支援 299
介護保険主治医意見書 269
概日リズム障害 54
概日リズム睡眠-覚醒障害群 199,216
外傷性脳損傷による認知症 283
解離性障害 169
書き障害 29
学習障害 5,28
覚醒時大発作てんかん症候群 135
覚醒中枢 261
過剰診断 84
過剰適応 105,114
過食 85
過食-嘔吐 76
家族 99
家族関係 70,73
家族内独居 121
家族内暴力 73
家族病理 116
家庭内暴力 115
カナータイプ 14
ガバペンチン 161
カフェイン 229
カフェインと睡眠 229
過眠 54
過眠症 211,238
　　中枢性―― 199
　　特発性―― 199,213
　　反復性―― 253
過眠障害 198
ガランタミン 302
仮診断 23
カルバマゼピン 139,158,177
感覚異常 21
感覚過敏 21,51
環境化学物質 62
環境ホルモン 64
環境要因 62
関係発達論 82
関係妄想 88

き
危険ドラッグ 97
希死念慮 87
忌避妄想 88
気分（感情）障害 168,198
虐待 14,28,102,290
キャリーオーバー 129,132
ギャンブル行動 96
急性症候性発作 166
急性発作間欠期精神病 168
共感 71
共感性 17
強制正常化 168
強直間代発作 140
　　全般性―― 133
局在関連性てんかん 136
筋弛緩法 206

く
くも膜下出血 319
クライン・レビン症候群 213
グループホーム 60
クロナゼパム 163
クロバザム 163

け
芸術療法 316
携帯電話依存 96
軽度認知障害 309
ゲーム依存 122
血管性認知症 282
欠神発作重積 166
幻覚妄想状態 179
限局性学習症 5,25
現象学的身体論 82

こ
抗うつ薬 231
後見 299
高次脳機能障害 311
高次脳機能障害とてんかん 178
甲状腺機能低下症 280
高照度光療法 218,245
抗精神病薬 28,231
向精神薬に関連した睡眠障害 231
交代勤務障害 218
抗てんかん薬 137,156

339

抗てんかん薬と妊娠	148	自閉症関連遺伝子	63	進行性非流暢性失語	281
抗てんかん薬による精神症状	169	自閉症者の高齢期	39	身体技法	75
抗てんかん薬の催奇形性	150	自閉症スペクトラム	10,103,106	身体疾患治療薬に関連した睡眠障害	
抗てんかん薬の胎児移行率と		バルプロ酸と——	154		230
母乳移行率	153	自閉症スペクトラム障害（→自閉ス		身体表現性障害	94
行動観察	5	ペクトラム症）	17,34,56,94,122	心的外傷後ストレス障害	104
行動障害型前頭側頭型認知症	281	自閉症スペクトラム障害の生涯発達		心理教育	48,137
行動チェックリスト	26		34	心理検査	26
行動療法	76	自閉症スペクトラム障害分類，診断，		心理療法	68,103
弁証法的——	76	疫学	10		
高度消費社会	110	自閉症的精神病質	11	**す**	
高度情報化社会	110	自閉症の社会適応	36		
広汎性発達障害	10,105,120	自閉スペクトラム症（→自閉症スペ		睡眠-覚醒位相後退障害	216
特定不能の——	11	クトラム障害）	2,28,41,48	睡眠-覚醒位相前進障害	218
抗不安薬	232	自閉スペクトラム症/自閉症		睡眠衛生教育	243
高齢者の睡眠障害	220	スペクトラム障害	10	睡眠衛生指導	205
高齢者のてんかん	130,137,139	自閉性障害	10	睡眠開始時レム睡眠期	212
高齢発症てんかん	130	自閉的退行	60	睡眠関連呼吸障害群	215
呼吸関連睡眠障害	200	社会的（語用論的）コミュニケー		睡眠時随伴症	220
心の理論	17	ション症/社会的（語用論的）コミュ		認知症と——	225
子育て支援課	93	ニケーション障害	11	薬剤性——	226
こだわり	52	社会的ひきこもり	121	睡眠時随伴症群	199
子どもの診察	19	若年性失神てんかん症候群	135	睡眠時無呼吸症候群	223,239
子どもの貧困	111	若年性ミオクローヌスてんかん	182	閉塞性——	200,215
コリンエステラーゼ阻害薬	301	若年性ミオクロニーてんかん		睡眠障害	194
		症候群	135	アルコール依存——	229
さ		若年ミオクロニーてんかん	140	向精神薬に関連した——	231
		周期性傾眠症	247	高齢者の——	220
里親	103	周期性四（下）肢運動	221	呼吸関連——	200
サポート校	104	周期性四肢運動障害	197,222	嗜好品による——	227
サリドマイド	64	集団認知行動療法プログラム	100	身体疾患治療薬に関連した——	
算数障害	29	醜貌恐怖	88		230
		終末期医療	300	精神科クリニックと——	194
し		終夜睡眠ポリグラフィ検査	194	物質・医薬品誘発性——	227
		終夜睡眠ポリグラフ検査		睡眠障害国際分類	195
ジアゼパム	162		205,221,239	睡眠スケジュール法	245
視覚支援	33,46	就労活動	100	睡眠制限法	245
嗜銀顆粒性認知症	284	熟眠感欠如	236	睡眠制限療法	206
刺激制御療法	205,245	熟眠障害	222	睡眠潜時反復検査	196,239
嗜好品による睡眠障害	227	状況関連性発作	166	睡眠相後退症候群	256
自己視線恐怖	88	小血管病変性認知症	320	睡眠中枢	261
自己臭恐怖	88	焦燥感	51	睡眠日誌	205
「じこしょうかい」	20	情動脱力発作	212,260	睡眠不足症候群	198,214
支持的精神療法	6,207	小児期崩壊性障害	11	睡眠ポリグラフ検査	211
思春期挫折症候群	120	小児欠神てんかん	144	終夜——	194,205,221,239
思春期早発症	185	小児自閉症	56	睡眠麻痺	260
思春期デイケア	111	小児のてんかん	144	睡眠薬	207,232,234
思春期のうつ病	84	小発作重積症	186	スクールカウンセラー	107
思春期の双極性障害	86	自律訓練法	246	スチューデント・アパシー	120
思春期妄想症	88	心因性非てんかん性発作	169	ステージ変容理論	98
自傷行為	76,96	心因性非てんかん発作	129	ストレスケア	241
実行機能障害	49,53	新規抗てんかん薬	143	スボレキサント	235,264
失神発作	133	神経管閉鎖障害	149		
自動車運転免許とてんかん	187	神経原線維変化型認知症	284	**せ**	
児童・青年期の外来診療	75	辺縁系——	330		
自閉	35	進行性核上性麻痺	284,324	生活習慣とMCI	314

340

生活障害	3	大球性貧血	280	若年ミオクロニー――	140
生活療法	49	対人恐怖症	88	小児欠神――	144
正常圧水頭症	280,284	退薬性不眠	237	小児の――	144
精神科クリニックと睡眠障害	194	多動	53	成人の――	126,141
精神刺激薬	232,238	田中ビネー検査	14	成人発症――	130
精神障害者保健福祉手帳	104	多発梗塞性認知症	320	潜因性部分――	139
精神生理性不眠症	202	多発性ラクナ梗塞	320	全般――	140,141
成人のてんかん	126,141	魂学	334	側頭葉――	136,139,174
成人発症てんかん	130	単一梗塞	320	知的障害と――	178
成人発達障害	3,48	単純部分発作	134	注意欠如・多動症と――	144
精神保健福祉士	93,269			中心・側頭部に棘波をもつ良性小児――	136
精神保健福祉センター	120	**ち**		特発性全般――	140
精神発作	166	地域包括支援センター	274	内側側頭葉――	174
精神療法	68,76,184	知覚変容	54	妊娠・出産と――	177
支持的――	6,207	知的・言語的に遅れのないASD	18	認知症と――	130,139
精神療法と子ども	68	知的障害	11,277	部分――	136,139,141
性的逸脱行動	104	知的障害とてんかん	178	良性家族性成人型ミオクローヌス	184
性的問題行動	96	注意欠如・多動症（→注意欠如・多動性障害）	2,25,48	てんかん外科治療	173
成年後見制度	299	注意欠如・多動症とてんかん	144	てんかん症候群	135
石灰沈着を伴うびまん性神経原線維変化病	329	注意欠如・多動性障害（→注意欠如・多動症）	11,41,58,104	覚醒時大発作――	135
セリトニン・ノルアドレナリン再取り込み阻害薬	232	中心・側頭部に棘波をもつ良性小児てんかん	136	若年性失神――	135
セロトニン5-HT₂受容体遮断作用	232	中枢神経刺激薬	27	若年性ミオクロニー――	135
潜因性部分てんかん	139	中枢性過眠症	199	てんかん診療ネットワーク	131
漸進的筋弛緩療法	246	中枢性過眠症群	211	転換性障害	169
選択的セロトニン再取り込み阻害薬	232	中途覚醒	203,222,236	てんかんと飲酒	144
前頭側頭型認知症	281,298	中年期自閉症	37	てんかんと運転免許	144
行動障害型――	281	長時間睡眠者	215	てんかんと自動車運転免許	187
前頭側頭葉変性症	281	長時間ビデオ脳波同時記録	143	てんかんと女性患者	148
前頭葉症候群	179			てんかんと精神科クリニック	126
セントマリー病院睡眠質問票	204	**つ**		てんかんと精神症状	178,183
全般性強直間代発作	133	通級指導学級	26,104	てんかんと妊娠・出産	148
全般てんかん	140,141	通常学級	104	てんかんと母乳哺育	148
全般発作	133	津守稲毛式乳幼児精神発達質問紙	42	てんかんの生活指導	175
せん妄	223,277,310			てんかんの精神症状	164
		て		てんかんの薬物療法	156
そ		低灌流	320	てんかん併存精神疾患	128
躁うつ病	51	デイケア	291	てんかん発作型	133
双極性障害	86	思春期――	111		
思春期の――	86	認知症の――	294	**と**	
相対的貧困率	112	デイサービス	291	動機づけ面接	99
相談票	19	適応指導教室	103,104,107	登校拒否	111
早朝覚醒	203,236	適応障害	50	道路交通法	176
ソウロロギー	334	てんかん	54,59	道路交通法改正	187
側頭葉てんかん	136,139,174	局在関連性――	136	特定不能の広汎性発達障害	11
側頭葉部分切除術	174	高次脳機能障害と――	178	特発性過眠症	199,213
ゾニサミド	161	高齢者の――	130,137,139	特発性全般てんかん	140
ソマティック心理学	82	高齢発症――	130	特別支援学級	57,104
		自動車運転免許と――	187	特別支援教育	15,26
た		若年性ミオクローヌス――	182	特別支援教育コーディネーター	45
退却神経症	121			突然変異	65
				突発性睡眠	231
				ドネペジル	301
				トピラマート	160

索引

トラウマ	103

な

内因性睡眠促進物質	230
内側側頭葉てんかん	174
泣き入りひきつけ	146
ナルコレプシー	199,212,239,260

に

二次性全般化発作	134
日常生活動作	313
ニトラゼパム	163
二分脊椎	158
日本睡眠学会	194
入眠困難	203,236
妊娠・出産とてんかん	177
認知行動療法	6,100,103,171,197,205,218,244
認知症	
アルツハイマー型——	287,295,298
意味性——	281
外傷性脳損傷による——	283
血管性——	282
行動障害型前頭側頭型——	281
嗜銀顆粒性——	284
小血管病変性——	320
神経原線維変化型——	284
前頭側頭型——	281,298
多発梗塞性——	320
脳血管性——	298,319
パーキンソン病による——	283
ハンチントン病による——	283
皮質下性——	325
物質・医薬品誘発性——	283
プリオン病による——	283
辺縁系神経原線維変化型——	330
まだら——	321
四大——	397
レビー小体型——	223,278,282,322,327
認知症施策推進5か年計画	275,286
認知症診療	268
認知症と家族	290
認知症と睡眠時随伴症	225
認知症とてんかん	130,139
認知症の行動・心理症状	278,286,307
認知症の周辺症状	294
認知症の診断	277
認知症のデイケア	294
認知症の分類	276
認知症のメンタルヘルス	286
認知症の問診票	278
認知症の薬物療法	292
認知症を伴うパーキンソン病	322
認知リハビリテーション	316
認知療法	206,245

ぬ

布コラージュ	336

ね

ネグレクト	102
寝言	224
ネット依存	96
ネット文化	122

の

脳血管性認知症	298,319
脳出血	319
脳波検査	130,138
農薬	62,65
脳梁離断術	175

は

パーキンソン病	224,322,328
認知症を伴う——	322
パーキンソン病による認知症	283
パーソナリティ障害	169
梅毒	280
ハイポクレチン	212
廃用症候群	295
白質病変	319
長谷川式認知症スケール	278
発達障害	2,94,104,109,113,120
広汎性——	10,105,120
成人——	3,48
発達障害者支援法	15
発達障害診療	2
発達障害と家族	41
発達障害の原因	62
発達障害の薬物療法	48
発達身体論	82
発達性協調運動症	29
バルプロ酸	64,142,177
バルプロ酸と自閉症スペクトラム	154
バルプロ酸ナトリウム	158
反跳性不眠	208,237
ハンチントン病による認知症	283
反復睡眠潜時検査	211
反復性過眠症	253

ひ

非24時間型睡眠-覚醒リズム障害	218
ひきこもり	44,77,90,106,111,115
社会的——	121
ひきこもりの病理	120
非けいれん性てんかん重積	185
非けいれん性てんかん重積状態	166
皮質下性認知症	325
皮質基底核変性症	284
皮質切除術	174
ヒステリー発作	184
ビタミンB_{12}欠乏症	280
非中枢神経刺激薬	27
ピック病	281,329
ピッツバーグ睡眠質問票	203
非定型自閉症	11
ビデオ脳波同時記録	129
長時間——	144
非てんかん性心因性発作	143
びまん性レビー小体病	298
肥満低換気症候群	215
ビンスワンガー病	320

ふ

ファール病	329
フィンガーペインティング	337
フェニトイン	162
フェニトイン中毒	141
フェノバルビタール	162
不規則睡眠-覚醒リズム障害	218
複雑部分発作	134
複雑部分発作重積	166
服薬指導	175
不注意	53
ブチリルコリンエステラーゼ	303
物質・医薬品誘発性睡眠障害	227
物質・医薬品誘発性認知症	283
不登校	5,44,76,84,90,106,111,115
部分てんかん	136,139,141
部分発作	134
不眠	54
退薬性——	237
反跳性——	208,237
不眠CBT	205
不眠重症度質問票	203
不眠症	202,236,254
精神生理性——	202
不眠障害	197
不眠症の生活指導	243
フラッシュバック	14,52,103,106
プリオン病による認知症	283

プリミドン	162	

へ

ペアレント・トレーニング	7,74	
閉塞性睡眠時無呼吸症候群	200,215	
ペモリン	238	
辺縁系神経原線維変化型認知症	330	
弁証法的行動療法	76	
ベンゾジアゼピン受容体作動薬	207,235	
扁桃体海馬切除術	174	

ほ

保健師	93,121	
保護者の二重性	24	
保護者への診断の伝え方	22	
保護者面接	22	
保佐	299	
発作間欠期精神症状	167	
発作間欠期精神病	179	
発作後精神病	167,179	
発作後もうろう状態	167	
発作周辺期精神症状	165	
発作性昏迷	186	
発作表	175	

ま

マインドフルネス	78	
まだら認知症	321	
慢性硬膜下血腫	280	
慢性てんかん性精神病	168	

み

ミオクロニー発作	133	
見立て	69	

三山病	281	

め

迷走神経刺激	175	
メール依存	96	
メチルフェニデート	27,239	
メマンチン	306	
メラトニン	218	
メラトニン受容体作動薬	208,235,254	
メラトニンと睡眠	254	
面接	71	
動機づけ――	99	
保護者――	22	
メンタルヘルス	287	
認知症の――	286	

も

モダフィニル	239	
もの盗られ妄想	294	
森田療法	76,207	
問題志向型診療記録	44	

や

夜間下肢こむら返り	223	
薬剤性睡眠時随伴症	226	
薬物依存	96	

ゆ

有機リン系農薬	65	

よ

抑うつ気分	50	
抑うつ状態	44	
読み障害	29	
四大認知症	297	

ら

ラメルテオン	235,254	
ラモトリギン	161	

り

リストカット	85,96	
離断症候群	175	
リバスチグミン	303	
良性家族性成人型ミオクローヌスてんかん	184	
リラプス・プリベンションアプローチ	100	
臨床心理士	75,269	
臨床美術	317	

れ

レストレスレッグス症候群	199,220,231	
レスポンデント条件づけ	98	
レット障害	11	
レビー小体型認知症	223,278,282,322,327	
レビー小体型認知症の薬物療法	307	
レベチラセタム	161	
レム睡眠関連症状	260	
レム睡眠行動障害	199	
レム睡眠時行動障害	223	
レム睡眠抑制効果	228	

わ

笑い発作	185	

ヴ

ヴィジョントレーニング	33	

欧文索引

A

ADHD（attention-deficit / hyperactivity disorder） 2,11,25,41,58,104
ADHD-RS（rating scale） 43
ADI-R（Autistic Diagnostic Interview-Revised） 43
ADL 313
Alzheimer disease（AD） 309
amnestic MCI（aMCI） 309
antiepileptic drugs（AED） 148
APL（allosteric potentiating ligand） 302
autism spectrum disorder（ASD） 10,17,28,41,122
　知的・言語的に遅れのない―― 18
　High functioning―― 18

B

BECCT（benign epilepsy of children with centro-temporal EEG foci） 136
behavioural variant of FTD（bvFTD） 281
benign childhood epilepsy with centrotemporal spikes（BECT） 145
BPSD（behavioral and psychological symptoms of dementia） 278,286,294,307,314

C

CARS（Childhood Autism Rating Scale） 14
ChE 阻害薬 301
Clinical Dementia Rating（CDR） 310
cognitive behavioral therapy（CBT） 218
　不眠―― 205
cognitive behavioral therapy for insomnia（CBT-I） 197
CRAFT プログラム 99

D

dementia with Lewy bodies（DLB） 278,323,327
dialectical behavioral therapy（DBT） 76
diffuse neurofibrillary tangles with calcification（DNTC） 329
Disability Assessment for Dementia（DAD） 313

DOHaD（developmental origins of health and disease） 66
DOHaD 型シナプス症 66

E

EMDR（Eye Movement Desensitization and Reprocessing） 103
empathy 17
eZIS 279

F

FAST（Functional Assessment Staging） 310
frontotemporal dementia（FTD） 281
frontotemporal lobar degeneration（FTLD） 281

H

HASD（High functioning ASD） 18
Hasegawa's Dementia Scale-Revised（HDS-R） 278
HIV 感染による認知症 283

I

IADL 313
Insomnia Severity Index（ISI） 204
International Classification of Sleep Disorder（ICSD） 195

K

K-ABC 14
K-ABC 心理・教育アセスメントバッテリー 26

L

LD（specific learning disorder） 25
limbic neurofibrillary tangle dementia（LNTD） 330

M

M-CHAT（Modified Checklist for Autism in Toddlers） 14,43
mild cognitive impairment（MCI） 309
　生活習慣と―― 314
MMSE（Mini-Mental State Examination） 278,311
multiple sleep latency test（MSLT） 196,211,239

N

neural tube defects（NTD） 149
nonconvulsive status epilepticus（NCSE） 166
NPI（Neuropsychiatric Inventory） 314

O

obstructive sleep apnea syndrome（OSAS） 200

P

Parkinson disease with dementia（PDD） 322
PARS（Pervasive Developmental Disorders Autism Society Japan Rating Scale） 14,43
periodic limb movement disorder（PLMD） 197
Pittsburgh Sleep Quality Index（PSQI） 203
polysomnography（PSG） 194,211,239
POMR（problem oriented medical records） 44
post-traumatic stress disorder（PTSD） 104
progressive non-fluent aphasia（PNFA） 281
progressive supranuclear palsy（PSP） 324
PSW 93
psychogenic non-epileptic seizures（PNES） 129,169

R

REM sleep behavior disorder（RBD） 199
REM without atonia（RWA） 224
RLS 199

S

SDQ（Strengths and Difficulties Questionnaire） 43
selective serotonin reuptake inhibitor（SSRI） 232
semantic dementia（SD） 281
serotonin-noradrenaline reuptake inhibitor（SNRI） 232

sleep onest REM period（SOREMP） 212
St. Mary's Hospital Sleep Questionnaire（SMH） 204
stage REM without atonia（RWA） 199
Stage-1 REM with tonic EMG 224

V

vascular dementia（VaD） 319
VSRAD 279

W

WAIS-III 279
WAIS-R 279,313
WISC-IV（Wechsler Intelligence Scale for Children, Fourth edition） 14,26
WMS-R 279,311

中山書店の出版物に関する情報は，小社サポートページを御覧ください．
http://www.nakayamashoten.co.jp/bookss/define/support/support.html

---

外来精神科診療シリーズ

メンタルクリニックでの主要な精神疾患への対応［1］

発達障害，児童・思春期，てんかん，睡眠障害，認知症

2015年9月10日　初版第1刷発行 ©〔検印省略〕

編集主幹 ……………… 原田誠一

担当編集 ……………… 森山成彬

発行者 ………………… 平田　直

発行所 ………………… 株式会社 中山書店
〒113-8666　東京都文京区白山 1-25-14
TEL 03-3813-1100（代表）　振替 00130-5-196565
http://www.nakayamashoten.co.jp/

装丁 …………………… 株式会社プレゼンツ

印刷・製本 …………… 三松堂株式会社

ISBN978-4-521-74002-7

Published by Nakayama Shoten Co., Ltd.　　　Printed in Japan
落丁・乱丁の場合はお取り替えいたします

・本書の複製権・上映権・譲渡権・公衆送信権（送信可能化権を含む）は株式会社中山書店が保有します．

JCOPY ＜（社）出版者著作権管理機構 委託出版物＞

本書の無断複写は著作権法上での例外を除き禁じられています．複写される場合は，そのつど事前に，（社）出版者著作権管理機構（電話 03-3513-6969，FAX 03-3513-6979，e-mail: info@jcopy.or.jp）の許諾を得てください．

本書をスキャン・デジタルデータ化するなどの複製を無許諾で行う行為は，著作権法上での限られた例外（「私的使用のための複製」など）を除き著作権法違反となります．なお，大学・病院・企業などにおいて，内部的に業務上使用する目的で上記の行為を行うことは，私的使用には該当せず違法です．また私的使用のためであっても，代行業者等の第三者に依頼して使用する本人以外の者が上記の行為を行うことは違法です．

メンタルクリニックの日常診療を強力にサポート！
外来精神科診療シリーズ
mental clinic support series 全10冊

- B5判／2色刷／約300〜350頁／各本体予価8,000円
- 編集主幹●原田誠一（原田メンタルクリニック：東京）
- 編集委員●石井一平（石井メンタルクリニック：東京）　松﨑博光（ストレスクリニック：福島）
- 高木俊介（たかぎクリニック：京都）　森山成林（通谷メンタルクリニック：福岡）

大好評刊行中

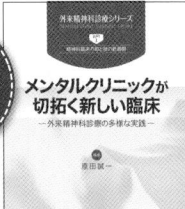

Part I 精神科臨床の知と技の新展開
- メンタルクリニックが切拓く新しい臨床―外来精神科診療の多様な実践― 定価(本体8,000円+税)
- メンタルクリニックでの薬物療法・身体療法の進め方 定価(本体8,000円+税)
- メンタルクリニック運営の実際―設立と経営，おもてなしの工夫― 〈2015年11月〉
- メンタルクリニックでの精神療法の活用 〈2016年4月〉
- メンタルクリニックでの診断の工夫 〈2016年10月〉

Part II 精神疾患ごとの診療上の工夫
- メンタルクリニックでの主要な精神疾患への対応 [1]
  発達障害，児童・思春期，てんかん，睡眠障害，認知症 定価(本体8,000円+税)
- メンタルクリニックでの主要な精神疾患への対応 [2]
  不安障害・強迫性障害，ストレス関連障害，身体表現性障害・摂食障害，
  嗜癖症・依存症，パーソナリティ障害と性の問題 〈2016年2月〉
- メンタルクリニックでの主要な精神疾患への対応 [3]
  統合失調症，気分障害 〈2016年7月〉

Part III メンタルクリニックの果たすべき役割
- メンタルクリニックの歴史，現状とこれからの課題 〈2017年1月〉
  付：基本文献選集＆お役立ちデータ集
- メンタルクリニックにおける重要なトピックスへの対応 〈2017年4月〉
  東日本大震災とメンタルクリニック，ギャンブル依存症，教員のメンタルヘルス，
  アウトリーチ，ターミナルケア，ほか

※配本順，タイトルなど諸事情により変更する場合がございます．〈 〉内は刊行予定．

お得なセット価格のご案内
- 全10冊予価合計 80,000円+税
- セット価格 75,000円+税
- 5,000円おトク!!
- ※お支払は前金制です．
- ※送料サービスです．
- ※お申し込みはお出入りの書店または直接中山書店までお願いします．

DSM-5時代の精神科診断をわかりやすく解説
DSM-5を読み解く
伝統的精神病理，DSM-IV，ICD-10をふまえた新時代の精神科診断

- 総編集●神庭重信（九州大学）　編集●池田 学（熊本大学）　神尾陽子（国立精神・神経医療研究センター）　三村 將（慶應義塾大学）　村井俊哉（京都大学）
- 編集協力●内山 真（日本大学）　宮田久嗣（東京慈恵会医科大学）

●B5判／2色刷／平均240頁

シリーズの構成

1	神経発達症群，食行動障害および摂食障害群，排泄症群，秩序破壊的・衝動制御・素行症群，自殺関連 編集●神尾陽子　定価(本体7,000円+税)
2	統合失調症スペクトラム障害および他の精神病性障害群，物質関連障害および嗜癖性障害群 編集●村井俊哉／宮田久嗣　定価(本体7,000円+税)
3	双極性障害および関連障害群，抑うつ障害群，睡眠-覚醒障害群 編集●神庭重信／内山 真　定価(本体7,500円+税)
4	不安症群，強迫症および関連症群，心的外傷およびストレス因関連障害群，解離症群，身体症状症および関連症群 編集●三村 將　定価(本体7,000円+税)
5	神経認知障害群，パーソナリティ障害群，性別違和，パラフィリア障害群，性機能不全群 編集●池田 学　定価(本体7,000円+税)

中山書店　〒113-8666 東京都文京区白山1-25-14　TEL 03-3813-1100　FAX 03-3816-1015
http://www.nakayamashoten.co.jp/